障害児者の摂食・嚥下・呼吸リハビリテーション

その基礎と実践

監修
金子芳洋

編集
尾本和彦

執筆

尾本　和彦	米山　　明	長瀬　美香
北住　映二	金子　断行	直井富美子
村山　恵子	中谷　勝利	細川賀乃子
金子　芳洋	髙木　晶子	口分田政夫

医歯薬出版株式会社

●執筆者一覧

監修
金子　芳洋　日本摂食嚥下リハビリテーション学会名誉理事（元理事長）

編集
尾本　和彦　心身障害児総合医療療育センター　非常勤職員

執筆（執筆順）
尾本　和彦　心身障害児総合医療療育センター　非常勤職員
米山　　明　心身障害児総合医療療育センター　非常勤職員
長瀬　美香　心身障害児総合医療療育センター　小児科
北住　映二　心身障害児総合医療療育センター・むらさき愛育園名誉園長
金子　断行　目黒総合リハビリサービス院長
直井富美子　心身障害児総合医療療育センター　リハビリテーション科
村山　恵子　げんきこどもクリニック
中谷　勝利　心身障害児総合医療療育センター　外来療育部長（小児科）
細川賀乃子　大曲リハビリテーションクリニック
金子　芳洋　日本摂食嚥下リハビリテーション学会名誉理事（元理事長）
髙木　晶子　介護老人保健施設・逍遥の郷施設長
口分田政夫　びわこ学園医療福祉センター草津施設長

This book was originally published in Japanese
under the title of:

SHŌGAIJISHA-NO SESSHOKU ENGE KOKYŪ RIHABIRITĒSHON
—SONO KISO TO JISSEN—

(Rehabilitation of Dysphagia and Respiratory Insufficiency in the Disabled
—Principles and Management—)

Supervising editor:
KANEKO, Yoshihiro, D.D.S., Ph.D.
　The 1st Chairman of the Board of Directors of
　The Japanese Society of Dysphagia Rehabilitation

Editor:
OMOTO, Kazuhiko, D.D.S., Ph.D.
　Chief, Department of Dentistry
　National Rehabilitation Center for Disabled Children

© 2005　1st ed.

ISHIYAKU PUBLISHERS, INC.
　7-10, Honkomagome 1 chome, Bunkyo-ku,
　Tokyo 113-8612, Japan

序　文

　本書は，ある意味では1987（昭和62）年に出版された金子芳洋 編『食べる機能の障害－その考え方とリハビリテーション－』の全面改訂版である．その間，実に20年弱の年月が過ぎてしまった．この本の改訂については出版後に何回かの機会があったが，一部手直し，あるいは追加で処理できる内容ではなく，それは一つのまとまりをもったもので，これに手を加えることには躊躇があり，その都度，延期されたという事情がある．

　この過去20年間における世界，特に米国における中途障害（脳卒中をはじめとする神経難病等）における摂食・嚥下リハビリテーション分野の研究・臨床の発展には目を見張るものがある．わが国では米国に遅れること約10年，1990年代に入ってから，主に高齢者に関する摂食・嚥下リハビリテーション領域の研究・臨床が急速に発展してきている．欧米や日本におけるこの発展には，VF（嚥下造影）をはじめとする諸種の診断機器・方法の開発が大きく貢献している．近年では，中途障害や高齢者に関する関係書物も米国や日本で驚くほどの量が出版されている．

　診断機器・方法の開発は，障害児者の摂食・嚥下障害の領域にも多くの利益をもたらしてきているが，なぜか，中途障害や高齢者へのアプローチに比較すると，その研究・臨床が希薄であり，特にわが国では高齢社会への急速な突入により，そちらの問題が大きく扱われ，障害児者の問題が忘れられがちになっているのではないかとさえ感じさせられる現状である．

　これらの周辺諸事情の変化を踏まえ，前書の内容を一新し，執筆陣に専門の小児科医師も加えた本書の出版が企画されたのは，実に4年前の2001（平成13）年12月のことであった．しかし諸種の事情からその出版が大変遅くなったことを，監修および編集の責任者としてここにお詫びする次第である．

　本書は，当初『発達障害児（者）の摂食・嚥下障害』（仮書名）として企画をスタートさせたが，以下のような理由から，「発達障害」という言葉を用いないことにした．ただし，本文中には「発達障害」という用語がしばしば登場するが，これは旧来の定義によるものであることをご理解いただきたい．

　「発達障害」は，古くから脳性麻痺をはじめとした，先天性または幼小児期に発生した脳の障害に起因する身体的・知的障害を指す用語として用いられてきた．しかしこの言葉は最近では，より広い意味での発達の遅れや質的な歪み，機能獲得の困難さなどが生じる心身の障害を指す言葉として用いられるようになってきた．おりしも，2005（平成17）年4月1日付で"発達障害者支援法（平成16年法律第167号）"が施行され，この法律の第二条第一項で"この法律において「発達障害」とは，自閉症，アスペルガー症候群その他の広汎性発達障害，学習障害，注意欠陥多動性障害その他これに類する脳機能の障害であってその症状が通常低年齢において発現するものとして政令で定めるものをいう．"と定義された．この政令で定めるものとは，発達障害者支援法施行令（政令第150号）第一条の"発達障害者支援法第二条第一項の政令で定める障害は，脳機能の障害であってその症状が通常低年齢において発現するもののうち，言語の障害，協調運動の障害その他厚生労働省令で定める障害とする．"とされている．同様にこの省令で定める障害とは，発達障害者支援法施行規則（厚生労働省令第81号）による，"発達障害者支援法施行令第一条の厚生労働省例で定める障害は，心理的発達の障害並びに行動及び情緒の障害（自閉症，アスペルガー症候群その他の広汎性発達障害，学習障害，注意欠陥多動性障害，言語の障害および協調運動の障害を除く．）とする．"とされている．

さて，本書は障害児者の摂食・嚥下障害や呼吸障害に関係する医師，歯科医師，理学療法士，作業療法士，言語聴覚士，看護師，栄養士，歯科衛生士などを対象として，専門的な知識を深めようとする方々向けに書かれている．したがって，ある程度のこの分野の基礎知識をおもちの方を前提にしているが，基本的な用語の定義などはできるだけ明確に記載するようにしてあるので，この分野に長年かかわっている保育士や教員，あるいは介護，福祉関係など，医療分野以外の職種の方々にも活用していただけるものと考えている．したがって，専門小児領域の専門家の間では欧文の略語をそのまま表記に用いるのが一般的ではあるが，そのことも考慮し，略称を用いないように配慮した．

　この本の大きな特徴は摂食・嚥下の問題と密接に関係する「呼吸」，「栄養」の問題と，年齢が高くなった「知的障害者」における問題も取り上げたことである．

　呼吸と摂食・嚥下はどちらも生命維持の根底を支える問題であり，解剖学的にも機能的にも咽頭部を共用しているために，いったんその協調性が崩れてしまうと生命の危機にさらされてしまうことになる．とりわけ脳性麻痺などによる重症児の呼吸管理に際しては全身姿勢管理や筋緊張，胃食道逆流症（GERD）などが深く影響を与えているが，これらのことは同時に摂食・嚥下にも多大な影響を及ぼしている．したがって，重症児にとっては呼吸障害と摂食・嚥下障害を切り離して考えることはできず，呼吸障害および摂食・嚥下障害を専門としている人は，それぞれ常に相互の影響を考えながら，あるいは相互に密接な連絡を取り合いながら臨床を進めていくことが重要である．しかしながら，障害児者の呼吸障害や摂食・嚥下障害の臨床について書かれた書物は極めて少なく，ましてや両者および栄養の問題をも同時に扱った書物は皆無に等しいと考えられる．

　過去において，重度，最重度の知的障害者の摂食・嚥下の問題に関する論文はほとんど見当たらない．これら知的障害者の加齢に伴って，窒息や誤嚥，あるいは誤嚥性肺炎の発生などが問題となってきているが，これらの問題についての臨床的アプローチもほとんどなく，本書への著者らによる貴重な臨床経験，およびそこから導き出された特徴像およびアプローチの方法論の掲載も本書がはじめてであろう．本書の著者は，いずれもそれぞれの道における臨床家である．本書は上述した幾つかの意味で，これら臨床家の視点に立った著述という，新しい試みといえるかもしれない．しかし本書は単に各著者の経験に基づいたものだけでなく，できるだけ国内外の文献を引用して幅広い視点から情報を提供する努力もなされている．

　なお，障害児と障害者を同時に表す場合，通常，「障害児・者」あるいは「障害児（者）」と書くが，本書中にはこの用語が頻出するので，読みやすさを考慮して本書ではすべて「障害児者」とした．

　本書が障害児者の摂食・嚥下障害の問題にかかわりをもつ読者諸氏に少しでもお役に立ち，それが，それら障害児者のQOLの向上につながることを著者一同，心から願っている．

　最後になったが，この本の出版を引き受けていただいた医歯薬出版株式会社，および同社第一出版部（リハビリテーション書籍編集）の関係者諸氏に厚く感謝する．また，そのなかでも本書の最終編集担当者であった米原秀明氏の本書出版に対する熱意と，並々ならぬご努力なしにはこの本のこの時点での出版は叶わなかったであろう．同氏に対し，改めて敬意と感謝の念をここに表明したい．

平成17年8月

監　修　者：金子芳洋
編集責任者：尾本和彦

目次

執筆者一覧 II
序　文 III

第1章　摂食・嚥下機能の発達 ——————————— 1

第1節　序　説 2
（尾本和彦）
1．誤嚥と死亡との関連　2
2．経口摂取の重要性　3
　1）消化管の生理機能の維持　3
　2）Bacterial translocation（BT）；細菌転位　3
　3）摂食や移動能力の自立の程度と生命予後　3
　4）生きる最大の楽しみの一つとして　4
　5）介護者とのコミュニケーションの場として　4

第2節　健常児の摂食機能発達および関連基礎知識 5
（尾本和彦）
1．摂食・嚥下に関係する神経支配　5
2．新生児と成人の解剖の違い　6
3．摂食の5期　8
4．原始反射　9
　1）口唇反射（Lip reflex）　10
　2）探索反射（Rooting reflex）　11
　3）吸啜反射（Suckling reflex）　12
　4）正常な咬反射（Phasic bite reflex）　13
5．味覚と嗅覚　14
6．吸啜の2つのタイプ：Suckling と sucking　14
7．乳児嚥下と成人嚥下　16
　1）乳児嚥下，舌突出などの用語の定義　16
　2）乳児嚥下　17
　3）成人嚥下　19
8．Nutritive sucking（NS）と non-nutritive sucking（NNS）　20
9．咀嚼機能の発達：Munching から chewing へ　21
10．離乳期における摂食機能発達　21
　1）摂食機能の獲得過程　22
　2）食物形態と摂食機能発達　24
　3）粗大運動発達との関連　25
11．5〜6カ月（離乳初期）　26
　1）離乳開始時期　26
　2）離乳の必要性　28
　3）捕食と成人嚥下機能の獲得　29
　4）介助方法　30
　5）食物調理形態　31
　6）口唇，舌，顎などの動きの特徴　31
12．7〜8カ月（離乳中期）　32
　1）離乳中期に進める時期　32
　2）押しつぶし嚥下機能の獲得　32
　3）介助方法　33
　4）食物調理形態　35
　5）口唇，舌，顎などの動きの特徴　35
13．9〜11カ月（離乳後期）　36
　1）離乳後期に進める時期　36
　2）咀嚼機能とコップ飲みの獲得　36
　3）介助方法　37
　4）食物調理形態　38
　5）口唇，舌，顎などの動きの特徴　38

第3節　障害児の摂食機能発達の特徴 39
（尾本和彦）
1．健常児と障害児の違い　40
2．異常パターン動作　42

第2章　誤嚥・呼吸障害など全身状態と摂食機能との関連 ─── 47

第1節　摂食・嚥下障害・誤嚥：嚥下性障害の臨床……………………………48
　　　　（北住映二，米山　明，長瀬美香）

はじめに　48
1．脳性麻痺等，発達障害児・小児神経疾患児の誤嚥の特徴　48
2．姿勢，食物性状による誤嚥の変化　49
　1）姿勢　49
　2）食物水分の性状・味　50
3．上部消化管障害　50
4．誤嚥の把握・評価・対応　51
　1）誤嚥の臨床的判断　51
　2）検査・診断　52
　3）誤嚥が許容範囲を超えているかどうかの判断　52
　4）誤嚥への対応　53
5．気管切開の目的と効果　59
　1）気管切開の目的　59
　2）誤嚥に対する気管切開の術式とその特徴　59
　3）気管切開による誤嚥の悪化と嚥下機能の低下　60
　4）気管切開による合併症と福祉面での問題　61
　5）気管切開選択にあたっての考慮点　61

第2節　呼吸障害……………………………62
　　　　（米山　明，長瀬美香）

1．呼吸器官の解剖と生理　62
　1）呼吸器官の脳神経支配　62
　2）胸郭と呼吸運動　63
　3）吸入空気と気道の浄化　64
　4）呼吸の調節　64
2．重度重複障害児者の呼吸障害と全身状態のかかわり　64
3．呼吸障害の病態と診断およびその治療と対応　66
　1）中枢性呼吸障害　66
　2）嚥下障害・誤嚥と分泌物貯溜　67
　3）薬剤による呼吸障害　67
　4）閉塞性換気障害　67
　5）拘束性換気障害　67

4．気道閉塞性換気障害，拘束性換気障害の症状と診断　67
　1）呼吸状態　67
　2）全身状態　69
　3）呼吸障害の診断と評価　70
　4）閉塞性換気障害の治療および対策　70
　5）拘束性換気障害の治療および対策　78
　6）その他の原因─側彎症と呼吸障害─　78

第3節　重症児者に対する呼吸リハビリテーション……………………………80
　　　　（村山恵子，金子断行，直井富美子）

1．呼吸リハビリテーションとは　80
2．重症児者での呼吸障害の評価　81
　1）既往歴・問診項目　82
　2）理学所見　82
　3）検査　83
3．呼吸理学療法　84
　1）呼吸介助手技　84
　2）胸郭ゆすり法　85
　3）バウンシング　85
　4）横隔膜活動促通手技　86
　5）胸郭軽打法　86
　6）介助ハフィング　87
4．姿勢保持と呼吸障害　87
　1）上気道通過性呼吸障害　87
　2）胸郭呼吸運動性呼吸障害　88
　3）上部消化管障害と呼吸障害　90
5．陽圧換気療法　91
　1）蘇生バックによる用手陽圧換気（バギング）　91
　2）Mechanical In-Exsufflator（MI-E）による陽圧換気療法　92
　3）肺内パーカッションベンチレータ（IPV）による陽圧換気療法　93
　4）非侵襲的間欠的陽圧換気療法（NIV）および持続陽圧呼吸（CPAP）の早期導入　94

第4節　筋緊張異常と嚥下障害……………96
　　　　（米山　明）

1．筋緊張異常と嚥下障害との関係　96
　1）脳性麻痺の筋緊張異常と嚥下障害の特徴

　　　　96
　　2) 緊張性頸反射と嚥下障害の関係　99
　　3) 相反神経支配障害と嚥下障害との関係
　　　　99
　2．加齢に伴う摂食・嚥下機能低下　100
　3．全身の筋緊張異常への対応　103
　　1) 原因・誘因の検討　104
　　2) 筋緊張異常に対する対応　104

第5節　胃食道逆流症 ……………………107
　　　　　　　　　　　　　　　（中谷勝利）
　1．脳性麻痺児と上部消化管障害の諸要因
　　　107
　2．胃食道逆流症と呼吸障害との関連　111
　3．その他の胃食道逆流症の症状　112
　4．胃食道逆流症の診断　112
　　1) 上部消化管造影検査　112
　　2) 24時間食道内pHモニタリング検査　113
　　3) 食道内圧測定検査　113
　　4) 内視鏡検査　113

　　5) 食道シンチグラム検査　114
　5．胃食道逆流症に対する対応・治療　114
　　1) 対症療法　114
　　2) 要因に対する対応　114
　　3) 外科的治療　115
　　4) 誤嚥と胃食道逆流症とが合併している場
　　　合の治療　116
　6．その他，嘔吐の原因　116

第6節　福山型筋ジストロフィー ……………117
　　　　　　　　　　　　　　　（村山恵子）
　1．福山型筋ジストロフィーとは　117
　2．福山型筋ジストロフィーにみられる摂食・
　　嚥下機能障害と対策　117
　　1) 運動機能と摂食・嚥下機能障害の関係
　　　117
　　2) 病歴　117
　　3) 摂食・嚥下の各段階　119
　3．まとめ　121

第3章　摂食機能の評価と診断　──────────125

第1節　摂食・嚥下障害の原因 ……………126
　　　　　　　　　　　　　　　（尾本和彦）
　1．摂食・嚥下障害の原因　126
　　1) 器質的原因　126
　　2) 神経学的原因　126
　　3) 心理・行動的原因　127
　　4) 発達的原因　128
　2．摂食・嚥下障害の要因　128

第2節　臨床評価 ……………………………131
　　　　　　　　　　　　　　　（尾本和彦）
　1．全身状態・生活リズム等の評価　132
　　1) 病歴　132
　　2) 全身状態　132
　　3) 家庭・生活環境　136
　2．心理・行動評価　136
　　1) 拒食の要因の調べ方と対処法　137
　　2) 過敏と心理的拒否　138
　　3) 嘔気の亢進　139
　3．食物形態・栄養評価　140
　　1) 大きさより硬さに重点をおいた食物調理
　　　140

　　2) とろみの重要性　140
　　3) 実際の評価内容　141
　4．口腔形態・反射等の評価　141
　　1) 口蓋形態　142
　　2) 咬合状態　142
　　3) 歯ぎしり　143
　　4) 歯の萌出状態　143
　　5) 前歯の摩耗　143
　　6) 奇形/形態異常　143
　　7) 原始反射　143
　5．感覚機能評価　144
　　1) 触覚　144
　　2) 温度覚　145
　　3) 味覚　145
　6．摂食機能評価　145
　　1) 口唇閉鎖機能　147
　　2) 舌運動　148
　　3) 顎運動　149
　　4) 嚥下　149
　　5) 口腔内での食物処理法　150
　　6) 異常パターン動作　151

第3節　検査機器を用いた評価……………153
（尾本和彦，細川賀乃子）

1．VF検査　153
　1）成人と小児の主な違い　154
　2）検査に必要な解剖　155
　3）検査の目的と適応　157
　4）検査機材，造影剤，検査食物　157
　5）検査方法　160
　6）用語の定義と評価項目　161
　7）検査結果の評価　165
　8）評価の実際　170
2．ビデオ内視鏡検査　Videoendscope examination of swallowing：VE　178
　1）ビデオ内視鏡検査の長所と短所　178
　2）使用装置　179
　3）検査手順　179
　4）所見　179
3．超音波検査　183
　1）検査の目的と適応　183
　2）検査器具，食物　183
　3）検査方法　184
　4）検査結果の評価　185
4．頸部聴診　189
　1）目的と適応　189
　2）検査方法　189
　3）評価の実際　190

第4章　重症児者の高齢化に伴う摂食・嚥下障害　193

第1節　摂食・嚥下機能の加齢変化…………194
（金子芳洋）

1．嗅覚と味覚　194
　1）嗅覚　194
　2）味覚　195
2．唾液流量　196
3．知覚　197
　1）口腔　198
　2）咽喉頭　200
4．運動機能　201
　1）口腔の運動機能　202
　2）舌圧・嚥下圧　204
　3）食塊の移送効率　207
　4）UES・咽頭部内圧など　208
5．まとめ　209
6．重度障害者の加齢変化（いわゆる早期老化現象）　211

第2節　加齢に伴う知的障害者の摂食・嚥下障害の特徴……………………212
（髙木晶子）

1．知的障害者の主訴　212
　1）若年知的障害者の摂食に関する主訴　212
　2）加齢による摂食に関する主訴の変化　213
　3）誤嚥性肺炎に関連する主訴と対応　213
　4）中枢（脳）に作用する薬剤で生じた摂食障害への対応　214
2．摂食指導の方針を決める指標　214
　1）食事場面の観察　214
　2）身体所見　215
　3）頸部聴診法　215
　4）嚥下造影検査（VF）　217
　5）喉頭内視鏡検査　217
　6）知的障害者に対する検査の意義と評価　217
3．嚥下造影検査（VF）の活用　217
　1）知的障害者におけるVF所見の特徴　217
　2）知的障害者のVFを施行するために　218
　3）被爆に関する管理　219
4．知的障害者への摂食指導内容　220
　1）食形態の調整　220
　2）食事介助の技術　225

第3節　知的障害者の摂食指導リハビリテーションチーム―嵐山郷の場合―……227
（髙木晶子）

1．チーム編成の経過　227
2．チームワークの概略　227
3．チーム編成の特徴と課題　228
4．チームにおける歯科医師の役割　230
　1）各人の機能に合った食形態の調整　230
　2）異常嚥下パターンの抑制　231
　3）直接的訓練　232
　4）間接的訓練　232
5．摂食指導の成果　233
　1）誤嚥性肺炎の減少　233
　2）栄養管理の改善　233
　3）食に関する環境の改善　233

4）保護者の理解　234
5）チームワークの生まれるところ　234
6．組織内でチームシステムを確立するために　234

第5章　発達障害児者の嚥下と栄養の課題 ——————— 237

発達障害児者の嚥下と栄養の課題……………238
（口分田政夫）
1．発達障害児者の栄養を考える臨床的意味　238
　1）栄養が臨床症状に影響を与えた症例　238
2．発達障害児者の栄養評価と栄養所要量　238
　1）重症心身障害児者の脂肪の蓄積状態の評価と栄養学的な意味　239
　2）重症心身障害のタイプによる栄養の課題　240
　3）重症心身障害におけるカロリー決定　240
3．栄養不良状態の評価とその対応　242
　1）微量元素やタンパク等栄養素の課題　242
　2）病態別栄養　244
　3）第6次栄養改訂対応以後の経管栄養剤の課題　245
　4）栄養剤使用にあたり留意すべきこと　246
　5）多様な食品の投与　246

第6章　摂食指導・訓練の実際 ——————— 247

第1節　摂食指導・訓練の基礎……………248
（尾本和彦）
1．諸外国における歴史的経緯　248
2．指導・訓練に対する考え方　249
　1）摂食指導・訓練が他の訓練と異なる点　249
　2）指導・訓練を実施するうえで考慮すべきこと　249
　3）正常発達をどのように指導・訓練に応用するか　250
3．チームアプローチ　251
　1）構成メンバー　251
　2）種類　252
　3）北米での実状　253
　4）チームアプローチの進め方　255
4．薬剤の影響　257

第2節　摂食指導・訓練の実際1 —心理・行動，食形態，姿勢等の指導— ………258
（尾本和彦）
1．指導・訓練の概要　258
2．心理・行動面への指導　258
　1）過敏の除去（脱感作）　259
　2）拒食への対応　260
3．食形態・器具指導　262
　1）嚥下訓練食　264
　2）咀嚼訓練食　265
　3）とろみ（増粘剤）　266
　4）摂食器具の選択　267
4．姿勢および介助指導　271
　1）体幹および頸部の保持　271
　2）口唇閉鎖，下顎および頭部の介助の基本　275

第3節　摂食指導・訓練の実際2—直接訓練— ……………277
（尾本和彦）
1．固形食摂取訓練　277
　1）異常パターン動作の抑制　278
　2）正常発達の促進　280
2．液体摂取訓練　285
　1）スプーン，コップ　285
　2）ストロー　286
3．哺乳障害と早産・低出生体重児への対応　287
　1）哺乳障害への対応　287
　2）早産・低出生体重児への対応　288

第4節　摂食指導・訓練の実際3—間接訓練— ……………289
（尾本和彦）
1．バンゲード方式による筋刺激訓練法　289

1）バンゲード法とは　289
2）適応症　289
2．バンゲード方式 I　289
1）概要　289
2）訓練の際の注意　290
3）受動的刺激法　291
4）半能動的刺激法　292
5）能動的刺激法　292
6）抵抗法　294
3．バンゲード方式 II　295
1）吸う訓練　296
2）吹く訓練　296
3）舌訓練　296
4）歯肉マッサージ（ガムラビング）　296

第5節　欧米の摂食・嚥下障害関連の情報
　　　　　　　　　　　　　　　　　297
（尾本和彦）

1．専門書の概況　297
1）Morris & Klein（2000）：Pre-Feeding Skills　299
2）Arvedson & Brodsky（2002）：Pediatric Swallowing and Feeding　300
3）Hall（2001）：Pediatric Dysphagia Resource Guide　301
4）Gisel ら（1999）：The Innsbruck Sensorimotor Activator and Reculator（ISMAR）　302
2．ISMAR について　302
1）対象児と適応症　303
2）訓練課程　303
3）装置による効果　303
4）装置の働き　304
5）装置の使用に際しての注意　304

第7章　症例検討　307

第1節　小児の症例　308
（尾本和彦）
1．丸飲み込み　308
2．拒食　309
3．経管依存症（Tube dependence）　311
4．食事恐怖症（Food phobia, Choking phobia, Phagophobia, Conditioned dysphagia）　312
5．経管からの離脱　313
6．無舌症　317

第2節　成人の症例　319
（髙木晶子）
1．知的障害者特有の主訴と課題が認められる症例　319
2．症例　319

和文索引　331
欧文索引　338

第1章
摂食・嚥下機能の発達

第1節
序　説

　母体から生まれた新生児が生きていくために必要な基本的生理機能は，みずから呼吸をし，口から栄養摂取することである．呼吸は生命維持に欠くことのできない反射動作であり，安定した呼吸をできるようにすることが，その後の栄養摂取を確実にしていくうえできわめて重要である．呼吸自体は何ら楽しみを伴うものではないが，栄養摂取は単に体に必要な物質を体内に取り込むだけでなく，そこに食べること自体を楽しむ行動へと発達していくものである．

　正確な出現頻度についてははっきりしていないが，脳性麻痺（CP）の85～90％は生きている間に少なからず嚥下障害を経験していると信じられている（Arvedsonら[1]）．生後1年間に脳性麻痺児の57％で哺乳障害が，38％で嚥下障害が，33％で栄養障害が認められると推定されている（Reilly, Skuse, & Poblete, 1996）．脳性麻痺の重症度が高まれば口腔感覚運動機能の低下は増加する．最も重度に障害されるのは痙直性の四肢麻痺児で，90％が問題をもっている（Stallings, Charney, Davies, & Cronk, 1993）．

1. 誤嚥と死亡との関連

　重症心身障害児者の誤嚥現象に関する石原[2]の報告によれば，23例の剖検所見中，死亡の直接原因が肺炎ないし気管支肺炎であったものが11例（48％）で，他の12例についても，うち5例に気管支肺炎が合併していた．さらに重要な点は，これら呼吸器病変が慢性反復性の性状を有していたとのことである．そして飲食物の気管内への誤嚥がかなり頻回に起こり，これがさらに気管支炎，気管支肺炎へと進展し，死亡の原因になりうるであろうと述べている．また重症心身障害児者65名に造影剤を用いてX線検査を行ったところ，21例（32％）に誤嚥が認められ，これらの患児は栄養状態が不良で，運動機能障害がきわめて強く，寝たきりであった．一方，気管内流入のみられない例では全体的に運動機能障害は前者に比べて軽度で，栄養状態も割に良かったという．

　石崎ら[3]によれば，重症心身障害児者94例中48例（51％）が肺炎で死亡しており，知的能力とはかかわりなく，運動機能障害が重症なほど死亡に至りやすいという．全国国立療養所の重症心身障害児者の死因に関する折口[4]の報告によれば，802例の死亡のうち呼吸器疾患が452例（56％）と半数以上を占め，なかでも肺炎が321例（71％）と最も多いという（図1-1-1）．

　近年，サイレントアスピレーションの存在が明らかなってきたが，食事介助をしている人が気づかない間に誤嚥を引き起こしていることが，重症児の死因に大きくかかわっていることは間違いないであろう．また，経口摂取によって引き起こされる誤嚥の危険性を少なくするために経管栄養が用いられることが多いが，Finucaneら[5]によれば，経管栄養によって誤嚥や肺炎のリスクが少なくな

るとはまだわかっていないという．そして細菌で汚染された口腔内分泌物（唾液）や胃内容物の逆流はともに誤嚥性肺炎の原因としてよく知られているが，経管栄養はこれらを防止することはないとも述べている．Huxley[6]は，睡眠中に健常成人の45％で，また意識が低下している患者の70％で口腔咽頭内容物が肺に到達していると述べている．Strauss ら[7]は，経管栄養を行っている重度の身体および知的障害者の死因に経管栄養がどのように関与しているかについて報告している．経管栄養は気管切開患者の相対的な死亡リスクを減少させているが，経管を使っている場合，使っていない場合に比べて統計学的に有意に死亡率は高い．Strauss らは，呼吸器疾患の著しい増加によって二次的に過剰な栄養が必要となり，それに引き続いて経管挿入された後に誤嚥が起こるのではないかという仮説を唱えている．

Lowman ら[8]は，摂食・嚥下障害のリハビリテーションの計画を立てるうえで重要な2つの事柄を述べている．一つ目は，可能なかぎり誤嚥などを起こさないように安全に経口摂取ができることである．2つ目は，介助している人と食べさせられている児がともに楽しく経口摂取できるようにすることである．いくら安全に食べさせても，そこに相互の楽しさが加わらなければ人間としての食事からは遠ざかってしまう．

2．経口摂取の重要性

経口摂取を可能なかぎり早期に開始し，可能なかぎり維持していくことは，以下に述べるようにさまざまな点で重要である．

1）消化管の生理機能の維持

口分田ら[9]によれば，長期間経腸栄養剤を投与されている重症心身障害児者の消化管粘膜を内視鏡的に調べたところ，食道胃粘膜の萎縮と易出血性が認められた．しかし1日1回でも経口摂取ができている症例では萎縮は観察されず，可能なかぎり経口摂取を続けることの重要性を指摘している．

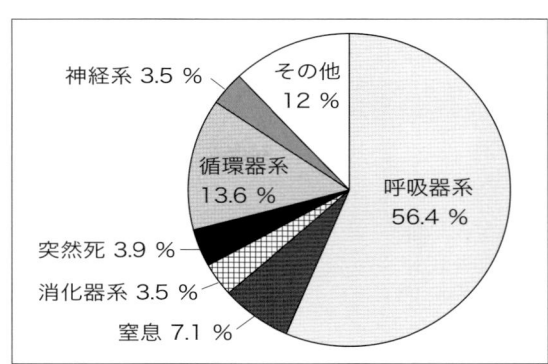

図 1-1-1　重症心身障害児の死因（1982〜1987）
（全国国立療養所802名；折口美弘ほか，1992[4]）

2）Bacterial translocation（BT）；細菌転位

正常な腸管粘膜は腸管内にある多数の細菌が体内に侵入するのを阻むバリアー機能を備えているが，BT とは，生菌もしくは死菌やエンドトキシンのような細菌による産物が，腸のバリアーを越えて全身に侵入することである．TPN（完全静脈栄養法）によって BT が促進されるが，ヒトではこの変化は比較的軽微で，2〜3週間の TPN を実施してはじめて起こるといわれている．近年の研究では，経腸栄養法で腸管を使用し続けることにより腸管機能が維持され，腸上皮細胞や粘膜上に存在する IgA が細菌や毒素の腸管外への侵入を防ぎ，感染症の管理，重篤な敗血症の防止に有利であることが注目されている（小野ら[10]）．

3）摂食や移動能力の自立の程度と生命予後

Kudrajavcev ら[11]は，64名の脳性麻痺児のうち10歳になるまでに10％が死亡しており，すべてが重度の知的障害を伴っていたと述べている．また Evans ら[12]は，脳性麻痺について，たとえ最重度の障害があったとしても大部分は成人まで生きていくことが可能であると述べている．そして Crichton ら[13]は，これらの比較的短期間を調査した報告を踏まえたうえで，生命予後に与える要因のなかで最も重要なものは重度の知的障害の有無と移動能力の有無であろうと述べている．

Strauss ら[14]は，15歳以上の23,795名（死亡2,600名）の脳性麻痺成人を対象とした生命予後

表 1-1-1 脳性麻痺者の自立能力の程度と死亡率（抜粋）　計 23,795 名（死亡者 2,600 名）

項目	人数（％）	死亡者数	死亡危険率
・性別			
男	12,750（54）	1,461	1.11
女	11,045（46）	1,139	[1.00]＊
・寝返り－座位			
頭部挙上（－）	1,396（6）	546	5.9
頭部挙上（＋）	1,608（7）	429	3.4
寝返り（－）			
寝返り（±）	20,791（87）	1,625	[1.00]
・歩行			
歩行（－）	8,334（35）	1,630	4.0
支持歩行	3,076（13）	279	1.9
不安定独歩	3,155（13）	226	1.4
20 フィート独歩	9,230（39）	465	[1.00]
・摂食			
経管栄養	678（3）	250	8.2
介助経口栄養	4,027（17）	991	3.5
一部自食	19,090（80）	1,359	[1.00]
・脳性麻痺の重症度			
軽度	5,876（25）	367	[1.00]
中等度	7,502（32）	558	1.2
重度	8,093（34）	1,347	2.9
不明	2,324（10）	328	2.1
・障害部位			
単麻痺	560（2）	47	1.3
片麻痺	4,163（17）	269	[1.00]
両麻痺	2,365（10）	157	1.1
三肢麻痺	419（2）	50	1.7
対麻痺	1,727（7）	182	1.5
四肢麻痺	11,595（49）	1,654	2.1
不明	2,966（12）	241	1.3
・知的障害の重症度			
軽度	4,725（20）	263	[1.00]
中等度	3,667（15）	262	1.1
重度	3,534（15）	360	1.6
最重度	6,939（29）	1,388	2.9
不明	4,930（21）	327	1.2
・言語能力			
言語なし	8,266（35）	1,506	2.8
単音節言語	4,650（20）	398	1.3
少ない語彙で事物を表現	5,446（23）	363	1.1
十分な語彙を適切に使う	5,433（23）	333	[1.00]

＊：女の死亡危険率を［1.00］としたとき，男の死亡危険率が 1.11

（Strauss D et al, 1998[14]）

の調査報告のなかで，歩行能力については，最低 20 フィート歩ける人の死亡危険率を 1 としたときに，歩けない人 4.0，支えながら歩ける人 1.9 と，歩けない人は歩ける人よりも 4 倍も死亡率が高いと述べている（表 1-1-1）．同様に摂食能力については，ある程度自食可能を 1 としたときに経管栄養のみ 8.2，経口による介助食べ 3.5 と，経口栄養に比べて経管栄養のほうが 8 倍以上も死亡率が高い．また知的障害の重症度については，軽度（Mild）を 1 としたときに，中等度（Moderate）1.1，重度（Severe）1.6，最重度（Profound）2.9 と，高くなるにつれて死亡率は高くなっている．

4）生きる最大の楽しみの一つとして

自宅や病院，施設など限られた場所で単調な生活を余儀なくされている重度の障害児者は，多くの欲求が満たされることなく毎日を過ごしている．そうしたなかで経口からの食事で食欲を満たしてあげることは，生きる喜びのなかで最大のものの一つがかなえられると考えることができる．

5）介護者とのコミュニケーションの場として

食事は，人と人とのコミュニケーションの場として重要であり，家族やさまざまな人間関係の絆を深める大切なひとときである．重度の障害児者を世話する人の，衣服やおむつの交換などさまざまな日常生活における介護内容のなかで，経口摂取の介助をするときが，障害児者と向き合って話しかけをしたりするほとんど唯一の時間といっても過言ではない．全面的に経管栄養になってしまうと，そうしたコミュニケーションの場がなくなってしまうことになる．特に，施設入所している子どもに面会に来る家族は，子どもの好きな食物を土産としてもってくることを最大の楽しみとし，またそれを満足そうに食べている子どもの姿をみて親も面会に来たことの喜びを見出すことができ，食事が子どもとの絆を深めていく重要なきっかけになっている．

さまざまな全身的な疾患を伴っているがゆえに経口摂取を中止せざるをえず，やむをえず一時的に経腸栄養や静脈栄養に依存することがあったとしても，可能なかぎり早期に経口摂取へ復帰させることがきわめて重要と考えられる．

（尾本和彦）

第2節
健常児の摂食機能発達および関連基礎知識

1. 摂食・嚥下に関係する神経支配

　摂食・嚥下に関係する主な神経支配については**表1-2-1**[15]に示してあるが，このほかにも頸神経や中枢神経などが関与している．
　Dodds[16]によれば，嚥下の口腔相，咽頭相，食道相が遂行されるためのコントロール機構の詳細は，まだ明確にはわかっていない．そして，現在，口腔相および咽頭相が遂行される神経コントロール機構について，反射連鎖説 the reflex chain hypothesis と中枢パターン形成器説 the central pattern generator hypothesis の主に2つの理論がある．反射連鎖説によれば，食塊が口腔や咽頭を移動することで感覚受容器を刺激し，これらの受容器が連続的に嚥下の次のステップを引き起こしていくという．たとえ食塊がなくても，舌が後方へ動くことで前口蓋弓や口腔咽頭の受容器を刺激すると考えられている．したがって，リンクされた反射が連鎖しながら，おのおののステップが次のステップを刺激することで嚥下が引き起こされると考えている．反射連鎖説に従えば，嚥下口腔相の遅れが咽頭期嚥下の開始あるいは咽頭期の反応を遅らせるということになる．一方，中枢パターン形成器説によれば，一度嚥下が開始されると次の嚥下順序は感覚フィードバックには依存していない延髄の嚥下中枢にある神経単位のネットワークによって単独にプログラムされると考えられて

表 1-2-1　摂食・嚥下に関係する脳神経および交感神経

脳神経	運動神経	知覚神経
嗅神経（Ⅰ）		鼻腔粘膜
三叉神経（Ⅴ）	咀嚼筋	顔面皮膚，鼻腔，口腔粘膜，歯髄
上顎神経		側頭部と頬骨部の皮膚，鼻翼，上唇，上顎歯，歯肉，硬口蓋，軟口蓋，口蓋扁桃，鼻腔後下半粘膜
下顎神経	咬筋，側頭筋，外側翼突筋，内側翼突筋，口蓋帆張筋	下顎部と側頭部の皮膚，オトガイ部，オトガイ下部，下唇，下顎歯，歯肉，口腔底，舌
顔面神経（Ⅶ）	顔面筋（表情筋）	
鼓索神経	顎下腺，舌下腺の分泌（交感神経）	舌の前2/3の味覚（甘味，塩味，酸味）
舌咽神経（Ⅸ）	茎突咽頭筋	舌の後1/3の味覚（苦味）
鼓室神経	耳下腺の分泌（交感神経）	
咽頭神経叢※	口蓋帆張筋以外の口蓋筋　茎突咽頭筋以外の咽頭筋　咽頭腺の分泌（交感神経）	咽頭粘膜
迷走神経（Ⅹ）		
上喉頭神経	喉頭咽頭筋，輪状甲状筋	舌根，喉頭蓋，喉頭の粘膜
反回神経	輪状筋以外の喉頭筋	
舌下神経（Ⅻ）	舌筋	

※舌咽・迷走・交感神経からなる神経叢

（藤田恒太郎，1977[15]）

表 1-2-2 発達に伴う口腔, 咽頭, 喉頭などの解剖学的変化

部 位	変 化
頭部	① 新生児では頭部全体に占める顔面部の割合は 1/8 と小さく, 大部分を頭蓋部が占めている. 一方, 成人では顔面部と頭蓋部は同じ比率である. ② 乳児期および幼児期前半では頭蓋の成長はほぼ 3 倍であり, 成長率は 7 歳までに低下し, 10 歳ではその容積の 90% に到達する. ③ 1 歳以降の顔面の成長は頭蓋よりもはるかに速い.
口腔と舌	① 新生児では舌は固有口腔を満たしている. 舌は側方は歯槽堤に, 上方は口蓋に接している. ② 2～4 歳の間に舌の後方 1/3 が咽頭のほうへ下行し始める. 舌は後下方に移動する. この移動は 9 歳までに完了する. ③ 出生時には硬口蓋は 2.3 cm と短く, 幅が広くわずかにアーチ状をしている. ④ 軟口蓋の成長は, 18～24 カ月の間に長さと厚みが増加し始める. 軟口蓋の長さの増加は 4～5 歳で終了し, 厚みの増加は 14～16 歳で終了する.
喉頭	① 出生時には新生児の喉頭は約 2 cm と短く, 成人の 1/3 である. ② 出生時に喉頭蓋は大きく, 軟口蓋と接触している. ③ 梨状陥凹の位置は新生児では高く, 小さい. ④ 出生時には舌骨と甲状軟骨との間のスペースは小さい. ⑤ 出生時には哺乳時や鼻呼吸を楽にするときに喉頭と舌骨はともに挙上している. ⑥ 舌が 2～4 歳の間に下行するにつれて喉頭も下行する. 喉頭は 5 歳までに C3 ないし C4 から C6 に下行し, 成人になると C7 に到達する.
咽頭	① 出生時, 鼻咽頭は狭い管になっていて, 口腔咽頭に向かって緩やかなカーブを呈している. ② 5 歳時には鼻咽頭と口腔咽頭の後壁は斜めの角度で交差し, やがて思春期の間に 90° の角度になる. ③ 舌の後方 1/3 が 2～4 歳の間に下行した後, 舌は咽頭の前壁の一部となる.
気管	① 出生時に気管は C6 の位置にあるが, 成人に至るまでそのままである. ② 乳児では気管は斜め後方に傾斜しているが, 幼児では気管はより垂直になる.
食道	① 出生時に食道は C4～C6 に始まり C9 で終わる. 成人では食道の始まりと終わりはこれよりも 1～2 脊椎高い位置にある.

(Hall KD, 2001[37] より抜粋)

いる. したがってこの仮説では, 中枢パターン形成器は末梢の知覚に影響を受けたり, 依存することはないと主張している.

嚥下動作は口腔, 咽頭, 喉頭などからの感覚刺激によって誘発されたり影響を受けたりしているが, より高次の中枢神経からの刺激も受けている. 嚥下の生理および神経支配はきわめて複雑であるが, 嚥下の神経支配は以下の 4 つの要素から構成されている (Miller[17], Dodds ら[18]). ① 求心性感覚線維は 4 つの脳神経 (三叉・顔面・舌咽・迷走神経) からなる. ② 遠心性運動線維は 5 つの脳神経 (三叉・顔面・舌咽・迷走・舌下神経) と 2 つの頸神経 (C1, C2) からなる. ③ 延髄にある一対の嚥下中枢. ④ 延髄の嚥下中枢と連接している大脳や中脳, 小脳の線維. 意識的に嚥下しようとする場合のように, 大脳皮質から嚥下中枢に入力されて口腔咽頭の感覚刺激を促すと考えられている (Dodds ら[18]). したがって, おそらく上位中枢の因子が感覚刺激による運動反応に影響を与えていると考えられている.

反射的な嚥下が開始されると, さらに食塊の大きさや性状, 嚥下時の頭頸部の角度, 重力方向などに影響を受けて, 嚥下が局所的な感覚機構によって調節されたり順応したりすると考えられている (Buchholz ら[19]). しかしまた, 嚥下はたとえ脳幹上の皮質や皮質下領域を完全に切除したとしても, 多くの異なる中枢路によって誘発されうる. 大脳皮質が嚥下の口腔期や咽頭期の開始を促すことに関与しているよう思われるが, これらの事実から, 大脳皮質が咽頭期や食道期の嚥下にとっては必須のものではないことが示唆される (Miller[20]).

2. 新生児と成人の解剖の違い

出生から 1 年ないし 1 年半で, 哺乳機能から摂

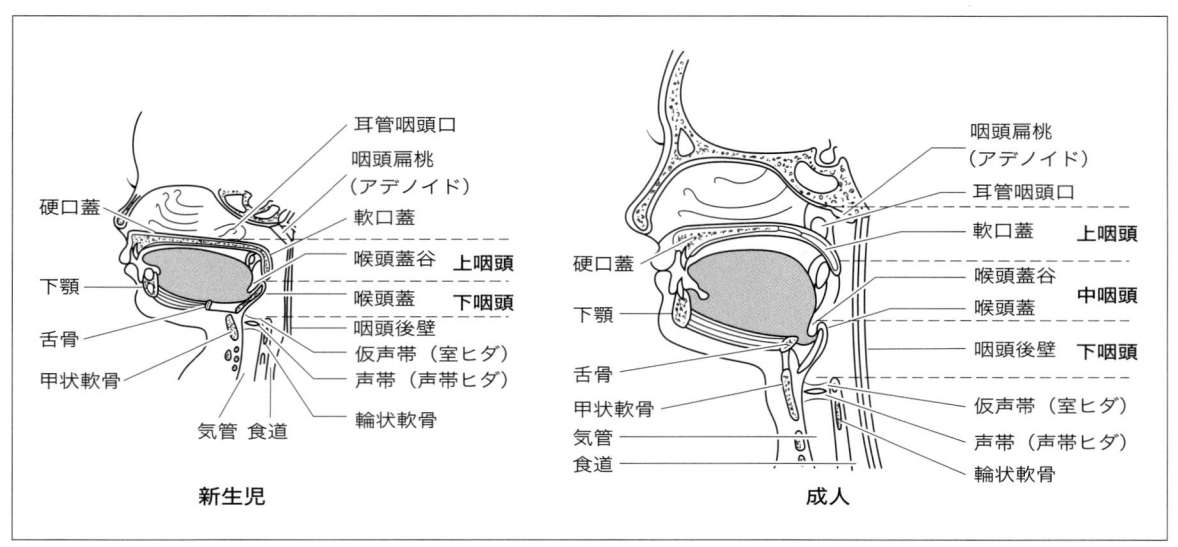

図 1-2-1　口腔，咽頭，喉頭の正中矢状断

食機能へと変化していくが，これには口腔およびその周囲の形態変化が密接にかかわっている．

新生児の口腔，咽頭，喉頭の解剖形態は，ほぼ成人と似ているが，いくつかの点で異なっている（**表 1-2-2**）．こうした違いは，生後 3～4 カ月までは特に顕著である．

新生児では，舌や軟口蓋，喉頭の大きさが周囲の空間に比べて，相対的に成人より大きくなっている．そして，口腔内は舌で満たされ，成人よりも前方に位置している．新生児の下顎は小さく，後退している．固有口腔容積は小さいので，結果的には舌がとても大きくみえる．成人では咽頭は上咽頭（咽頭鼻部），中咽頭（咽頭口部），下咽頭（咽頭喉頭部）に区分されるが，新生児では中咽頭に相当する部分がほとんど欠落している（**図 1-2-1**）．

新生児では，舌は口腔の約 80％を占めており，口腔底と口蓋に同時に接触している．舌は側方が歯槽堤に接触し，ときには頰粘膜に接触する．特に口腔の側壁に相当する頰粘膜には Bichat の脂肪床があるため口腔は一層狭くなっており，この脂肪床は生後 4～6 カ月までには徐々に消失していく（Bosma[21]）．脂肪床は頰部をしっかりさせているので，早期の吸啜パターンを支えるための口

腔システムに安定性をもたらしている．新生児では顎関節領域での安定性がないので，こうした働きは重要である．頰部の安定性は固有口腔の狭さや舌が相対的に大きいことと合わせて，口腔で乳首から液体を吸啜するためのしっかりとした圧縮と吸引を引き出している（Morris ら[22]）．

新生児では口腔が狭いために，舌運動の方向には制約がある．安静時では，舌は口蓋に接触しているために，上下に動く空間的なゆとりがない．反射的吸啜 Suckling（後述）では，舌が前後方向にしか動かせない理由の一つは，これである．新生児が咀嚼できないのは，要咀嚼食物を処理するための神経学的発達が不十分で，消化管が成熟していないことが一つの理由であるが，舌が側方に動くための空間的な余裕がないからでもある（Morris ら[22]）．また舌の後方 1/3（舌根部）と喉頭は 2～4 歳の間に下行していき，やがて咽頭前壁の一部を形成していく（Caruso ら[23]）．

新生児は鼻呼吸になりやすい．以前は新生児が絶対的に鼻呼吸だと考えられていたが，現在では必ずしもそうとはいえない．Miller ら[24,25]の研究によれば，口呼吸も短時間であれば可能であるが，かなりの労力を要する．新生児が鼻呼吸になりやすいのは，口腔内が舌で一杯に満たされているの

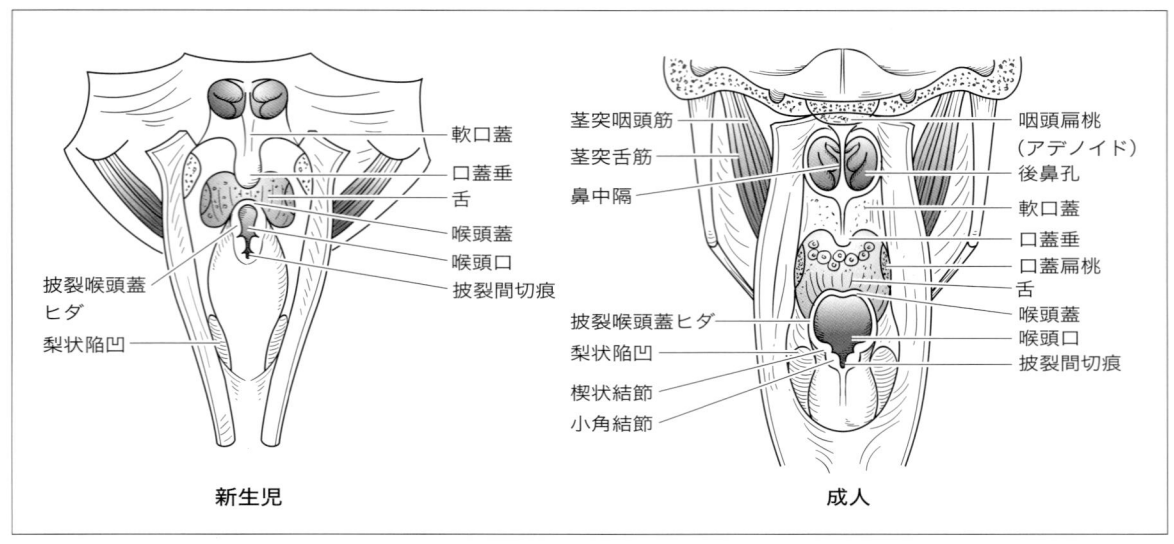

図 1-2-2 後方からみた咽頭腔

と，軟口蓋と喉頭蓋が接触しているためである（Morris ら[22]）．

喉頭の位置は成人に比べて高く，生後 3～4 カ月までは喉頭蓋の先端は軟口蓋まで伸びていたり，あるいは軟口蓋と重なり合っていたりする場合もある．喉頭蓋が高い位置にあると，液体が喉頭に入らないように脇を通ることになり，誤嚥を防ぐのに役立っている（図 1-2-2）．喉頭の位置は小児期では C3 ないし C4 であるが，5 歳までに C6 に下降し，成人では C7 へと下降してくる．また新生児では鼻咽頭から下咽頭にかけてゆるやかなカーブになっているが，成長発達に伴って成人では鼻咽頭と口腔咽頭のなす角度は 90°に近づいていく（Arvedson ら[1,26]）．

気道防御のための声帯の閉鎖は，生後 3～4 カ月までの発達段階ではあまり必要ではない．大部分の乳児では，生後間もない時期では声帯は開いた位置で動かないが，嚥下障害は認められない（Morris ら[22]）．

乳児の耳管は成人に比べて太く短く，しかも中耳口と咽頭口の角度が水平に近い．成長に伴って耳管が伸びて細くなり，角度は垂直に近くなってくる．新生児や幼少児では，鼻咽腔で増殖した起炎菌が中耳に移行して中耳炎にかかりやすいのは，解剖学的に耳管が水平になっているためである（山中[27]）．

乳歯の萌出に伴って口腔容積が増大していくが，最初に萌出するのは下顎乳中切歯で，男子 8 カ月±1 カ月，女子 9 カ月±1 カ月が，日本人における標準的な萌出時期である（日本小児歯科学会[28]）．歯の萌出と摂食機能との関連性について Bosma[29] は，摂食機能が獲得されていくのは基本的には中枢神経系の成熟によると考えている．さらに歯については，運動器官としての役割よりも感覚受容器としての重要性があるかもしれないが，離乳期における咀嚼運動は歯がなくても十分営めるので，必ずしも歯は必要ないと述べている．筆者[30] が行った研究でも，歯の萌出よりも咀嚼運動の開始時期のほうが早く，両者の間には直接の関連性はなさそうである．

3. 摂食の 5 期

成人および離乳期完了以降の小児の摂食機能は，Leopold[31] によれば図 1-2-3 のように 5 つの段階に分けることができる．先行期，準備期，口腔期までの最初の 3 つは随意動作であるが，咽頭期，食道期は不随意動作である．

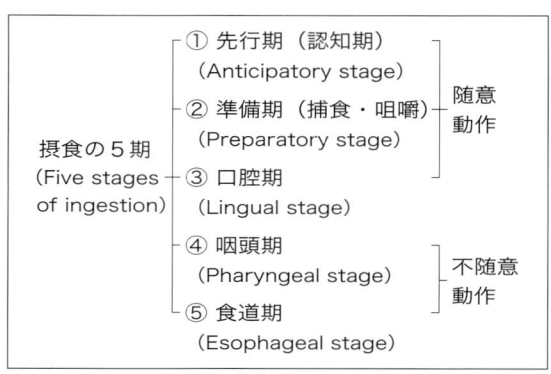

図 1-2-3 摂食の5期
(Leopold NA, 1983[31]—一部改変)

表 1-2-3 成人と乳児との摂食・嚥下過程の違い

成人・小児 （摂食機能）	乳児（0〜6カ月ごろ） （吸啜機能）
① 先行期——随意動作 （認知期）	探索反射——不随意動作
② 準備期——随意動作 （捕食・咀嚼） ③ 口腔期——随意動作	Suckling——不随意動作 （反射的吸啜）
④ 咽頭期——不随意動作	左と同じ
⑤ 食道期——不随意動作	左と同じ

　先行期は，食物を見たり，においを嗅いだり，あるいは目の前で調理している音を聞いたりすることなどで，これらの感覚刺激によって食欲をそそられたり，逆に意欲がなくなったり，ひどい場合には嘔吐することもある．乳児では離乳を開始する生後5カ月ごろになると，親が食べているものをじっと見つめて興味を示すようになる．したがって，食事の際は必ず子どもの目の前に食物を置いて，食物の色や形などが認知できるようにする必要がある．

　準備期は，捕食といって食物を口唇で取り込むことから始まり，必要に応じて咀嚼したり，舌で押しつぶしたりして食物を唾液でよく混ぜ合わせ嚥下しやすい状態にするまでの過程をいう．

　次の口腔期から食道期までは，従来嚥下3相と呼ばれていたものである．口腔相は随意相で，本人の意思で嚥下動作を始めることができ，途中でやめることもできる．しかし，咽頭相以下は反射による不随意相のために途中で中断することはできない．嚥下過程のなかで，特に咽頭相のところで嚥下反射が誘発され，このときに食物などが気管に入ると窒息や誤嚥を引き起こすことになる．嚥下動作はこのように区分上3相に分けているが，実際には一連の動作である．

　生後6カ月ごろまでの乳児は後述するようにsucklingによる吸啜機能を営んでいるが，これらの動作は基本的には反射に依存している．したがって，成人や小児のような摂食の5期に相当する機能はまだ確立されていない．

　Stevensonら[32]は，乳児嚥下では随意的な準備期，口腔期はまだないが，他の咽頭期，食道期は成人嚥下と同様であると述べている．つまり哺乳期の乳児では先行期から口腔期までの随意動作はまだできず，乳首からsuckling（反射的吸啜）によって取り込まれたミルクを反射動作である咽頭期と食道期を経て嚥下しているといえる．そして，生後5カ月ごろから離乳が開始されると，先行期から口腔期までの随意動作が徐々に獲得されていくものと考えることができる．摂食の5期を吸啜機能と比較してみると，乳児では乳首を口腔に取り込むための先行期に相当する動きは探索反射がその役割を担っており，準備期と口腔期に相当する動作は吸啜反射に基づくsucklingによっていると考えることもできる（表1-2-3）．

　多くの障害児においても乳児と同様に，先行期から口腔期までの随意動作が十分獲得されていないために，摂食・嚥下障害が引き起こされると考えられる．

4．原始反射

　原始反射は primitive reflex, primary reflex などの訳語であるが，この呼称がだれによって最初に用いられたのかは明らかではなく，またその定義についても厳密なものは存していないようである（山本[33]）．原始反射は胎生5〜6カ月ごろから急速

表 1-2-4 睡眠/覚醒と反射

	規則睡眠	不規則睡眠	安静覚醒
自己受容反射 （Moro反射など）	＋＋＋	±	＋
外受容反射 　触・圧刺激 　（探索反射など） 　侵害刺激 　（Babinski反射など）	－ ＋＋	＋＋ ＋＋＋	＋＋ ＋＋＋

(Prechtl HFR, 1969[35])

に発達し，出生時（40週）までに最高度に達する（稲山ら[34]）．正常発達の場合には，原始反射は立ち直り反応，パラシュート反応，平衡反応のような上位中枢性諸反応下に統合されて，潜在的存在となっていく．共通する特徴としては，① 健康な新生児に存在する，② 高位中枢の発達によって早晩消失する，③ 反射中枢は脊髄から脳幹レベルにある，などがあげられている．

正常な成熟児において新生児期に強く存在する原始反射が，脳損傷を有する者では，生後1～2週間はむしろ減弱または欠如する．脳損傷の程度により異なるが，その後は上位中枢からの抑制の欠乏により徐々に増強してくる．未熟児の場合，胎齢36週相当時にすでに過剰反応や左右差など病的徴候が明らかとなるものもある（稲山ら[34]）．

口腔領域に認められる原始反射には探索反射，口唇反射，吸啜反射，咬反射などがあるが，特に探索反射や吸啜反射は哺乳に直接関与しているので，哺乳反射とも呼ばれている．反射の検査に際しては児の睡眠/覚醒の状態を観察することが必要であるが，睡眠や覚醒が反射に及ぼす影響について Prechtl[35] は，表 1-2-4 に示したような報告をしている．膝蓋腱反射やMoro反射のような自己受容反射 proprioceptive reflex は規則睡眠のときに最も明瞭に出現する．これに対して，探索反射，把握反射のような触・圧刺激に対する外受容皮膚反射 exteroceptive skin reflex や Babinski 反射などの侵害刺激 nociceptive に対する反射などは規則睡眠時には出現せず，不規則睡眠もしくは安静な覚醒時に強く出現する．また特に探索反射は授乳後2時間ごろに最も出現しやすい．したがって，哺乳反射などは睡眠時に検査しても出現しないため，授乳後2時間くらい経過した安静覚醒時に検査を行うのが最も適切であろう．

Saint-Ann Dargassies[36] によれば，胎生後期においては神経系の発達は身体的発達ではなく受胎後期間に依存しており，しかもその発達は子宮外生活による影響をほとんど受けないという．すなわち，一部の例外を除き，早期産で子宮外において予定日に達した場合と，満期産で予定日に生まれた場合とでは，神経学的な差はないということになる．

原始反射の出現時期と消失時期に関する報告はさまざまなものがあり，報告者によってかなり時期が異なるものも認められるが，Hall[37] の資料をもとに筆者ら[38] の研究結果を踏まえて作成したのが表 1-2-5 である．さらに，自食の発達に影響を与えると考えられる口腔領域以外の原始反射の出現時期や消失時期については，表 1-2-6 に示した．

主な口腔領域の原始反射には，次のようなものがある．

1）口唇反射（Lip reflex）

口唇反射は，Prechtl[39] が，上唇と下唇を強く叩くことによって口輪筋が収縮して口唇がすぼまる現象と定義しているが，この反射については Thomson[40] が，睡眠中の新生児の口角付近を刺激したときに起こる反射として詳しく述べている．しかし，Thomson[40] の文献によれば，それ以前にも Loos（1897）や Escherich（1898）が mouth-phenomenon として記載している．Thompson によれば，口唇反射は睡眠時のほうが覚醒時よりも出現しやすく，年齢が高くなると睡眠時にのみ認められ，また3～4歳ごろまで反射は存続するという．

筆者ら[38] の結果では，口唇反射は修正29～30週で出現率は反応の強さ＋以上では8％に認められているが，その後31～38週までは23～30％とほぼ一定の割合であった．週齢の増加によって反

表 1-2-5 口腔領域の原始反射および反射の概要

反射	出現時期	刺激	反応	脳神経支配	消失時期
探索反射 (Rooting)	胎生 28〜32 週ごろ	口角や頬部をたたく	頭部を刺激方向に回転させる	三叉,顔面,副,舌下	生後 5〜6 カ月ごろ
吸啜反射 (Suckling)	胎生 28〜32 週ごろ	乳首を口唇に触れさせる	乳首を口腔内に取り込みリズミカルに吸う	三叉,顔面,舌咽,舌下	生後 5〜6 カ月ごろ
咬反射 (Phasic bite)	胎生 28 週ごろ	臼歯部歯槽堤に小指を挿入	下顎を上下させながら指をリズミカルに咬む	三叉	生後 6〜7 カ月ごろ
咽頭反射 (Gag)	胎生 26〜27 週ごろ	小指で舌根部や咽頭を刺激	口を開き,頭部を後屈させて嘔気をもよおす	舌咽,迷走	消失せず
舌挺出反射 (Tongue protrusion)	胎生 28 週ごろ	舌尖部を刺激	舌が口腔から突出する	舌下	生後 6 カ月ごろ
舌の側方反射 (Transverse tongue reflex)	胎生 28 週ごろ	舌側縁を刺激	舌が刺激された側に動く	舌下	生後 6 カ月ごろ

(Hall KD, 2001[37]一部改変)

表 1-2-6 自食の発達に影響を与える原始反射

反射	出現時期	刺激	反応	消失時期	自食との関連
把握反射 (Grasp)	出生〜2 カ月ごろ	示指を乳児の手掌に置く	示指を握る	生後 4〜6 カ月ごろ	手づかみ食べ,コップ,スプーン,哺乳瓶の保持
Babkin 反射 (Babkin)	出生時	乳児の手掌に強い圧をかける	口を開いて閉眼し,頭部を前方移動	生後 3 カ月ごろ	手から口への食物移送,食物を口腔内に入れる
手掌頤反射 (Palmomental)	出生時	手掌に触れる	オトガイ筋が収縮し,しわができる	生後 3 カ月ごろ	手から口への食物移送
驚愕反射 (Startle)	出生時	突然の後方移動や大きな騒音	上腕や下肢の伸展と外転	生後 3 カ月ごろ	消退が遅延すると,手を口に運ぶ能力を阻害する
非対称性緊張性頸反射 (Asymmetrical tonic neck)	出生〜4 カ月ごろ	乳児の頭部を側方に回転させる	顔面部上下肢の伸展,後頭部上下肢の屈曲	生後 4〜6 カ月ごろ	消退が遅延すると,手を正中に運び物体を握ると同時に熟視する能力に影響
Moro 反射 (Moro)	胎生 28 週ごろ	頭部を突然後屈させる	両肩関節で腕を外転し,前腕を伸展して指を広げる.続いて両肩関節で腕が内転し,両肘関節で上腕が曲がる	生後 5〜6 カ月ごろ	消退が遅延すると,頭部コントロールの獲得が遅れる

(Hall KD, 2001[37])

射誘発率が高くなるとはいえず,むしろ 39〜40 週では減少している（図 1-2-4）.口唇反射は反応がきわめて不明瞭であるために評価が難しく,さらに児の状態が睡眠時のほうが出現しやすい傾向がある.覚醒時のほうが誘発されやすい探索反射とは異なり,哺乳との関連で口唇反射を神経学的な発達指標として用いることは難しいと考えられる.

2）探索反射（Rooting reflex）

Prechtl[102]によれば,探索反射については Pepys (1667) によって最初に報告されて以来多くの研究があるが,未熟児を対象とした Saint-Ann Dargassies が比較的詳しくその出現時期について述べている.すなわち胎生 28 週ではすでに弱い刺激でも反射は誘発されるが,まだ潜伏期が長く,弱く不完全で,しかも下唇中央部の反応がみられないという.また 32 週になると容易に誘発され

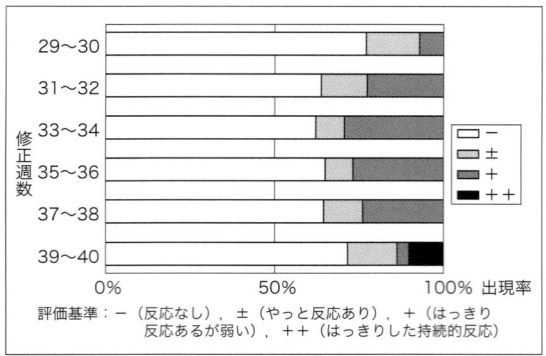

図 1-2-4 口唇反射（上唇）

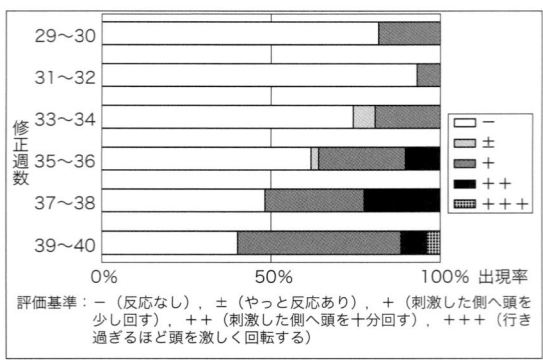

図 1-2-5 探索反射（左側）

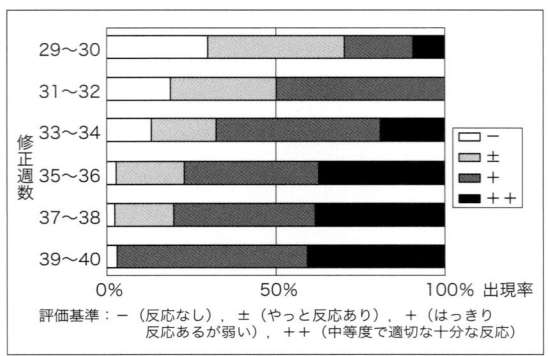

図 1-2-6 吸啜反射（吸う力）

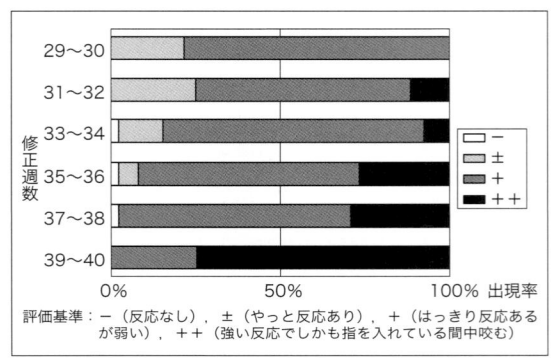

図 1-2-7 咬反射（左側）

るようになり，35週では成熟児と同じ状態になると述べている．また Amiel-Tison[41]も Saint-Ann Dargassies とほぼ同様の報告をしている．

一方，筆者らの結果（図1-2-5）では，反応の強さ＋以上では反射の出現率は29～30週で18％，31～32週で6％に低下するが，その後は週齢の増加とともに出現率は高くなっている．しかし39～40週でも52～70％の出現率しかなく，Saint-Ann Dargassies や Amiel-Tison の結果に比べて低いと考えられる．

3）吸啜反射（Suckling reflex）

Humphrey[42]の論文に記載されている Hooker（1952）の研究結果によれば，29週で吸啜反射がはっきり認められるという．また Saint-Ann Dargassies は，28週で容易に誘発されるが，まだ弱く疲れやすいので眠ってしまうと述べている．30週では吸啜は嚥下と同期しているが，これと呼吸との同期はまだ不完全であり，32週になると口唇，舌，口蓋が関与するようになり，以後次第に強くなると述べている．Amiel-Tison によれば，28～30週では反射は弱く嚥下と同期せず，32週ではずっと強くなり嚥下と同期するようになるという．

一方，筆者らの結果（図1-2-6）では，反応の強さ＋以上で反射の出現率は29～30週では30％，その後は週齢の増加に伴い出現率および出現強度は統計学的に有意に増加傾向にあった．吸啜反射は，新生児が suckling（反射的吸啜）をするうえで欠くことのできない反射であり，反射の誘発も容易であることなどから，障害児などの経口哺乳開始時期を決定する際に有用であると考え

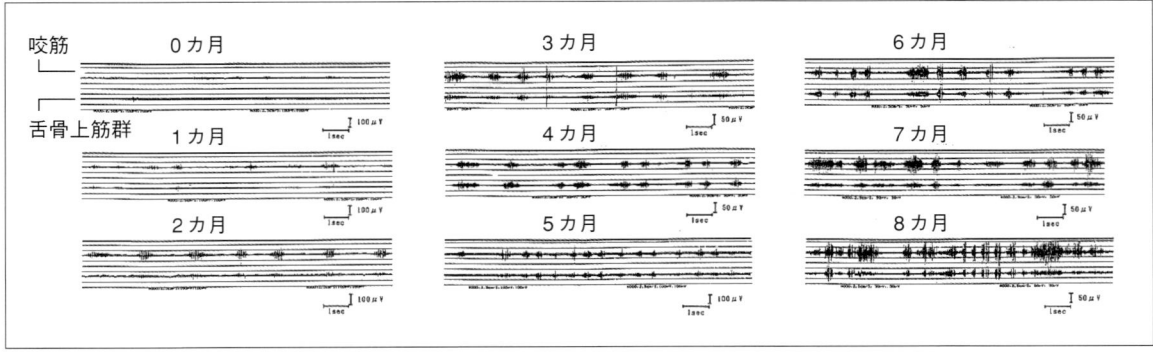

図 1-2-8 咬反射誘発時の筋電図

4）正常な咬反射（Phasic bite reflex）

咬反射の出現時期についてはあまり報告がなく，Arvedson ら[1]によれば胎生 28 週までには認められるという．筆者らの行った研究の結果（**図 1-2-7**）によれば，咬反射（phasic bite reflex）は，反応の強さ±以上ではすでに 29〜30 週で 100％に認められ，他の 3 つの反射に比べてかなり早期から出現する．この反射が誘発されやすい理由として，児の状態に左右されることがほとんどないことがあげられる．すなわち，泣いている状態のときと熟睡時を除けば，ほとんどいつでも誘発可能である．

Morris ら[22]や Arvedson ら[1]は，咬反射を phasic bite reflex と tonic bite reflex の 2 つに分けている．Phasic bite reflex は健常乳児に認められるもので，指などで歯肉を刺激すると下顎がリズミカルに開閉し，弱い力で指を咬もうとするものである．"Phasic"は反復する動きの意味である．一方 tonic bite reflex（緊張性咬反射）は脳性麻痺などでみられる病的な反射で，歯肉や歯が刺激されると強く咬み込んでしまうものをいう．本書では両者を区別するために，正常な咬反射 phasic bite reflex と緊張性咬反射 tonic bite reflex とした．

一方，2 つのタイプに分けず，単に bite reflex ないし biting reflex と呼ぶ場合もある．Mueller[43]によれば，bite reflex は健常児では出生時に認められ，3〜5 カ月の間に徐々に弱くなって消失するが，脳性麻痺児では何らかの対応をしないかぎりこの反射を生涯もち続ける場合もあるという．また Ogg[44]は，健常乳児に認められる biting reflex の定義を，歯肉の上に置かれた指先をしっかりと持続的な圧で咬むとしており，Morris らの phasic bite reflex とは異なっている．

筆者[30]の研究では，Ogg と同じように小指を上下臼歯部の歯槽堤に挿入すると持続的に下顎を閉じて咬まれているという感覚が認められた．また外部から観察しても，小指が歯槽堤に触れた瞬間に下顎が急に閉鎖されたままの状態であった．しかし，咬反射が誘発されている状態を筋電図によって調べてみると咬筋と側頭筋がリズミカルに活動していることがわかり（**図 1-2-8**），Morris らの phasic bite reflex の定義のほうが臨床的には妥当なものであると考えられる．

また Ogg や Morris ら[22]は，健常児では咬反射の消失後に下顎の側方運動を伴った咀嚼に置き換わっていくと考えている．さらに，咬反射が残存していると，下顎の側方運動を伴った咀嚼の発達を阻害するのではないかと推察している．筆者は，筋電図計測により生後 5 カ月以降の咬反射のリズムと，8 カ月〜36 カ月までの咀嚼のリズムを比較したところ，両者がきわめて近似していることを認めた．この結果から，咬反射と咀嚼には関連性があると考えられるが，それを裏づける神経生理学的な報告は見当たらない．

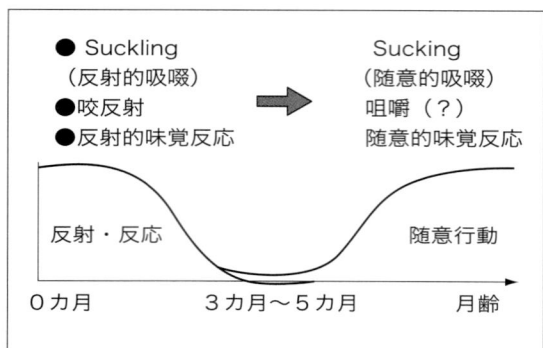

図 1-2-9 新生児反射・反応とその後の随意行動（前川喜平ほか，1986[45]一部改変）

前川ら[45]によれば，新生児期にみられる原始反射のなかには吸啜反射，把握反射，水泳反射などのように，一度消失して成長とともに随意的反応として出現するものが存在する（図1-2-9）が，咬反射もこうした反射の一つと考えることができる．また，咬反射の臨床的意義を発達的な視点から考えてみると，哺乳期の乳児が，乳汁以外の固形食ないしは異物が口腔内に入ろうとすると，それを排除するための一種の防衛反応として働くのではないかとも推察できる．

5．味覚と嗅覚

味覚と嗅覚は食欲などに大きく影響を与え，摂食動作の先行期や準備期においてきわめて重要な役割を果たしている．味覚受容器としての味蕾は，大部分が舌乳頭に存在する．胎児や乳児では，硬口蓋，頰粘膜，口唇粘膜部，および舌下面にも分布しているが，成人ではこれらの部位の味蕾は消失し，軟口蓋後部とそれに続く口蓋垂の一部，口蓋舌弓前面，後部咽頭壁，喉頭蓋，喉頭内面の一部，および食道上部に限られてくる．

筆者は生後1歳6カ月の時期から無舌症の患児の摂食指導をしているが（第7章参照），早期から甘味への興味を示していた．嚥下を誘発させるには味覚刺激のみでは弱いが，乳児にとっては液体の甘さが感覚刺激の一つとなると考えられる．Burke[46]，Weiffenbachら[47]は，水や人工乳などの液体にショ糖を加えることで，乳児の吸啜-嚥下パターンが誘発されると述べている．乳児にさまざまな味や香りの食物を与えることが離乳を成功させるための第一要因の一つであると，Bosma[29]は述べている．

Henkin[48]によれば，舌と口蓋とでは味覚の分布が異なり，塩味と甘味は舌背表面でより感じやすく，酸味と苦味は口蓋のほうが感じやすい．また咽頭は基本4味覚をすべて感じ取れるが，感度は低いという．

前川ら[45]によれば，新生児は甘，塩，苦味などに特異的に反応を示し，糖液や母乳を与えると吸啜回数と強さが増大し，休止時間が短くなる．これに対し食塩溶液を与えると吸啜回数，強さともに減弱し，休止時間が長くなることから，新生児は味覚を識別する能力をもっていると述べている．そして重症脳障害新生児においても，最初は強度の味覚反応が認められるが，1〜2週間後には味覚反応は徐々に鈍くなっていくという．これらのことから前川らは，新生児にみられる味覚反応は成人のような大脳皮質由来のものではなく，原始反射と同様な反射的味覚反応であり，成長とともに減弱していくものといわざるをえないという．そして減弱の時期は3〜5カ月ごろで，興味あることに原始反射の消失時期と一致しているばかりでなく，離乳準備ならびに離乳開始時期と一致している．新生児にみられる反射と随意動作との関係は，図1-2-9のように徐々に反射が消失し，それに少しずつ随意的要素が加わって随意的味覚反応が発達していくものと考えられるという．離乳が開始されると乳汁以外のいろいろな味を体験し，これを記憶することによってそれに応じた味覚が発達していくと考えられるという．

6．吸啜の2つのタイプ：Suckling と sucking

吸啜動作は外観上では新生児期と離乳後期で違いがないように見えるが，Morrisら[22,49]やArvedsonら[1,50]によれば，実際の口腔内の動きにはサッ

表 1-2-7 Suckling と sucking

特　徴	Suckling（反射的吸啜）	Sucking（随意的吸啜）
運動特徴	反射運動（吸啜反射）	随意運動
舌の運動方向	前後運動 水平方向	上下運動 垂直方向
口唇閉鎖	弱い	強い
出現時期	乳児期前半（0〜6カ月）	乳児期後半 小児，成人

（Morris SE, Klein MD, 2000[22]―一部改変）

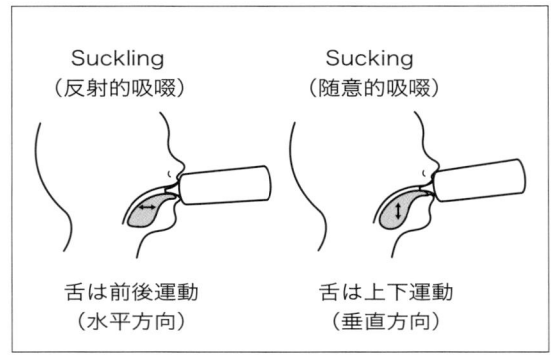

図 1-2-10 Suckling と Sucking の舌運動の違い
（Arvedson JC, Brodsky L, 1993[26]）

クリング suckling あるいは suckle pattern とサッキング sucking あるいは suck pattern という2のタイプがあるという（表1-2-7）．Suckling は乳児期前半（0〜6カ月）に認められる吸啜動作であり，舌の前後運動と下顎の開閉運動を特徴としている（図1-2-10）．一方，サッキング sucking は乳児期後半（6〜9カ月）に発達してくるもので，その後成人に至るまでこの機能は使われる．サッキング sucking では舌は上下運動が主体になり，下顎の垂直方向への偏位はサックリング suckling に比べて小さくなる．

サックリング suckling からサッキング sucking へと舌運動パターンが前後から上下方向へ変わっていくための大きな要因の一つは，口唇閉鎖能力が強まることであると考えられている．口唇閉鎖能力は哺乳期の乳児では弱く，後述するように離乳期に発達してくるものであり，摂食機能発達にとってきわめて重要な役割を果たしている．サックリング suckling が認められる生後6カ月ごろまでは原始反射である吸啜反射が吸啜動作の基本になっており（Kramer[51]），別の表現をするならば，サックリング suckling は吸啜反射に基づく反射的吸啜といえる．これに対してサッキング sucking は，吸啜反射などの原始反射が消失するころに出現してくるので，随意的吸啜ともいえる．前川らは，新生児に認められる原始反射のなかには吸啜反射，把握反射，水泳反射などのように一度消失して成長とともに随意的反応として出現するもの

が存在すると述べているが，特に味覚反応については反射的味覚反応から随意的味覚反応へと発達していくと述べている．

これらのことからも，サックリング suckling を反射的吸啜，サッキング sucking を随意的吸啜とすることが妥当ではないかと考えられる．さらに，後述するようにサックリング suckling は乳児嚥下の一部であるのに対してサッキング sucking は成人嚥下の口腔期に相当すると考えることができる．

サックリング suckling とサッキング sucking を臨床的に区別するには，乳児が人工乳首から吸啜しているときに乳首を取り除き，代わりに検査者の小指を口腔内に挿入してみるとよい．サックリング suckling が残存している場合には検査者の小指を乳首と同じように吸啜するが，すでにサッキング sucking に移行している場合には小指を挿入したと同時に吸啜動作は中断してしまう．サックリング suckling の場合には乳首でも指でも他のものでも同じように反応するが，サッキング sucking の場合には明らかにミルクが出てこなければ吸啜しないと考えられる．

一方，Morris らや Arvedson らとは異なるサックリング suckling とサッキング sucking の定義もある．Lawrence[52]は，サックリング suckling を乳腺から分泌されたミルクを直接飲む行動とし，サッキング sucking は液体を陰圧などで口腔内に吸い込む行動として定義している．したがって，

サックリング suckling はもっぱら母乳栄養を論じる場合にのみ用いるとしている．また Wolf ら[53]は，Morris らが吸啜を 2 つのタイプに分けていることに対しては，それを裏づける画像研究が報告されておらず，下顎や舌の動きに関するさらなる研究が必要であると述べている．

"Singular's Dictionary of Speech Pathology" では，サックリング suckling とサッキング sucking という用語を Morris らとほぼ同様に定義しており，欧米で出版されている多く著作にもこれが引用されているが，Wolf らのように異議を唱える者がいることを Hall は指摘している．また "Stedman's Medical Dictionary"（Ver. 5）では，suckl も suck もともに乳房から栄養を摂取する意味で，ほぼ同じ定義がなされている．このように立場の違いによってサックリング suckling とサッキング sucking の定義は異なるが，アメリカでは摂食・嚥下障害の主な担い手は Speech & Language Pathologist（SLP）であり，多くの書物に使われていることもあり，本書では Morris らの定義に従ってサックリング suckling とサッキング sucking を区別して用いることにする．

7．乳児嚥下と成人嚥下

1）乳児嚥下，舌突出などの用語の定義

これまで乳児嚥下，舌突出ないし舌突出嚥下，逆嚥下などの用語が広く小児の摂食・嚥下分野で使われてきているが，あまり明確な定義がなされておらず，曖昧な使われ方をしているのが実状である．そこで，歴史的な経緯を踏まえたうえでこれらの用語の定義をある程度明確にしておく必要があると考えられる．

Hoffman[54]によれば，1958 年ごろから言語や歯科の領域で，舌突出 tongue thrust という言葉が 5～8 歳ごろの健常児の歯列不正や言語障害との関係で広く使われるようになったという．そして Mason ら[55]は，舌突出 tongue thrust と同じ内容を示す言葉として，舌突出嚥下 tongue thrust swallow（Fletcher et al., 1961），visceral swallow（Ward et al., 1961），乳児嚥下 infantile swallow（Leighton, 1960），逆嚥下 reverse swallow（Barrett, 1961），deviant swallow（Garliner, 1964），tongue thrust syndrome（Palmer, 1962；Ward et al., 1964）などをあげているが，定義についても報告者によってさまざまであるとしている．Barrett ら[56]は，上記のようなさまざまな呼称のなかで舌突出 tongue thrust が最も広く受け入れられている用語であるとし，他の用語を使うことへの異議を唱えている．すなわち，現在日本でよく用いられている舌突出嚥下，逆嚥下，乳児嚥下もすべて舌突出と同じ意味内容を示しているということになる．

Proffit[57]は舌突出の定義について，嚥下中に舌尖を下唇に接触させたまま舌を上下前歯の間に介在させているものとしており，嚥下終了時に下唇を素早くめくると上下前歯の間に常に舌がはみ出しているのが観察されるとしている．これに対して成人嚥下は，舌尖が歯列弓の内側，すなわち固有口腔内にとどまっている場合としている．

一方，成人嚥下 adult swallow ないし成熟嚥下 mature swallow と対比した用語として，吸啜時の嚥下動作として乳児嚥下という用語もよく使われている．Moyers[58]は乳児嚥下の定義として，上下顎は閉鎖せずに歯槽堤間に舌が介在して下唇と接触しており，吸啜時には舌は乳首の下にある．一方，成人嚥下では上下の歯は接触し，舌尖は口蓋に押しつけられ切歯の後方に位置しており，嚥下中は口唇がわずかに収縮しているとしている．以上の舌突出ないしは乳児嚥下の定義は基本的に健常児についてものであり，やがて成人嚥下に発達していくことを前提にしたものである．

これに対して Morris ら[22]は，障害児に認められる異常口腔運動パターン abnormal oral-motor patterns の一つとして舌突出 tongue thrust をあげている．Morris によれば，舌突出は口腔からかなり力強く舌を突出させる動きと定義しており，乳児が吸啜の際に舌を前後運動させる動きよりも力強い動きであり，舌突出しているときに乳首やスプーンを挿入することは難しく，結果的に食物や液体を口の外に押し出してしまうという．また

Morgan ら[59]は舌突出の定義として，舌が切歯ないしはおそらく口唇を越えて前方に突出する動きであり，原始的な suckle pattern のような前後運動よりもはるかに強い力を伴った動きであるとしている．さらに Murphy ら[60]は，舌突出 tongue thrust と似ているが全く異なる異常パターンとして舌挺出 tongue protrusion を区別することの必要性を述べている．舌挺出は，舌が歯肉や前歯列を越えて動いたり，安静状態で舌が歯肉や前歯列よりも前方にある場合をいい，ダウン症候群などの低緊張児で認められる．筋のトーヌスが低いために舌が正常よりも大きく見えることがある．

臨床的に健常乳児の舌運動を観察すると，舌尖が口唇よりも外に突出することはほとんどないのに対して，脳性麻痺児などでは，口唇よりも外に舌が突出することがよく認められ，両者の動きは明らかに異なったものといえる．したがって，Barrett が述べているような健常乳児に認められる動きを"舌突出"と表現すると，脳性麻痺児などの障害児で認められる"舌突出"と同じ用語になってしまい両者を区別することができず，かえって混乱を招くと考えられる．

そこで，これまでの歴史的経緯を踏まえたうえで筆者は，Moyers が定義しているような健常乳児に認められる生理的な舌突出の動きを"乳児嚥下"とし，Morris らが定義したような障害児に認められる異常パターンとしての動きを"舌突出"として区別することが望ましいのではないかと考えており，本章ならびに本章と関連した章（第3章，6章，7章）ではこれに沿って解説していくことにする．さらに Murphy らが述べたように，"舌突出 tongue thrust"と"舌挺出 tongue protrusion"を上記のように区別することにした．

国内では，reverse swallow は逆嚥下と訳されて，障害児に認められる異常パターン動作の一つとしての舌突出と同じ意味で用いられているが，本来は Mason らが指摘しているように健常児にみられる舌突出，すなわちここでいう乳児嚥下と同義語である．筆者が調べたかぎりにおいては，逆嚥下という用語は Bernstein[61]や Mueller[43]らが用いているのみで，近年出版されている欧米の摂食・嚥下障害に関する著作や論文では全く使われていない．そこで，本書では障害児に認められる逆嚥下を舌突出と同義語として扱うことにする．

表 1-2-8 乳児嚥下と成人嚥下の違い

	乳児嚥下	成人嚥下
呼吸	成人嚥下と同じ	必ず呼吸停止
咬合状態	口を大きく開けたまま乳首をくわえて嚥下	上下の歯を咬合させる
口唇閉鎖	口唇は閉じていない	口唇を閉じたまま嚥下
舌の動き	前後運動	舌尖を口蓋に押しつける

2）乳児嚥下

Garliuer[62]によれば，Moyers は乳児嚥下の特徴として以下の3つをあげている．①上下顎は接触せずに，歯槽堤の間に舌が介在しているために離れている．②下顎は基本的には，顔面神経支配の顔面筋の収縮と，上下顎間に介在している舌によって安定している．③嚥下は口唇と舌の間での感覚の相互作用によって引き起こされ，大きくコントロールされている．一方，これと対比して成人嚥下の特徴は次の4つがあるとしている．①上下の歯は接触している．②下顎は基本的に三叉神経（下顎神経）支配の筋の収縮によって安定している．③舌尖は切歯の後方の口蓋に押しつけている．④嚥下中口唇は最小限度の収縮をしている．臨床的に乳児嚥下と成人嚥下の違いを比較したものが表 1-2-8 である．

乳児嚥下と成人嚥下の違いについて Stevenson[63]は，成人嚥下が随意的な口腔準備相，口腔相，そして不随意的な咽頭相，食道相から構成されているのに対して，乳児嚥下は随意的な口腔準備相と口腔相が欠如していると述べている．

また Tuchman[64]は，健常新生児では成人嚥下の口腔相に相当するものが suckle feeding ないしはサックリング suckling（反射的吸啜）であると述べている．これらのことを総合してみると，前述

表 1-2-9 吸啜時の嚥下反射が起こる直前の食塊の位置
（乳児 20 名；生後 3 日〜170 日，平均 50 日）

人数（％）	食塊（液体）が集められる位置
8 名（40）	舌根部を越えた喉頭蓋谷
7 名（35）	舌中央と硬口蓋との間（乳首の直後）
4 名（20）	食塊は一定の場所に集められることなく直接乳首から下咽頭や食道に流れていく
1 名（ 5）	舌根部と軟口蓋との間

（Newman LA et al, 1991[65]）

したように**表1-2-3**のような違いが明らかになる．

しかし Kramer[51] によれば，以下に述べるように咽頭期嚥下の様相は成人嚥下とは少し異なるようである．咽頭期嚥下の成人との違いとして，咽頭収縮している間に咽頭後壁は著しく前方に移動して舌根部と接触することで，きわだった咽頭後部のうねりが引き起こされる．乳児の喉頭は高い位置にあるので嚥下の際の喉頭挙上が成人より少なく，そのため気道を防御できる．またサックリング suckling では，成人嚥下に比べて頻繁にかつ早い速度で咽頭期嚥下が起こる．さらにサックリング suckling は，口腔内に取り込まれた乳首が下顎と舌により口蓋にリズミカルに押し付けられることによって営まれており，特に舌が主要な役割を果たしている．舌のリズミカルな蠕動運動様の動きによって，乳首からミルクが押し出されている．陰圧と圧縮とが反復して交互に引き起こされる．吸啜している間は軟口蓋が舌と接触しており，ときには前方に傾斜するが，これは成人嚥下にみられるような代償性の機構としてではなく，吸啜運動の一部としての動きである．

吸啜動作によって蓄積された液状食塊 liquid bolus は，軟口蓋と舌との間や，場合によっては軟口蓋と喉頭蓋谷の間に貯留する．さらに，1 回以上の吸啜動作によって液体は咽頭に満たされ，そして咽頭期嚥下が開始される．ほとんどの場合は吸啜，咽頭貯留，咽頭収縮が順調に連続して引き起こされる．しかしながら乳児によっては，液状食塊が咽頭に満たされてから咽頭収縮が開始されるまでに短い休止が起こることがあるが，これはおそらく正常の範囲であろう（Kramer）．このように，乳児嚥下では 2 つのタイプの嚥下パターンが認められる．一つは液状食塊が咽頭に流入すると同時に嚥下反射が誘発される場合で，もう一つは咽頭流入が起こってしばらく休止してから嚥下反射が誘発される場合である．

Newman ら[65] は，離乳開始前（6 カ月以下）の乳児の吸啜時の状態，すなわち嚥下反射が誘発される直前の食塊の位置について，以下のように 4 つのタイプがあることを報告している（**表1-2-9**）．最も多いタイプ（40％）では，乳首から出た液体を舌根部を越えて喉頭蓋谷に移動させ，この動作を嚥下反射が誘発されるまで繰り返す．一方，別のタイプ（20％）では，乳首から出た液体をためらうことなく下咽頭から食道に流していった．しかもこのタイプの乳児は，一貫して 1 回吸啜するごとに嚥下していた．残りの 2 つのタイプは，集められる部位はやや異なるものの，固有口腔内に一度やはり貯留させてから嚥下開始している点では，最も多いタイプと似ていると考えられる．さらにこの研究の被験児では，食塊が声帯上部まで流入することはなく，21 名中 13 名（61.9％）では喉頭蓋谷に残留が認められた．また鼻咽腔への逆流は 9.5％に認められるにすぎなかった．そして咽頭相の時間は乳児では 0.6 秒以下で，これは成人（平均 0.7〜1.0 秒）よりもわずかに速かったが，その理由として乳児の咽頭が小さいことによるのではないかとの仮説を述べている．

これらのことから，乳児嚥下のタイプには少なくとも 2 種類のバリエーションが認められるといえるが，離乳期以降これらの嚥下がどのように成人嚥下に移行していくかについての報告は見当たらない．後述するように，離乳期における摂食機能の発達では液体と固形食とでは異なる経過をたどっており，固形食に比べて液体を摂取する能力の獲得のほうが遅い傾向がある．また嚥下機能は食塊の大きさや性状（液体，固形食など），摂取する器具（乳首，スプーン，コップ，シリンジなど），姿勢や重力などの条件が変わると異なる嚥下

像がみられることがある．嚥下機能の診断や評価を行う場合には，これらのことを踏まえることが重要である．

診断との関連については第3章で詳述する．

3）成人嚥下

成人嚥下ないし成熟嚥下については，図1-2-3に示されたうちの準備期，口腔期，咽頭期，食道期の4期に分ける場合と，狭義には口腔期，咽頭期，食道期の3期に分ける場合とがある．

Feinberg[66]は，成人嚥下の口腔期をさらに5段階（捕食，加工処理，移動・食塊形成，舌による送り込み，移行相）に分けている．特に口腔期と咽頭期の間に移行相 transitional phase という過程があり，この移行相には one-step motion と two-step motion の2つのタイプがあると述べている（表1-2-10）．

Feinberg による成人嚥下のタイプ分けと，前述した Kramer の乳児嚥下の2タイプ分けはほぼ似た内容を示しているのは大変興味深く，乳児期に認められる嚥下パターンが全く同じかどうかは別として，少なからず成人嚥下に移行していくことも考えられる．ただし，Kramer の乳児嚥下では食塊が液体であるのに対して，Feinberg はこれらの2つのパターンは年齢や食塊のタイプによってさまざまであると述べている．

食塊の種類（液体，固形食など）による嚥下の違いについて，液体と固体とでは異なることをPalmer[67]は指摘している．そして固体を用いた咀嚼と嚥下の協調に関する Palmer ら[68]の報告では，4名の94回の正常嚥下のうち，37％では嚥下反射が誘発される前に食塊が喉頭蓋谷に到達していたと述べている．口腔内で食物を咀嚼している間（準備期）に咀嚼が完了した食物が中咽頭へ送り込まれているという事実は，これまでの嚥下の概念とは異なるものであり，Palmer はこれを新しい改訂モデル a new (revised) model と呼んでいる．その詳細については，金子[69]が Palmer 本人から直接聞いた話を含めて解説している．

Palmer[67]によれば，従来の伝統的な4期に分け

表 1-2-10 Feinberg による嚥下分類
（移行相に認められる2つの嚥下タイプ）

One-step motion (Single-ejection motion)	Two-step motion (Split-ejection motion)
口腔期の舌運動によって食塊頭部が咽頭に入ると，すぐに嚥下反射が誘発される	大部分ないし全部の食塊が咽頭に運ばれた後，嚥下反射が誘発されるまでに，はっきりとした休止が起こる

(Feinberg MJ, 1993[66])

た嚥下の研究は，一定の食物を口腔内に保持させたうえで合図と同時に嚥下させるといった"命令嚥下 command swallow"による実験を基礎としていた．これに対して，通常われわれが食べるように自由に咀嚼して嚥下すると，上記のような中咽頭への食塊の送り込みが起こるという．Logemann[70]も，咀嚼中に食塊が舌根部を越えて咽頭に流入（premature loss）するのは正常であると述べている．しかし，さらに Logemann は，液体やプリン状のペーストを口腔内に保持しているときにはこのような咽頭への流入は正常ではないとしている．Palmer[67]も，液体の場合には伝統的な嚥下モデルと同じであり，明らかに固形物の嚥下とは異なると述べている．

しかし，Logemann や Palmer とは異なる見解を示す者もある．Daniels ら[71]は，ストローによる連続飲みの正常嚥下について報告している．15名の健常成人を用いて，ストローから自由に液体を吸わせて嚥下させたときの舌骨喉頭部（hyolaryngeal complex）の動きや，咽頭期嚥下開始時の食塊の位置を調べた．舌骨喉頭部の最大挙上が開始したときの食塊頭部の位置（咽頭期嚥下開始時の食塊位置）は，①食塊頭部が喉頭蓋谷よりも下：15名中10名（67％），②食塊頭部が喉頭蓋谷よりも上：15名中1名（6％），③他の4名は食塊頭部が特定の場所ではなく不特定，であった．すなわち大部分の嚥下（86％）では食塊頭部が下顎角より下に位置したときに誘発されており，咽頭下部はストローによる連続嚥下の際の嚥下反射を誘発する決定的な trigger point となりうることを示唆していると述べている．また Pouderoux ら[72]

表 1-2-11 Nutritive sucking と non-nutritive sucking

	Nutritive sucking (NS)	Non-nutritive sucking (NNS)
目的	栄養摂取	吸啜要求の満足 状態の調節 探索行動
リズム	最初は連続的に吸啜するがやがて間欠的になり，吸啜が短くなりそして休止が長くなる	反復性の吸啜と休止のパターン 安定した吸啜回数と休止時間
吸啜頻度	1秒に1回吸啜	1秒に2回吸啜
吸啜：嚥下比率	年少乳児 1：1（哺乳終了に近づくと比率は高くなるだろう） 年長乳児 2：1～3：1	6：1～8：1

(Wolf, LS, Glass RP, 1992[53])

表 1-2-12 経管栄養時に non-nutritive sucking を併用することの効果

	Measel & Anderson (1979)	Field et al (1982)	Bernbaum et al (1983)	Ernst et al (1989)
経口哺乳開始が早まる	○	○	○	NM
体重増加が増す	○	○	○	×
退院が早まる	○	○	○	NM
吸啜能力が増す	NM	NM	NM	NM
エネルギー消費の減少	NM	NM	NM	×
消化管内の移動時間減少	NM	NM	○	×
摂食の改善	×	×	NM	NM
他の行動の改善	NM	×	NM	NM

○：効果あり，×：効果なし，NM：測定していない項目
(Kedesdy JH, Budd K S, 1998[84])

は，8名の健常成人に対して，カテーテルを咽頭に入れ，液体を口腔経由せずに直接咽頭に流し込む実験を行ったところ，食塊が喉頭蓋谷に停滞しているときには咽頭期嚥下は起こらず，食塊が披裂喉頭蓋ヒダないしは梨状陥凹に到達したときにのみ咽頭期嚥下が誘発されたと述べている．

以上のように，成人嚥下は従来考えられているよりも複雑であり，かつ未知の部分が多いことがわかる．食塊の種類や，嚥下開始を指示するか自由に行うか，ストローを使った連続嚥下と一口飲み，などさまざまな条件が変わると異なる様相を呈しており，今後のさらなる研究によって書き換えられることも多くなると考えられる．

8. Nutritive sucking (NS) と non-nutritive sucking (NNS)

栄養摂取を伴う吸啜すなわち nutritive sucking (NS) と，栄養摂取を伴わない non-nutritive sucking (NNS) は，ともに乳児の発達にとっては重要な役割を果たしている（Hall[37]）．両者の主な違いは表1-2-11 に示したとおりである．

NS は栄養摂取が目的であるが，口腔の感覚運動発達のための運動体験をすると同時に，母親などとの絆を形成する重要なきっかけになっている（Bosma[73]）．Christensen ら[74]の満期産の乳児への口腔刺激の影響についての報告では，NS の際の吸啜率に影響を与える要因としては，乳首の大きさは大きいほうが吸啜率が小さかった．これと同様の結果が NNS でも認められている（Dubignon ら[75]）．そのほかに NS に与える影響として，母親の鎮静（Casaer[76]）や，哺乳時間，視覚刺激，摂取される液体の味などがある．Kron[77]は，人工乳とコーンシロップで有意に吸啜の違いがあると述べている．吸啜率と摂取量は炭水化物濃度の増加や甘味量の増加に比例して増えることから，ヒトの新生児では感覚を区別する能力があることを示唆している（Dubignon[78]）．

一方 NNS は，空の乳首やおしゃぶりを吸わせることで乳児の気持ちを落ち着かせたり，なだめたりしているが，全身状態が不良な患児，特に経腸栄養児では新しい環境への適応や自己安定性を高めたり，血中酸素飽和度を増加させることに役立っている（McCain[79]，Pickler ら[80]）．また経管栄養中に NNS を併用することで，胃内容物が空になるのを早めたり，体重増加を早めたり，状態の安定化が向上したりした結果，NICU からの退院を早めることになる（Bernbaum ら[81]，Field ら[82]，

Measel ら[83]）（**表 1-2-12**）．さらに，NNS による体重増加の機序については明らかではないが，二次的にリパーゼのような消化酵素の分泌が NNS によって促されるために，脂肪吸収率が高まるのではないかと推察している．

母乳栄養児は初めに non-nutritive sucking でほぼ 1 秒間に 2 回吸啜を行うが，ミルクが出始めるとペースが遅くなり，nutritive sucking では 1 秒間に 1 回吸啜になる（Morris ら[22]）．

9. 咀嚼機能の発達：Munching から chewing へ

Morris ら[22]や Lowman ら[8]によれば，乳児は生後 5 カ月以下では口腔内に入った食物などを吸啜によって処理しているが，5～6 カ月ごろになるとクッキーや指，おもちゃなどが歯や歯肉に触れると正常な咬反射 phasic bite reflex が誘発される．この動きは機能的なものではなく，歯や歯肉が刺激されると定型的にリズミカルに咬もうとするものである．しかし，いろいろな物を咬む経験を経てこの咬反射は，下顎の上下運動と舌の上下運動を基本としたマンチング munching へと発達していく．マンチングは咀嚼の初期段階のものである．

マンチングでは口唇は開いたままであるので，口腔内で処理中の食物を観察できる．6～7 カ月ごろになると，下顎はやはり上下運動であるが，正常な咬反射にみられたような定型的なものではなくなる．9 カ月ごろになるとマンチングは咀嚼へと発達し，舌が正中から側方の臼歯部へ動かせるようになり，食物を移動させることが可能になる．口唇も積極的に閉じて，食物を歯槽堤の上に保持するのに役立っている．15 カ月までに，下顎は十分に協調した対角の回転咀嚼 diagonal rotary chew になっていく．食物が口腔の左右どちらかの臼歯部に置かれると舌と下顎はその方向に動いていくが，このパターンは下顎が下方かつ側方へ動くような斜め方向の動きを構成している．そして 2～3 歳になると，食物を片側から正中線を越えて

表 1-2-13 咀嚼機能の発達

名称	下顎運動	舌運動	口唇閉鎖	出現時期
マンチング（Munching）	上下運動	前後運動 上下運動	なし	5～7 カ月
対角の回転咀嚼（Diagonal rotary chew）	側方運動	側方運動（正中から側方）	あり	9 カ月ごろ
環状の回転咀嚼（Circular rotary chew）	側方運動	側方運動（側方から正中を越えて反対側）	あり	2～3 歳

（Morris SE, Klein MD, 2000[22]一部改変）

反対側に移動できるようになり，臼歯で食物をすり潰すことが可能になる．このような動きは環状の回転咀嚼 circular rotary chew と呼ばれている．この時期はまた，乳歯列が完成することでほぼ成人と同じ食物を咀嚼できるようになる時期でもある．

Morris ら[22]は，このような咀嚼機能の発達を phasic bite に始まって circular rotary chew に至るまでの 7 段階に分けて説明しているが，他の文献（Stevenson ら[32]，Arvedson ら[1]，Yossem[85]）ではマンチングから咀嚼へと発達していくと書かれているものが多く，Morris らのような詳細な分け方をしていない．そこで本書では，Morris らの考えを踏まえたうえで，Lowman らと同様に 3 段階の過程とした（**表 1-2-13**）．なお，本文中では特に区別する必要がある場合を除いて，対角の回転咀嚼 diagonal rotary chew と環状の回転咀嚼 circular rotary chew を含めて咀嚼として記載してある．

10. 離乳期における摂食機能発達

離乳期は，1995 年以前には初期（5～6 カ月），中期（7～8 カ月），後期（9～11 カ月）という区分であったが，1995 年以降はさらに完了期（12～15 カ月）が追加された．これは，乳児の食欲や摂食行動，成長，発達パターンなどの個人差を重視し，また地域の食文化や家庭の食習慣などを考慮して，画一的な離乳とならないよう留意するため

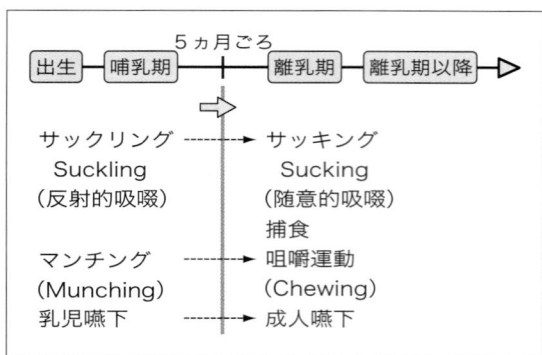

図 1-2-11 哺乳期から離乳期への推移

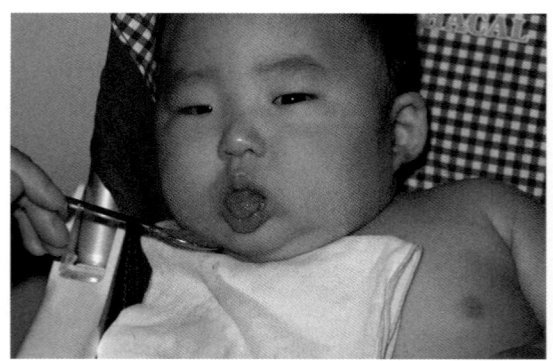

図 1-2-12 舌の突出（4 カ月）
健常児では口唇よりも舌尖が外に出ることはほとんどない

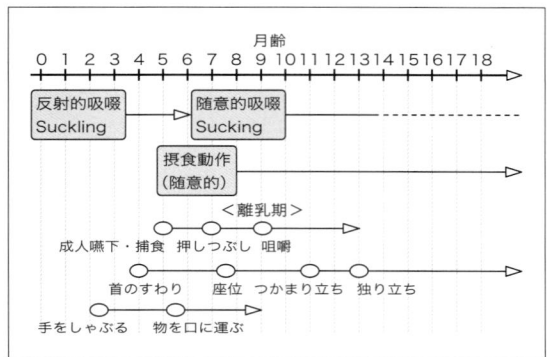

図 1-2-13 摂食機能発達と粗大運動発達の概要

としており，離乳の完了時期を 15〜18 カ月と幅をもたせるようになった．口腔機能の発達の観点からは，離乳後期までに基本的な機能はほぼ獲得されるので，本書では離乳後期までの記載にとどめる．

健常児では，生後 5 カ月ごろになると中枢神経系の発達に伴って原始反射による動きが減少していくとともに，随意的な動きが増えていく．口腔については外見上区別がつかないが，吸啜動作が反射的なサックリング suckling から随意的なサッキング sucking へと変化していく．さらに 5〜6 カ月ごろになると，哺乳期には認められなかった新たな機能として捕食（口唇による食物の取り込み）が発達してくる．また顎の動きも，生後 8〜9 カ月ごろになるとマンチング munching から咀嚼へ変化していく．嚥下運動も，乳児嚥下から成人嚥下へと発達していく（図 1-2-11）．

1）摂食機能の獲得過程

哺乳期においては，基本的には固形食を口腔内で処理することが難しい．その最大の理由は随意動作ができないためであり，常に原始反射が邪魔をしてしまい，食物を口腔内に取り込むことも，また仮に口腔内に食物を入れてあげてもうまく処理することができない．たとえば，スプーンに食物を乗せて口唇のところに運んでも，探索反射が誘発されてしまい，口を開けたまま頭部を左右に振ってしまうだけである．口腔内に食物を無理に入れても口唇閉鎖ができない状態で舌が前後に動くために，結局食物の大部分は押し出されてしまう（図 1-2-12）．しかし，障害児の舌突出と異なり，舌尖が口唇より外に出ることはあまりない．また，咀嚼を必要とする食物（カマボコなど）を口腔に入れると吸啜反射が誘発されてしまい，やがては舌で押し出してしまう．

ところが，離乳期になって一連の原始反射が消失してくると，口唇を随意的に閉じることが可能になってくる．すなわち離乳初期（5〜6 カ月）になると，スプーンに乗せたドロドロ状の食物を口腔内に挿入すると，口唇を閉じながらこすり取ることができるようになる．口唇を使ってスプーン上の食物を取り込むことを捕食というが，捕食機能はその後の摂食機能発達の基礎となる大変重要な役割をもっている．脳発達障害児では捕食機能

第2節　健常児の摂食機能発達および関連基礎知識

表 1-2-14　摂食機能発達の概要

月齢	口腔機能	固形食摂取機能			液体摂取機能		
		舌運動	下顎運動	下顎のコントロール	口唇でコップの縁を挟む	むせずに連続嚥下	下顎のコントロール
0～4カ月	サックリング（反射的吸啜）乳児嚥下	前後	上下	不良	できない	できない	不良
5～6カ月	捕食 成人嚥下 マンチング	前後	上下	やや良い	ときどきできる	できない	不良
7～8カ月	サッキング（随意的吸啜）押しつぶし マンチング 咀嚼	上下 上下 側方	上下 側方（臼磨）	良い	ときどきできる	ときどきできる	不良
9～10カ月	咀嚼	側方	側方（臼磨）	良い	ほぼできる	ときどきできる	やや良い
10カ月以降	コップ飲み				できる	できる	良い

（尾本和彦，1992[98]）

が獲得できないために，嚥下や咀嚼が上手に営めない者が多い．

捕食機能とほぼ同じ時期に，成人嚥下機能が発達してくる．哺乳期の嚥下は乳児嚥下といわれ，成人嚥下とはかなり異なる特徴をもっている．乳児嚥下では，乳首をくわえることによって口腔前方部を閉鎖し，舌を前後に動かしながら嚥下している．一方成人嚥下では，口唇を閉じて口腔前方部の閉鎖を行い，舌を口蓋に押しつけながら嚥下開始する．乳児嚥下はそのすべてが反射動作であるのに対して，成人嚥下では口腔から咽頭へ送るまでの時期（口腔期嚥下）は随意的に行われる．離乳初期では一応ドロドロ状の食物を嚥下できるようになるが，舌でつぶす必要のある食物（豆腐など）をしっかりと嚥下するためには，さらに練習が必要になる．

離乳中期（7～8カ月）は成人嚥下をより確実にしていく時期であり，次に発達してくる咀嚼のための準備段階に相当する．成人嚥下の確立には，口唇の確実な閉鎖と，舌を口蓋にしっかりと押しつけられることが重要であり，そのためには豆腐やカボチャのような舌でつぶす必要のある食物が必要である．

離乳後期（9～11カ月）になると，いよいよ咀嚼の基礎的な動きができるようになる．すなわち，口腔内に取り込んだ固形食を臼歯部の歯槽堤に移動させ，つぶすようになる．

このように，離乳が開始して約6カ月の間に，中枢神経系の発達に伴って，口唇，舌，顎運動が一体動作から分離動作へと変化していくなかで，口腔機能は哺乳機能から摂食機能（捕食，成人嚥下，咀嚼）へと変化していく．ここで特に強調しておきたいのは，摂食機能発達の順序をしっかりと理解することである（図1-2-13）．ちょうど粗大運動発達では首が据わり，座位が可能になってからつかまり立ち，自立歩行へと発達するように，摂食機能発達では，まずヨーグルトなどを捕食したらそのまま嚥下できるようになり，次に豆腐などを舌で押しつぶしてから嚥下できるようになってはじめて，煮野菜などを歯槽堤で咀嚼できるようになる．

固形食摂取機能と液体摂取機能を比較してみると（表1-2-14），固形食は5カ月ごろから下顎を安定させて捕食可能になり，9カ月では歯槽堤による咀嚼が可能になるが，液体については，コップやスプーンなどから下顎を安定させて取り込んだり，むせたりせずに飲めるようになるのはほぼ10カ月以降である．

表 1-2-15 離乳期の摂食機能と食物形態の関連

	5～6カ月 離乳初期	7～8カ月 離乳中期	9～11カ月 離乳後期	12～15カ月 離乳完了期
摂食機能	成人嚥下 捕食	押しつぶし	咀嚼	
調理形態	ドロドロ状	舌でつぶせる固さ	歯ぐきでつぶせる固さ	歯ぐきで噛める固さ

2）食物形態と摂食機能発達

離乳準備期には果汁やスープ，おもゆなどを与えることが一般的であるが，これらの液体類は離乳食とはいわない．この時期に与える液体類はミルク以外の味に慣れさせることが主な目的であり，通常は哺乳瓶を用いて与える．離乳食とは半固形食（ドロドロ状の食物）ないしは固形食のことをいい，これらの食物を与え始めることを離乳開始という．液体摂取については特に与え方の基準はないが，機能発達の面では固形食と液体では発達する時期に違いが認められるので，ここでは両者を分けて考えることにする．

離乳食は，最初軟らかくて粘稠性の高いドロドロ状のものを用い，徐々に硬いものへと変えていくことが基本である．しかし，これまで食物調理形態の呼び名に一口切り，みじん切り，きざみなどという言葉が使われているように，硬さよりも大きさを重視する傾向が強いようである．離乳食は前述したように，摂食機能を獲得するための訓練材料としての意味合いが強いので，常に口腔機能に合った調理を行う必要がある．Gisel[86,87]は，咀嚼を誘発するにはドロドロ状や裏ごしの食物よりも固形食のほうが効果的であると述べている．従来，離乳食に限らず障害児の食物にはきざみ食やみじん切り食が多く使われているが，たとえばキュウリのような素材が硬いものを細かく刻んだ食物は嚥下の練習に適さないばかりか，咀嚼の練習にも適さないので，離乳食や訓練食としてはふさわしくない調理形態といえる．

また，食物の調理形態を摂食機能の発達に合わせて徐々にレベルアップしていく際には，食物の味，硬さ，大きさなどの性質を同時に変えないようにする．つまり硬さをドロドロ状から舌で押しつぶせる硬さに変えるときには，硬さの変化に乳児が慣れるまでは味は変えずにそのままにしておく必要がある．また，硬さや大きさの異なる食物を混在させた食物を与えると，機能の発達を阻害することがある．たとえばドロドロ状の食物の中に咀嚼を必要とする食物を混ぜて与えると，咀嚼せずに丸飲み込みしてしまうことがある．こうした配慮は，脳発達障害児の場合特に重要になる．

離乳各期における調理形態の概要は以下のとおりである．

離乳初期にはパン粥やヨーグルトのようなドロドロ状の食物が用いられる（表 1-2-15）．しかも粒々を含まないなめらかなものがよい．この時期は成人嚥下を獲得することが目的であり，その練習のためにはのど越しのよいドロドロ状の食物が最も適している．この時期ではまだ口腔内に取り込んだ食物を自分の唾液と混ぜてドロドロ状にすることはできないので，あらかじめ嚥下しやすい形態にしたものを与える必要がある．粒々が混ざった舌ざわりの悪い食物はむせやすく，また粘稠度の低い液体は流動性が高いために，口腔内で食塊形成が難しく嚥下の練習には適さない．液体については哺乳瓶による摂取が基本であり，スプーンからは慣れさせる程度である．

離乳中期になると，ドロドロ状の食物は容易に嚥下できるようになるが，まだ嚥下機能が十分ではない．そこで，嚥下機能をよりしっかりとさせるためには，カボチャや豆腐などの舌でつぶす必要のある食物が必要となる．基本的には，離乳初期食から液体量を減らした食物で，そのままでは嚥下できず舌で押しつぶして嚥下する食物がよい．液体については，スプーン，コップなどから練習するが，まだむせたりして上手には摂取できない．

離乳後期は，いよいよ咀嚼機能が発達してくる時期である．口腔内には前歯の萌出が始まり，臼歯部の歯槽堤を使って食物をつぶすことができるようになる．食物形態は，ニンジンやダイコンの

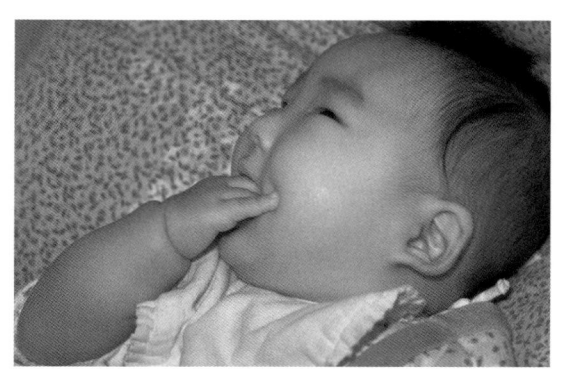

図 1-2-14 指しゃぶり（4カ月）
通常は2カ月ごろから始まる

表 1-2-16 手づかみ食べの発達

発達月齢*	獲得される機能
2カ月	腹臥位で手を口にもっていく
3カ月	背臥位で手を口にもっていく
3カ月半	食物や哺乳瓶を視覚的に見分ける
4カ月	物を握りながら手を口にもっていく
5～6カ月	硬いベビークッキーのような固形食を口に入れて歯肉で噛む
6カ月半～7カ月	自分でクラッカーを食べる
9カ月	独りで手づかみ食べできる

*月齢数値はおおよその値であり，個人差が認められるかもしれない
（Morris SE, Klein MD, 2000[22]）

煮物のような歯槽堤でつぶせる硬さのものがよい．キュウリのような硬い生野菜や，レタスやキャベツなどの薄くて線維質の食物は，歯槽堤では処理できず，丸飲み込みしてしまう．これらの食物は，臼歯が萌出してから与えるべきであろう．また液体は，コップから上手に連続飲みができるようになる．

3）粗大運動発達との関連

臨床的に小児の運動発達を調べるには，行動観察，原始反射，姿勢，筋緊張などを評価する方法がある．行動観察は発達評価の基本であり，通常は粗大運動発達（gross motor development）と微細運動発達（fine motor development）の2つの側面から評価する．粗大運動は首のすわり，お座り，つかまり立ちなど身体全体のバランスを要する大きい運動発達で，微細運動は積み木をつかむ，ボタンをはめるなど手先の細かい協調運動をいう．

摂食機能発達を観察する際には，これらの運動発達の観察に比べてより多くの経験が必要であろう．その理由は，観察部位が口唇や下顎，舌など微細な部分のわずかな動きの変化を区別する必要があるという点と，評価方法や基準に関する研究が少なく，まだ確立していない点などがあげられる．

原始反射による発達評価も，重要な評価法の一つである．原始反射は新生児期から乳児期にかけて認められるもので，大脳皮質の発達によって徐々に消失していくと考えられている．原始反射は消失するというよりは大脳皮質からの抑制によって皮質支配に組み入れられていくと考えられ，脳発達障害児ではいつまでも消失せずに残っていることがあり，成人においても大脳機能が損なわれると再び出現することがある（Peiper[88]）．

摂食機能の発達は全身の運動発達の一部であり，したがって常に他の発達と関連させながらとらえていく必要がある．口腔に関連した発達特徴には，指しゃぶりやおもちゃしゃぶりなどがある．生後2カ月を過ぎると指しゃぶり（図 1-2-14）が始まり，5カ月ごろになるといろいろな物を手でつかんで口に運ぼうとするが，こうした行動は口の感覚機能を高める一方，手と口の協調運動発達に関連して，手づかみ食べや食器を持って食べる行動に結びついていくと考えられる（表 1-2-16）．脳性麻痺児などの肢体不自由児ではこうした指しゃぶりがみられず，口腔内外に過敏が認められることもある．

また，首の据わりや座位の確立によって肩や腕の可動性が高まり，食物に手を伸ばしたり，つかんだりすることがより自由にできるようになるだけでなく，咀嚼や嚥下に必要な前頸筋の活動にとってきわめて重要である．さらにスプーンから食物を確実に捕食するための頭部の移動には，体幹のコントロールと安定した座位姿勢が必要である．健常小児では離乳を開始する時期には首がしっかりと据わるために，咀嚼や嚥下に必要な筋

活動は自由にできる．しかし，脳性麻痺児のような運動発達に遅れを伴っている場合には，介助者が児の体幹と頭部をしっかりと安定させた姿勢を保ちながら離乳食を食べさせないと，その後の摂食機能発達の遅れを助長することになると考えられる．

11. 5〜6カ月（離乳初期）

1）離乳開始時期

離乳の基本（1995）によれば，離乳の開始時期を通常は5カ月としており，早くても4カ月以降として，離乳開始の早期化傾向に歯止めをかけている（表1-2-17，1-2-18）．WHOでも，4カ月以前の乳児では半固形食を受け入れる準備は整っていないとして，早期離乳は望ましくないことを指摘している（Akre[89]）．その理由として，新生乳児に母乳以外の食物を与えると吸啜の頻度と強さが低下してしまい，母乳の分泌を減少させてしまうという．また，母乳中の鉄は微量であるが吸収率はきわめて高い．しかしこの時期に穀類や野菜を与えると，母乳中の鉄の吸収を阻害してしまうという．さらに，Naは母乳中には少ないが，離乳食を与えると急激に増加するとともに塩分への味覚が発達するので，長期的にみると高血圧への懸念があるという．

5カ月という時期は，運動発達では，首は完全に据わり，寝返りをするようになる．自分の意志で近くの物を手掌でつかむ（palmar grasp）ようになり，いろいろな物を口にもっていくようになる．腹臥位にすると顔を上げ，胸を床面から離して，両手・腕で体重を支えるようになる．知的な発達として，母親の表情やまなざしをしっかり見分けるようになり，相手をみて微笑んだり，笑ったり，べそをかいたりする．

離乳開始を5カ月とする根拠について，栄養的側面と生理的側面という2つの理由が考えられている（二木[90]）．すなわち，5カ月ごろまでは栄養学的に乳汁で十分足りているが，それ以降になると母乳では次第に総熱量や鉄，ビタミン類が不足してくる．一方，生理的な面では4カ月ごろから舌挺出反射が消失し，口をモグモグさせて咀嚼運動の兆しが認められるようになる．さらには，親の食べている食物に興味を示し始めるようになるという．

体重が7kgになったら離乳を始めるということが以前からいわれているが，はっきりとした根拠はなく（今村[91]），体重によって離乳開始時期を決めるのはあまり適切ではない．また，5カ月という開始時期は多分に育児経験によっているともいわれている．低体重児では，出生体重が2,000g以上ならば5カ月に離乳開始できるが，2,000g未満では1〜2カ月遅れることがあるといわれている．

発達に遅れを伴わない健常乳児の場合には，5カ月を開始時期としてもそれほど問題がないと考えられるが，たとえ出生体重2,000g以上の早産児でも，脳発達障害がある場合にはこの基準をそのままあてはめるわけにはいかない．そこで，離乳開始時期を決める場合，神経生理学的な検査に基づいて行うほうが，発達レベルの異なる児により客観的に対応できると考えられる．5カ月という時期は，神経生理学的にはちょうど哺乳に関する原始反射が消失していく時期に一致している．そこで，これらの原始反射を離乳開始時期の一つの目安とすることも可能である．これらの原始反射は専門家でなくても容易に検査が可能であり，離乳開始時期の指標としての利用価値は高いと考えられる．離乳開始時期を決める際の手がかりとして，原始反射以外に口唇や舌，顎などの動きを観察することによって，捕食や成人嚥下，咀嚼がどの程度発達しているかを評価したりすることが重要である．

脳発達障害児の離乳開始時期を決める場合に，探索反射や吸啜反射などの消失を一応の目安とするが，実際にはこれらの反射が少し残存していても，児の月齢や全身状態，経口摂取への本人の意欲などを踏まえて離乳を開始する場合もある．あるいは，脳障害が重く，出生直後から原始反射が出現しないために経口哺乳ができないような場合

表 1-2-17 離乳の基本

1. 離乳の基準
(1) 離乳の定義
離乳とは，母乳または育児用ミルク等の乳汁栄養から幼児食に移行する過程をいう．この間に乳児の摂食機能は，乳汁を吸うことから，食物をかみつぶして飲み込むことへと発達し，摂取する食品は量や種類が多くなり，献立や調理の形態も変化していく．また摂食行動は次第に自立へと向かっていく．

(2) 離乳の開始
離乳の開始とは，初めてドロドロした食物を与えた時をいう．その時期はおよそ生後5か月になったころが適当である．
〈注〉① 果汁やスープ，おもゆなど単に液状のものを与えても，離乳の開始とはいわない．② 離乳の開始は児の摂食機能の発達等を考慮し，早くても4か月以降とすることが望ましい．③ 離乳の開始が遅れた場合も，発育が良好なら生後6か月中に開始することが望ましい．④ 発育が良好とは，首のすわりがしっかりしている，支えてやるとすわれる，食物を見せると口を開ける，などの状態をいう．

(3) 離乳の進行
① 離乳の開始後ほぼ1か月間は，離乳食は1日1回与える．離乳食のあとに母乳または育児用ミルクを児の好むまま与える．離乳食のあと以外にも母乳または育児用ミルクは児の欲するままに与えるが，その回数は5か月では通常4回程度，ただし母乳ではもう1〜2回多くなることもある．この時期は離乳食を飲み込むこと，その舌ざわりや味に慣れさせることが主な目的であり，離乳食から補給される栄養素量は少なくてよい．
② 離乳を開始して1か月が過ぎたころ（生後6か月ころ）から，離乳食は1日2回にしていく．また生後7か月ころからは舌でつぶせる固さのものを与える．母乳または育児用ミルクは離乳食の後に与える2回と，それとは別に3回程度与える．
③ 生後9か月ころから，離乳食は1日3回にし，歯ぐきでつぶせる固さのものを与える．離乳食の量を増やし，離乳食の後の母乳または育児用ミルクは次第に減量し中止していく．離乳食とは別に，鉄欠乏，腎への負担，たんぱく質過剰等を考慮しつつ，母乳または育児用ミルクを1日2回程度与える．

(4) 離乳の完了
離乳の完了とは，形のある食物をかみつぶすことができるようになり，栄養素の大部分が母乳または育児用ミルク以外の食物からとれるようになった状態をいう．その時期は通常生後13か月を中心とした12〜15か月ころである．遅くとも18か月ころまでには完了する．
〈注〉食事は1日3回となり，その他に1日1〜2回間食を用意する．母乳はこの間に自然にやめるようになる．1歳以降は牛乳またはミルクを1日300〜400 mlコップで与える．

2. 離乳期の食物
(1) 食品の種類
与える食品は，離乳の段階を経て種類を増やしていく．
① 特に離乳の初期に，新しい食品を始める時には茶さじ一杯程度から与え，乳児の様子をみながら増やしていく．
② 離乳の開始のころは米，次いでパン，じゃがいもなどでんぷん質性食品を主にする．なお，調理法に気をつければ野菜，豆腐，白身魚，卵黄（固ゆでにした卵黄だけを用いる），ヨーグルト，チーズなども用いてもよい．
③ 離乳が進むにつれ，卵は卵黄から全卵へ，魚は白身魚から赤身魚，青皮魚へと進めていく．離乳中期から食べやすく調理した脂肪の少ない鶏肉，豆類，各種野菜，海藻を用いることもできる．ただし，脂肪の多い肉類は少し遅らせる．
④ 野菜には緑黄色野菜を加えることが望ましい．
⑤ 離乳後期以降は，鉄が不足しやすいので赤身の魚や肉，レバー（鉄強化のベビーフード等を適宜用いてもよい）を多く使用する．また，調理用に使用する牛乳・乳製品の代わりに育児用ミルクを使用する等工夫する．

(2) 食品の調理形態・調理
与える食物は，離乳の進行に応じて食べやすく調理する．
① 米がゆは，乳児が口の中で押しつぶせるように十分に煮る．初めは「つぶしがゆ」とし，離乳食に慣れてきたら粗つぶし，つぶさないままへと進め，軟飯へ移行する．
② たんぱく質性食品，野菜類などは，初めはなめらかに調理し，次第に粗くしていく．
③ 離乳食は，煮た物が中心となる．それぞれの食品のもつ味を生かしながら，薄味でおいしく調理する．

(3) 離乳食のバランス・献立
離乳が進むにつれ，質および量を考え，献立に変化をつける．
① 離乳を開始して1か月が過ぎた生後6か月ころから，穀類，たんぱく質性食品，野菜・果物の献立を用意する．
② 離乳中期・後期ころから家族の食事の中の薄味のものも適宜取り入れて，調理法および献立に変化をつけ，偏食にならないように心がける．

（厚生労働省児童家庭局母子保健課，1995）

は，5カ月まで待たずに離乳食を与える場合もある．また脳性麻痺児などでは探索反射や吸啜反射が消失したにもかかわらず，異常な咬反射 tonic bite reflex がいつまでも残存していることがあるが，このような場合には離乳開始しても差し支えないことが多い．いずれにしても，離乳開始時期は児の全身状態を踏まえて，原始反射の消失状況を参考にしながら決めていくことが望ましいと考えられる．

近年，離乳開始時期は早期化の傾向にあるが，

表 1-2-18 離乳の基本

■離乳食の進め方の目安					
区分		離乳初期	離乳中期	離乳後期	離乳完了期
月齢（カ月）		5〜6	7〜8	9〜11	12〜15
回数	離乳食（回）	1→2	2	3	3
	母乳・育児用ミルク（回）	4→3	3	2	※
調理形態		ドロドロ状	舌でつぶせる固さ	歯ぐきでつぶせる固さ	歯ぐきでかめる固さ
1回当たり量	I 穀類（g）	つぶしがゆ 30→40	全がゆ 50→80	全がゆ（90→100）→軟飯 80	軟飯 90→ご飯 80
	II 卵（個）	卵黄 2/3 以下	卵黄→全卵 1→1/2	全卵 1/2	全卵 1/2→2/3
	又は豆腐（g）	25	40→50	50	50→55
	又は乳製品（g）	55	85→100	100	100→120
	又は魚（g）	5→10	13→15	15	15→18
	又は肉（g）	—	10→15	18	18→20
	III 野菜・果物（g）	15→20	25	30→40	40→50
	調理用油脂類・砂糖（g）	各 0→1	各 2→2.5	各 3	各 4

※牛乳やミルクを 1 日 300〜400 ml

注:
1. 付表に示す食品の量などは目安である．なお，表中の矢印は当該期間中の初めから終わりへの変化（例えば，離乳初期の離乳食 1→2 は 5 か月では 1 回，6 か月では 2 回）を示す．
2. 離乳の進行状況に応じた適切なベビーフードを利用することもできる．
3. 離乳食開始時期を除き，離乳食には食品 I，II（1 回にいずれか 1〜2 品），III を組み合わせる．なお，量は 1 回 1 食品を使用した場合の値であるので，例えば II で 2 食品使用の時は各食品の使用量は示してある量の 1/2 程度を目安とする．
4. 野菜はなるべく緑黄色野菜を多くする．
5. 乳製品は全脂無糖ヨーグルトを例として示した．
6. たんぱく質性食品は，卵，豆腐，乳製品，魚，肉等を 1 回に 1〜2 品使用するが，離乳後期以降は，鉄を多く含む食品を加えたり，鉄強化のベビーフードを使用する．調理用乳製品の代わりに育児用ミルクを使用する等の工夫が望ましい．
7. 離乳初期には固ゆでにした卵の卵黄を用いる．卵アレルギーとして医師の指示のあった場合には，卵以外のたんぱく質性食品を代替する．くわしくは医師と相談する．
8. 豆腐の代わりに離乳中期から納豆，煮豆（つぶし）を用いることができる．
9. 海藻類は適宜用いる．
10. 油脂類は調理の副材料として，バター，マーガリン，植物油を適宜使用する．
11. 塩，砂糖は多すぎないように気をつける．
12. はちみつは乳児ボツリヌス症予防のため満 1 歳までは使わない．
13. そば，さば，いか，たこ，えび，かに，貝類等は離乳初期・中期には控える．
14. 夏期には水分の補給に配慮する．また，果汁やスープ等を適宜与える．

（厚生労働省児童家庭局母子保健課，1995）

3 カ月以前の早期離乳には肥満児，塩分過剰摂取やアレルギー発生の可能性が指摘されるばかりでなく，原始反射がじゃまをして実際には食物を口腔に取り込むことはほとんどできない．やはり随意的に食物を口腔で処理できる時期まで待つことが大切であると考えられる．

2）離乳の必要性

日本においては，従来離乳を必要とする理由として，母乳による乳汁だけでは栄養が不足するからだという栄養面が強調されてきた．かつて昭和 20 年代ごろまでは離乳期に消化不良が多発し，しかも重症化して死亡することが多かったが，その原因として，当時は乳児の栄養状態が悪く，また食品の衛生管理が不良なため細菌に汚染されやすかったことが考えられる．現在でも発展途上国においては，こうした問題が乳幼児死亡率に大きな影響を及ぼしている．しかし，現代日本ではこうした原因はなくなり，むしろ飽食の時代といわれるほどである．

現在の育児用ミルクでは母乳と異なり，必要な鉄，亜鉛その他の無機質やビタミンなどが添加してあるので，たとえばこれを 1 日 2ℓ 摂取すれば 2〜3 歳児の栄養量を十分満たすことができると

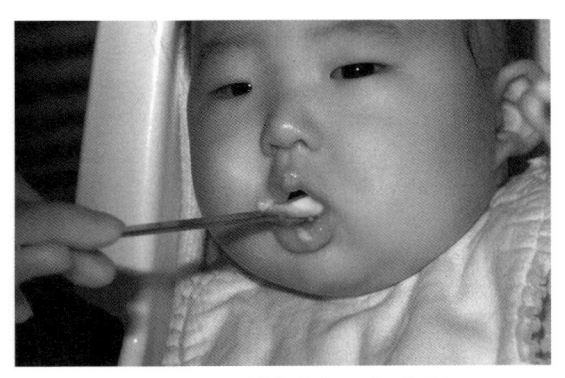

図 1-2-15 捕食動作 a（5 カ月）

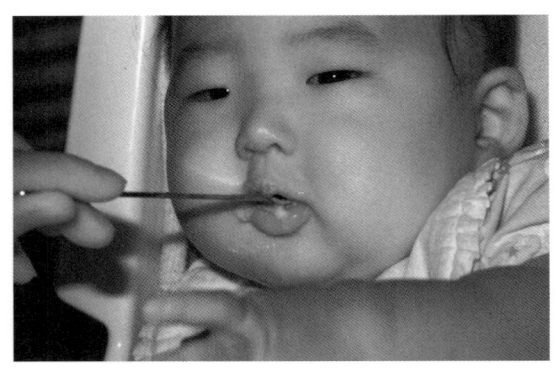

図 1-2-16 捕食動作 b（5 カ月）
上唇を降ろそうとしているがまだ捕食はできない

いわれている（二木）．しかし，実際には乳汁だけで栄養をとろうとすると水分が過剰になってしまうので，固形食を与えて栄養を満たす必要がある．このように，栄養補給という理由だけでは必ずしも離乳の必要性はなくなってしまう．現在の離乳では，後述するような捕食，成人嚥下，咀嚼といった固形食を処理する機能や，コップなどから液体を摂取できるような摂食機能を発達させることに目的の中心がおかれている．そしてこれらの機能を発達させるためには，食品の種類や与える順序よりも，食物の硬さや粘稠度などの調理形態がより重要な意味をもっている．さらに離乳を進めるうえでは，スプーンやコップ，ストローといった器具をどのように使わせていくかということも重要である．

3）捕食と成人嚥下機能の獲得

離乳初期に獲得される機能は，主に捕食と成人嚥下である．捕食機能は，スプーンを口腔内に入れたときに随意的に口唇を閉じ，スプーンに載っている食物を口唇でこすり取ることである．また成人嚥下は呼吸を一時停止させ，口唇を閉じたまま舌を硬口蓋に押しつけながら食塊を咽頭へ移動させ（口腔期嚥下），嚥下反射によって咽頭から食道（咽頭期嚥下），そして食道から胃（食道期嚥下）へという一連の動作である．

乳児嚥下と成人嚥下の最も大きな相違は，成人嚥下では口腔期という随意相がある点である．す

なわち，乳児嚥下には成人嚥下の口腔期に相当する部分が欠如しているとみることもできる．新生児期では反射運動が主体であるため，口唇や舌，顎を別々に動かすことができず，吸啜運動や乳児嚥下といった一体動作のみが可能である．ところが離乳期以降，中枢神経系の発達に伴って，口唇，舌，顎を随意的に分離して動かせるようになるため，捕食や咀嚼，成人嚥下が可能になってくる．

離乳を開始した直後（5 カ月初め）は，原始反射がまだ残存しているために口唇を閉じようとする動きは認められるが，スプーンに載せた離乳初期食を口唇を閉じて捕食することはまだできない（図 1-2-15，1-2-16）．口腔内に無理に食物を入れても，舌が前後運動をしていることと口唇閉鎖が不十分なために，食物の一部は嚥下する際に口腔外に出てしまうことが多い．

しかし，6 カ月ごろになると，スプーン上の食物を上下口唇ではさんで捕食できるようになってくる（図 1-2-17，1-2-18）．これは，特に上唇を随意的に降ろすことが可能になったためで，これとほぼ同時に成人嚥下も可能になってくると考えられる．随意的な口唇閉鎖ができるようになることで，嚥下時の口唇閉鎖も可能となり，その結果，舌の前後運動が抑制されるようになると考えられる．

6 カ月ごろはようやく捕食ができ始めるようになったばかりで，嚥下時にはまだときどき口唇の間から食物が押し出されることもあり，成人嚥下

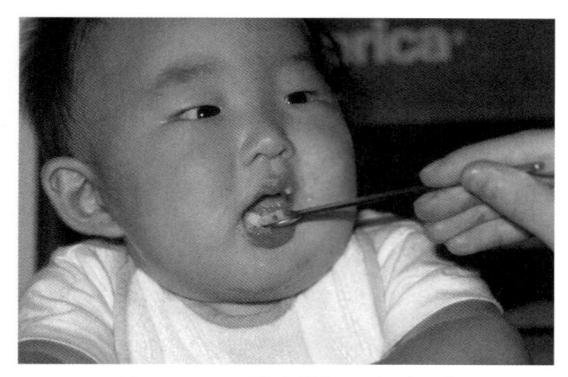

図 1-2-17 捕食動作 a（6 カ月）

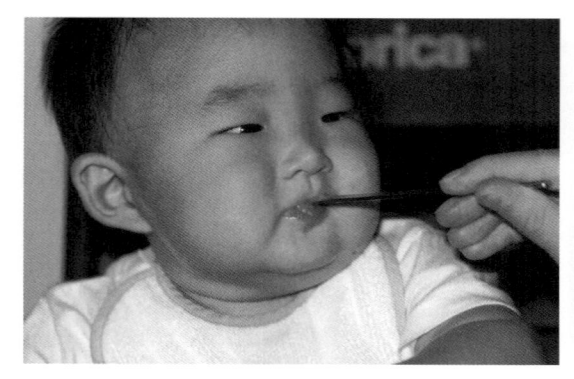

図 1-2-18 捕食動作 b（6 カ月）
スプーンを上下唇ではさんで捕食している

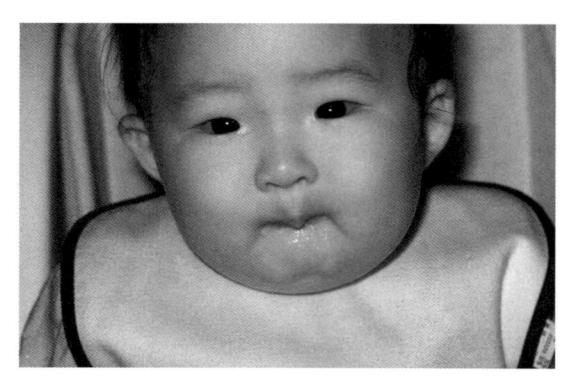

図 1-2-19 嚥下時の下唇のめくれ込み（6 カ月）

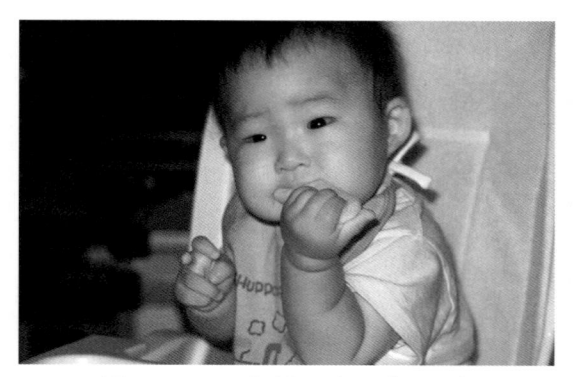

図 1-2-20 手づかみ食べ（6 カ月）
乳児用せんべいを手掌把持で口に運ぶが，まだ十分処理できない

もまだ十分とはいえない．また嚥下時の特徴として，下唇を口腔の内側にめくれ込む動きとともに，両側の口角に力が入るため同時にえくぼのような凹みが生ずる（図 1-2-19）．乳児用センベイを持たせると，何とか手にもって前歯部歯槽堤で少しはかじり取ることができるが，センベイのかけらが唾液で軟らかくならないと嚥下できない（図 1-2-20）．

液体については，スプーンの縁をある程度口唇ではさめるが，舌の突出と下顎のコントロールが不良なために，取り込む際に下顎が上下に動いてしまう．コップからの摂取はさらに難しく，コップの縁を口唇ではさむことはできず，舌の突出や下顎コントロール不良はスプーンよりも著しいため，ほとんど摂取できない．

4）介助方法

離乳を開始した 5 カ月ごろは 1 日 1 回食が基本で，離乳食に慣れさせることが主な目的である．したがって，栄養の大部分は哺乳に依存している．この時期の乳児は口唇閉鎖機能もまだ未熟で，舌は前後運動が中心であることを前提に食器を選択し，食べさせていく必要がある．

使う食器は通常スプーンであるが，固形食を与える場合には口唇閉鎖機能が未熟であることを踏まえて，食物を載せるボールの部分ができるだけ平らなものを使うとよい．スプーンのサイズは，児の口の大きさ（左右口角間距離）より小さいものでないと，捕食の際に口唇閉鎖を妨げることになる．捕食の際には口唇をすぼめるために，実際の口の大きさは左右口角間距離よりも小さくなる．

液体は原則として哺乳瓶から摂取するが，スプーンから与える場合には，スプーンの形態は固形食用とは異なり，通常のティースプーンでよい．スプーンの挿入方向は固形食と液体とでは異なり，固形食では口の正中部から真っ直ぐ縦向きに，液体では横向きに挿入するとよい．固形食を与える場合には，スプーンを上唇にこすりつけないように捕食させることが大切であり，またスプーンをあまり奥に入れないようにする．せいぜいスプーンのボール部分が口の中に入る程度で，くびれの部分まで入れるのは避けたほうがよい．液体については，この時期の児ではまだ下顎が上下に動いてしまい，上手に飲むことはできないので，スプーンからの摂取は慣れさせる程度に考えればよい．

摂食姿勢は，5カ月ごろはまだ座位は安定していないので，抱っこかまたはベビー用ラックを用いるが，6カ月ごろになればラックの上で可能である．

5）食物調理形態

離乳初期に用いられる調理形態は，粘弾性のあるドロドロ状のものが良いとされている．この時期にドロドロ状の食物を与える主な理由は，成人嚥下機能を獲得するための練習材料として最も適しているからである．

哺乳期から離乳期に移行したばかりの段階では，まだ固形食を咀嚼したり，食塊形成することができないので，口腔に取り込んだ食物を唾液と混ぜ合わせることができない．唾液の重要な役割の一つが，嚥下をしやすくするための潤滑剤としての働きである．そこで，あらかじめ唾液の代わりとなるトロミを加えたパン粥やヨーグルトのようなドロドロ状の食物を与えることで，成人嚥下機能が発達していくのである．したがって，この時期に粘稠度の低いサラサラの液体や，パンのような水分をあまり含まないパサパサの食物，あるいはキュウリのような硬い素材を細かくみじん切りにしたようなものはむせを引き起こしやすく，嚥下練習には適さない．

離乳を開始した5カ月ごろは，ドロドロ状といってもできるだけ粒々のない，舌ざわりがなめらかなものがよい．粘稠度としてはスプーンですくって傾けるとゆっくりと流れ落ちていくくらいがちょうどよく，スプーンに付着したまま逆さにしても落ちてこないようだと水分が少なすぎる．具体的にはパン粥やカボチャのペースト，ヨーグルトなどが最も適しているが，健常児の場合には多少粒々のあるつぶし粥などを与えても差し支えない．

6カ月ごろになれば成人嚥下もしっかりとしてくるので，粘稠度が少し高くなっても心配ないであろう．

6）口唇，舌，顎などの動きの特徴

離乳を開始した5カ月ごろの，摂食時の口唇，舌，顎などの口の動きの特徴を理解するためには，離乳開始前（哺乳期）の状況をまず知っておく必要がある．

哺乳期（0～4カ月）では，これまでも繰り返し述べたように，大脳の発達が未熟なために口は原始反射に支配された一体動作を特徴としている．一体動作とは，たとえば吸啜動作（suckling）でみられるような動きで，口唇，顎，舌を別々に動かすことができず，顎が開けば口唇も開き，同時に舌が前方に突出してくることをいう．したがって，固形食については，たとえばスプーンに載せた食物を児の口に入れようとすると，スプーンが口唇や口角に触れた瞬間に探索反射が誘発されてしまい，スプーン上の食物を取り込むことができない．スプーンを口に運ぶとときどき上唇が降りてくることもあるが，これはあくまでも反射的な動きで，随意的に口唇を閉じることはほとんど認められない．さらに，顎が開いて口唇が開くと舌が前方に突出するといった一体動作のために，口腔内に入れた食物を外に押し出してしまうことが多い．液体については，スプーンで与えた場合には固形食とほぼ同じ特徴が認められるが，コップで飲ませようとすると，コップの縁が口角に触れるとやはり探索反射を誘発して顔を左右に振ってしまうと

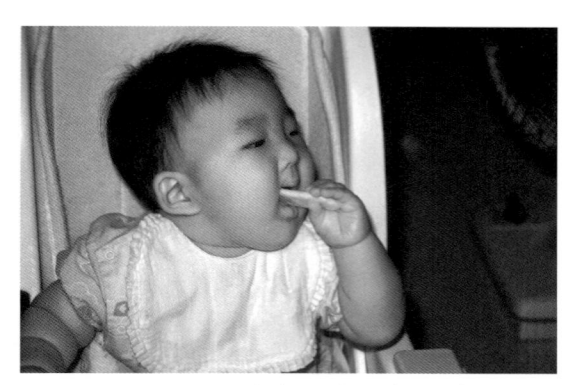

図1-2-21 手づかみ食べ（7カ月）
せんべいを橈骨側でつかんで口に運ぶ

同時に，舌が前後に動くために，コップもそれに伴って前後に動く様子が観察できる．そして，コップを傾けて口に注ごうとしても，液体を吸い込もうとする動きは認められない．ところがこのときコップの代わりに哺乳瓶を与えると，勢いよく吸い込む動作が観察できる．これは，まだ口腔前方部の発達が未熟なために口唇や舌尖部を随意的に動かすことができないが，口腔後方部は反射的に動いているためと考えられる．離乳初期に獲得する機能は，固形食については捕食と成人嚥下であり，液体についてはまだ哺乳瓶からの摂取が基本である．

5カ月（離乳初期）に入ると，口唇を随意的に閉鎖することが可能になってくる．半固形食を載せたスプーンを児の口に運ぶと，5カ月の前半では，捕食時や処理時（口腔内に食物を取り込んでから嚥下するまでの間）に上唇がわずかに下方に動く様子が観察できる．しかし，舌はまだ哺乳期と同様に前後運動が主体で，下顎も単純な上下運動である．5カ月の後半になると口唇閉鎖機能はさらに向上し，捕食時にはスプーン上の食物を何とかはさみ取ることができ，処理時や嚥下時にはしっかりと口唇を閉じたままでいることができる．また嚥下時には舌を口蓋に押しつけることもある程度可能になる．

6カ月ごろになると，捕食時にしっかりと口唇を閉じて食物を取り込めるようになる．また，液体摂取については固形食に比べて発達は遅く，ま

たコップはスプーンに比べて難しい器具といえる．スプーンの場合には，6カ月ごろでも摂取時の口唇閉鎖はときどき上唇を水面につけられる程度で，スプーンの縁を口唇ではさむことはできるが，舌突出が口唇近くまで認められることがある．また下顎のコントロールが不良なために，スプーンを口元にもってくると下顎が上下に動いてしまう．コップの場合では，摂取時に口唇を水面につけようとするがまだできず，コップの縁をはさむこともときどきできる程度である．舌突出や下顎のコントロールはスプーンと同様である．

12. 7～8カ月（離乳中期）

1）離乳中期に進める時期

離乳中期が始まる7カ月ごろになると，哺乳に関する原始反射もほとんど消失し，吸啜動作も随意的なsuckingに移行していく．口腔内では下顎の乳中切歯が萌出し始めるのもちょうどこのころ（萌出時期の平均は男：8カ月±1カ月，女：9カ月±1カ月）であり，テーブルの端やおもちゃをかじるようになる．

7カ月児の運動発達は，座位が可能となり，立たせると足を着いて少しの間体重を支えるようになる．腹臥位にすると，片手だけで上体を支えたり，胸・腹まで上げたりする．さらに，片手で上体を支えながら，他方の手でおもちゃを持って遊んだり，またほしい物に手を伸ばしてつかんだりするが，その場合，主に橈骨側でつかむ（radial grasp）（図1-2-21）．食卓をかき回したり，スプーンを持って自分の口に運ぼうとする．

知的発達としては，人見知りをするようになり，ほしい物があるとしきりに声を出して要求し，持っている物を取り上げると怒ったりする（青木[92]）．

2）押しつぶし嚥下機能の獲得

離乳中期は，初期で獲得された捕食と成人嚥下がさらに確実になっていく時期である．特に成人嚥下が確実なものとなると，いわゆる押しつぶし

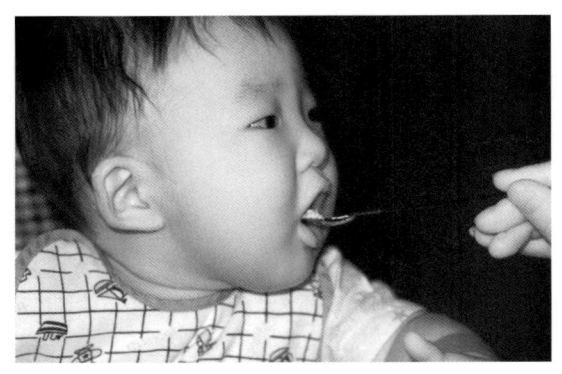

図 1-2-22　捕食動作 a（7 カ月）

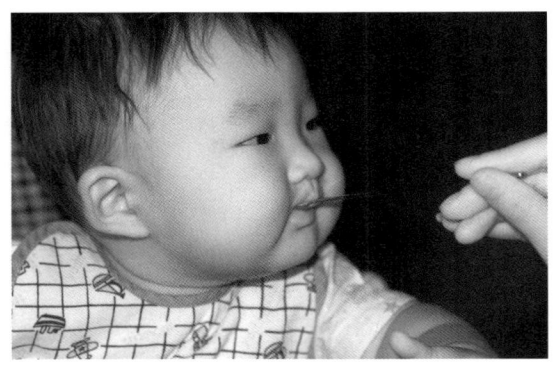

図 1-2-23　捕食動作 b（7 カ月）
力強く捕食している

ができるようになる．押しつぶしとは，豆腐のような食物を舌で口蓋に押しつけることによってつぶし，嚥下しやすい状態にすることをいう．また，この時期では新たに咀嚼の徴候が認められるようになるが，食物処理はあくまでも押しつぶしが中心である．

　7 カ月ごろでは，捕食時にはしっかりと確実にスプーン上の食物を取り込み，そのまま口唇を閉じて嚥下する．嚥下の際に口唇の隙間から食物が出たり，舌が突出することはほとんどなくなる（図 1-2-22，1-2-23）．細い麺類などを口唇を閉じて吸い込むことができるが，まだ口唇をすぼめる動きはみられず，しかもほとんど丸飲み込みである．また，パンの耳などを与えると繰り返し下顎を上下に動かしているうちに咬み切り，やはりそれを丸のみしようとして嘔気を誘発してしまうこともある．したがって，この時期ではまだパンの耳のような食物は難しい．

　7 カ月後半ごろになると，口腔内に入れた食物を舌で臼歯部に運ぼうとする動きがみられ始める．液体摂取については，スプーンの縁は何とか口唇ではさめるが，下顎がまだ上下運動をしているので，多少こぼしながら飲んでいる．しかし，コップになると，コップの縁をまだはさんでいられないのと，舌が前後に動いているためうまく飲むことはできないが，コップに口をつけてブクブクと吹いて遊ぶようになる．

　8 カ月ごろになると，口腔内に取り込んだ食物をそのまま押しつぶして嚥下するだけでなく，舌で食物を臼歯部に移動させて歯槽堤でつぶす動き，すなわち咀嚼が認められるようになる．取り込む食物の硬さや量にもよるが，口腔内でモグモグと処理してから嚥下することが多くなる．つまり口腔内での食物の停滞時間が長くなってくる．また，かなり長い麺類も，口唇をすぼめて吸い込めるようになる（図 1-2-24～1-2-26）．液体摂取については，7 カ月のときとそれほど変化はなく，コップの縁を口唇でしっかりはさむことができず，下顎が上下に動いてしまうので，コップが揺れて液体が口腔内に流れ込んでしまい，むせてしまうこともある（図 1-2-27）．

3）介助方法

　7 カ月ごろには，すでに離乳食は 1 日 2 回が基本となり，徐々に哺乳量が減少して，食事全体に占める離乳食の割合が大きくなってくる．このころになると，捕食時の口唇閉鎖機能もしっかりとしてくるので，固形食用のスプーンのボール部分は必ずしも平らなものでなくてもよい．むしろ，普通のスプーンを使っても食物を口唇でしっかりとこすり取れるようになったら，いつまでも平らなスプーンを使う必要はない．ただし，スプーンのサイズは，離乳初期と同様に児の口の大きさに合ったものを選ぶ必要がある．

　液体摂取については，スプーンから飲む練習が中心になるが，コップやお椀などからも徐々に始

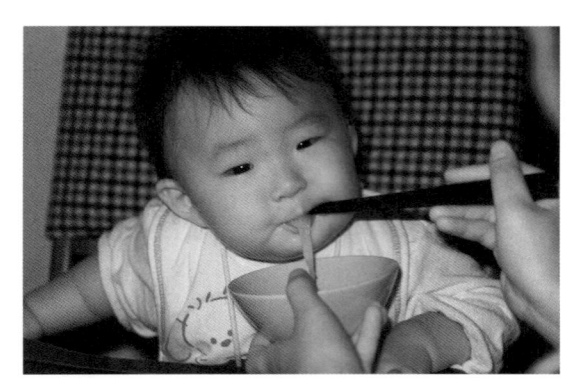

図 1-2-24 めん類の取り込み a（8 カ月）

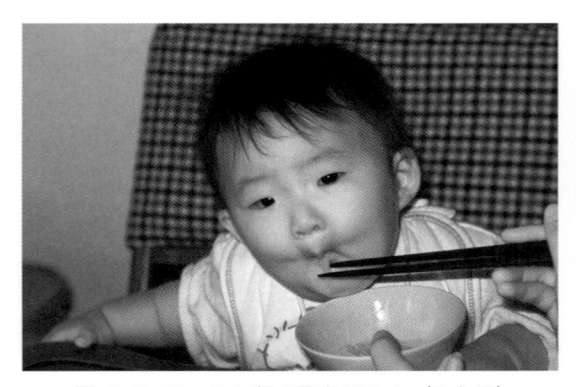

図 1-2-25 めん類の取り込み b（8 カ月）

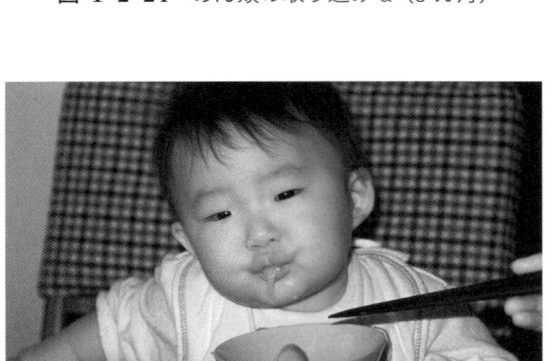

図 1-2-26 めん類の取り込み c（8 カ月）

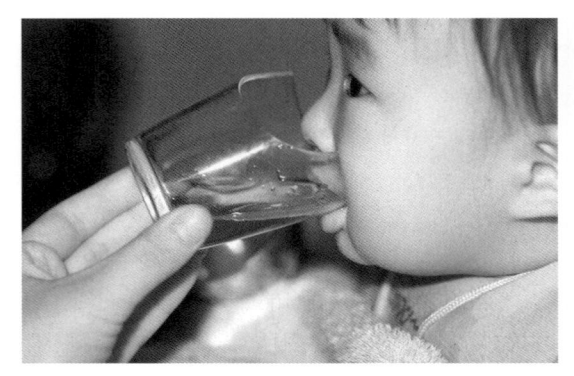

図 1-2-27 コップ飲み（8 カ月）
コップの縁をしっかり口唇ではさめていないので，むせやすい

めてもよい．スプーンとコップやお椀などとの違いは，スプーンには嚥下を1回するだけの適量しか入っていないが，コップなどでは介助の仕方によっては大量の液体が口の中に入ってしまうことがある．その結果，コップで与えるとよくむせることがある．この時期ではまだコップの縁を口唇でしっかり挟むこともできず，下顎のコントロールがしっかりできないために，スプーンやコップを口に当てると下顎が上下にガクガクと動いてしまうのである．液体をスプーンやコップから上手に飲めるようになるのは10カ月以降であることを念頭において，徐々に進めていくことが大切である．

また，7～8カ月までに座位が確立するので，肩や腕の可動性が高まり，食物に手を伸ばしたりつかんだりすることが，より自由にできるようにな

る（Pridham[93]）．さらにつかみ方も，手掌よりも指を使うことが多くなり，随意的に物を離したりつかんだりできるようになる．したがって，このころから手づかみ食べが盛んになってくるので，これを十分に経験させることが，その後の食器から食べる機能の発達にとって大切である（**図1-2-28**）．

手づかみ食べは，単に手と口との協調関係を発達させるだけではない．食物をつかんだり，こねたりすることによって，食物の硬さや温度などの感覚をまず手指で感じ取り，それを口に入れることによって，今度は味覚や歯ぐき，歯による硬さなどの口腔内感覚を経験することになる．このように，手で触った感覚と実際に口腔内で咬んだときの感覚の違いを繰り返し経験させることも大切である．

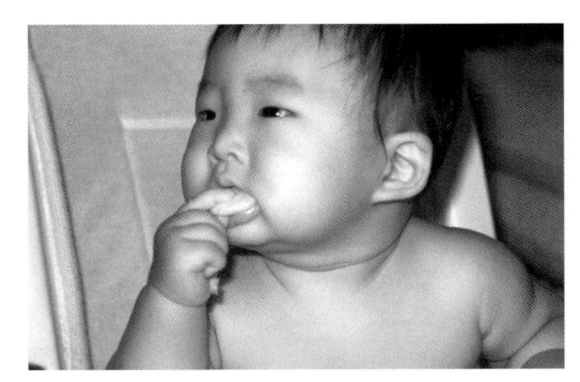

図 1-2-28 手づかみ食べ（7カ月）
指で食物をつかんで口に運ぶ

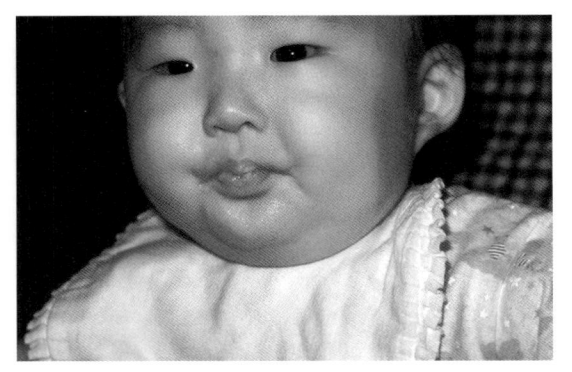

図 1-2-29 押しつぶし嚥下（7カ月）
口唇と口角に力を入れて嚥下している

4）食物調理形態

　離乳中期では，舌でつぶせる硬さの食物が良いとされるが，ここではこのような食物を軟固形食と呼ぶことにする．ドロドロ状の食物は，嚥下の際にほとんど舌に力を入れなくてもよく，そのまますぐに嚥下できる．しかし，いつまでもドロドロ状の食物だけを与えていても嚥下力は強くならない．そこで，ドロドロ状の食物から水分量を減らした軟固形食が必要になってくる．軟固形食を嚥下するためには，一度舌と口蓋でつぶしてから嚥下しなければならず，これを繰り返すことで嚥下力が増加してくる．具体的には，豆腐や，軟らかく煮たカボチャやニンジン，ダイコン，あるいはゼリーやプリンなどのように，構造的に均一で舌ざわりのよいものが適している．

　やはりこの時期でも，きざみやみじん切りの食物は，機能発達の面からは好ましくない．

5）口唇，舌，顎などの動きの特徴

　離乳中期に獲得される機能は，固形食では押しつぶし嚥下ができるようになり，咀嚼がときどき認められるようになることで，液体についてはスプーンから固形食を捕食するような飲み方で摂取するようになることである．

　7カ月になると，豆腐やカボチャのような軟固形食を舌背に載せ，そのまま口蓋に押し付けることによって食物をつぶしてから嚥下に移行していくが，これを押しつぶし嚥下と呼んでいる．このときの特徴は，嚥下の際に下唇が口腔内にめくれ込むとともに，口角にえくぼのようなくぼみが左右同時にできることである（図1-2-29）．

　しかし，この時期ではまだ食物を臼歯部歯槽堤に移動させることはできず，舌の動きはあくまで上下が主体となっている．この時期にパンの耳などの咀嚼を必要とする食物（要咀嚼食物）を与えると，下顎がマンチングによる単純な上下運動を繰り返すことで何とか食いちぎるところまではできるが，口腔内に残ったパンをそれ以上処理することができず，丸飲み込みしようとする．あまり早期から咀嚼を促そうとしてこのような食物を与えるのはむしろ危険である．パンやキュウリなどの生野菜は歯槽堤でつぶすことはできないので，乳臼歯が萌出してから与えるべきであろう．

　8カ月になると，押しつぶし嚥下がしっかりとできるようになり，またときどきではあるが，食物を舌で臼歯部歯槽堤に移動させ，咀嚼様の動きをするのを認めることができる．咀嚼の可否を評価する場合には，必ず歯槽堤でつぶせるような要咀嚼食物（ダイコンやニンジンなどを煮たもの，エビセン）を用い，咀嚼側の口角が遠心側に引っ張られる動きをよく観察することが大切である．咀嚼運動は，下顎が側方に動かせるようになるだけでなく，舌が側方に動かせるようになってはじめて営めるものである．したがって，口腔内の食物を舌で側方に移動できない場合には，要咀嚼食物を必ず介助者が手に持って，児の臼歯部歯槽堤

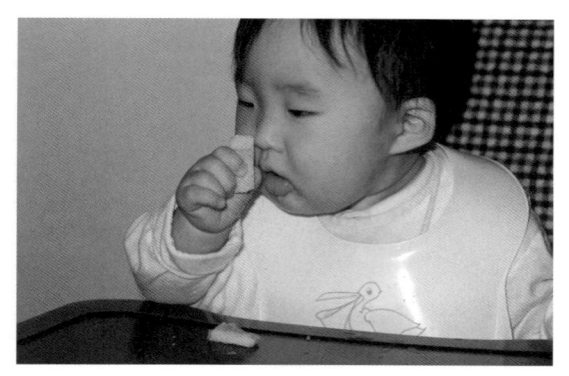

図 1-2-30 手づかみ食べ（10 カ月）
パンのみみをハサミ持ちする

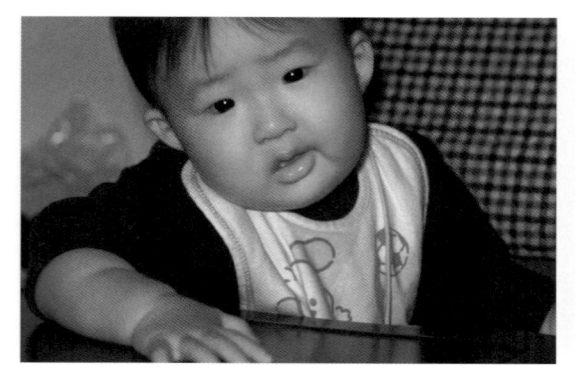

図 1-2-31 咀嚼時の口角の特徴（9 カ月）
咀嚼側（左側）の口角が後方に引かれてくぼむ

に挿入してあげる必要がある．
　液体については，スプーンの場合には7カ月ではまだ6カ月のころとほとんど変わらないが，8カ月ごろになると摂取時の口唇閉鎖もしっかりとしてくるのであまりこぼすことなく飲める．ただし，下顎はまだ不安定である．コップの場合にはスプーンよりもへたであり，摂取時の口唇閉鎖はときどきできる程度なので，口腔内に入る液体量の調節がまだできず，むせることもときどきある．

13. 9～11 カ月（離乳後期）

1）離乳後期に進める時期

　離乳後期は，月齢の9カ月～11カ月までの時期をいう．口腔内には上顎乳中切歯が萌出し始める（萌出時期の平均は男女とも10カ月±1カ月）．
　9カ月における運動発達は，個人差が大きいことを踏まえてチェックする必要がある．一般的にはつかまり立ちやハイハイをするが，最近はハイハイをしないで立ってしまう場合が多い．また，どのような姿勢からでも自由にお座りができるようになる．両手に物を持って遊ぶようになり，いろいろな物まねをする．物をつかむときにはハサミ持ち（母指と人差指の末節の腹側でつかむ）（scissor grasp）をするようになる（図 1-2-30）．引き出しを開けていろいろなものを引っぱり出したり，茶碗やコップを両手で口へ持っていこうとしたり，床の上の小さい物を見つけて拾ったりする．さらに手から手へ持ち替える動作が円滑になり，両手に別々の物を持って，たたき合わせたりする．両手に物を持っているときにもう一つ別の物を差し出すと，片方の物を放してこれを取るようになる．
　知的発達では，周囲への関心がとても盛んで，また盛んに意味のない言葉を発するようになる．

2）咀嚼機能とコップ飲みの獲得

　離乳後期は，咀嚼機能が獲得されるとともに，コップから液体を連続飲みできるようになる時期である．離乳中期までに口唇閉鎖機能と成人嚥下機能がしっかりと確立することによって，新たな変化が認められるようになる．
　9カ月ごろになると，卵ボーロのような咀嚼を必要とする食物を与えると，しばらくは口腔前方部でてあそんでいるが，やがて食物を舌で臼歯部歯槽堤に移動させて咬みつぶす動きが認められる．そのときの特徴的な動きは，図 1-2-31 に示したように，食物を移動させたほうの口角（図では左側）が後方に引かれて，えくぼのようなくぼみができることである．
　10カ月ごろになると，ダイコンの煮物などを臼歯部の歯槽堤でつぶしたり，前歯のほうに移動させて咬み切ったりして，食物を口腔内であちこちに移動させながら咀嚼する様子が観察できる．また，片手にスプーンやフォークを持ちながら，手づかみ食べるようになる（図 1-2-32）．

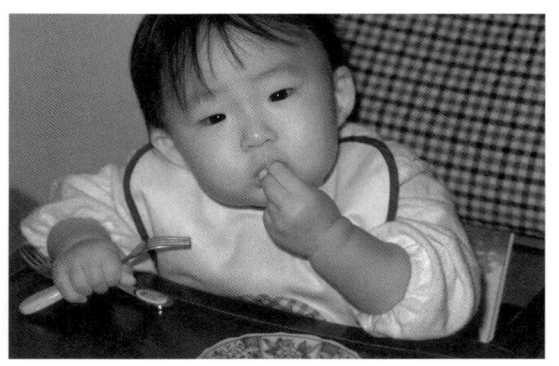

図 1-2-32 手づかみ食べ（11 カ月）
フォークを片手に持ちながら手づかみたべをする

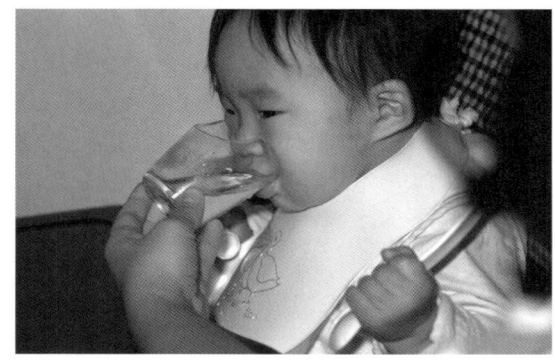

図 1-2-33 コップ飲み（11 カ月）
コップの縁を口唇でしっかりはさみながら連続飲みできる

　液体摂取については，9 カ月ごろにスプーンを使って飲ませると，下顎を上下に動かしながら取り込んでいる．舌の突出はほとんどなくなり，スプーンの縁を口唇である程度はさめるので，こぼすことは 8 カ月ごろに比べると少なくなってくる．ところが 10 カ月ごろになると，スプーンやコップの縁をしっかりと口唇ではさめるようになるとともに，下顎が上下に動くことがなくなるので，むせたりこぼしたりすることなく上手に液体を飲むことができるようになる．11 カ月ごろになると，さらにコップを口につけたまま連続飲みも可能になる（**図 1-2-33**）．

3）介助方法

　9 カ月ごろになると 1 日 3 回食が基本となり，離乳食の後の乳汁はしだいにやめていくようにする．離乳中期までに捕食と成人嚥下機能がほぼ確立し，これからは固形食については咀嚼機能，液体摂取については連続コップ飲みをそれぞれ獲得していく時期である．固形食については，スプーン以外にフォークや箸を使って食べさせることも多くなる．

　スプーンの形態は，サイズがあまり大きくない通常の形のものでよい．フォークは，先端が短く，あまり尖っていないものがよい．フォークのサイズはスプーンと同様に，児の口角間距離よりも小さい幅のものを選ぶようにする．スプーンは，通常は主に箸などではつかめないような豆腐やペースト状の食物の場合に用いるが，捕食時の口唇閉鎖機能が未熟な脳発達障害児では，大部分の食物をスプーンで与えることによって，口唇閉鎖機能を向上させる必要がある．

　液体摂取については，コップからの練習が基本になる．コップは，前述したような透明のカットアウトコップ（第 6 章参照）が最適であるが，形態は，注ぎ口の口径が広く，基底部がすぼまったものがよい．このほうが，注ぎ口と基底部が同じ口径ものに比べて頭部が後屈しにくく，正しい姿勢が維持できるので，脳発達障害児の場合には特に適している．

　液体摂取に用いる器具としては，スパウト（第 6 章参照）をよく見受けるが，このような容器は使わないほうがよい（Arvedson ら[26]）．コップから液体を飲む機能は吸啜動作とは全く異なるもので，コップ飲みが上手になるためには，吸啜動作を誘発するような哺乳瓶をはじめとする器具をできるだけ使わないようにすることが大切である．その点，スパウトは，吸啜動作による舌の前後運動を残存させることになりやすい．特に脳発達障害児ではこうした影響を受けやすい．

　同様の理由により，この時期にストローを使うことも避けるべきである．1 歳ごろの幼児でもストローから液体を飲めるが，この場合，ストローを口腔内に数センチ引き込んで，ストローを舌で包みこむようにして吸啜動作と同じように吸い込んでいる．成人のように，ストローを口唇のみで

はさんで飲めるようになるのは，3歳ごろといわれている．健常児の場合には，コップ飲みが上手にできるようになった1歳ごろからストローを始めてもそれほど問題にならないが，脳発達障害児では，吸啜動作を伴った吸い方をする場合にはむしろ使わないほうがよいだろう．

4）食物調理形態

離乳後期に発達してくるのは咀嚼である．咀嚼といっても，この時期ではまだ乳臼歯は萌出していないので，あくまでも歯槽堤でつぶすのが目的である．したがって，食物の硬さはあくまでも歯槽堤でつぶせる程度にする．キュウリなどの生野菜よりも煮ダイコンのほうが歯槽堤でつぶしやすく，線維が完全に切断されずに残るために，食塊形成がしやすく嚥下に移行しやすい．

特にこの時期の食物として不適当なものは，レタスやキャベツなどの厚みがなくて線維性の強いものである．このような食物は乳臼歯が萌出して臼歯が咬合するようになってから与えるべきであろう．また，この時期であればキュウリやレタスなどを細かくみじん切りにすれば確かに嚥下することは可能だが，こうした細かく切った食物は歯を使って咀嚼した食物と異なり線維が完全に切断されてしまい，食塊形成がしにくいだけでなく，歯槽堤ではつぶすことができないため，結果的にはそのまま丸飲み込みすることになる

5）口唇，舌，顎などの動きの特徴

離乳後期になると，固形食については歯槽堤による咀嚼動作がほぼできるようになり，液体についてはコップから連続して飲むことができるようになる．

9カ月になると，卵ボーロのようなものを与えると最初は前歯部で舌を使って食物の性質を調べているが，そのままあるいは舌で押しつぶすだけでは処理できないことがわかると，臼歯部に移動させて歯槽堤でつぶしてから嚥下する．食物を前歯部から臼歯部に移動させるときに，口角が遠心側に引かれる動きが観察できる．

10カ月ごろになると，煮ダイコンなどを与えると前歯で咬み切ったり，臼歯部に移動させたりしながら咀嚼する様子が，口唇の動きや口角の動きから観察することができる．液体については，10カ月になると下顎のコントロールができるようになり，スプーンやコップを口唇ではさんだときに下顎が不安定に上下に動くことはなくなる．そして，コップに口唇をつけたまま連続飲みもできるようになる．しかし，この時期ではストローから上手に吸うことはまだできない（Arvedsonら[26]）．この時期にストローを使わせれば確かに飲むことはできるが，その使い方は健常成人とは異なっていると考えられる．

11〜12カ月ごろの幼児では，ストローを固有口腔内に引き込んだ状態にし，ストローを舌で包み込むようにして吸引動作（sucking motion）を行う．そのため，ストローを取り出してみるとたいてい前歯で咬んでつぶれている．ところが多くの健常成人では，ストローの先端を固有口腔内に引き込むことはなく，口唇だけで保持しながら吸引している．この場合，ストローの先は前歯唇面より外側にある．幼児がストローを使い始めるのはほぼ3歳ごろといわれており（Ogg[44]），基本的にはコップ飲みよりもずっと後に発達する能力と考えられる．したがって，原則としてストローの使用はコップ飲みが十分できるようになってから始めるべきである．脳発達障害児では，あまり早期からストローを使わせると，ストローを乳首と同じような使い方をしてしまうために，いつまでたっても吸啜動作が消失しないこともある．

〔尾本和彦〕

第3節
障害児の摂食機能発達の特徴

　脳発達障害児のなかには，出生後しばらくは吸啜，嚥下の協調にあまり問題をもたない場合があるが，離乳期以降，新たな摂食機能の獲得段階になると大きな問題を生じてくることが多くなってくる．この要因は，成長に伴って口腔，咽頭，喉頭の形態が変化していくにもかかわらず，神経学的な発達がそれに追いついていかないことが考えられる（Fox[94]）．また，成長に伴って頭頸部や全身の形態に変形や拘縮が認められるようになると，さらに摂食機能の獲得が難しくなるとともに，これまで獲得された機能が低下していくことも考えられる．そのため，脳性麻痺のように進行性の疾患ではないのに，成長とともに摂食・嚥下障害が著明になってくることもある．

　Murphyら[60]によれば，小児の摂食・嚥下障害の最も大きな原因は未熟性であり，次いで神経学的障害であるが，これらはともに筋緊張や筋力の障害につながっていく．その他の原因として，唇顎口蓋裂のような奇形や口腔咽頭に関係する症候群，発育障害，後天性脳損傷などがあげられる．

　筋緊張には過緊張と低緊張，そしてこれらの両者が交互に現れる変動性筋緊張 fluctuating muscle tone とがあるが，こうした問題があると可動性と安定性のバランスを保つ能力に影響を与える．最も典型的な筋緊張異常は低緊張であるが，低緊張児は近位の安定性を欠いているので，安定性を向上させるために代償性の姿勢や動作パターンを用いることが多い．その結果，顔面や口腔領域の安定のための筋緊張は高まるが，逆に可動性を失ってしまうので，十分協調した摂食を営むことができない．

　筋力は，口唇閉鎖や下顎コントロール，舌コントロールを維持するために重要である．これらの筋力がなければ，吸啜や嚥下のための陰圧形成や口唇閉鎖ができず，また吸啜やマンチング，咀嚼のための下顎や頰のコントロールができず，さらに口腔内で食物処理するための舌のコントロールができない．筋力の障害は，未熟児や中枢神経系の障害児に多くみられる．

　このように障害児では健常児とは異なる発達経過をたどっており，Morris[95]は，健常児と障害児の摂食機能を正常動作，原始的動作，異常動作の3つの動作に分けている（**表 1-3-1**）．Beckman[96]は，口腔運動パターン oral-motor patterns を，食べたり，飲んだり，顔の表情をつくったり，話したりするのに必要な口唇，舌，顎，頰の動作をやはり正常パターンと異常パターンに区別しているが，それぞれのパターンに含まれる内容は Morris とは一部異なっている．Murphy らは，正常パターンに相当するものを定型的口腔運動能力の発達 typical oral-motor skll development，異常パターンに相当するものを非定型的口腔運動能力の発達 atypical oral-motor skill development として，やはり両者を明確に区別している．

表 1-3-1 Morris による正常動作および異常動作の分類

正常動作 Normal movements	原始的動作 Primitive movements	異常動作 Abnormal movements
乳児期後半から成人に至るまでに認められるもの	乳児期前半および脳性麻痺児や発達遅滞児に認められるもの	健常乳児には認められない障害児特有のもの
・咽頭反射 Gag reflex ・随意的吸啜 Sucking ・下顎の安定 Jaw stabilization ・舌尖の挙上 Tongue tip elevation ・成熟した持続的な咬み込み Mature sustained bite ・マンチングパターン Muching pattern ・咀嚼 Chewing ・舌の側方性 Tongue lateralization ・咀嚼時の下顎の回転運動 Rotary movements of the jaw in chewing	・探索反応 Rooting reaction ・舌の側方反応 Transverse tongue response ・正常の咬反射 Phasic bite reflex ・反射的吸啜 Suckling ・不十分な開口調節 Insufficient jaw grading	・過開口 Jaw thrust ・舌突出 Tongue thrust ・緊張性咬反射 Tonic bite reflex ・口唇の後退 Lip retraction ・舌の後退 Tongue retraction ・過度な下顎後退 Excessive jaw retraction ・食いしばり Jaw clenching ・弱い随意的吸啜 Weak sucking ・非効率な随意的吸啜 Inefficient sucking ・吸啜時の内舌筋が不十分な動き Poor action of the Intrinsic muscles of the tongue during sucking ・非常にゆっくりな嚥下 Very slow swallowing ・受動的ないし消極的な嚥下 Passive or inactive swallowing ・鼻咽腔への逆流 Nasal regurgitation

(Morris, 1982[92])

1. 健常児と障害児の違い

筆者のこれまでの臨床経験によれば，障害児の発達特徴として

① 正常発達と順序は同じであるが，出現時期が遅れる場合

② 正常発達とは異なる順序で，しかも出現時期が遅れる場合

③ 正常発達にはない障害児特有の異常パターンが認められる場合

が考えられる．これらのうち，①は，実際には軽度のダウン症などに認められるような場合である．重度の障害児では②ないし②と③を併せ持っていることが多いと考えられるが，その実態についてはまだよくわかっていない．たとえば，捕食はできないが咀嚼が可能であったり，コップやスプーンからは液体摂取ができないがストローからは可能であったりするケースはよく認められる．したがって，障害児の発達レベルを評価する場合には，健常児のような時間軸でとらえるような位置づけ，たとえば離乳初期，中期，後期のどの時期に相当する段階であるなどと評価することはできない．仮に健常児の発達の枠組みをそのまま障害児に当てはめると，前述したような捕食ができないにもかかわらず咀嚼ができるケースでは，哺乳期の能力と離乳後期の能力を同時に併せ持っていることになる．

向井[97]は，摂食機能の正常発達を，①経口摂取準備期，②嚥下機能獲得期，③捕食機能獲得期，④押しつぶし機能獲得期，⑤すりつぶし機能獲得期，⑥自食準備期，⑦手づかみ食べ機能獲得期，⑧食具（食器）食べ機能獲得期の8段階に分けてとらえている．この評価基準には，以下に示すような二つの疑問点があると考えられる．

一つ目は，健常児の摂食機能発達は必ずしも上記の8段階の順序に従ってはいない点である．この①から⑧までの発達段階を本書の資料に基づいて健常児の月齢を当てはめてみると，①経口摂取準備期（0〜4カ月），②嚥下機能獲得期（5〜6カ月），③捕食機能獲得期（5〜6カ月），④押しつぶし機能獲得期（7〜8カ月），⑤すりつぶし機能獲得期（9〜11カ月および2〜3歳），⑥自食準備期（2カ月以降），⑦手づかみ食べ機能獲得期（5〜6カ月以降），⑧食具（食器）食べ機能獲得期（12〜14カ月以降）となる．向井によれば，正

常発達はこの順序に従っているとのことであるが，②嚥下機能獲得期と③捕食機能獲得期についてはともに5～6カ月とほぼ同じ時期であり，嚥下機能獲得のほうが捕食機能獲得よりも早いとする研究報告は見当たらない．筆者の研究結果では，どちらかというと捕食機能獲得のほうが嚥下機能獲得より早い傾向が見られた（尾本[98]）が，厳密にどちらが早いかについてはまだよくわかっていない．したがって，どちらが先というより，ほぼ同じ時期に獲得するととらえるべきであろう．金子[99]も，嚥下機能の獲得は，当然捕食機能の獲得と平行して一緒に起こっていると述べている．

また，向井が示している⑤すりつぶし機能獲得期は，離乳後期（9～11カ月）と乳臼歯萌出に伴う咀嚼獲得（2～3歳）の2つの時期の内容を含んでいるが，出現時期が異なる内容をひとまとめにするには無理があると考えられる．むしろMorrisら[22]が述べているように，咀嚼を対角の回転咀嚼 diagonal rotary chew と環状の回転咀嚼 circular rotary chew（表1-2-13）に区別して考えるべきであろう．また，手づかみ食べは，Morrisらによれば（表1-2-16）少なくとも5～6カ月ごろには始まっており，この時期は捕食や嚥下機能が獲得される時期でもある．さらに食具（食器）食べ機能の獲得については，やはりMorrisらによれば12～14カ月以降である．

以上のように，この8段階発達説は，月齢をみただけでも健常児の発達の順序に必ずしも沿っていないといえる．したがって，あまり厳密に順序を決めないほうがよく，発達の個人差を考えて捕食と成人嚥下が離乳初期（5～6カ月），押しつぶし嚥下が離乳中期（7～8カ月），歯ぐきによる咀嚼が離乳後期（9～11カ月）とおおよその順序と幅をもたせた獲得時期にしたほうがよいと考えられる．

2つ目の疑問点は，口腔機能に引き続いて手の機能が発達していくという点である．口腔機能発達と手の発達（微細運動発達）は本来，それぞれ異なる系列の発達内容のものであり，Foy[100]によ

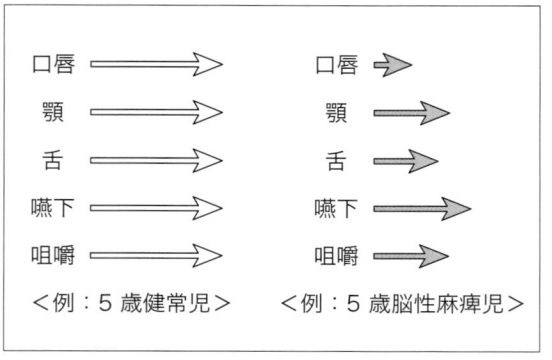

図1-3-1 健常児と障害児の発達の違いの例
（金子芳洋ほか，1987[101]一部改変）

れば，正常発達は口腔運動，微細運動，粗大運動，感覚，行動の統合に依存していると述べている．すなわち，発達をとらえていく場合には，図1-2-13に示したように少なくとも口腔運動発達，粗大運動発達，微細運動発達に分け，おのおのの発達の流れを別々にとらえながら，各発達の時期的な違いを比較することが必要であると考えられる．すなわち，口腔機能の発達の延長線上に手の発達（微細運動発達）があるのではなく，両者は平行して発達していくととらえるべきであろう．

さらに向井は，障害児の摂食機能評価にこの正常発達の8段階説をそのまま当てはめ，経口摂取準備不全，嚥下機能不全，捕食機能不全，押しつぶし機能不全，すりつぶし機能不全，自食準備不全，手づかみ食べ機能不全，食具（食器）食べ機能不全としているが，これに対しても2つの疑問点がある．

1つ目は，健常児と障害児の摂食機能の発達を同一視点でとらえているということである．前述したように，障害児では必ずしも健常児のような発達の順序性は認められないことが多く，そのためこの8段階説を障害児の診断基準として無理に用いようとすると，評価者によって結果は異なり，指導・訓練にも大きな影響を与えると考えられる．たとえば，筆者が実際にもっている症例で，捕食はできないが咀嚼が可能で，手づかみ食べができないケースがあるが，これを8段階の診断基

表 1-3-2　主な異常パターン動作

名　称	定　義
舌挺出（Tongue protrusion）	舌が低緊張状態で，前歯ないし口唇より外に突出するが，突出に力強さはない（ダウン症候群のように低緊張を伴うため，舌が見かけ上大きくみえる）
舌突出（Tongue thrust）	舌は厚ぼったく房のようで，口唇よりも外に力強く突出する（全身の伸展パターンの一部として出現しやすく，スプーンなどの挿入を困難にする）
舌後退（Tongue retraction）	舌は厚ぼったく房のように見え，口腔底の後方部に力強く後退する（筋緊張の異常な増加に伴って出現し，呼吸や吸啜，摂食などを阻害する）
緊張性咬反射（Tonic bite reflex）	歯肉や歯がスプーンなどで刺激されると力強く下顎が閉じて，その状態が持続する（筋緊張の異常な増加に伴って出現する）
過開口（Jaw thrust）	下顎が突然，力強く下方に開き，その状態を持続する（全身の伸展パターンの一部として，筋緊張の異常な増加に伴って出現する．食物などが口に近づいたときによく起こる）
丸飲み込み（Swallowed whole）	咀嚼を必要とする食物を咀嚼せずにそのまま嚥下する

（Lowman DK, Murphy SM, 1999[8]，Beckman D, 1998[96]，Yossem F, 1998[85]改変）

準に当てはめると，捕食機能不全と手づかみ機能不全がありながら咀嚼機能不全はないという結果になり，筆者にはこの患児が8段階のうちのどのレベルにあるのか評価することができない．障害児はいくつもの問題点を同時に抱えているので，8段階のうちのどれか一つを選ぶこと自体無理であり，仮にどれかを選んだとしても評価者によって診断が異なる可能性が高い．

2つ目の疑問点は，この評価基準には障害児に認められる異常パターン動作に関する内容が含まれていないことである．異常パターン動作については，前述したように，Morris[95]やBeckman[96]，Murphy[60]らが述べているように，障害児の摂食・嚥下障害の評価には欠かすことのできない内容である．

健常児と障害児の摂食機能の発達の違いは図1-3-1に示したように，たとえば暦年齢が5歳の健常児と障害児を比較した場合，健常児ではすでに口唇閉鎖や舌，顎の運動，さらに嚥下，咀嚼機能はほぼ一律に獲得しているが，障害児では前述したように口唇閉鎖機能，舌，顎の運動や嚥下，咀嚼機能はそれぞれ異なる発達段階にある．したがって，口唇閉鎖機能，舌運動，顎運動，嚥下機能，咀嚼機能などを別々に評価したうえで，発達の遅れている部分についてそれぞれ促していく必要がある．そして正常発達を促す場合には，原則として健常児の発達に沿って口唇閉鎖，嚥下，咀嚼の順で取り組むが，あまりこの順序にこだわり過ぎると，かえって患児の発達を阻害してしまうことがある．障害児では健常児とは異なる発達順序を示すことが多く，たとえば口唇閉鎖が十分でなくても，咀嚼ができる場合がある．このような場合は，口唇閉鎖への訓練を続けながら，咀嚼訓練も併行して進めてもよい場合が多い．ただし，嚥下機能に大きく問題があり，誤嚥の危険がある場合には，積極的に咀嚼訓練は行わないほうがよいと考えられる．

以上のように，健常児の摂食機能発達の知識をどのように障害児の診断評価に応用し，さらに指導・訓練につなげていくかはきわめて重要な問題であるが，まだ十分な検討がなされているわけではない．今後，さらなる基礎研究や臨床研究だけでなく，実際の臨床による裏づけをしながら発展させていく必要があるだろう．

2. 異常パターン動作

異常パターン動作にはさまざまなものがあるが（Morris[95]，Beckman[96]），実際の摂食指導上特に重要なものは，表1-3-2に示した．

異常パターンは確かに障害児特有のものであるが，その原型は健常乳児に認められることが多い．たとえば異常パターンとしての咬反射は緊張性咬反射（tonic bite reflex）であるが，健常乳児にも

正常の咬反射（phasic bite reflex）が存在する時期がある．また異常パターンとしての舌突出（tongue thrust）の原型は健常乳児の乳児嚥下，特にサックリングのなかに見出すことができる．異常パターンの過開口についても，健常乳児に探索反射が誘発されたときに口を大きく開ける動きが認められる．丸飲み込みについても，健常乳児で咀嚼が獲得されるまでのマンチングの段階（生後5〜7カ月）で要咀嚼食物を与えるとそのまま嚥下しようとする動きが認められるが，これはやはり丸飲み込みと考えることができる．

障害児の異常パターンはその動きや強さが極端であり，特別な訓練を行わないかぎり発達に伴って消失することはないのに対して，健常児の正常な咬反射や乳児嚥下などは発達とともに消失し，さらに咀嚼などの高次の動作に発達していくものと考えられる．

（尾本和彦）

引用文献

1) Arvedson JC, Brodsky L：Pediatric Swallowing and Feeding-Assessment and Management-. 2nd ed, Singular Thomson Learning, San Diego, California, 2002.
2) 石原 昴：重症心身障害児の誤嚥現象．重症心身障害に関する研究報告，33-37，1971．
3) 石崎朝世，篠崎昌子ほか：重症心身障害児（者）における死亡例の検討．脳と発達，**22**：41-47，1990．
4) 折口美弘：全国国立療養所重症心身障害児（者）の死因調査．日本小児科学会雑誌，**96**(10)：2286-2290，1992．
5) Finucane TE, Bynum JPW：Use of tube feeding to prevent aspiration pneumonia. Lancet, **348**：1421-1424, 1996.
6) Huxley EJ, Viroslav J et al：Pharyngeal aspiration in normal adults and patients with depressed consciousness. Am J Med, **64**：564-568, 1978.
7) Strauss D, Kastner T et al：Tubefeeding and mortality in children with severe disabilities and mental retardation. Pediatrics, **99**(3)：358-362, 1997.
8) Lowman DK, Murphy SM（eds）：The Educator's Guide to Feeding Children with Disablties. Paul H Brookes Publishing Co Inc, Baltimore, 1999.
9) 口分田政夫，目片由子，藤田泰之，島田司巳：重症心身障害児（者）の経腸栄養剤長期投与が消化管粘膜に与える影響．第40回日本小児保健学会，金沢，1993．
10) 小野 香，小越章平：栄養療法における経腸栄養の位置—そのメリットと適応基準—．看護学雑誌，**66**(4)：310-315，2002．
11) Kudrajavcev T, Schoenberg BS, Kurland LT, Groover RV：Cerebral palsy；survival rates, associated handicaps and distribution by clinical subtype. Neurology, **35**：900-903, 1985.
12) Evans PM et al：Cerebral palsy：why we must plan for survival. Archives of Disease in Childhood, **65**：1329-1333, 1990.
13) Crichton JU, Mackinnon M, White CP：The life-expectancy of persons with cerebral palsy. Developmental Medicine and Child Neurology, **37**：567-576, 1995.
14) Strauss D et al：Life expectancy of adults with cerebral palsy. Developmental Medicine and Child Neurology, **40**：369-375, 1998.
15) 藤田恒太郎：人体解剖学．南江堂，東京，1977．
16) Dodds WJ：The physiology of swallowing. Dysphasia, **3**(4)：171-178, 1989.
17) Miller, AJ：Neurophysiological basis of swallowing. Dysphagia, **1**：91-100, 1986.
18) Dodds WJ, Stewart ET, Logemann JA：Physiology and radiology of the normal oral and pharyngeal phases of swallowing. Am J Roentgenology, **154**：953-963, 1990.
19) Buchholz DW, Bosma JF, Donner MW：Adaptation compensation and decompensation of the pharyngeal swallow. Gastrointestinal Radiology, **10**：235-239, 1985.
20) Miller AJ：Characteristics of the swallowing reflex induced by periphral nerve and brain stem stimulation. Experimental Neurology, **34**：210-222, 1972.
21) Bosma JF：Postnatal ontogeny of performances of the pharynx, larynx, and mouth. Am Rev Respir Dis, **131**(Suppl)：10-15, 1985.
22) Morris SE, Klein MD：Pre-Feeding Skills-A Comprehensive Resource for Mealtime Development. 2nd ed, Therpy Skill Builders, Tucson, Arizona, 2000.
23) Caruso VG, Sauerland EK：Embryology and anatomy. In：Pediatric Otolaryngology（Bluestone CD, Stool SE ed）. 2nd ed, WB Saunders, Philadelphia, 1990.
24) Miller MJ et al：Oral breathing in newborn infants. J Pediatrics, **107**(3)：465-469, 1985.
25) Miller MJ et al：Oral breathing in response to nasal trauma in term infants. J Pediatrics, **111**(6 Pt 1)：899-901, 1987.
26) Arvedson JC, Brodsky L：Pediatric Swallowing and Feeding-Assessment and Management-. 1st ed, Singular Publishing Group Inc, San Diego, California, 1993.
27) 山中 昇：小児と耳鼻咽喉科疾患．小児科診療，**65**：1381-1389，2002．
28) 日本小児歯科学会：日本人小児における乳歯・永久歯の萌出時期に関する調査研究．小児歯科学雑誌，**26**(1)：1-18，1988．
29) Bosma JF：Development of feeding. Clinical Nutrition, **5**(5)：210-218, 1986.
30) 尾本和彦：乳幼児の摂食機能発達第2報：咬反射，吸啜および咀嚼の筋電図学的検討．小児歯科学雑誌，**31**(4)：657-668，1993．
31) Leopold NA：Swallowing, ingestion and dysphasia；a

reappraisal. *Arch Phys Med Rehabil*, **64**：371-373, 1983.
32) Stevenson RD, Allaire JH：The development of normal feeding and swallowing. *Pediatr Clin North Am*, **38** (6)：1439-1453, 1991.
33) 山本高治郎：原始反射について．小児神経学の進歩 第7集（福山幸夫編），診断と治療社，東京，1978, 137-145.
34) 龝山富太郎ほか：脳機能の発達障害．PTジャーナル，**33**（9）：665-673, 1999.
35) Prechtl HFR：Brain and behavioural mechanisms in the human newborn infant. *In*：Brain and Early Behaviour（Robinson RJ, ed），Academic Press Inc, London, 1969.
36) Saint-Ann Dargassies：Neurological maturation of the premature infant of 28 to 41 weeks'gestational age. *In*：Human Development by 29 Authorities（Frank F ed.）．WB Saunders, Philadelphia, 1966, 306-325.
37) Hall KD：Pediatric Dysphagia Resource Guide. Singular Thomson Learning, San Diego, California, 2001.
38) 尾本和彦，千木良あき子ほか：未熟児における哺乳に関連した原始反射について．昭和歯学会雑誌，**9**（3）：267-278, 1989.
39) Prechtl HFR：The Neurological Examination of the Full-term Newborn Infant. 2nd ed, Spastics International Medical Publications, London, 1977.
40) Thomson J：On the lip-reflex of new-born children. *Rev Neurol Psychiat*, **1**：145-148, 1903.
41) Amiel-Tison C：Neurological evaluation of the maturity of newborn infants. *Arch Dis Childh*, **43**：89-93, 1968.
42) Humphrey T：Some correlations between the appearance of human fetal reflexes and the development of the nervous system. *Prog Brain Res*, **4**：93-135, 1964.
43) Mueller H：Facilitating feeding and prespeech. *In*：Physical Therapy Services in the Developmental Disabilities（Pearson PH ed）．Charles C Thomas, Springfield, Illinois, 1980, 283-309.
44) Ogg HL：Oral-pharyngeal development and evaluation. *Physical Therapy*, **55**（3）：235-241, 1975.
45) 前川喜平，副田敦裕ほか：新生児の味覚反応の意義に関する研究．小児科診療，**49**（12）：2265-2270, 1986.
46) Burke PM：Swallowing and the organization of sucking in the human newborn. *Child Development*, **48**：523-531, 1977.
47) Weiffenbach JM, Thach BT：Elicited tongue-movements；Touch and taste in the mouth of the neonate. Symposium Oral Sensory Perception, *In*：Fourth Symposium on Oral Sensation and Perception（Bosma JF ed）．US Government Printing Office, Washington DC, 1973, 232-244.
48) Henkin RI：Taste localization in man. *In*：Second Symposium on Oral Sensation and Perception（Bosma JF, ed）．Charles C Thomas, Springfield, 1970, 43-70.
49) Morris SE, Klein MD：Pre-Feeding Skills-A Comprehensive Resource for Mealtime Development. Therpy Skill Builders, Tucson, Arizona, 1987.
50) Arvedson JC：Pediatric swallowing and feeding disorders. *J of Medical Speech-Language Pathology*, **1**（4）：203-221, 1993.
51) Kramer SS：Special swallowing problems in children. *Gastrointestinal Radiology*, **10**：241-250, 1985.
52) Lawrence R：The clinician's role in teaching proper infant feeding techniques. *J of Pediatrics*, **126**（6）：S112-117, 1995.
53) Wolf LS, Glass RP：Feeding and Swallowing Disorders in Infancy-Assessment and Management-. 1st ed, Therapy Skill Builders, Tucson, Arizona, 1992.
54) Hoffman JA：Tongue-thrust and deglutition；some anatomical, physiological, and neurological considerations. *JSHD*, **30**（2）：105-120, 1965.
55) Mason RM, Proffit WR：The tongue thrust controversy；Backgroud and recommendations. *J Speech hear Dis*, **59**：115-132, 1974.
56) Barrett RH, Hanson ML：Oral Myofunctional Disorders. 2nd ed, The C. V. Mosby Company, Saint Louis, 1978.
57) Proffit WR.：Lingual pressure patterns in the transition from tongue thrust to adult swallowing. *Archs Oral Biol*, **17**：555-563, 1972.
58) Moyers RE：The infantile swallow. *Tr Europ Orthod Soci*, **40**：180-187, 1964.
59) Morgan A et al：Acute characteristics of pediatric dysphagia subsequent to traumatic brain injury：videofluoroscopic assessment. *J Head Trauma Rehabil*, **17**（3）：220-241, 2002.
60) Murphy SM, Caretto V：Oral-Motor Considerations for Feeding. *In*：The Educator's Guide to Feeding Children with Disablities（Lowman KK ed）．Paul H. Brookes Publishing Co Inc, Baltimore, 1999.
61) Bernstein M：Orthodontics in periodontal and prosthetic therapy. *J Periodont*, **40**：577-587, 1959.
62) Garliuer D：Myofunctional therapy and its application to clinical dentistry. *Cal Dent Ass J*, **：338-351, 1975.
63) Stevenson R D & Allaire, J H：The development of normal feeding and swallowing. *Pediatr Clin North Am*, **38**（6）：1439-1453, 1991.
64) Tuchman DN：Dysfunctional swallowing in the pediatric patient：clinical considerations. *Dysphasia*, **2**：203-208, 1988.
65) Newman LA et al：Videofluoroscopic analysis of the infant swallow. *Invest Radiol*, **26**（10）：870-873, 1991.
66) Feinberg MJ：Radiographic techniques and interpretation of abnormal swallowing in adult and elderly patients. *Dysphagia*, **8**：356-358, 1993.
67) Palmer JB：Integration of oral and pharyngeal bolus propulsion：A new model for the physiology of swallowing. *The Japanese Journal of Dysphagia Rehabilitation*, **1**：15-30, 1997.
68) Palmer JB et al：Coordination of mastication and swallowing. *Dysphagia*, **7**（4）：187-200, 1992.
69) 金子芳洋：摂食・嚥下リハビリテーションセミナー／講義録I　正常機能の理解．医学情報社，東京，2001.
70) Logemann JA：Evaluation and Treatment of Swallow-

ing Disorders. 2nd ed, Pro-ed Inc, Austin, Texas, 1998.
71) Daniels, SK, Foundas, AL：Swallowing physiology of sequential straw drinking. *Dysphagia*, **16**：176-182, 2001.
72) Pouderoux P, Logemann JA, Kahrihas PJ：Pharyngeal swallowing elicited by fluid infusion：role of volition and vallecular containment. *Am J Physiol*, **270**：G347-G354, 1996.
73) Bosma J：Evaluation and therapy of imairments of suckle and transitional feeding. *J of Neurologic Rehabilitation*, **4**：79-84, 1990.
74) Christensen S, Dubignon J, Campbell D：Variations in intra-oral stimulation and nutritive sucking. *Child Development*, **47**：539-542, 1976.
75) Dubignon J, Campbell D：Intra-oral stimulation and sucking in the newborn. *J of Experimental Child Psychology*, **6**：154-166, 1968.
76) Casaer P：Feeding behavior in preterm neonates. *Early Human Development*, **7**：331-346, 1982.
77) Kron RE, Stein M, Goddard KE, Phoenix MD：Effect of nutrient upon the sucking behavior of newborn infants. *Psychosomatic Medicine*, **29**：24-32, 1967.
78) Dubignon J, Campbell D：Sucking in the newborn in three conditions；Non-nutritive, nutritive, and a feed. *J of Experimental Child Psychology*, **6**：335-350, 1969.
79) McCain J：I want to go home. *Florida Nursing*, **43**：27-28, 1995.
80) Pickler R, Frankel H, Walsh K, Thompson N：Effects of nonnutritive sucking on behavioral organization and feeding performance in preterm infants. *Nursing Research*, **45**：132-135, 1996.
81) Bernbaum J, Pereira G, Watkins J, Peckham G：Non-nutritive sucking during gavage feeding enhances growth and maturation in premature infants. *Pediatrics*, **71**：41-45, 1983.
82) Field T, Ignatoff E et al：Non-nutritive sucking during tube feedings；Effects on preterm neonates in an intensive care unit. *Pediatrics*, **70**：381-384, 1982.
83) Measel C, Anderson G：Non-nutritive sucking during tube feedings：Effects upon clinical course in premature infants. *J of Obstetric, Gynecologic and Neonatal Nursing*, **8**：265-272, 1979.
84) Kedesdy JH, Budd KS,：Childhood Feeding Disorders-Biobehavioral Assessment and Intervention. Paul H. Brookes Publishing Co., Inc. Baltimore, Maryland, 1998.
85) Yossem F：Clinical Management of Feeding Disorders：Case Studies. First ed, Butterworth-Heinemann, Boston, 1998.
86) Gisel EG：Chewing cycles in 2-to 8-year-old normal children：A developmental profile. *AJOT*, **42**（1）：40-46, 1988.
87) Gisel EG：Effect of food texture on the development of chewing of children between six months and two years of age. *Developmental Medicine and Child Neurology*, **33**：69-79, 1991.
88) Peiper A：Cerebral Function in Infancy and Childhood. Wortis J, ed, New York, Consultants Bureau, 1963.
89) Akre J：Infant Feeding-The Physiological Basis-. WHO Bulletin OMS, Supplement 67, 1989.
90) 二木 武：離乳と離乳食．からだの科学，**102**：22-27，1981．
91) 今村栄一：思い違いの育児知識―離乳―．小児保健研究，**44**（2）：339-342，1985．
92) 青木継稔：行動発達の診察，スクリーニング．発達検査と発達援助（前川喜平，三宅和夫編），ミネルヴァ書房，京都，1988．
93) Pridham KF：Feeding behavior of 6-to 12-month-old infants：Assessment and sources of parental information. *The Journal of Pediatrics*, **117**（2）：S174-S180, 1990.
94) Fox CA：Implementing the modified barium swallow evaluation in children who have multiple disabilities. *Infants and Young Children*, **3**：67-77, 1990.
95) Morris SE：The Normal Acquisition of Oral Feeding Skills：Implications for Assessment and Treatment. Therapeutic Media Inc, New York, 1982.
96) Beckman D：Oral Motor Assessment and Intervention. Easter Seal Society, Texas, 1998.
97) 向井美恵：摂食・嚥下の発達障害のみかた．医師・歯科医師のための摂食・嚥下障害ハンドブック（本多知行，溝尻源太郎編），医歯薬出版，東京，2000．
98) 尾本和彦：乳幼児の摂食機能発達 第1報：行動観察による口唇・舌・顎運動の経時変化．小児保健研究，**51**（1）：56-66，1992．
99) 金子芳洋：摂食・嚥下リハビリテーションセミナー／講義録 II 機能障害とその対応．医学情報社，東京，2002．
100) Foy TM, Czyzewski DI：Approach to feeding difficulties in children with gastrointestinal disease. *In*：Pediatric Gastrointestinal Disease（Walker WA, Durie PR ed）. 2nd ed, Mosby-Year Book Inc, St Louis, 1996, 1851-1858.
101) 金子芳洋ほか：食べる機能の障害―その考え方とリハビリテーション―．医歯薬出版，東京，1987．
102) Prechtl, HFR：The directed head turning response and allied movements of the human baby. *Behaviour*, **13**：212-242, 1958.

第2章
誤嚥・呼吸障害など全身状態と摂食機能との関連

第1節
摂食・嚥下障害・誤嚥：嚥下性障害の臨床

はじめに

　障害児者の摂食・嚥下障害に対して，心理的な拒否や口腔器官の感覚的な過敏への対処，口唇・咀嚼機能の促進，嚥下機能の促進，摂食・嚥下のための適切な姿勢の指導・管理など，指導・訓練が積極的に行われるようになってきている．障害児者における経管栄養依存症，哺乳瓶依存症など精神科疾患の範疇に入る「摂食障害」への対応も重要な問題であるが，この章では，中枢神経障害からくる嚥下障害について述べることにする．

　前章で述べられているように，嚥下障害は中枢神経の障害により引き起こされるが，広範な脳障害を有する重症心身障害児者の場合，延髄の嚥下中枢（迷走神経を中心とする下部脳神経）の障害すなわち球麻痺に起因するものと，大脳運動野の障害すなわち仮性球麻痺に起因するものとがある．実際には，両者が複合している例が多いものと考えられる．アテトーゼ型脳性麻痺においては，主要な病態である基底核障害による筋緊張コントロール障害（筋緊張異常）により，口唇による取り込みと舌および咀嚼の過剰運動，口腔相から咽頭・食道への一連の嚥下活動の協調運動障害，および全身の筋緊張異常に起因する頸部伸展，頭部後屈が生じ，嚥下機能活動の制限や阻害が起こる．対応にあたっては，的確な診断と評価が重要である．

表 2-1-1　重症児の誤嚥（脳性麻痺等，発達障害児・小児神経疾患児の誤嚥）

1	むせを伴わない誤嚥（silent aspiration）が高率に認められる（量により異なる）
2	喉頭蓋谷や梨状窩への滞留（停滞 pooling，残留 residue）→誤嚥という例が多い
3	姿勢の影響が大きい……姿勢コントロールが重要 ① 頸部の角度：反り返り頸部後屈しやすい→誤嚥 ② 上体姿勢：上体を後傾させる……水平位に近いほうが誤嚥が減少する場合がかなりある（これについては，単純な一般化は危険）
4	乳幼児ではごく少量（0.1～0.2 ml）でも誤嚥がある
5	加齢による悪化の例がかなりある（思春期ごろから）……この場合口腔相機能と咽頭相機能の乖離に注意
6	呼吸障害の合併例が多い→誤嚥性呼吸器合併症が生じやすい
7	上部消化管障害（胃食道逆流症等）の合併が多く，それにより問題が増幅しやすい

1. 脳性麻痺等，発達障害児・小児神経疾患児の誤嚥の特徴

　重度発達障害児の摂食・嚥下障害の特徴を表 2-1-1 にまとめた．その特徴として，サイレントアスピレーション（silent aspiration）が多いことがあげられる（図 2-1-1）．従来，食事中のむせ込みが誤嚥の一般的な症状とされてきたが，脳性麻痺児において，ビデオX線透視造影嚥下検査（以下 VF）で誤嚥が認められてもむせないサイレ

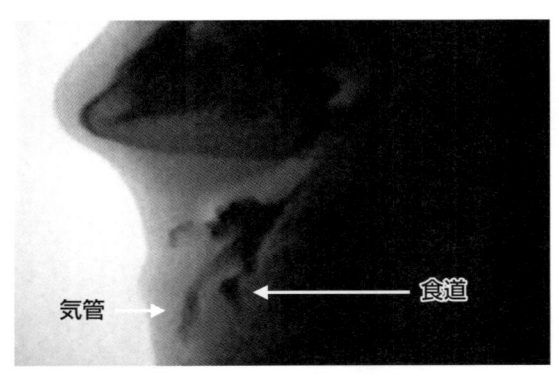

図 2-1-1　誤嚥（silent aspiration）
VF 中に大量の誤嚥があるにもかかわらずむせない

表 2-1-2　サイレントアスピレーション（S. A.）の頻度：むせ・咳き込みを伴わない誤嚥

	対象数	誤嚥あり	S. A.
Griggs ら，1989	10	7	6（87%）
Rogers ら，1994	90	34	97%
Mirett ら，1994	22	17	15（88%）
池田・北住ら，1995	39	23	14（61%）
自検例（2000〜2004/12 月）	155	111	79（71%）

注：Rogers らの報告では，VF 中，誤嚥してから 20 秒以内にむせ・咳き込みがない例を S. A. 例としている

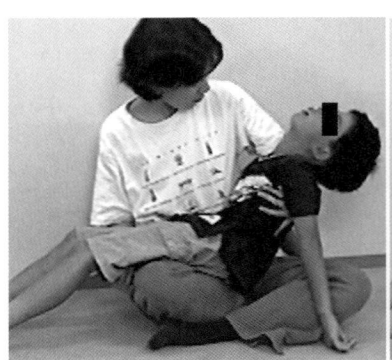

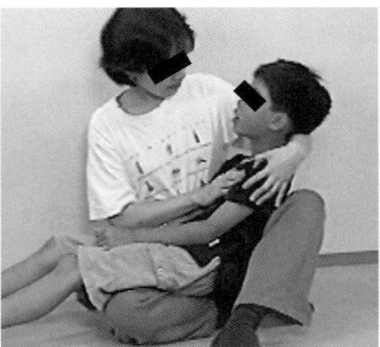

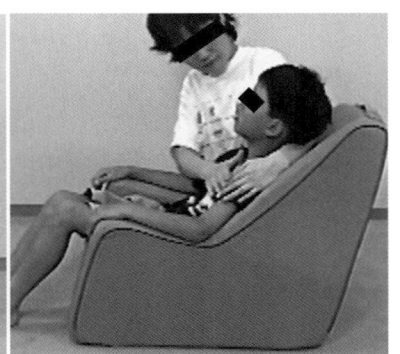

図 2-1-2　脳性麻痺では首が反り返った姿勢となりやすいが（左），この姿勢では誤嚥しやすく，首が真っ直ぐか軽く前屈しているほうが誤嚥しにくい（中・右）

ントアスピレーションが高率にあることが，複数の論文で一致して報告されてきている[3,4]．

表 2-1-2 にまとめた報告にみられるように，VF 検査でのサイレントアスピレーションの割合は高く，当センターにおける最近 5 年間の成績でも 71% であった．これらの症例は，多量の誤嚥でもむせない重症ケースから，多量の誤嚥ではむせるが少量の誤嚥ではむせないケースまで幅がある．誤嚥した物が気管の奥まで達してから，時間的に遅れてむせる，遅延性のむせも少なくない．

誤嚥には嚥下中誤嚥が多いが，咽頭まで降りた食物や水分がすぐに食道に嚥下されずに咽頭に長く停滞したり，嚥下運動の後にも食物や水分が咽頭に残留する状態を伴う例が多い．滞留・残留しやすい場所は，喉頭蓋谷や梨状窩で，滞留・残留物が呼吸活動中に喉頭から気管内に落ち込んで誤嚥される嚥下後誤嚥が，高頻度に認められる．

2．姿勢，食物性状による誤嚥の変化

1）姿　勢

一般に，首が後に反り返った姿勢では誤嚥しやすく，首が真っ直ぐか軽く前屈しているほうが誤嚥しにくい．脳性麻痺では首が反り返った姿勢となりやすく，これが誤嚥をもたらす一因となる（図 2-1-2）．

上体の姿勢（角度）も，嚥下に影響する．従来，できるだけ体を起こして食べさせることが推奨されてきたが，最近の成人での VF による検討では，上体が垂直に起きた姿勢より，後に傾いた姿勢，水平に近い姿勢のほうが誤嚥しにくい例が多いことが明らかとなり，成人では，摂食訓練は 30° 仰臥位（水平から 30° 上体を起こした姿勢）で開始することが推奨されてきている．脳性麻痺児，発

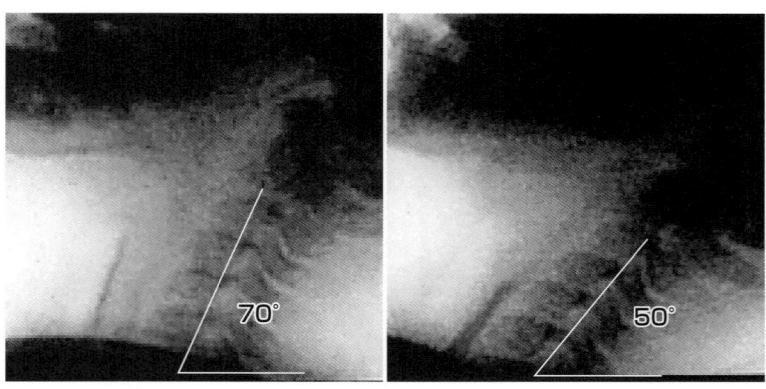

70°クッションチェア（背面 50°）： 50°クッションチェア＋ウェッジ
誤嚥（＋） （背面 30°）：誤嚥（－）

図 2-1-3　重度障害児における誤嚥の，上体の姿勢（角度）による変化
床からの体幹の角度を 70°から 50°に変えることで，誤嚥が消失した

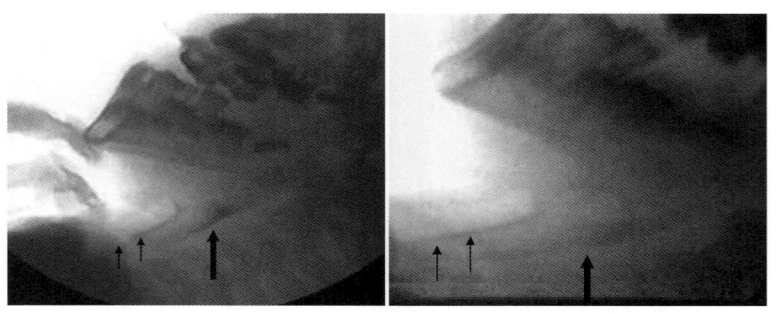

図 2-1-4　座位不能例における誤嚥の，上体の姿勢（角度）による変化
30°後傾（左）から水平（右）に変えることにより，誤嚥が軽減した（↑↑気管内誤嚥，↑梨状窩貯溜）

達障害児においても，同様に後傾姿勢や水平位のほうが誤嚥が軽減する例がいくつか報告されており，筆者らの VF による検討でも，重度のケースで，体幹を後傾もしくは水平にすることにより，誤嚥が軽減する例が多数存在することがわかってきている（図 2-1-3，2-1-4）．

2）食物水分の性状・味

Viscosity（粘度），cohesiveness（まとまり度），adhesiveness（付着度）などの性状により，誤嚥の程度が左右される．一般にサラッとした液体ほど誤嚥されやすく，トロミがついているものや，まとまり度のよいものほど誤嚥されにくい．このため，調理法の工夫や，トロミアップなど各種の増粘剤の使用が，誤嚥の軽減に有効である．しかし，梨状窩などの滞留の多いケースでは，粘度・付着度の高いものは逆に誤嚥されやすく，さらさらしたもののほうが誤嚥されにくい場合もある．

味が良いもの，好きなものは誤嚥が少なく，嫌いなもので誤嚥しやすい．重度ケースでは，顎や舌の動きと咽頭の嚥下運動が連動することが多く，そのような場合は，嫌いなものや味の悪いものは，口の動きが悪く口腔内に停滞させたり，後方へ流れ込み咽頭に滞留して誤嚥する結果になりやすい．

3. 上部消化管障害

重度障害児者では，表 2-1-3 のような病態により胃食道逆流症（gastroesophageal reflux disease；GERD）と呼吸障害が合併し，悪循環を形成して，摂食障害，栄養障害の悪化要因となる．嘔吐など

表 2-1-3　胃食道逆流症（GERD）と呼吸障害

呼吸障害→胃食道逆流症（GERD）
上（中）気道閉塞性換気障害→胸腔内陰圧増強→逆流
咳→腹圧上昇→逆流
薬（テオフィリン）→LES 圧低下
胃食道逆流症（GERD）→呼吸障害
逆流液の咽頭・喉頭刺激→咽頭・喉頭炎症
喉頭・気管・気管支攣縮，分泌物増加
誤嚥＋GERD→喘息，反復性気管支肺炎
肺化膿症，無気肺

表 2-1-4　脳性麻痺児・障害児の，胃食道逆流症（GERD）への対応

1	一次的原因の検討……先天性食道裂孔ヘルニア，十二指腸通過障害，腸回転異常等
2	誘因への対応 ① 上気道閉塞性換気障害……経鼻咽頭エアウェイ，気管切開等 ② 緊張亢進への対応
3	姿勢管理……上体高位，腹臥位，右側臥位（ケースにより逆流が悪化する場合があり注意）
4	合理的な薬物治療……機能改善剤，胃酸分泌抑制，粘膜保護
5	空腸への栄養投与 ① 経鼻空腸カテーテル栄養法 ② 胃瘻から空腸へのカテーテル栄養
6	適期の逆流防止手術 ① 下気道感染反復例は肺膿瘍など肺の状態が悪化する前に手術 ② 重度誤嚥（唾液誤嚥多量）例は食道気管分離手術を先行

の消化器症状よりも喘鳴や反復性下気道感染等が前面に出ている場合もある．表 2-1-3 の下部にあるような症状のほかに，筋緊張増強，不機嫌，啼泣などが，胃食道逆流症のために生じている例もある．

表 2-1-4 に対応法をまとめた．誘因である上気道閉塞性換気障害への対応，前傾・腹臥位姿勢の保持，薬物治療などを行っても下気道感染を反復したり，嘔吐が減少しない場合は，早めに逆流防止手術を検討する．上気道閉塞性換気障害，唾液も誤嚥するような重度誤嚥，胃食道逆流症を伴っている場合には，逆流防止手術よりも喉頭気管分離術，喉頭全摘術などの食道気管分離手術を先に行う．

経鼻空腸カテーテル栄養法が，手術前や，手術不可能例への対応として有用である．やせ，仰臥位，脊柱変形等による十二指腸通過障害，上腸管膜動脈症候群（SMA 症候群），腸回転異常の存在のチェックも必要である．

4．誤嚥の把握・評価・対応（図 2-1-5）

1）誤嚥の臨床的判断

口からの唾液の流出が軽度で，かつ貯留性の喘鳴がない場合には，唾液や痰が嚥下されており，基本的に咽頭相機能がよく保たれていると考えてよい．一方，口からの唾液の流出が著しい場合や，流出はさほどないが貯留性の喘鳴が顕著で頻回の吸引が必要である場合は，嚥下障害が重度で誤嚥のリスクが高い可能性がある．これは VF 結果と

把握・評価

誤嚥の程度・誤嚥に伴う症状……特にむせの有無
条件による違い……姿勢，食物性状，量，介助法
唾液の誤嚥の程度

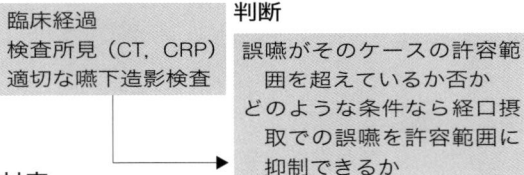

臨床経過	判断
検査所見（CT, CRP） 適切な嚥下造影検査	誤嚥がそのケースの許容範囲を超えているか否か どのような条件なら経口摂取での誤嚥を許容範囲に抑制できるか

対応

誤嚥を最小限，許容範囲内にできる条件での経口摂取
経管栄養の合理的使用：間欠的経管栄養（口腔ネラトン法），胃瘻等
手術的治療：喉頭気管分離手術，喉頭全摘手術等
誤嚥性肺疾患予防策：姿勢管理，口腔ケア，胃食道逆流対策等

図 2-1-5　誤嚥の評価・判断・対応

かなり相関する．

前述のように，経口摂取時のむせがないからといって，誤嚥を否定することはできない．食事中や食後の，「ゼロゼロ」，「ゼコゼコ」という喘鳴は誤嚥による場合もあるが，滞留が多い場合にも生ずる．VF で，喉頭侵入した液が喉頭内で，うがい様の「ガラガラ」という喘鳴に一致して動いているのが認められる例がある（図 2-1-6）．

食後の「ゼーゼー」，「ヒューヒュー」という喘

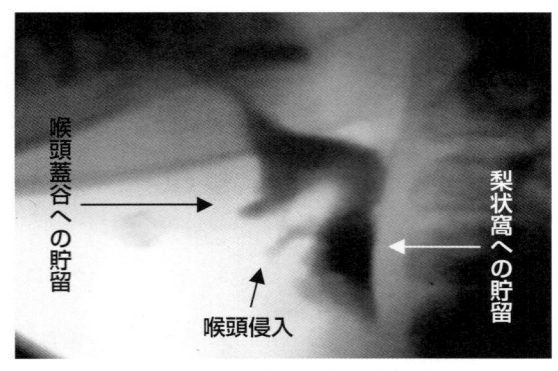

図 2-1-6 梨状窩貯溜と喉頭侵入

(画像中の注釈：喉頭蓋谷への貯留／梨状窩への貯留／喉頭侵入)

表 2-1-5 誤嚥が許容範囲を超えている可能性を考えるべき場合

1	気管支肺炎の反復（上気道感染徴候を伴わない周囲の感染流行がない）
2	発熱の反復
3	CRP の慢性陽性化～悪化
4	経口摂取時（後）の強い喘息様状態
5	肺 CT での慢性病変（特に心臓陰影と重なる病変は，単純 X 線撮影では不明）
6	VF でのハイリスク所見 ① 少ない摂取量でも誤嚥する ② 中等量以上の誤嚥でもむせない ③ 条件を変えても誤嚥がある

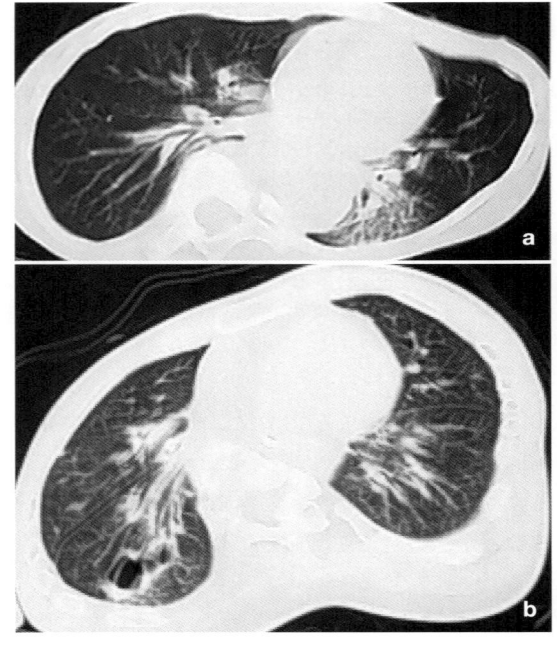

図 2-1-7 誤嚥性肺炎を頻回に起こした例の CT 像
　a：臥位が多いケースでは，下側肺障害，特に側彎を伴うと縦隔（心臓）の背側の病変が多い．
　b：右下葉背部を中心に，網状，索状，嚢胞陰影，無気肺．後に，気管切開（喉頭気管分離術）により肺炎の頻度は著減した

鳴は，誤嚥による気管支の攣縮，喘息の可能性がある．特に，胃食道逆流症を伴う場合は，喘息様の症状を生じやすい．誤嚥により SpO_2（動脈血酸素飽和度）が低下してくる場合もあるが，VF と SpO_2 モニターを同時に行い，誤嚥があっても SpO_2 は低下しなかったとの報告もある．

2）検査・診断

適切な方針を立てるためには，臨床所見が重要である．VF を適切に実施し，診断のうえで，治療や対応の方針を立てるのが望ましい．造影剤として，ガストログラフィンは禁忌であり，バリウムか，リスクの高いケースでは非イオン性低浸透圧性ヨード系造影剤（苦みのないイソビストが最適）を使用する．誤嚥の有無や程度，条件（姿勢や食物の量・性状）による違い，誤嚥したときの症状（silent aspiration の程度等）を確認し，誤嚥が軽減される姿勢や食物性状等を検討する．

その他，呼吸障害および肺の状態を把握するために胸部 CT が有用である（**図 2-1-7**）．

3）誤嚥が許容範囲を超えているかどうかの判断（表 2-1-5）

VF で誤嚥が認められても，経口摂取を続け臨床的には問題なく経過する例もある．少量の誤嚥ならば，咳や気道上皮の線毛運動により排出されるためである．問題は，誤嚥が量的・質的にその症例の許容限度を超えているかどうかである．

上気道炎症状を伴わず，周囲で気道感染症が流行していない状況で下気道感染を繰り返す場合は，誤嚥が原因となっている可能性が大きい．発熱の反復があり，CRP 陽性で，他の炎症・感染巣がない場合，誤嚥の可能性を疑う．このようなケースでは，肺の CT 検査で慢性固定的な病変が認められる．この病変は，下側肺障害といわれ，仰臥位姿勢が多いと下側になった肺，特に心臓の後側

表 2-1-6 経管栄養が行われているケースでの，誤嚥を考慮した，経口摂取の開始の対応

1	経口摂取開始の指標
	① 唾液や痰の貯留によると思われる喘鳴が，ない～軽度
	② 頻回の吸引が不要，嚥下運動がある（必要条件ではない）
	③ 気管支肺炎の反復がない
	④ VF 所見で，条件により誤嚥を許容範囲内に抑えることができる
2	経口摂取開始検討にあたってのVF 検査
	① 上体後傾位（水平から60°〜30°）で開始
	② 少量（0.1〜0.2 ml）で検査開始
	③ 濃トロミ液〜ペーストで開始
3	経口摂取開始の初期条件
	① 上体後傾位，安定し緊張しにくい姿勢，頸部後屈を避ける
	② 濃トロミ液〜ペースト食，口の動きがよい物で開始
	③ 少量ずつ（10 分以内）
4	経口摂取中の対応
	喘鳴，むせ（＋＋），SpO$_2$低下，⇒経口摂取中断
5	摂取開始後のチェック
	CRP，肺CT，発熱，気管支肺炎

表 2-1-7 経口摂取しているケースでの，誤嚥を考慮した再検討，経管栄養導入の対応

1	再検討，経管栄養導入の指標
	① 発熱の反復，CRP の慢性陽性化〜悪化
	② 周囲に気道感染流行がないときの気管支肺炎の反復
	③ 経口摂取時後の喘息様状態（摂取時のむせ，喘鳴，SpO$_2$低下は指標として弱い）
	④ VF でのハイリスク所見 ・投与量少でも誤嚥，条件変えても誤嚥 ・中等量以上の誤嚥でもむせない
	⑤ 肺CT での慢性病変（特に心臓陰影と重なる病変は単純X 線ではわからない）
2	経口摂取しているケースでのVF 検査
	① 平常と同様の条件（姿勢，食形態，量，スピード）で検査開始
	② 誤嚥が認められる場合は，より安全と考えられる条件で検査
3	方針
	① 経口摂取を，安全と考えられる条件（姿勢，内容）に限定
	② 経管栄養（口腔ネラトン法など）の合理的利用
	③ 誤嚥性肺疾患を防ぐためのケア，口腔ケア，姿勢管理，呼吸障害・胃食道逆流への対応

になった部分に生じやすい．また左凸の脊柱側彎では心臓が右に偏位し，右の下葉に病変が出やすい．単純X 線検査では，心臓の後ろにある肺の病変は心陰影と重なって確認しにくい（**図 2-1-7a**）．

VF 検査で多量の誤嚥が認められるにもかかわらずサイレントアスピレーションである場合も，誤嚥が許容限度にはないと考える必要がある．気道の過敏性がある場合には，少量の誤嚥であっても反応性の喉頭・気管支攣縮を生ずるので，質的に許容範囲を超えることになる．特に食物アレルギーがある場合には，この点での注意が必要である．

図 2-1-7b は，慢性的に誤嚥性肺炎を頻回に繰り返し，多発性に肺膿瘍を形成した症例の胸部CT 像である．

4）誤嚥への対応（表 2-1-6，2-1-7）

（1）合理的な条件での経口摂取

誤嚥を予防ないし軽減させるような首の姿勢，および上体の角度を設定する．上体を後傾位とするのがよいケースがかなりあるが，この姿勢により食物が咽頭へ流し込まれたり，不安定になり首の反り返りが出て誤嚥を招く場合もある．ケースごとに，それぞれの姿勢で，むせ，喘鳴，表情，SpO$_2$など観察し，可能であればVF も行い，適切な姿勢を検討する．同様に，前述のように誤嚥が予防・軽減されるような，食物の性状を検討する．

（2）経管栄養の方法

経口摂取で諸条件を整えてもそのケースの許容範囲以上の誤嚥がある場合や，摂取量が不足する場合には，経管栄養を適宜利用する．各種の経管栄養法について，**表 2-1-8** にまとめた．

栄養チューブの気管への誤挿入による重大な事故の報告が，最近もある．重度障害児では，食物を誤嚥してもむせないのと同様に，栄養チューブが気管に入ってもむせない場合がかなりある．表に述べたような点に十分に注意を払う必要がある．間欠的経管栄養法（口腔ネラトン法）が無理なく利用できる場合には，留置でなくこの方法を

表 2-1-8 重症心身障害児者における

1. 経鼻留置経管栄養法

(1) チューブの選定
- 嚥下や胃食道逆流等への悪影響を避けるため、チューブは細いほうがよい。年長児でも 8 Fr サイズまでが望ましい（内視鏡検査で、チューブによる喉頭蓋の動きの阻害が観察されており、チューブによる喉頭蓋の潰瘍形成例の報告もある）。
- 咳き込みなどによって、チューブが食道・咽頭に戻ってきやすいケースでは、錘（おもり）付きのチューブ使用が有効なこともある。

(2) チューブ挿入のこつ
- 鼻から咽頭に進みにくい場合、チューブに軽く下向きのカーブをつけて挿入する。
- 鼻口から咽頭までは、体重 10 kg で約 9 cm、年長児で約 15 cm であることを念頭におき、チューブが咽頭に達したところで頸部の状態、姿勢、タイミングを調節して進入させる。
- できるだけ、ゴックンという嚥下のタイミングに合わせて進入させる。
- 頸部が真っ直ぐか、軽い屈曲姿勢になるようにして挿入する（頸部が過伸展・後屈姿勢では、チューブが食道に進みにくく、喉頭蓋谷にぶつかるか喉頭から気管に入りやすくなる）。
- チューブを入れる側の反対側に顔を向けると、食道に進みやすくなる傾向がある（頸部回旋法：たとえば右鼻から挿入するときには左を向けて挿入。これにより、チューブを入れる側の下咽頭−食道入口部が開き挿入しやすくなる傾向があるため。また、チューブが咽頭を左右に交差して入っていると喉頭蓋の動きが抑制されやすいが、この方法により交差せずに入る）。この際、頸部が後屈しないようにしながら顎を少し前に出すことで、食道入口部が開き進入しやすくなることもある。

(3) 挿入困難な場合の対応法
- 仰臥位でなく、抱っこや座位の姿勢で挿入する。
- 泣いて反り返っている場合は、いったん休んで落ち着かせてから行う。
- チューブにアンギオグラフィー用のガイドワイヤーを入れて、チューブの弾力を強める（必ずガイドワイヤーの軟らかいほうの部分からチューブに入れる）。
- チューブ先端を氷水に浸し、先端を硬くする。
- 鼻でなく口から挿入する。
- チューブを交換する前に、チューブの 2 倍以上の長いガイドワイヤー（ジョンソン&ジョンソンのコーディスエメラルドワイヤー）を入れておいて、それを残しながらチューブを抜き、新しいチューブをガイドワイヤーにかぶせて挿入する。

(4) チューブ先端位置の確認
- 挿入時に、頸部後屈姿勢では気管内にチューブが進入する危険性が大きい。気管にチューブが入っても、むせるなどの反応が全く出ないケースもある。一度、胃に入っていたチューブが、嘔吐や咳き込みで、食道や咽頭に戻ってきていることもある。したがって、チューブ先端位置の確認を確実に行う必要がある。
- 空気を 5〜10 ml 注入し、左上腹部に当てた聴診器で空気注入音を聴くことにより、チューブ先端が胃に入っていることを確認するが、チューブ先端が気管や食道にある場合でも、左上腹部で空気注入音が聞こえることがある。上腹部で聞こえる空気注入音が弱いか、はっきりしない場合には、上胸部にも聴診器を当てて空気注入音を聴き、上胸部での音のほうが明確であれば、チューブ先端は胃に入っていないと判断する。
- 慎重を期すためには、栄養剤や薬を注入する前に、生理食塩水を 5〜10 ml 注入して、状態を確認する。特に、空気注入音での判断に確信がもてない場合には、このような確認のための注入を行うのが望ましい。

(5) ありうるチューブ位置の異常
- チューブが気管に入っていても、むせない場合が少なくない。
- 食道下部の蛇行や狭窄などにより、食道下部でチューブがつかえたり、反転する場合がある。
- 右凸の側弯がある場合など、胃が「つ」の形となって、チューブが胃内にわずかしか入らない。この状態で注入すると、食道、咽頭に逆流し、不調となる場合がある。
- 食道途中や胃に入ったあたりでチューブがつかえてしまうと考えられるケースでは、これらの可能性を考慮し、X 線検査でチューブの進入の状態を確認しておく。
- 体の成長につれて、挿入したチューブの長さを伸ばす必要がある。にもかかわらず初めの長さのままにしていて、先端が胃内に届かない状態で注入され、トラブルを起こしていることがある。

用いることが望ましい。

上部消化管障害ケースで有用な経鼻空腸カテーテル栄養の方法を、**表 2-1-9** に示した。このカテーテルは、外科医でなくとも、小児科医でも十分に挿入が可能である。胃瘻を通して空腸カテーテルを進入させる方法も有用である。薬の注入や胃の状態のモニターのために挿入した胃瘻チューブの中に、空腸へのチューブを通すのである。この用途のための製品があるが、空腸に入るチューブの長さが固定されており、症例によっては合わないこともあって、筆者らは 16 ゲージの腎盂カテーテルを胃瘻チューブとして使用している。このカテーテルに開けた側孔から細い E3 チューブを空腸まで挿入し、側孔はセメダインで密封して

各種経管栄養法と要点・注意点

2. 間欠的経口経管胃栄養法（口腔ネラトン法）

- チューブを留置せずに，注入の際に口から胃まで挿入し注入終了後はチューブを抜く方法で，1日2〜4回の注入ですむ場合は，栄養チューブの留置による悪影響を避けるため，この方法が望ましい．嚥下の練習にもなる．
- 使用するチューブは，ネラトンチューブでなく通常の栄養チューブでもよい．
- 軟らかめのチューブのほうがよいケースと，硬めのチューブのほうがよいケースがある．
- 中央部から入れたほうがよいケースと，口角から入れたほうがよいケースがある．

3. 胃瘻

- 障害児における経皮的内視鏡的胃瘻造設（PEG）では，強い脊柱胸郭変形による胃の位置の偏位や，胃瘻造設後に筋緊張や変形のため胃と腹壁の間にズレが生じ，胃内容物の腹腔への漏出から腹膜炎を起こす可能性などに留意し，胃瘻部での胃壁と腹壁の補強的固定がしっかりなされる必要がある．
- 胃瘻造設のみでは胃食道逆流をきたしやすくなり，その予防には，できるだけ上方に胃瘻を造設するのが望ましいとされている．
- 学校や宿泊学習や旅行などでボタン型胃瘻チューブが抜けた場合の対処法を，用意しておく必要がある．

4. 経鼻空腸カテーテル栄養法，経胃瘻空腸カテーテル栄養法

- 胃食道逆流症（GERD）や十二指腸通過障害により，胃内への食物水分投与が困難であったり呼吸器合併症が重度であるなどの例で，手術的治療が困難な場合や手術後再発の場合，この方法が有用．

5. 各方法に共通する事項

（1）前吸引

- 原則的に，注入前に胃内容を吸引し，空気の量，液の量・色・性状を確認する．それにより必要に応じ，注入時間，注入物の内容や量を変更する．胃瘻の場合も，特に胃内の空気貯留が著しく多量の場合もあり，前吸引は必要．
- 褐色の液が引かれる場合は胃酸と反応した血液（多くは逆流性食道炎による），黄色〜緑色液の液は胃に逆流した腸液である．

（2）注入速度，時間帯等

- 注入が速すぎるとダンピング症候群や逆流を生ずることがある．
- ドリップチェンバーでの滴下数を1分間に60滴にすると1時間で200 ml入るという数字を目安に，予定量と予定時間から滴下数を調節する．
- 胃の蠕動不良や十二指腸通過性不良などがあるケースでは，注入を1時間30 ml等の遅い速度で行うことで，経管栄養をやっと維持できることもある．このような場合，経鼻空腸カテーテル栄養法の場合と同じく，注入用のポンプを使用することで安定した注入ができ，在宅での介護負担も軽減する．栄養剤注入用のポンプとしては，カンガルーポンプ（アラーム機能がよく小児では使いやすい），キャリカポンプ，ブレンダポンプなどがあり，栄養剤の種類により，ポンプ使用の成分栄養法として，保険適用となる．
- 夜間はポンプを用いてゆっくり持続的に注入することにより，日中の活動の時間を多くとることや，日中の介護の負担を軽減できる場合がある．
- 注入と関連した時間的変化で全身状態が変動するケースでは，注入による高血糖や低血糖（ダンピング症候群）の可能性のチェックのため，血糖の経時的測定をしておく必要がある．

（3）姿勢

- 胃食道逆流症を伴う障害児がかなりあり，上体高位での注入が望ましい．
- 胃蠕動が不良な場合，右側臥位での注入のほうが胃からの流れがよいが，右側臥位では胃食道逆流が生じやすくなる（特に左凸側弯のある場合）ケースがあり，注意を要する．上腸管膜動脈症候群様の十二指腸通過障害を伴う障害児もあり，この場合は左側臥位か腹臥位での注入のほうがよい．
- 注入中に，「ゼコゼコ」「ゼロゼロ」という喘鳴が出現するのは，胃食道逆流によるか，注入により分泌増加した唾液の貯溜による．前者の場合には上体をさらに高位にするなど逆流を軽減する姿勢を検討し，後者の可能性の場合は唾液の下咽頭，喉頭，気管への貯溜・流入を防ぐため完全な側臥位の姿勢にするなどの対応をする．

おく方法などを組み合わせて使用している．

（3）急性誤嚥・窒息への対応

経口での食事中やミルクなどの栄養剤の注入中，あるいは嘔吐直後などに急に顔色不良となり，努力呼吸など呼吸状態の悪化がみられた場合は，食物・吐物による窒息や多量の誤嚥による気道閉塞を疑う．まず口腔内を確認し，もし食片がみつかればすぐ除去する．

図2-1-8は，ミルクを誤嚥したときの胸部X線像である．

呼吸困難には，吸気性の呼吸困難と呼気性の呼吸困難がある．吸気性の呼吸困難では，嗄声を伴ったり，陥没呼吸などがみられ，上気道閉塞の可能性が高い．①食物による咽頭・喉頭部での閉塞

表 2-1-9　経鼻空腸カテーテル栄養法マニュアル（心身障害児総合医療療育センター）

1．適応
胃食道逆流症，胃排出遅滞，十二指腸通過障害などにより，胃に十分量の栄養水分投与が困難な症例

2．使用カテーテル
(1) シラスコン経管栄養カテーテル（カネカメディックス）：6.5Fr（閉塞しやすい），7.5Fr，9.0Fr．導入部コネクターは取り外し可能で，挿入時にはこのコネクターを外し，カテーテルが長めなので少し短く切る．適度な弾力性があり，長さの調節が容易で，先端の錘は丸くて軽い．
(2) アーガイルニューエンテラルフィーディングチューブ（日本シャーウッド）：8Fr，10Fr．挿入用のシースが付いているが，腸への挿入時には役立たない．軟らかく，先端がUターンしたり，胃内でたわんだ部分が食道内に上がったりなど，逆戻りしやすい傾向がある．
(3) ゼオン EN カテーテル E（ゼオンメディカル）：5Fr，6.5Fr，8Fr，10Fr，12Fr．導入部コネクターはY字状．カテーテルは①よりやや硬め．専用のガイドワイヤーは実用性に乏しく，下記ガイドワイヤーを使用．

3．挿入方法
(1) チューブの先端は空腸で，なるべくトライツ（十二指腸空腸曲）を 10 cm 以上超えた位置に到達するように挿入する（症例によっては，これより浅く十二指腸内でもよいことがあるが，チューブの逆戻りを防ぎ，腸液や栄養剤の逆流を防ぐためには深めに挿入しておくほうがよい）．
(2) チューブ先端が上記の位置に到達するまで，X線透視下で挿入する（照射野はできるだけ絞り，必要時間以外はシャッターを閉じるように心がける）．
(3) 胃内は，あらかじめ空にしておく．胃チューブを入れておき，カテーテル挿入時に，必要に応じて胃に空気を入れたり抜いたりする．
(4) カテーテルはガイドワイヤーを入れて挿入する（血管造影用のメディキットガイドワイヤー SS3515 など先端が直線状で柔軟加工を施されたもの）．カテーテル内のガイドワイヤーの滑りをよくするために，オリーブ油を入れてからガイドワイヤーを通す．必ず柔軟加工された側をカテーテルの先端に向ける．
(5) オリエンテーションがつきにくいケースでは，交換時に前のカテーテルを留置したままで行うほうがよい．
(6) カテーテルがうまく進まない場合には，姿勢を変換したり，空気を胃チューブや空腸用カテーテルから入れて，胃や腸の状態を変化させることで進行させる．空腸用カテーテルに空気を入れる場合，ガイドワイヤーを通したまま，カテーテルの手元側のコネクターに，飛び出しているガイドワイヤーをカバーできる長さのエクステンションチューブを接続して行う．

・幽門部まで進みにくい場合：右側臥位や腹臥位にしたり，胃に空気を入れて胃の形を変えたりして進める．
・幽門を通過しにくい場合：胃チューブから空気を多めに入れて蠕動を誘発させ，それに乗せて進めたり，逆に胃から空気を抜き，幽門部を細くすることで，カテーテルを幽門に向けやすくしたりする．
・十二指腸や空腸で進みにくい場合：空腸用カテーテルから空気を入れて，腸を拡張させながら進めたり，ガイドワイヤーを少しずつ抜きながら，カテーテルだけを進めたりする．

4．管理
(1) 注入速度：空腸への注入速度は，成人では 100 ml/hr が上限とされているが，実際にはこれに相当する速度より速くてもよいことが多い．注入速度が速すぎると，栄養剤や腸液の胃への逆流や下痢，およびダンピング症候群をきたす．これらが生じない範囲での注入速度を設定．確実に一定速度での注入を行うために，注入用ポンプ（カンガルーポンプ，キャリカポンプ等）を用いることが望ましい．
(2) 胃チューブの併用留置，胃への注入：胃チューブも空腸チューブと一緒に留置する．薬は原則として胃から注入し，胃チューブにより胃内のモニター（出血や胃液の貯留，胃への腸液や栄養剤の逆流など）を行う．胃酸中和のためにも，胃の廃用性萎縮予防のためにも，可能な範囲で胃への注入も行う．
(3) チューブの閉塞：使用する栄養剤や薬剤の注入の有無によっても異なるが，通常 1～3 カ月は閉塞しない．先端ではなく，かなり手前の部分で閉塞することもあり，後者の場合，毎回注入終了時にガイドワイヤーを通して掃除することで，完全閉塞を遅らせることもできる．カテーテル内に酢（食酢を白湯で 1/2 濃度に薄めたもの）を数時間留置することで，カテーテル内壁に歯垢のような汚れが付着するのを防ぐこともできる．
(4) チューブ交換：注入時に抵抗が強くなったら交換する．交換のための入院は不要．筋緊張の強いケースでは，前処置として鎮静剤（セニラン座薬等）を投与しておくことで，スムーズに行えることもある．

（窒息），②喉頭痙攣，③迷走神経反射により心肺停止状態となる可能性，を疑い，緊急に対処する必要がある．

対応は，表 2-1-10 および図 2-1-9〜2-1-11 を参考にされたい．

誤嚥された食物の固まり（刻み食・普通食）は窒息の原因となるが，通常の吸引器では吸引できないことがあり，かき出すか，掃除機に接続する吸引器具を使用する以外，非侵襲的で有効な方法は限られる．

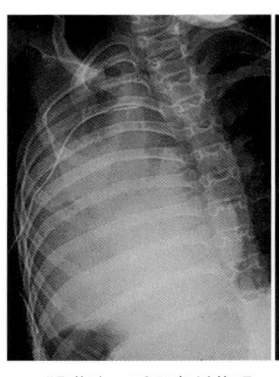

第 1 節　摂食・嚥下障害・誤嚥：嚥下性障害の臨床

誤嚥時，呼吸音が著明に減弱し，喘鳴，チアノーゼがみられた 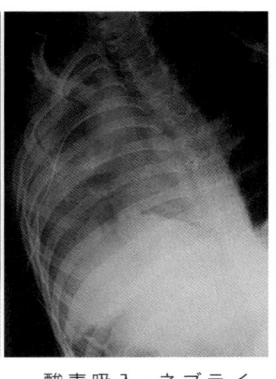　　酸素吸入・ネブライザー，緊急呼吸理学療法にて含気が改善

図 2-1-8　ミルク誤嚥による右側の広範な無気肺を生じた例の X 線像

表 2-1-10　急性・慢性に誤嚥を疑わせる症状

慢性に誤嚥を疑わせる症状		急性に誤嚥を疑わせる症状	
1	喘鳴・喘息状態	1	呼吸停止
2	SpO_2低下	2	呼吸困難
3	慢性反復性気道感染	3	喉頭攣縮
4	気管支肺炎	4	気管支攣縮
5	肺化膿症	5	低酸素の進行による意識低下・消失
6	無気肺		
7	反復性発熱	6	痙攣発作など
8	CRP 陽性		
9	肺 CT の慢性病変		
10	筋緊張亢進		

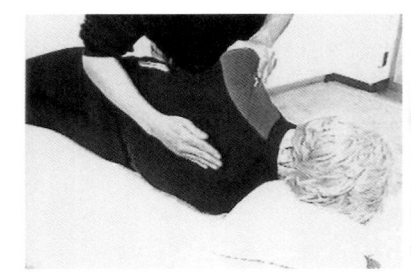

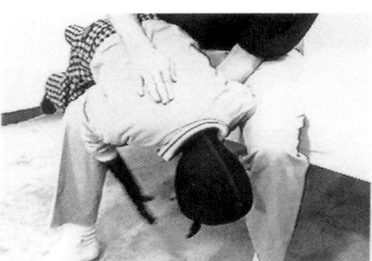

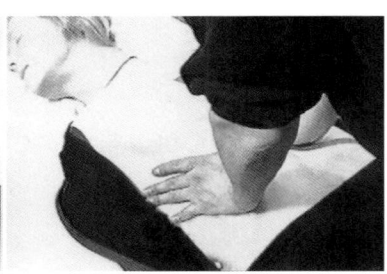

背部叩打（成人）　　　　　　背部叩打（小児）　　　　　　胸腹部圧迫法

図 2-1-9　窒息時，および原因不明の無呼吸時の処置対応：背部叩打・胸腹部圧迫法

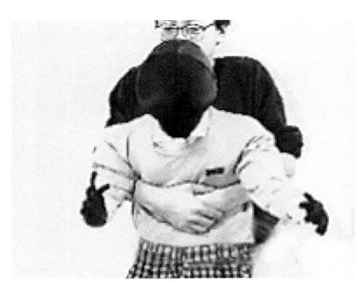

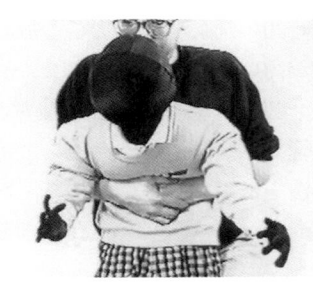

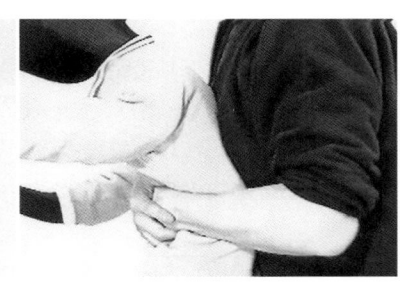

図 2-1-10　窒息時，および原因不明の無呼吸時の処置対応：ハイムリック法

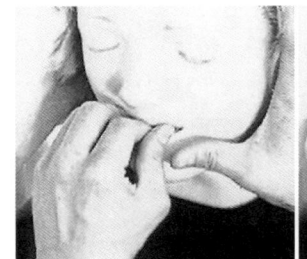

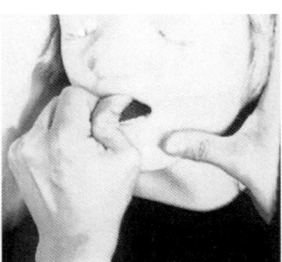

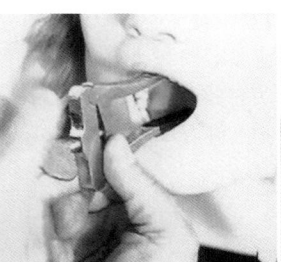

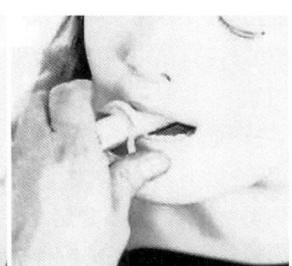

図 2-1-11　窒息時，および原因不明の無呼吸時の処置対応：指交差法による開口法
　　指交差法により開口し，開口器またはバイトブロックで開口を保持する

表 2-1-11 食物などによる窒息時，および原因不明の無呼吸時の処置対応

	食物・異物による窒息が明らかな場合の対応		食物・異物による窒息かわからない場合の無呼吸時の対応
1	背部叩打 4 回，同時に助けを呼ぶ	1	助けを呼ぶ，気道を確保し人工呼吸．不成功なら気道の確保のやり直し，人工呼吸
2	ハイムリック法 4 回	2	さらに不成功のとき背部叩打
3	口の中の食物・異物を取り出す	3	ハイムリック法 4 回
4	不成功なら，1～3 までを繰り返す	4	口の中の食物・異物の確認と取り出し
5	人工呼吸	5	人工呼吸
6	人工呼吸と心臓マッサージ	6	人工呼吸と心臓マッサージ

表 2-1-12 摂食・嚥下，呼吸に影響する薬剤

薬 剤	影 響
クロバザム（マイスタン）	0.2 mg/kg/日が開始量とされているが，この量で嚥下障害，喘鳴・呼吸状態悪化を生ずる場合あり．0.05 mg/kg から開始
クロナゼパム（リボトリールほか）	0.025 mg/kg/日が開始量とされているが，この量で嚥下障害，喘鳴・呼吸状態悪化を生ずる場合あり．0.01 mg/kg で開始
他のベンゾジアゼピン系薬剤	ニトラゼパム，ジアゼパム等も，要注意
バルプロ酸ナトリウム（デパケン，ハイセレニン）	独特の味への嫌悪が，水分食事摂取の拒否，低下を引き起こすことがある．胃への刺激による嘔吐が摂食意欲の低下を招くことがある（食欲増進・肥満をきたすケースもあり）
臭化カリウム，臭化ナトリウム	量により，嚥下障害，呼吸障害
ゾニサミド（エクセグラン）	食欲低下，発汗障害（熱中症）
フェノバルビタール（フェノバール）	量により呼吸抑制
テルネリンなどの筋緊張緩和剤	量により呼吸抑制，嚥下障害

一方，呼気性の呼吸困難では，突然の咳き込みや，呼気に強い喘鳴を伴ったり，呼気時間の延長などが認められ，下気道閉塞の可能性が高い．①気管・気管支痙攣（攣縮），②無気肺，③肺内シャント，などが考えられ，酸素吸入・気管支拡張剤吸入，気道分泌物の吸引や呼吸理学療法を併用する．

気道分泌物貯留があると，多くの場合，痰の喀出前に「ゼコゼコ」が悪化したり，痰が絡んだ咳，咳き込みがみられる．口腔内分泌物はぬぐい取り，奥のほうは気道吸引を実施する必要がある．吸入や抗アレルギー剤投与などが有効な場合がある．

その他，誤嚥の病態を考え，呼吸不全や肺炎の治療を勧める．

(4) 加齢による変化

進行性疾患でない脳性麻痺児においても，加齢につれて，咽頭が縦に長くなり，喉頭蓋谷や梨状窩が広がり滞留が増え，頚部の反り返りやねじれなどの緊張・変形が悪化する．さらに薬剤などの影響も加わり，学齢期のうちに嚥下機能が低下してきて，許容範囲を超えた誤嚥が生じ，早めの対応を迫られるケースが少なくない．このようなケースでは無理に経口摂取を継続することは危険であり，表 2-1-7 のような対応を考える．

(5) 薬剤の影響

薬剤の影響による嚥下障害悪化の可能性についても，十分な留意が必要である．表 2-1-12 に示した薬で，嚥下障害が悪化している例がしばしば認められる．抗てんかん薬，特にベンゾジアゼピン系薬剤の使用にあたっては，覚醒レベルだけでなく，筋緊張低下とともに嚥下障害に細心の注意を払うべきである．

(6) 気管切開

重症障害児者では，呼吸障害の改善を目的に気管切開術を施行することがある．さらに，気管と食道を分離する術式を選択することによって誤嚥

表 2-1-13　誤嚥防止術の術式模式図とその特徴の比較

	正常	単純気管切開術	声門閉鎖術	喉頭気管分離術	（＋気管食道吻合術）	喉頭全摘術
手術難易		易	やや難	難	中～難	中
手術侵襲		小	中	大	中～大	中～大
誤嚥防止		不可～可	可	良	優	優
経口摂取		難	可	可	可	可
発声		可	不可	不可	不可	不可
喉頭再建		易	難	難	難	不可

防止が可能となる．以下，項を改めて，気管切開の目的，術式，効果，問題点などについて述べる．

（北住映二，米山　明）

5．気管切開の目的と効果

1）気管切開の目的

気管切開の主な目的としては，呼吸障害の改善と誤嚥防止があげられる（表 2-1-13）．

（1）呼吸障害の改善

① 上気道閉塞の解除

障害児者では，低緊張と過緊張のいずれによっても舌根沈下，下顎の後退がみられ，上気道閉塞の原因となる．軽度の場合には，経鼻咽頭エアウェイを使用することで，閉塞部の気道を確保することが可能である．

しかし，披裂部が吸気時に喉頭に落ち込む喉頭軟化症による閉塞では，経鼻咽頭エアウェイの効果は乏しく，姿勢の工夫などで対処するしかない．

上気道閉塞症状が著明で，エアウェイの使用や姿勢の工夫で改善しない場合は，気管切開を考慮することとなる．

② 下気道の分泌物・誤嚥物の除去

障害児者では，呼吸筋の低緊張や過緊張による拘束性換気障害により，咳嗽が不十分となりやすい．このため，下気道分泌物などが除去しきれず，肺炎や無気肺を繰り返して慢性の呼吸不全に至ることがある．内科的には，マクロライド系抗生物質の少量投与や，去痰剤の内服・吸入，あるいは体位ドレナージや呼吸理学療法で分泌物の下気道から上気道への移動を促し，吸引器や In-Exsufflator（通称カフマシーン）を利用して除去する．

これらの方法によっても呼吸状態が改善しない場合には，気管切開術を施行して気管から直接分泌物を除去することが必要となる．嚥下障害のある場合には，誤嚥物も気管切開孔から除去することが可能となるが，気管切開の術式によっては，誤嚥がさらに悪化することがある．

（2）誤嚥防止

体位や食形態を工夫しても誤嚥性肺炎を繰り返す場合には，喉頭に侵入した誤嚥物が下気道に侵入しないように，声門を閉鎖したり，気管と食道を分離する気管切開術を検討する．

2）誤嚥に対する気管切開の術式とその特徴

誤嚥が重度で，姿勢や食形態の工夫にもかかわらず誤嚥性肺炎を繰り返す場合には，栄養摂取は非経口とし，経鼻カテーテルや胃瘻などを利用す

ることが多い．しかし，唾液の誤嚥が著明であったり，胃食道逆流による胃内容物の誤嚥性肺炎を繰り返す場合，また本人の楽しみとして経口摂取を継続したい場合には，下記にあげる外科的治療法を行うことがある．

外科的治療法には，喉頭機能を温存する方法と犠牲にする方法の2つがあるが，重度の障害児者では後者を選択せざるをえないことが多い．喉頭機能を犠牲にする方法にも，解剖学的に喉頭を温存する方法と犠牲にする方法（喉頭全摘術）がある．以下に，重度障害児者に多い喉頭機能を犠牲にする手術の特徴について述べる．

（1）喉頭を解剖学的に温存する方法
① 単純気管切開

気管と頸部皮膚に瘻孔を形成する術式である．誤嚥物を直接気管内から吸引・除去しやすくなる利点があり，カニューレやカニューレのカフを膨らますことにより下気道への誤嚥物の侵入をある程度は阻止できる．しかし，後に述べる理由から誤嚥自体は悪化する可能性があり，最終的に以下にあげる喉頭気管分離術や喉頭摘出術を施行しなければならない症例も多い．

② 単純気管切開＋声門閉鎖術

声門を縫合することにより，喉頭から気管への誤嚥物の侵入を阻止することが可能である．効果はあるが，短期間で縫合部が再開通して再手術が必要となる．下記の喉頭気管分離術や喉頭摘出術の前に行うこともある．

③ 喉頭気管分離術，喉頭気管分離術＋気管食道吻合術

1975年から行われた術式であるが，重度障害児者ではこの10年ほどで実施例が増加している．喉頭気管分離術は，第3〜4気管軟骨輪間で気管を切断し（喉頭気管分離），喉頭側気管断端を食道前壁にあけた小孔に端側吻合し食道通過路とし（気管食道吻合），肺側気管断端は頸部の皮膚に吻合し気管皮膚瘻とする術式である．喉頭側気管断端を盲端として縫合する方法では，底部に唾液や食塊が貯留し感染巣となる危険があるが，嚥下動作時に押し出され食道へ移動して問題ないことが多い．

この術式では，下記の喉頭全摘術とともに完全な誤嚥防止が可能となり，重度の嚥下障害があっても安全に摂食することができる．唾液の誤嚥がなくなるため吸引回数は著明に減少し，また，食物誤嚥や胃食道逆流がある場合の胃内容の逆流性誤嚥による肺炎もなくなるため，発熱や呼吸障害の頻度が低下し介護者の負担が減る．注意すべき点は，換気ルートが気切孔のみとなるため気切孔を塞いで窒息しないようにする点，唾液の誤嚥がないため下気道分泌物が術前よりも固くなりやすいので十分な加湿が必要となる点である．

理論的には喉頭を再建して発声をすることが可能であるが，重度障害児者で実際に行われることはない．しかし，気管食道吻合術が行われている障害者のなかで，胃からの排気で発声をすることが可能であった例もある．

（2）喉頭全摘術

誤嚥防止の最も確実な方法で，喉頭気管分離術よりも耳鼻咽喉科領域では手術手技が一般的であるが，生涯発声ができなくなるという点で他の術式が優先されることが多い．喉頭気管分離術の術後合併症で瘻孔を形成した場合には，喉頭全摘術に移行する．

3）気管切開による誤嚥の悪化と嚥下機能の低下

気管切開は，嚥下機能そのものを改善するわけではなく，誤嚥物の除去などの下気道の管理を容易にするだけである．単純気管切開術では誤嚥はむしろ悪化する可能性もあり，また，確実な誤嚥防止が可能である気管喉頭分離術や喉頭摘出術でも嚥下機能自体は低下することもある．理由として以下の4つがあげられる．

① 嚥下第Ⅱ期における喉頭挙上の阻害：気管切開孔周囲の瘢痕や挿入されている気管カニューレそのものにより，物理的に頸部軟部組織の中で喉頭の動きが妨げられてしまう．このため喉頭挙上のタイミングが遅れ，喉頭閉鎖も不十分となり誤嚥をきたしやすくする．

②喉頭閉鎖時に声門下圧が陽圧に保たれない：正常の嚥下では，声門下圧が陽圧に保たれているため誤嚥しにくい状態となっている．気管切開後は声門下圧を陽圧に保つことができず，誤嚥防止には不利となる．

③気管カニューレによる喉頭・気管の咳嗽反射閾値の上昇：喉頭・気管の知覚は正常ではきわめて鋭敏で，わずかな刺激でも激しい咳嗽反射が誘発され，気道から異物を除去できる．しかし，異物である気管カニューレが挿入されている場合，その周囲の知覚閾値が上昇し，咳嗽が起こりにくい状態となっている．

④気管カニューレによる食道の圧迫：カニューレ挿入の角度や過剰なカフ圧によって，気管膜様部を介して食道が圧迫され，通過障害をきたすことがある．

4）気管切開による合併症と福祉面での問題

①**肉芽形成**：吸引操作，あるいは気管カニューレやカニューレのカフなどの慢性的な刺激により気管壁が障害され，肉芽を形成することがある．肉芽は気道の閉塞や出血の原因となる．また，気管前壁の肉芽は場所によっては致死的な出血をきたす気管腕頭動脈瘻を形成することもあるので，定期的に内視鏡による検査を行う必要がある．肉芽が形成された場合は，適正な気管カニューレの選択，カニューレの固定法の検討，吸引操作の改善を行う．それでも改善しない場合には，ステロイド軟膏塗布による治療を実施する．

②**気管内出血**：気管壁が乾燥しやすく，充血し，吸引操作により出血をきたすことがある．加湿を十分に行い，吸引操作を見直すことが必要である．出血が続く場合は医師に連絡し，指示を仰ぐ．

③**気管腕頭動脈瘻**：腕頭動脈は，第6～7気管輪の部分で気管壁の前方を走行している．気管切開孔の直下でカニューレが直接腕頭動脈を圧迫したり，カニューレの先端やカフにより気管の圧迫壊死や肉芽形成が起こることで，腕頭動脈と気管に瘻孔が形成される．障害児者での報告では

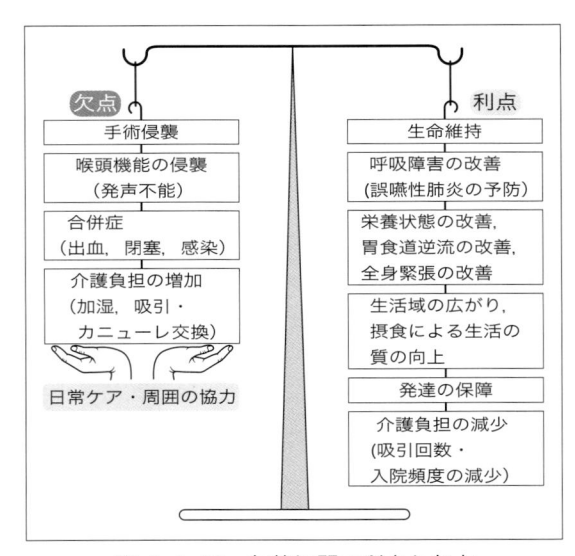

図 2-1-12 気管切開の利点と欠点
（舟橋満寿子ほか，1993[1]—一部改変）

1.3～8.8％の発生頻度であり，発症すると大出血に至り，致命率は高い．障害児者では，顎から頸部にかけての変形のために下位気管切開が行われたり，側弯や緊張のためカニューレが気管を圧迫することが多い．そのため，腕頭動脈瘻形成の危険性が高く，注意が必要である．

④**気管軟化症**：生理的な気道内陽圧が低下するために，気管切開前からある症状が悪化しやすい（詳しくは第2節「下気道狭窄」を参照）．

⑤**施設利用の難しさ，介護負担**：在宅障害児者の気管切開が増加しているが，一方で医療関係者，家族以外の吸引は認められていない現状では，通学や通所など社会参加の機会が制限される場合がある．また，入院による病院内での介護負担が大きいため一時保護利用の機会も少なくなることが多く，家族の介護負担が増加する場合もある．

5）気管切開選択にあたっての考慮点

以上にあげた気管切開術によりもたらされる効果，合併症などの特徴を理解し，障害児者とその家族の状況を十分に考慮したうえで，最も適した治療法を選択することが重要である（**図 2-1-12**）．

（長瀬美香）

第2節
呼吸障害

1. 呼吸器官の解剖と生理

1）呼吸器官の脳神経支配

　呼吸は，栄養摂取・排泄・睡眠と並んで人間が生きるために最低限必要な身体活動である．一般的に「呼吸」と呼ばれるのは外呼吸で，生体と外界とのガス交換を意味する．一方，内呼吸は栄養素を酸化することを意味する．呼吸（以下，外呼吸の意味で使用する）は，一般の人ではほとんど無意識に行われている．神経筋疾患を含む発達障害児者，特に重症児者では，種々の要因が複合してスムーズな呼吸が障害され，「換気」（呼吸運動によってガスが肺胞に達して酸素 O_2 が取り込まれ，体内での代謝により発生した二酸化炭素 CO_2 を排出すること）ができない．そのため，努力呼吸など多大なエネルギーを消費し，かつ呼吸器感染症罹患などさまざまな要因が重なり，日常生活活動の制限や低下を起こして，最悪の場合，生命も危ぶまれる事態に陥る．

　摂食・嚥下に関係する神経支配については第1章で述べたが，上気道を支える組織である口腔・咽頭・喉頭の筋活動を司っているのは，第Ⅴ，Ⅶ，Ⅸ，Ⅹ，Ⅺ，Ⅻの脳神経である．したがって，口の開閉，咀嚼・嚥下を司る筋肉の運動麻痺，協調運動障害，筋緊張の変化などは，嚥下障害とともに上気道の確保，閉塞にも大きく影響を及ぼしており，呼吸障害の病態を理解するうえでも重要である．頸部を支える筋も重要な働きをしており，特に重症児者では緊張性頸反射により頸部の過伸展，すなわち後屈が起こりやすく，嚥下活動を障害する．呼吸運動を司っているのもやはり脳幹部であり，上位の障害のほか，脳幹部の障害による呼吸障害も推定されている（図2-2-1）．

　下気道は，第Ⅶ頸椎レベルの高さから気管が始まり，第Ⅳ～Ⅴ胸椎で左右主気管支に分岐する．気管の前壁・両側壁は軟骨部と呼ばれるU字形のガラス様軟骨で補強されているが，後壁は軟骨がなく膜様部と呼ばれる．主気管支から肺葉気管支・区域気管支と分岐を繰り返し，次第に径が細くなって終末気管支となり，肺胞管（肺胞道）から最終的に肺胞嚢に至る．第1・第2呼吸細気管支からはガス交換（拡散）が行われる．

　気管支の内壁には線毛細胞と杯細胞，基底細胞などがある．気管支腺（粘液細胞，漿液細胞，筋上皮細胞）からは粘液や S-IgA などの防御物質が分泌される．通常，粘液産生は 10～100 ml/日で，その量は局所の刺激や炎症変化，迷走神経刺激により変動する（図2-2-2）．

　後述するように，気道はさまざまな要因で狭窄をきたし，呼吸障害を起こす．特に重症児者の呼吸障害は，一般と比較し気道閉塞による閉塞性換気障害が特徴的で，それに対する適切な対応により改善を期待できる疾患群がある．

第 2 節　呼吸障害　63

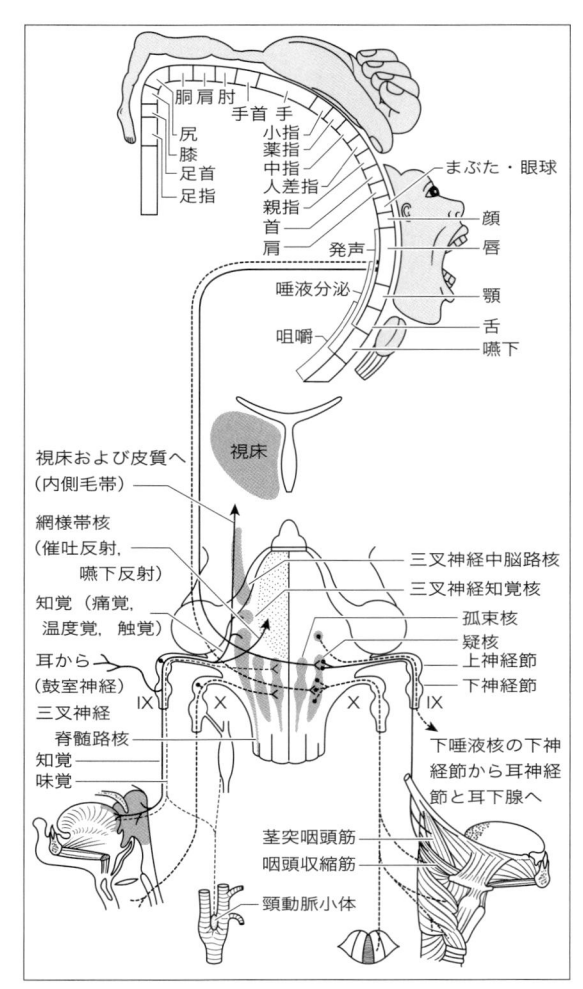

図 2-2-1　舌咽神経，迷走神経の中枢性連絡路の模式図

2）胸郭と呼吸運動

　胸郭は，骨性胸郭（胸椎，肋骨，胸骨，鎖骨）と，横隔膜や肋間筋，およびそれを取り巻く背筋群などの筋肉・軟部組織からなる．呼吸は，胸郭運動で発生する胸腔内圧の変動により肺が膨張，収縮することで営まれている．吸気（吸息）は肺の膨張によるガスの吸引で，ドーム状の横隔膜の収縮による平坦化が最大の吸気圧を生み出し，外肋間筋・斜角筋による胸郭の挙上・拡張により行われる．呼気（呼息）は肺の縮小によるガスの排出で，胸郭自体の重力と弾性，内肋間筋の収縮，腹壁の筋群の活動による横隔膜の挙上とそれに伴う胸郭の縮小により行われる（図 2-2-3）．

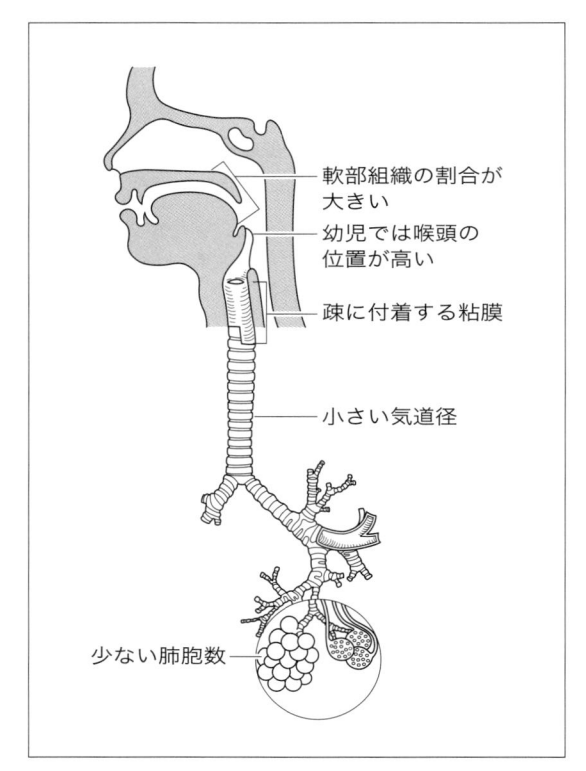

気道の断面

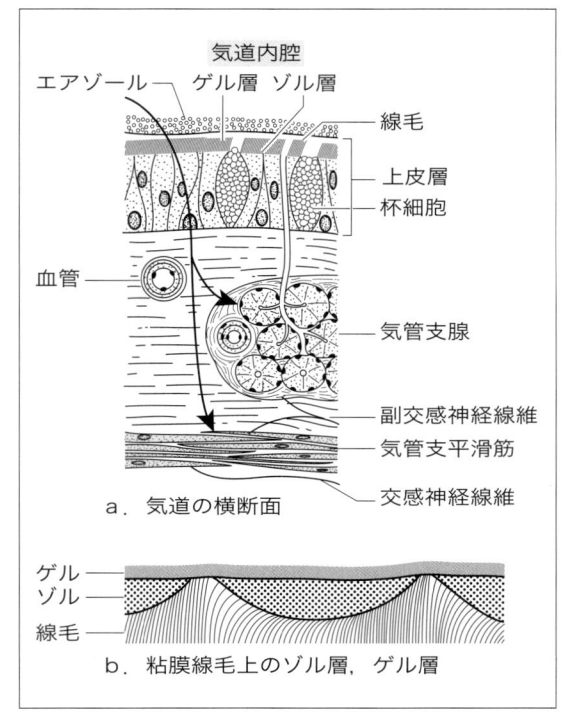

気道の形態

図 2-2-2　呼吸器官の解剖と生理（芳賀敏彦，1987[34]）および吉利　和，1987[33]）

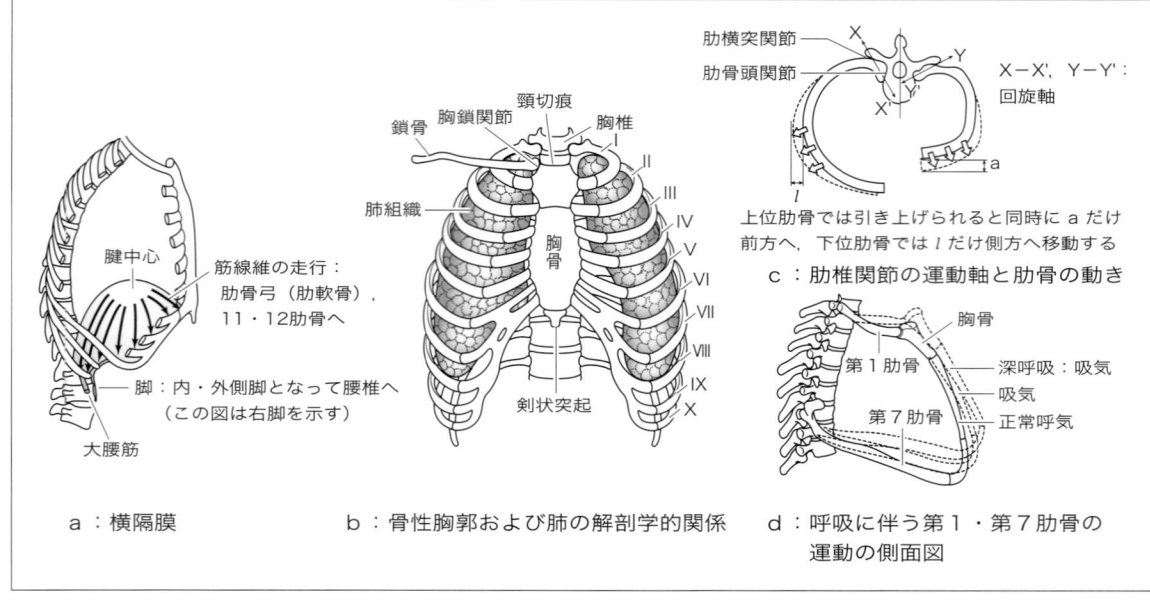

図 2-2-3 横隔膜と骨性胸郭の模式図と，呼吸に伴う胸郭の変化（森於菟，1969[24]，および Kapandji IA, 1986[25]）

3）吸入空気と気道の浄化

吸入された空気中に含まれる汚染物質の小粒子や，誤嚥された物質の多くは，鼻腔・喉頭腔・気管・気管支腔の粘膜に付着する．付着した誤嚥された物質は，気管支でマクロファージによる貪食作用を受けるか，線毛上皮により気管側に戻される．線毛上皮は，1分間に1,500回の運動により，13.5 mm/分の速度，気管では20〜30 mmHgの圧力でそれらを口側に移動させる．これを"muco-ciliary elevator"と呼ぶ（図2-2-2）．

気管から咽頭まで排出された粘液すなわち痰は，通常咳嗽で咽頭から口腔に喀出されるか，嚥下され胃腸内へ送られ処理されることで，呼吸器機能が維持される．しかし，嚥下障害や誤嚥があると誤嚥量に気道の浄化作用が追いつかず，防御機構が破綻し，誤嚥性肺炎や無気肺を起こす．また，気管支炎などにより気管支腺が増加して分泌物が増加する一方，線毛活動は低下し浄化能が落ちて呼吸障害の悪化を招く．

4）呼吸の調節

呼吸運動は呼吸筋によって駆動されるが，呼吸筋は，頸髄：C3〜7，胸髄：T1〜7の神経支配を受けている．それらの運動は，延髄背側に位置する呼吸中枢により制御されている．吸気と呼気では，それぞれ支配する運動ニューロン領域が異なっている．呼吸の調節は主に不随意に行われるが，大脳など高位中枢からも調節される．呼吸調節に関与する主な器官は，肺伸展受容器（肺拡張で吸気抑制），延髄化学受容器（pH：CO_2上昇でpH低下→呼吸増加），動脈弓・総頸動脈分岐部末梢性化学受容器（PO_2低下→呼吸増加）などである．その他，身体活動に伴う骨格筋の運動（伸張受容器）によっても呼吸は促進される．

高位中枢の影響として，精神的興奮（不安，痛み，くしゃみ，咳，あくび，嚥下，発声など：呼吸は促進・緩徐化・停止・速度の変化などの調節），血圧変化（低下で呼吸促進），体温（上昇・低下両方で促進），ホルモンなどが関与する（図2-2-1）．

2. 重度重複障害児者の呼吸障害と全身状態のかかわり

重症心身障害児者の呼吸障害の病態特徴とし

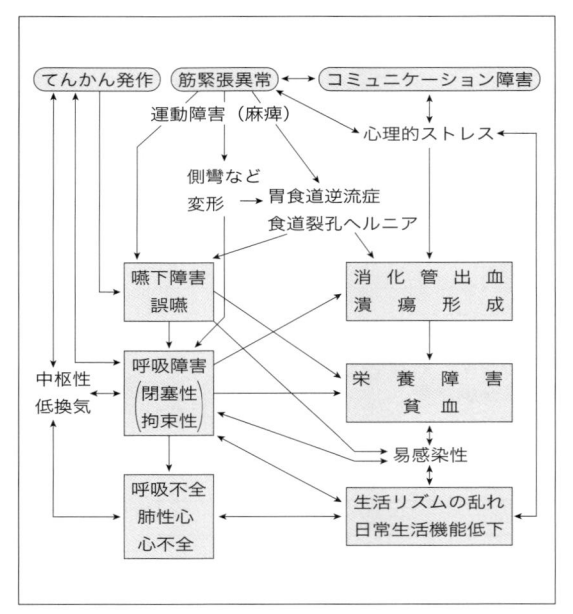

図 2-2-4　重度障害の随伴症状とその相互関係（舟橋満寿子，1998[10]一部改変）

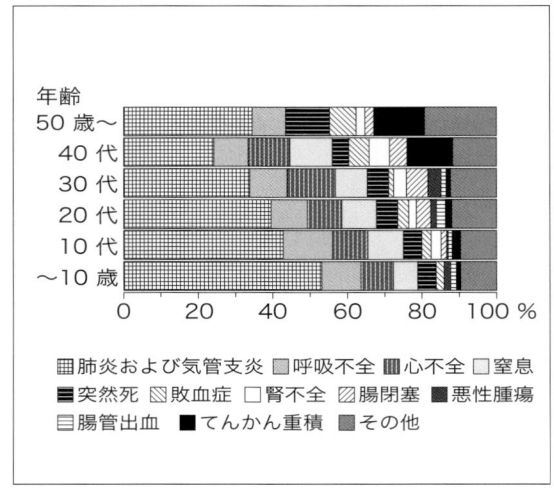

図 2-2-5　重症心身障害児者における，年齢層別にみた死亡主原因の割合（折口美弘ほか，2002[46]）

て，舌根沈下などの上気道狭窄，喉頭・気管・気管支軟化症，超早期から発生する側彎，胸郭変形による拘束性換気障害，下側肺障害の併発などがあげられる．また，関連障害として，嚥下障害から起こる誤嚥と誤嚥性肺炎，胃食道逆流症などがあり，それらが複合して呼吸障害を引き起こし，感染などを契機に悪循環に陥り呼吸障害の悪化をもたらす（図 2-2-4）．

治療においては，対策にとどまらず障害特徴の年齢的変化を見据えた予防的対応が必要であり，これを「呼吸リハビリテーション」（以下，呼吸リハ）と呼ぶ．呼吸リハは，重症心身障害児者の呼吸障害の悪化予防，健康維持，QOL の拡大につながる．上気道閉塞の治療，胸郭呼吸運動障害の治療等々，おのおのの呼吸障害の病態に合わせた治療が大切である．呼吸リハのなかでも，全年齢を通じ特に重要なのは全身姿勢管理（positioning）で，姿勢管理は日ごろからできる，早期から取り組むべき対応である．狭義の呼吸理学療法においては，従来の呼吸療法に加えて，陽圧補助換気を組み合わせたアプローチも一定の効果が期待できる．これらの呼吸リハは，理学療法士（PT）のみ

ならず看護スタッフ，指導員スタッフにも行え，また家族が家庭で行うことも可能である．

重症児者の呼吸障害は，一次障害としての脳障害だけでなく，二次障害によっても引き起こされる．呼吸障害は嚥下障害，胃食道逆流症と密接に関連しており，それらの機能障害がお互いに影響し合って悪循環に陥り，呼吸障害の悪化から日常生活活動機能を低下させる．最悪の場合，呼吸不全など生命を左右する事態も起こりうる．

重症児者の死亡原因は，呼吸器疾患が 5〜7 割を占めるといわれている．平元らの報告[37]によれば，呼吸障害の重症度を反映した障害の重症度分類の一つである「重症度スコア」で「超重症児者」および「準超重症児者」に分類される重症児者の年間死亡率は，公法人立重症児者施設で 5.0％，国立療養所重症児者病棟で 7.1％と高い．そして，その死亡原因は，肺炎・気管支炎，呼吸不全，肺・気管出血，窒息など，呼吸器疾患が 6 割を占めている．

年齢別にみても，呼吸器感染症，呼吸不全による死亡の割合が 10 歳未満：63％，10〜20 歳：58％，20〜30 歳：50％，30〜40 歳：45％，40〜50 歳：35％，50 歳以上：47％と各年齢層において非常に高く，死亡原因の首位を占めていた[46]（図 2-2-5）．

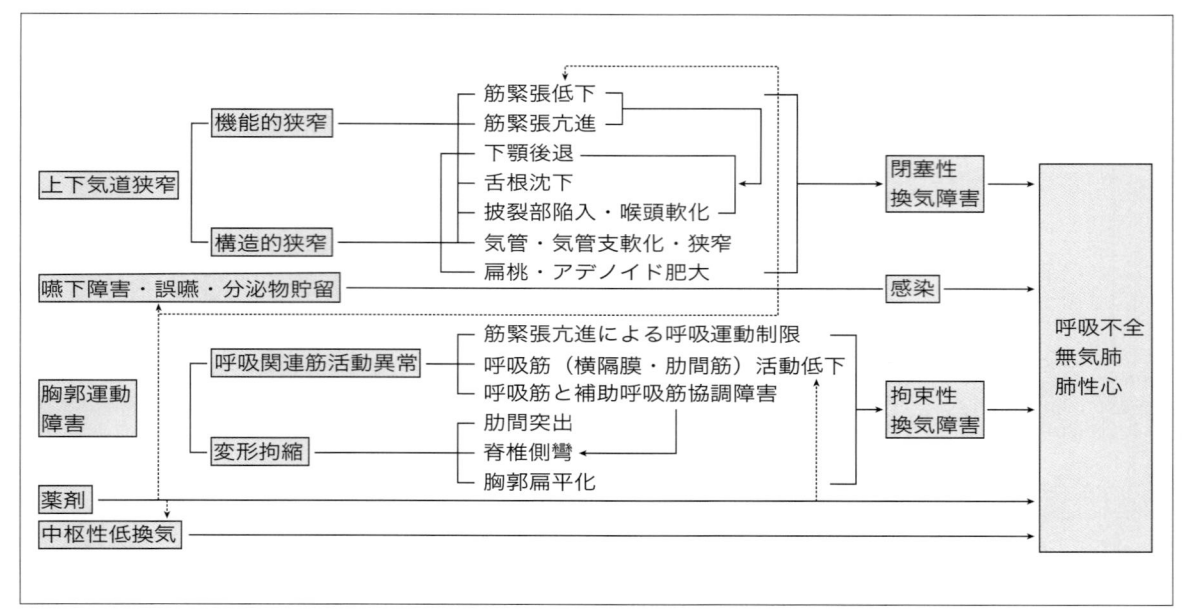

図 2-2-6　重度脳性麻痺児の呼吸障害の諸要因（北住映二，1999[13]―部改変）

3. 呼吸障害の病態と診断およびその治療と対応

　発達障害児者には，乳幼児期発症の頸髄損傷，脊髄性進行性筋萎縮症（Werdnig-Hoffmann 病，SMA1 型，2 型）などの脊髄疾患や，筋疾患（Duchenne 型筋ジストロフィーや先天性ミオパチーなど）も含まれるが，紙面の都合上，脳障害によって起こる呼吸・嚥下障害を中心に述べる．なお，福山型筋ジストロフィーは重複障害を有しているので後述する．

　発達障害児者の呼吸障害の治療と対応・予防のためには，その原因を正確に診断することが必須である．嚥下障害のあるケースの多くが，呼吸障害を併発する．呼吸器官でもあり摂食・嚥下器官でもある口腔・咽頭・喉頭部の閉塞（狭窄），すなわち上気道の閉塞（狭窄）は，呼吸と嚥下の障害に相互に関係しており，特に重要である．

　呼吸障害は，嚥下障害と同様，脳の一次障害としての筋緊張異常（亢進・低下），筋力低下・呼吸運動活動低下または麻痺，呼吸中枢の異常などに起因するが，薬剤の影響にも注意しなければならない．その原因は，①中枢性呼吸障害，②嚥下障害・誤嚥と分泌物貯溜，③薬剤による呼吸障害，④鼻・口から肺の肺胞へ到達するまでの気道の狭窄や閉塞（閉塞性換気障害），および⑤胸郭の呼吸運動障害や変形などの問題から起こる拘束性換気障害，の 5 つに大きく分類される（図 2-2-6）．

　以下，呼吸障害の病態と診断およびその治療，対応について，主に④，⑤を中心に述べる．

1）中枢性呼吸障害

　脳障害から発生する無呼吸は，主に延髄の呼吸中枢の障害によって引き起こされる．呼吸中枢の障害には，オンディーヌの呪い，てんかん発作による無呼吸（発作時脳波（EEG）検査により診断），二分脊椎で合併しやすいアーノルドキアリ奇形や水頭症による無呼吸（MRI 検査または CT スキャンにより診断）などがある．

　中枢性の無呼吸をポリグラフで測定すると，胸腹部の呼吸運動はすべて停止し，鼻口の気流はない．無呼吸が続くと低酸素症を起こし，二次性の低酸素性脳症を発症する危険があるので，重症例では補助換気（人工呼吸）を一過性または継続的に必要とする．なお，慢性低酸素状態のケースに

急に酸素投与を行うと，O_2上昇により呼吸抑制のフィードバックがかかる危険性がある．高炭酸血症をきたしてCO_2ナルコーシスを起こすことがあるので，CO_2モニターをするなどして注意深く観察する．

2）嚥下障害・誤嚥と分泌物貯溜

嚥下障害により唾液が口腔内に貯留すると，それを誤嚥することで，肺炎・気管支炎などの気道感染を引き起こす．呼吸苦から努力呼吸が起こり，胃食道逆流症のリスクを高める．また，いわゆる肺の浄化力の低下を招いて，呼吸障害と嚥下障害の悪循環に陥る．

3）薬剤による呼吸障害

重症児では難治てんかん，筋緊張亢進や睡眠障害を合併しやすい．それに対し，抗てんかん薬，抗緊張薬，睡眠薬として，ベンゾジアゼピン系薬剤が広く使用されている．ベンゾジアゼピン系薬剤は，気道分泌物亢進，嚥下障害の増悪による唾液誤嚥・筋緊張抑制に伴う舌根沈下などにより上気道・下気道閉塞性換気障害を引き起こすとともに，使用量が多いと中枢性呼吸抑制を起こすので，使用開始時と増量時には細心の注意が必要である．特に，アーノルドキアリ奇形などのある脳障害児においては，ジアゼパムの通常使用量（てんかん発作時，ダイアップ座薬 0.3〜0.5 mg/kg）でも呼吸抑制がくることがあり注意が必要である（表 2-1-12 参照）．

4）閉塞性換気障害

重症児者の呼吸障害の多くは，上気道の構造的・機能的狭窄が関与しており，その一部は，気管・気管支などの下気道狭窄が要因となっている．気道閉塞性換気障害の症状は，局所の症状から全身に及ぶ．

5）拘束性換気障害

重症児者においては，図 2-2-6 で示したように，脳一次障害からくる呼吸筋活動の減弱と協調運動の異常が，胸郭運動の障害と胸郭運動効率の低下，および胸郭変形による胸腔の容量減少を引き起こし，拘束性換気障害を発症する．また，従隔の変形は胸郭内部で気管・気管支の構造的・機能的気道狭窄，軟化症の要因ともなる．その結果，呼吸器感染症罹患時は，呼吸すなわち換気が十分できないことに加えて，痰などの分泌物喀出困難のため容易に無気肺を形成したり，換気血流比不均衡分布による低酸素状態などを併発し，感染は重症化，長期化しやすくなる．

以下に，気道閉塞性換気障害および拘束性換気障害の症状と診断および治療について述べる．

4．気道閉塞性換気障害，拘束性換気障害の症状と診断

1）呼吸状態
（1）喘鳴といびき

喘鳴（wheezing）は本来聴診器を通して聞こえる「乾性ラ音」で，狭い気管を通る空気によってつくられる口笛のような高い音と定義されている．主に呼気時に聴取できる「ヒューヒュー」「ゼーゼー」という気管・気管支の狭窄音で，実際には，痰や唾液，食物残渣が気管・喉頭・咽頭などに溜まっている場合，「ゼロゼロ」「ゼコゼコ」という音が，また上気道（中・下咽頭）の狭窄では「グーグー」「ガーガー」「ゴーゴー」などの音が吸気時に聞こえ，咽頭喘鳴と呼ばれる．上咽頭（鼻咽頭）では「ガーガー」といういびきとなって，主に吸気時に，ときに呼気時に聴取でき，それらも喘鳴（stridor）と呼ぶことが多い．ただし，いびきを含めて上気道の喘鳴があると，下気道の喘鳴はあっても鑑別は困難なことがあるので，注意を要する．なお，健常児でもいびきは幼児から学童低学年までは 10％程度にみられるが，通常 9 歳以後は減少する（表 2-2-1）．

気管・気管支の狭窄音としての呼気性喘鳴は，一般的には気管支喘息発作時や気管支炎で聴取されるが，筋緊張の変動のある脳性麻痺（例：アテトーゼ型脳性麻痺児者）の場合，誤嚥・アレルギー

表 2-2-1　重症心身障害児者の気道狭窄とその症状および経鼻咽頭エアウェイの有効性

狭窄部位	原因・病態	症状（喘鳴・陥没呼吸など）				経鼻咽頭エアウェイ (N-A) の有効性
		覚醒時	睡眠時	吸気時	呼気時	
上咽頭（鼻咽頭）	アデノイド肥大	−〜+ <	+〜++	+〜++ <	−〜+	++
	鼻炎・鼻甲介肥大ほか	−〜+ <	+〜++	+〜++ >	−〜+	++
中咽頭	扁桃肥大	−〜+ <	+〜++	+〜++ >	−〜+	+〜++
	舌根沈下	−〜+ <	+〜++	+〜++ >	−〜+	+〜++
	下顎・舌根後退	（筋緊張亢進時）		+〜++	−〜+	±〜++
	頸部過伸展	（筋緊張亢進時）		+〜++	−〜+	−〜+
下咽頭・喉頭部	頸部過伸展	（筋緊張亢進時）		+〜++	−〜+	−
	披裂部前下垂	+〜++ >	−〜+	+〜++	−〜+	−
	喉頭軟化	+〜++ >	−〜+	+〜++ >	−〜+	−
	喉頭浮腫	+	+	+	+	−
気管・気管支	気管・気管支軟化症	（筋緊張亢進時に↑）		+ <	+〜++	−
	気管・気管支狭窄	+	+	+	+	−

（北住映二, 2003[47] 一部改変）

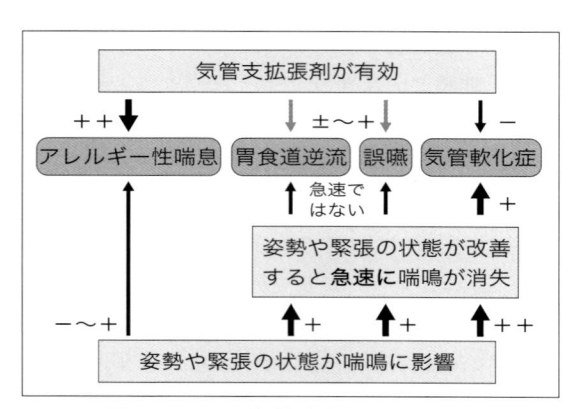

図 2-2-7　呼気性喘鳴の原因の鑑別

反応などによって誘発された気管支喘息状態と同症状であるにもかかわらず，気管支拡張剤が無効の例が少なくない．これらのケースでは，気管・気管支軟化があり，呼気時に胸腔内圧に気管壁が押しつぶされ狭窄して喘鳴が起こっており，治療は鎮静が有効である．長瀬は，その喘鳴の鑑別を図2-2-7のようにまとめている．

（2）無呼吸

気道狭窄が強まると，結果的に気道は閉塞する．そのため，喘鳴・いびきは消失し，無呼吸となる．上述したように，中枢性無呼吸では呼吸活動は停止するが，閉塞性換気障害では呼吸筋は活動しており，この，胸郭・腹部運動がみられるにもかかわらず鼻腔・口腔での気流を認めない場合を無呼吸と呼ぶ．なお，一般に無呼吸は，10秒以上の呼吸停止と定義されている．

睡眠時無呼吸症候群（SAS：sleep apnea syndrome）の診断基準は，①一晩（7時間）の睡眠中に10秒以上の無呼吸が30回以上起こる，または，②睡眠1時間あたりの無呼吸数や低呼吸数が5回以上起こる，とされている．図2-2-8は，舌根沈下による閉塞性無呼吸患者の，経鼻咽頭エアウェイ挿入後の呼吸の改善を表したポリグラフである．

（3）陥没呼吸

陥没呼吸は，吸気時に胸腔内が陰圧になってガスが吸入されるが，気道閉塞で空気が入らないために胸郭の柔らかい部分が引かれ，胸骨上部，鎖骨上窩，剣状突起下，肋骨弓直上部などに陥没を生じる呼吸の異常である．下顎の前推・挙上で閉塞呼吸が改善するようであれば，中咽頭レベルの気道狭窄と診断される．

（4）鼻翼呼吸

鼻翼呼吸は，上気道閉塞など呼吸困難時，反射により吸気時に鼻孔を拡大させる．

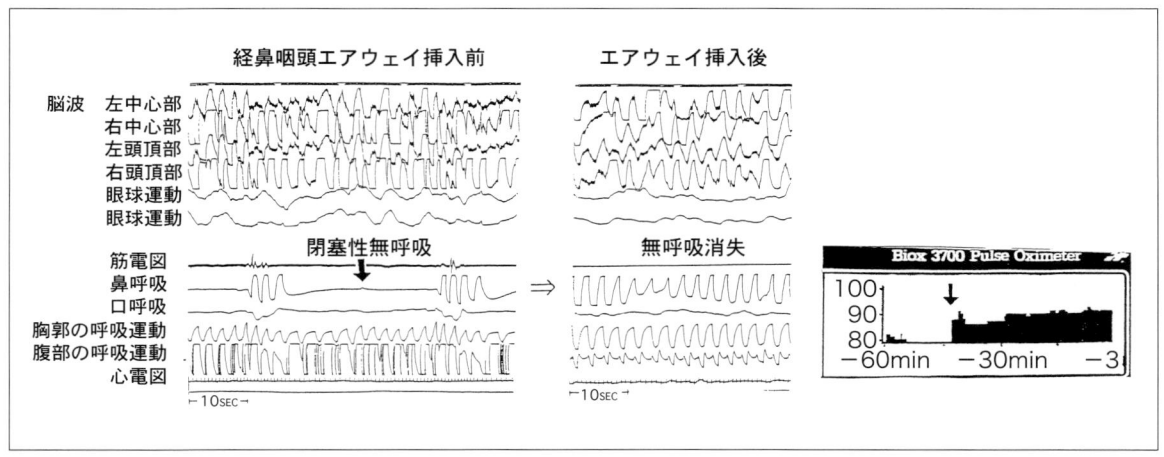

図 2-2-8 睡眠時無呼吸の経鼻咽頭エアウェイによる改善
舌根沈下による閉塞性無呼吸患者の，経鼻咽頭エアウェイ挿入前後のポリグラフで，挿入後の呼吸の改善が認められる

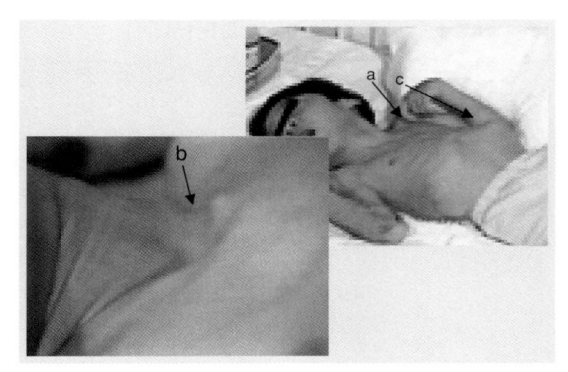

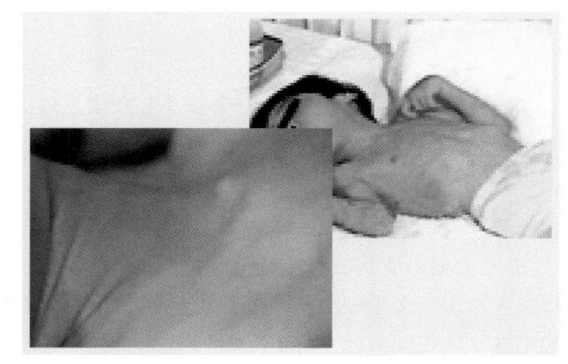

図 2-2-9 陥没呼吸とシーソー呼吸
左：吸気時．胸骨上が陥没し，胸郭上部は陥凹して（a），下部（横隔膜付着部）は拡張し盛り上がっている（flaring）（b，c）．右：呼気時．陥没した胸骨上部・胸郭は平坦となっている（北住映二ほか，1999[30]）

（5）奇異呼吸・逆呼吸（シーソー呼吸）

通常は，呼吸によって横隔膜は下方へ押し下げられてドームを広げ，胸郭と腹部は同時に拡張する．ところが気道閉塞があると，横隔膜は押し下げられて腹部は膨満するが胸郭内は陰圧のためその柔らかい部分が陥没し，奇異呼吸となる（図2-2-9）．それによって，加齢とともに側彎ならびに胸郭の扁平化と変形が顕著となる（図2-2-10）．

2）全身状態

呼吸障害から派生する全身状態の変化として，次のような点があげられる．

① 夜間顔色不良（チアノーゼや蒼白）があり，SpO_2（動脈血酸素飽和度）モニターでは，その数値が低下する．慢性の低酸素状態では，次第に，上述したようなさまざまな合併症を引き起こす．すなわち，低酸素での脳へのフィードバックが働き，努力呼吸が行われる．それが強い場合には，睡眠中の突然の啼泣となる場合もある．低酸素が続くと突然死の危険もある．一般には SpO_2 の低下では心拍数は上昇するが，低酸素と同期して心拍数が減少するようであれば，より厳重な注意と早急な治療が必要である．胸部X線所見では心胸郭比（CTR）が拡大するが，気管切開などで気道が

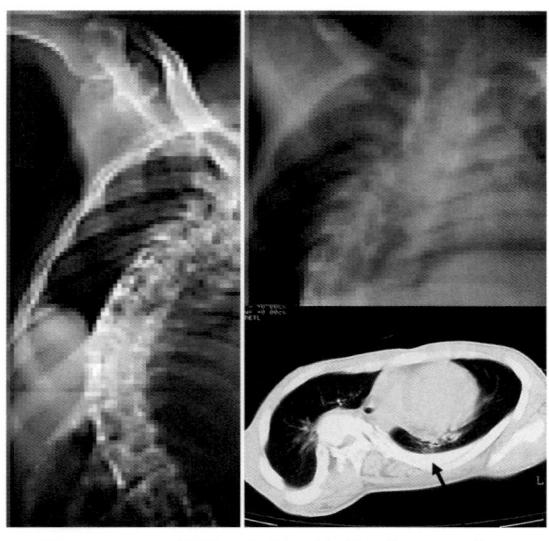

図 2-2-10 側彎．胸部 X 線写真像と CT 像との比較
胸部 X 線写真では心陰影後方陰影異常は判断困難

確保できると改善する．
　② 胃食道逆流症は，表 2-1-3 に示したように，上気道閉塞が誘因となって引き起こされ，それに誤嚥が重なって呼吸障害の悪化の悪循環となるケースが多い．
　③ その他の症状として，呼吸障害が重篤であれば多大なエネルギー消費が起こり，体重減少や増加不良，熟睡困難による不機嫌，筋緊張亢進，日中の入眠，睡眠リズムの乱れ，易感染などが起こり，悪循環となり ADL 低下につながることがある．

3）呼吸障害の診断と評価

　村山は，呼吸リハビリテーションにおいて，呼吸障害重症度と予後の指標で注目している項目を施設へアンケート調査した．その結果，病歴では肺炎などの呼吸器感染の頻度，吸引回数（咽頭・気管内），気道分泌物の性状，発熱回数，体重変化，睡眠，食欲などが，全身状態の変化として，表情，筋緊張，発声などがあげられた．一方，呼吸循環器系所見として，喘鳴の有無，陥没呼吸の有無と程度，呼吸パターン，胸郭の形，呼吸の深さ，胸郭の可動性，呼吸音・数などが重要との回答を得ている[103]（表 2-2-2～2-2-5）．

表 2-2-2　病歴・問診項目

	肢体不自由児施設 (n＝38)	重症心身障害児者施設 (n＝100)
＞80%	肺炎・気道感染 吸引回数 気道分泌物性状 発熱	肺炎・気道感染 吸引回数 気道分泌物性状
50～80%	口腔内分泌物性状 吸引量 体重変化 睡眠	発熱・低体温 吸引量
30～50%	経口摂取量 嘔吐 食欲 消化管出血	経口摂取量 睡眠 食欲
＜30%	低体温	嘔吐

（米山　明，村山恵子ほか，2003[103]）

表 2-2-3　全身所見

	肢体不自由児施設 (n＝38)	重症心身障害児者施設 (n＝100)
＞80%	全身筋緊張 表情	全身筋緊張 表情
50～80%	発声 筋緊張分布の変化	
30～50%		発声

（米山　明，村山恵子ほか，2003[103]）

　呼吸障害の診断およびその評価にあたっては，呼吸器感染の既往を中心とした問診，理学所見（視触診・聴打診），心拍数，呼吸数，SpO_2，カプノメータによる呼気終末炭酸ガス濃度（$EtPCO_2$），経皮的炭酸ガス分圧（$TcPCO_2$），ハロースケールによる一回換気量（TV），肺 CT，胸部単純 X 線写真，気道透視，内視鏡検査などを組み合わせる．詳細は第 3 節で述べる．

4）閉塞性換気障害の治療および対策

　閉塞性換気障害の治療と対策を表 2-2-6 にまとめた．また，拘束性換気障害の治療および対策を表 2-2-7 にまとめた．以下，気道狭窄部位別に症状・診断・治療を述べる．
　（1）上咽頭（鼻咽頭）狭窄
　上咽頭狭窄は，嚥下にも影響する．症状は，い

表 2-2-4　呼吸循環器系所見

	肢体不自由児施設 (n=38)	重症心身障害児者施設 (n=100)
>80%	喘鳴の有無 陥没呼吸の有無 呼吸パターン 胸郭可動性 呼吸の深さ 胸郭の形	喘鳴の有無 陥没呼吸の有無 呼吸数 呼吸音 呼吸の深さ 胸郭の形 心拍数 呼吸パターン
50〜80%	呼吸音 呼吸数 喘鳴が呼気性か吸気性か 喘鳴聴取部位 喘鳴の性状 陥没呼吸の程度	

（米山　明, 村山恵子ほか, 2003[103]）

表 2-2-5　各検査が実施可能な施設の割合（％）

	肢体不自由児施設（n=18）	重症心身障害児者施設（n=100）
胸部X線写真	100	91
SpO_2	100	92
心拍モニター	72	72
ガス分析	56	57
気道透視	44	23
CT	33	43
Fiberscope	28	37
スパイロメータ	28	19
ピークフローメータ	28	12
$EtCO_2$	17	26
MRI	11	14
$TcPCO_2$	11	14
ハロースケール	11	7
アプネアモニター	6	1

（米山　明, 村山恵子ほか, 2003[103]）

表 2-2-6　閉塞性換気障害の治療・対策

構造的狭窄	鼻腔狭窄	
	アデノイド肥大	扁桃・アデノイド摘出術
	扁桃肥大	経鼻咽頭エアウェイ（N-A）
		下顎・頸部の姿勢管理
機能的狭窄	舌根沈下・後退	直接的介助による下顎の前推
	下顎後退	器具による下顎保持（下顎保持枕・ネックカラー）
	頸部後屈・過伸展→咽頭・喉頭狭窄	全身的姿勢管理：側臥位, 腹臥位, 前傾座位, 筋緊張緩和（姿勢管理・理学療法・薬物治療）
	喉頭軟化・披裂部陥入	陽圧呼吸補助換気（マスクによるCPAP, IPPV）
	気管狭窄・気管軟化症	気管切開：食道気管分離術も考慮

（北住映二, 2003[47]）

表 2-2-7　拘束性換気障害の治療・対策

1	下顎・頸部の姿勢管理・気道の確保：直接的介助による下顎の前推, 器具による下顎保持
2	全身的姿勢管理（positioning）：側臥位, 腹臥位, 前傾座位
3	筋緊張緩和（姿勢管理・薬物治療）
4	呼吸理学療法：換気介助・胸郭関節可動域訓練
5	非侵襲的呼吸器治療（NIPPV）：マスクによるCPAP, IPPV
6	マスクによる陽圧呼吸補助換気：In-Exsufflator（カフマシン）, 蘇生バッグ＋マスク
7	その他：誤嚥への合理的対応（経管栄養の併用・移行など）, 胃食道逆流症（GERD）への対応など

（北住映二, 2003[47]一部改変）

びきの聴取で, 図 2-2-11 に示すように下顎を前推することによって, 中〜下咽頭の一部までの狭窄の場合は症状が改善するが, 上咽頭狭窄では改善しないのが特徴である. また, 鼻炎であれば鼻汁, 鼻糞による鼻閉などの所見, もしくは内視鏡, X線写真, CT/MRI などの耳鼻科的診察により診断されるが, 頸部の後屈過伸展の場合, 鼻咽頭を狭窄しあたかもアデノイド肥大様に X 線写真で観察される場合があるので, 注意が必要である. 鼻炎（アレルギー性鼻炎を含む）・副鼻腔炎による鼻甲介腫脹, 鼻汁による閉塞に対しては, 消炎・去痰・抗アレルギー剤投与（内服・吸入・点鼻）などの耳鼻科的治療が有効である.

アデノイド肥大に対しては, 気道閉塞による無呼吸と SpO_2 の低下があればアデノイド摘出術を施行する. 無呼吸は, 夜間無呼吸発作の基準（68頁）に従って診断する. アデノイド肥大が重症でない場合, 他の気道狭窄原因を合併している場合が少なくないので, 注意していく. 経鼻咽頭エア

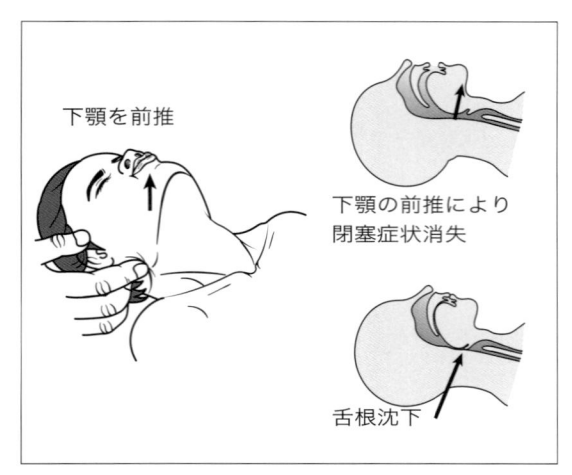

図 2-2-11 上気道閉塞（下顎後退・舌根沈下）の簡便な臨床診断法

ウェイは一時的・応急的には有効だが，挿入時アデノイドを損傷，出血させる可能性があるので注意が必要である．

その他の原因として，鼻中隔彎曲・腫瘍など耳鼻科疾患がある．

（2）中咽頭狭窄

原因として，扁桃肥大，下顎後退，舌根の後退・沈下などがあげられる．

扁桃肥大は，生理的には5～7歳が肥大のピークでその後は縮小化するが，肥大による無呼吸が生じるので，ポリソムノグラフで重症度判定を行うことが望ましい．無呼吸が著しい場合，あるいは扁桃炎による発熱が頻回の場合（慢性扁桃炎）には，耳鼻科と相談し摘出術を考える．ただし，他の気道狭窄要因を合併している場合が少なくないので，その診断と適応については注意を要する．

筋緊張異常による下顎の後退や舌根の後退・沈下も，中咽頭部での狭窄を引き起こす．重症児者の上気道閉塞の原因として最も高頻度に認められるが，前述のように，下顎を前推することによって上気道閉塞症状が改善すれば，中～下咽頭の一部までの狭窄と考えてよい（図2-2-11）．

表2-2-1で示すように，脳性麻痺でも筋緊張状態の強弱によってその症状である喘鳴の出現が異なる．

痙性麻痺では，覚醒中筋緊張が亢進していることが多く，その場合，頸部は伸展位をとることが多い．また胸鎖乳突筋や項部の筋群の緊張が優位となり，結果的に下顎は後方に牽引され，下顎の後退や舌根沈下が起こる．一方，睡眠中は，筋緊張亢進が軽減して狭窄症状が改善され，喘鳴やいびき様喘鳴，努力呼吸などが改善する．

筋緊張の変動する不随意運動型（アテトーゼ型）では，日中の覚醒状態では筋緊張は異常に亢進し，痙性麻痺同様に中咽頭狭窄を起こす．また筋緊張の強い亢進に伴い，頸部のねじれ（回旋）が加わり，上気道閉塞症状の悪化や姿勢保持困難が増す．一方，夜間睡眠時は逆に筋緊張が低下し，舌根の緊張・保持が困難となり，仰臥位だとやはり舌根が沈下して気道閉塞を起こす．閉塞の重症度により，咽頭喘鳴，胸骨上部陥没呼吸，奇異呼吸などとともに，全身状態として，顔色不良，蒼白・チアノーゼ，体重増加不良などさまざまな症状が出現する．

低緊張（無緊張）型では，仰臥位では舌根の保持が困難で，舌根は容易に沈下し気道閉塞を起こす．症状はアテトーゼ型と同様である．

狭窄への対策は，次のとおりである．

① 手の介助や器具による下顎，頸部の保持・姿勢管理

図2-2-11のように，下顎を前に出して上気道を広げるように，介助者が手でコントロールする．脳性麻痺では，通常の気道確保の方法である頭部後屈と頸部の強い伸展を引き起こし逆効果のことも多い．むしろ，後頸部の緊張と過伸展を抑えることが必要な例が多く，これに下顎の前への突き出しや，軽い前屈を加えることが有効である．

テクラフレクスという，自由自在に形を変えられ固定できるスポンジカバーのアルミの棒（マスセット社より造形遊具として販売されている）を頸の周りに環状にセットし，これにタオルなどを巻き付けたものが，舌根沈下防止のための下顎保持や頸部の後屈の抑制にきわめて有用である．猫の手型の「顎のせ枕」，頸椎症用のネックカラー（正確な採寸が必要な場合もある），サーモスプリントで作った顎ソケットを帽子からバンドで吊り

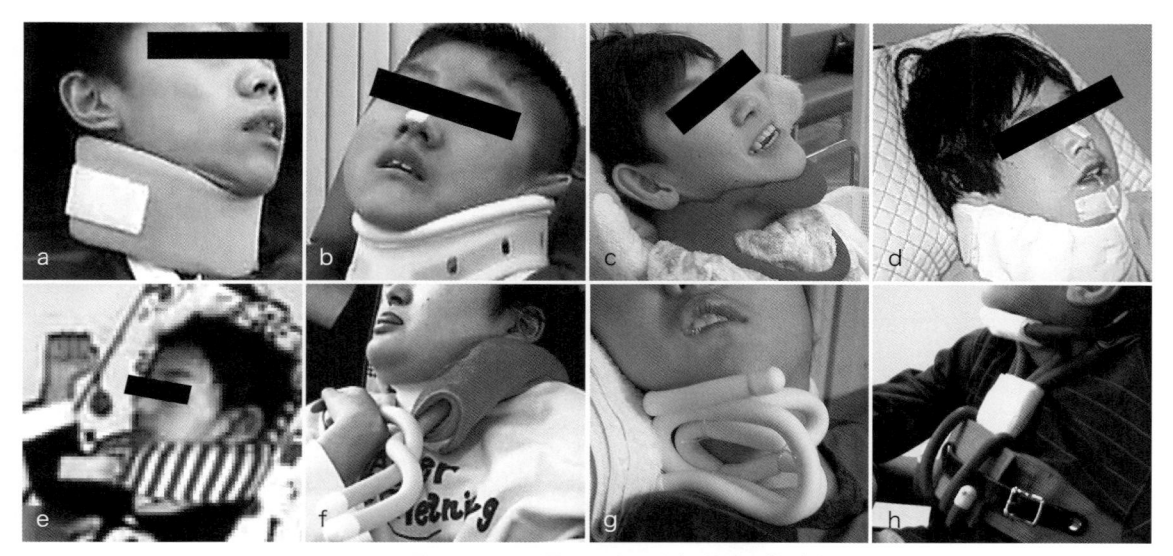

図 2-2-12　器具による上気道通過性確保の例
a〜c：既製のネックカラー，d：オーダーメイドネックカラー，e：猫の手型の「顎のせ枕」，f〜h：テクラフレクス（マスセット社）

上げること，タオルやパッドによる単純な保持なども，舌根沈下への対策として有効である．下顎舌根が沈下し閉塞性呼吸となり，いす座位が保持できないケースで，頸部保持により座位保持が可能となる例もある（図 2-2-12）．

② 経鼻咽頭エアウェイ法

上咽頭，中咽頭の狭窄による呼吸障害に対し，鼻から咽頭まで挿入する経鼻咽頭エアウェイ（N-A）法がきわめて有効である．図 2-2-13，2-2-14 に示すように，気道閉塞とそれに伴う症状の軽減の度合いは個々のケースで異なるが，エアウェイの挿入により，多くのケースで著明な陥没呼吸および喘鳴の軽減・改善，SpO_2 の改善，表情の改善，睡眠障害改善，胃食道逆流改善，体重増加等がみられる．

図 2-2-8 に示した経鼻咽頭エアウェイ挿入前後のポリグラフでは，挿入前は胸郭・腹部の呼吸運動を認めるものの，鼻腔・口腔の気流がない「閉塞性無呼吸」が約 30 秒続いた直後に深呼吸が 3 回あり，その呼吸時のみ無呼吸が改善するのみですぐに無呼吸を繰り返していた．挿入後は，直後より鼻腔の気流すなわち無呼吸が改善し，SpO_2 も改善した．

表 2-2-10 に，当センターの経鼻咽頭エアウェイ法マニュアルを示した．なお，チューブを固定するテープが鼻汁などで濡れて粘着力が落ち，エアウェイが抜けたり，まれに鼻腔内へ埋没する事故の自験例があるので，固定とその管理には注意が必要である．

(3) 下咽頭・喉頭部障害（表 2-2-8）

下咽頭・喉頭部障害は，嚥下障害のある症例でしばしば合併する．これは，迷走神経をはじめとする下部脳神経の障害によって，頸部，咽頭・喉頭部の筋肉を支配する神経が障害（麻痺・緊張異常）されたことによるものと推定される．また，急性・慢性の呼吸器感染，胃食道逆流症による酸度の強い胃内容物の逆流などが，喉頭部への刺激となったり，アレルギーを起こすことによって，喉頭周囲の浮腫，腫脹が生じているものと考えられる．

気管内挿管の抜管後に起こる喉頭炎症状は，脳性麻痺の約 3 割に認められると推定されている．咽頭喘鳴（グーグー音）・嗄声の聴取，胸骨上陥没呼吸，吸気時の喉頭部の下方への牽引，喉頭蓋の落ち込みがあり，アテトーゼ型脳性麻痺ケースと同様の症状を認める．X 線透視で喉頭披裂部が吸

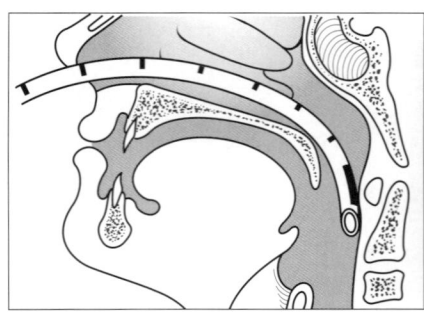

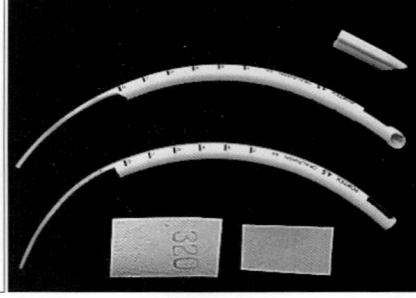

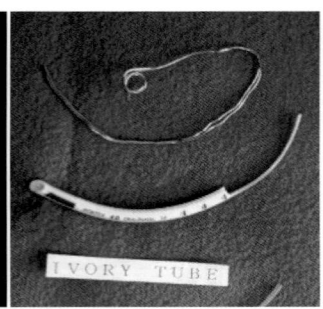

図 2-2-13 経鼻咽頭エアウェイ
ポルテックス社アイボリーチューブを使用（既製チューブは不適切）．先端の
カットが必要な場合あり．銅線スタイレットで彎曲させると挿入しやすい．細め
で可．短冊型固定

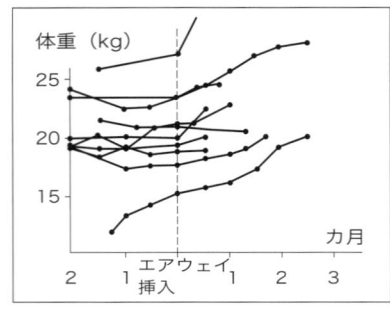

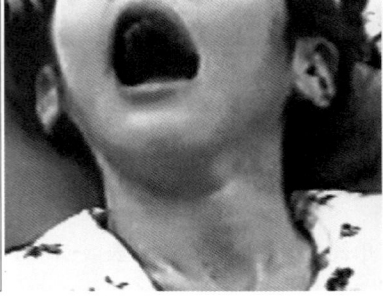

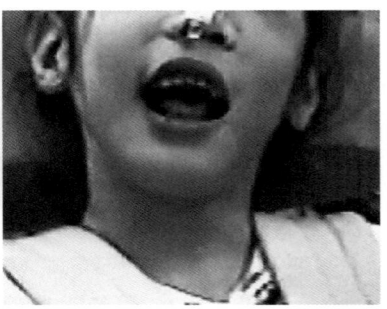

図 2-2-14 経鼻咽頭エアウェイ
適応：アデノイド・扁桃肥大，舌根沈下による上咽頭・中咽頭狭窄→上気道閉
塞性呼吸障害．効果：陥没呼吸・喘鳴の軽減・改善，酸素飽和度改善，表情の改
善，睡眠障害改善，胃食道逆流改善，体重増加（左：体重の変化，中：使用前．
陥没呼吸が認められる，右：使用後．陥没呼吸消失）

表 2-2-8 下咽頭・喉頭部障害

症状	睡眠時＜覚醒時
原因，要因	喉頭軟化，披裂部の吸気時陥入（披裂喉頭蓋襞軟化）
	頸部過伸展，筋緊張亢進，努力性呼吸
	喉頭浮腫・腫脹，喉頭攣縮，胃食道逆流液刺激
	食物喉頭侵入，感染，アレルギー，気管内挿管
対応	姿勢管理，頸部前屈，前傾，腹臥位 鎮静，入眠 気管切開（喉頭気管分離・喉頭全摘）

経鼻咽頭エアウェイは，上・中咽頭狭窄が合併している
ときには有効

表 2-2-9 胸郭呼吸運動障害

呼吸関連筋協調不全
呼吸補助筋の役割の逆転
過緊張・短縮・拘縮→［呼吸補助→呼吸阻害］
胸郭変形・側彎→凸側肺の換気低下，容量低下
胸郭扁平化→胸郭運動効率低下

気時に落ち込む状態を認め，これは内視鏡診断で
は「披裂部喉頭蓋襞軟化症」と診断される．

治療として，下顎・頸部保持など姿勢管理が重
要であるが，前傾姿勢が有効なこともある．多く
の場合，誤嚥性肺炎などを合併し，気管切開が適

応となる．

（米山 明）

（4）下気道狭窄（表2-2-9）

下気道狭窄は，気管低形成や気管食道瘻の術後
などにみられる先天性の狭窄と，重度障害児者特
有の後天性の狭窄に分けられる．後天性狭窄は，
構造的狭窄と機能的狭窄の2つに区別される．こ
こでは，後天性狭窄を中心に解説する．

表 2-2-10 経鼻咽頭エアウェイ法マニュアル（心身障害児総合医療療育センター，2003）

1．適　応
- 鼻咽頭や中咽頭の通過障害による上気道閉塞呼吸障害が強度なケース
- 咽頭部の障害が主体の場合は積極的な適応とならないが，中咽頭や鼻咽頭の通過障害が合併している場合は本法によりその部分の通過障害が改善されると喉頭部の状態がよくなることもあり，全くの適応外ではない．
- 長期使用でなく，気道感染の急性期の上気道閉塞や，重症児の術後管理にも有効なこともある（これにより気管内挿管，再挿管を避けられる例もかなりある）．
- あるときには無効でも別なときには有効なこともあり，そのときどきの状態を評価しながら適応を考える．
- 鼻マスクがうまく使えないケースで，経鼻エアウェイを通じて CPAP や BiPAP を行うことが可能である場合がある．気管内挿管によらずに IMV も可能な場合もある（これらの場合は，煙突型固定）．

2．使用チューブ
- 材質の軟らかいポルテックス社のアイボリー気管挿管チューブを使用．これが太すぎて入らない場合は，吸引チューブ（Portex, 12FG）をエアウェイとして使用．チューブの太さは，体重 20 kg の児で内径 4.0〜3.5 mm，10 kg で 3.0〜3.5 mm 程度でエアウェイとして機能する（無理に太いものを入れることは避ける）．
- 刺激症状，粘膜損傷，鼻炎・副鼻腔炎などを避けるために，太めのものを入れることは避ける．
- 既製の N エアウェイ製品（ポルテックス社，ポラメディコ社など）は，長さの割に太く，壁も厚くて内腔が狭いため，このような場合の使用に適さない．

3．挿入方法，深さ，固定法
- 途中でつかえて入りにくいときは，銅線（#21）を二つ折りにして軟らかいスタイレットとして彎曲させて入れたり，チューブを湯温でさらに軟らかくして入れる．
- チューブは通過障害のある部分をカバーする深さまで挿入する．臨床的にはそこまで入ると，チューブを通してスースーと空気の出入りの音が聞かれる．改善が得られる範囲でなるべく浅めの位置で固定する．
- 鼻咽頭狭窄が主体の場合は浅めでよく，舌根沈下など中咽頭の狭窄の場合は深めになるが，深すぎると喉頭蓋を刺激する可能性があるので，深くなりすぎないよう注意する．
- 初めは，X 線透視下で狭窄部位とエアウェイチューブの位置を確認しながら挿入するのが望ましい．ベッドサイドでの挿入でもよいが，その場合も挿入後，X 線撮影でチューブ先端の位置を確認しておく．
- 一般的には必要なチューブの深さは，（鼻孔入口から）体重 10 kg で 9 cm 前後，20 kg で 10〜11 cm 前後だが，個人差がある．
- チューブの，鼻口から出た部分を，上部だけ短冊状に約 2.5 cm 残して切り，その短冊状の部分を上に反転させて，鼻梁にテープで固定する．
- チューブ先端の尖った部分による刺激感を軽減し，また，先端部での換気スペース確保の効率がよいようにするには，ポルテックス社アイボリー気管チューブ先端の尖った部分を切り落として使用するとよい．ただし，そのままでは切り口縁（へり）の角があるため，熱（ライター）処理か，目の非常に細かい紙ヤスリで角を落とし丸くして使用する．
- 先端が舌根に向かないよう，やや後方に開口するようにカットするのが有効なケースもある．
- 短冊型固定で，絆創膏かぶれなど問題が出る場合は，煙突型固定のほうがよく，安全ピンなどによって固定が可能．
- 固定が不完全な場合，N エアウェイが中に落ち込んでしまう事故の恐れがあるので，しっかり固定を行うことが必要．

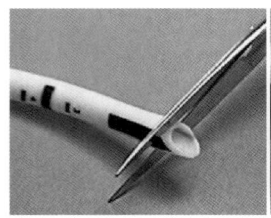

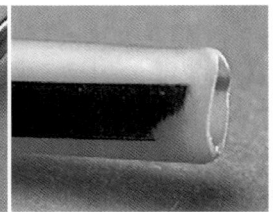

4．管　理
- 使用時間：多くのケースは睡眠中のみの使用ですが，常時必要なケースもある（初めは常時使用でも，呼吸パターン等の改善により，睡眠時のみ必要となり，さらにはそれも不要となることもある）．
- 経口摂取の間は，チューブを抜くか，チューブを少し引いて 1〜3 cm 浅くする．
- 加湿・吸引・チューブの閉塞：同じ太さのチューブでも 3〜4 日以上閉塞しない場合と，数時間で閉塞する場合がある．粘稠な分泌物が多い場合はチューブ閉塞が起こりやすいので，ネブライザーによる加湿，定時の吸引などを行う．
- 刺激症状：エアウェイチューブ挿入の刺激により，過敏，不機嫌，涕泣，緊張亢進，不眠，咳，嘔吐などの刺激症状が強く出現する場合，まず，チューブが深すぎて喉頭部を刺激していないか，先端が中咽頭であっても少し浅くしてみて刺激症状が改善しないか，確認する．チューブのサイズを少し細くすると刺激症状が改善することもある．初めは刺激症状が強くても，抱っこなどでなだめていると徐々に慣れてくることも多い．刺激による咳込みが強い場合は咳の時の喉頭の上下動でチューブ先端が喉頭部を痛めることがあるので，無理をしないでエアウェイを浅くするか抜く．強い刺激症状が軽減しない場合は本法を中止する．以前は刺激症状が強くて継続できなかった子でも，時期を変えてトライしてみると刺激症状がさほど出ずに施行できることがある．
- 咳があるときの対応：刺激症状としてではなく咳が出てそれが激しい場合も，上記と同じ理由でエアウェイが喉頭蓋を痛める可能性に留意し，エアウェイを浅くするか抜くことを考える．

※本法開始時には，エアウェイ挿入下での呼吸状態やチューブ閉塞の可能性，吸引の必要性などの観察と家族への指導のために，1〜2 泊の入院が望ましいが，これは必須ではなく，非常に重症でなければ，外来での観察指導も可能である．

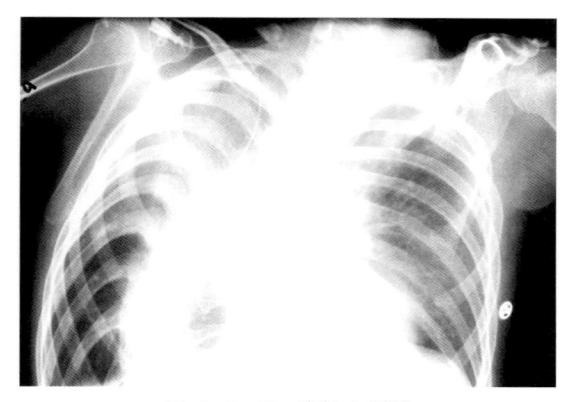

図 2-2-15 脊柱の側彎

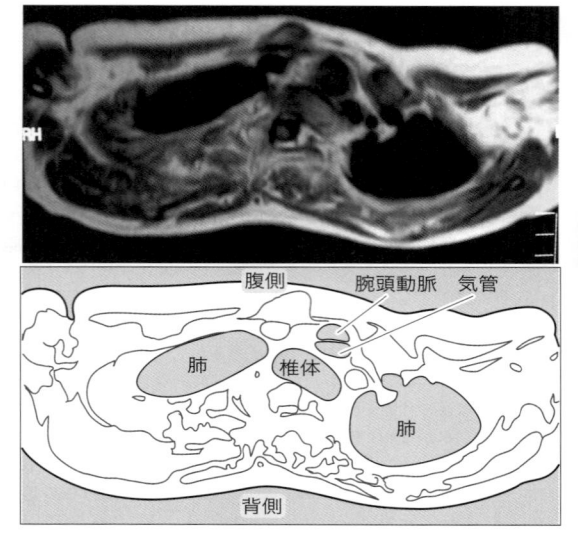

図 2-2-16 扁平胸郭例における気管と腕頭動脈の位置（胸部 MRI 写真）

① 構造的狭窄

a．扁平胸郭と側彎：胸郭の発達と気管・気管支狭窄

体幹伸展筋群の過緊張のみられる障害児者では，全身の反り返りと肩甲帯後退に伴い，胸郭は横径が長く前後径が短い扁平胸郭になることが多い．また，左右非対称の筋緊張のみられる児者や，股関節脱臼に伴う座位の不安定な児者では，脊柱の側彎が進行する（図 2-2-15）．

筋緊張の低下している児者でも，臥位姿勢が中心の生活では，呼吸筋の活動低下のため，胸郭が十分に広がることができず，前後に扁平な胸郭となることが多い．無理な座位姿勢を長時間とることで体幹が左右どちらかに崩れ，側彎の原因となることもある．

扁平胸郭，高度の側彎では，脊椎の椎体と胸骨の間の胸腔内スペースが狭小化し，気管・気管支，心臓，大動脈，食道の位置関係に異常をきたす．気管はその腹側を走る腕頭動脈などの大動脈により前のほうから，椎体により後のほうから圧排され，前後に扁平となる（図 2-2-16）．また，心臓が側彎との関係から左右のどちらかに偏位すると，気管分岐部から肺にいたる距離が長くなった気管支が細くなったり，扁平になったりする．このような状態では，分泌物により容易に閉塞しやすくなり，無気肺を形成することがある（図 2-2-17）．また，姿勢によってその気管の周囲からの圧迫が高度となると気管は閉塞することもあり，呼吸障害の原因となる．

年少時より，筋緊張コントロールや姿勢管理に注意していくことによって，胸郭変形や側彎の進行を最小限に食い止めるかかわりが重要である．

b．気管内肉芽

気管切開の合併症として，気管内肉芽は高率にみられる．肉芽は巨大化すると閉塞の原因となる．また，障害児者では，前述のような気管の狭窄が存在していることも多いため，小さな肉芽でも閉塞の原因となる可能性は高い．

肉芽はカニューレによる気管壁の圧迫・損傷，吸引カテーテルによる吸引操作時の気管壁の損傷が主な原因であるため，日ごろから医師により気管内視鏡で気管の状態を確認し，カニューレの大きさや固定法，吸引操作法について検討していくことが必要である．

② 機能的狭窄

機能的狭窄の原因として，気管軟化症があげられる．

a．気管軟化症とは

気管軟化症は，気管壁の支持性が低下し，呼気時や咳嗽時の胸腔内圧の上昇によって，気管内腔が狭小化する状態である（図 2-2-18）．気道はも

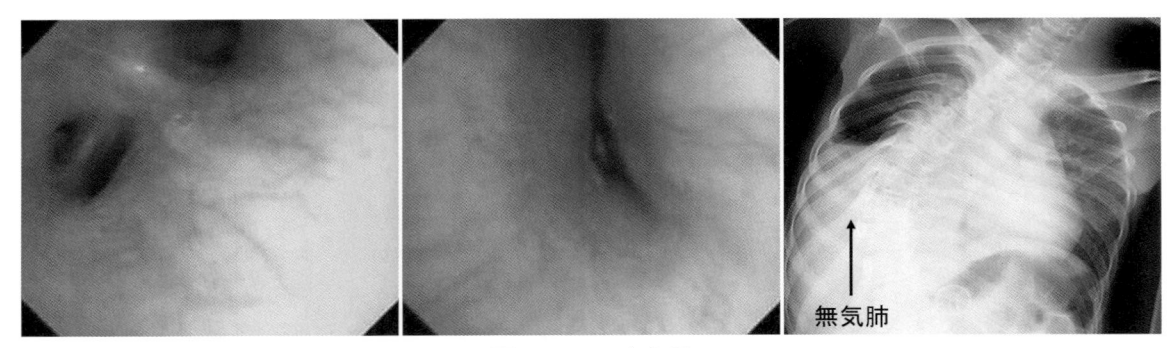

図 2-2-17 無気肺
仰臥位では圧迫されて高度の狭窄となり，無気肺を形成する（左：気管と主気管枝，中：狭窄した右主気管枝，右：X線像）

ともと呼吸周期によってその内腔断面積を変動させ，咳嗽時に内腔の狭小化が著明となるが，咳嗽時でも径の50％以上の狭窄は異常とする見解が広くとられている．

　b．気道壁の支持性とその低下

気道内腔のスペースを維持するには，気道壁の支持性の強さ（気管軟骨，気管平滑筋，気管断面の形など），気道内圧，胸腔内圧がバランスを保つことが必要である．

気道壁の支持性の低下の原因は，先天性の脆弱性，二次的な感染や頻回咳嗽による軟骨や弾性線維の断裂・変性・萎縮，扁平な胸郭や高度側彎による気管前後径の狭小化などである．

　c．症状と治療

気管軟化症の症状は，呼気時の喘鳴が胸骨周囲を中心に聞かれるのが特徴的で，喘息に似ているが，一般的な喘息治療の効果は乏しい．気管軟化症の程度が強いと高度の気道狭窄，閉塞のため，呼吸困難がみられたり，ときに失神することがある．

胸郭の扁平化や側彎が著明な患者では，腹臥位などの体位にして周囲からの気道の圧迫を減弱させることが有効なことがあり，また，鎮静薬や酸素投与により安静な呼吸をさせることで急速に症状が改善することがある．症状が強い場合は，呼吸器による気道内陽圧（10 cmH₂Oまで）を維持して内科的に治療するが，それも無効であれば，気道壁の支持性を高める手術や，大血管などの気

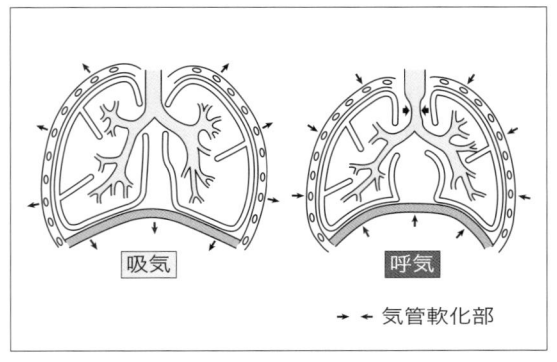

図 2-2-18 気管軟化症における吸気時と呼気時の気管径の変化（呼気時に気管の狭小化が起こる）

管への外圧を解除する腕頭動脈離断術，大動脈つりあげ術などの手術を行うこともある．

　d．気管切開による気管軟化症の症状の悪化

口・鼻・声帯によってつくられる気道抵抗（成人では2 cmH₂O/l/秒）により，通常の気管内には呼気流速の程度による生理的な気道内陽圧が存在する．呼気時・咳嗽時には胸腔内圧が上昇するが，気道壁の支持性と気道内陽圧により，気管の形状は保たれる．

しかし，気管切開をすると気管内が大気圧とほぼ同じレベル（0 cmH₂O）に低下し，胸腔内圧と気道内圧の差が大きくなるため，気管壁が押しつぶされて気管軟化症を呈する危険性が増す．

気管軟化症を疑わせる症状がみられる患者では，気管切開を受けると，術後に軟化症の程度が悪化する可能性がある．この結果，呼吸器管理と

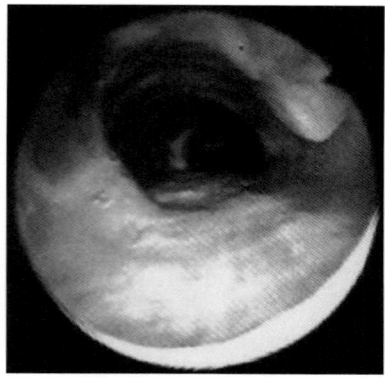

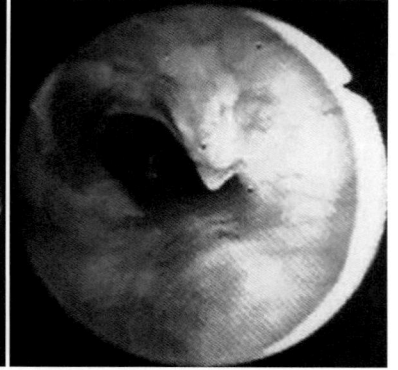

吸気時の気管内　　　　呼気時の気管内．吸気時よりも気
　　　　　　　　　　管内腔が狭小化している

図 2-2-19　気管軟化部が気管カニューレと接触し，形成された肉芽の内視鏡写真

表 2-2-11　適切な姿勢管理（positioning），姿勢保持の意義

1	呼吸によい
	① 上気道狭窄の軽減
	② 胸郭運動の効率化
	③ 換気血流比の改善
	④ 咽頭喉頭部の分泌物の貯溜減少
	⑤ 気道分泌物の排出促進
2	安楽度が増す，緊張が緩和される
3	活動が行いやすい（身体的・精神的）
4	上肢動作を行いやすい
5	嚥下障害・誤嚥の軽減
6	胃食道逆流症（GERD）・胃内停滞，十二指腸通過障害の軽減
7	血液循環動態の維持
8	変形拘縮の進行軽減

なったり，軟化部の気管カニューレ接触による肉芽（図 2-2-19）や出血などのトラブルが増えるため，気管切開術前に軟化症の有無の評価を行い，介護者に気管切開後の管理の見通しを十分に説明しておく必要がある．

（長瀬美香）

5）拘束性換気障害の治療および対策

拘束性換気障害に対しては，治療のみならず，日ごろから悪化を意識した予防的対応が重要である．この目的に，日常の全身姿勢管理を柱とした呼吸リハビリテーションの意義は大きい（表 2-2-11）．特に在宅のケースでは姿勢変換が少ない傾向があるので，乳児期より上（中）気道狭窄・閉塞予防，体位排痰（ドレナージ），胸郭の扁平化予防を見据えた姿勢管理を，介助者に指導していく必要がある．側臥位，腹臥位の励行が重要であり，体位交換枕やクッションプローキーパーなど姿勢保持変換装具の使用を勧めたい．腹臥位にあたっては，顔色観察が困難となりやすいため，SpO_2 をモニターするなどして，注意深く観察をする必要がある．

筋緊張のコントロールは，姿勢管理上重要である．特にアテトーゼ型脳性麻痺児者では加齢とともに困難が増す．薬物でのコントロールは重要で有効だが，一方で，前述したような，気道分泌物増加，筋緊張変動のあるケースでの睡眠時緊張低下による気道閉塞など，薬物による副作用への配慮が欠かせない．

6）その他の原因—側彎症と呼吸障害—

呼吸障害に筋緊張異常の左右差などが加わることで，側彎症が発生すると推定されている．

高度側彎症は呼吸障害を起こす．進行すると胸郭の変形を伴い，凸側の肺の容量を減少させるのみでなく，構造的に縦隔の変形を招く．気管・気管支が縦隔内では胸骨部から背側へ走行するた

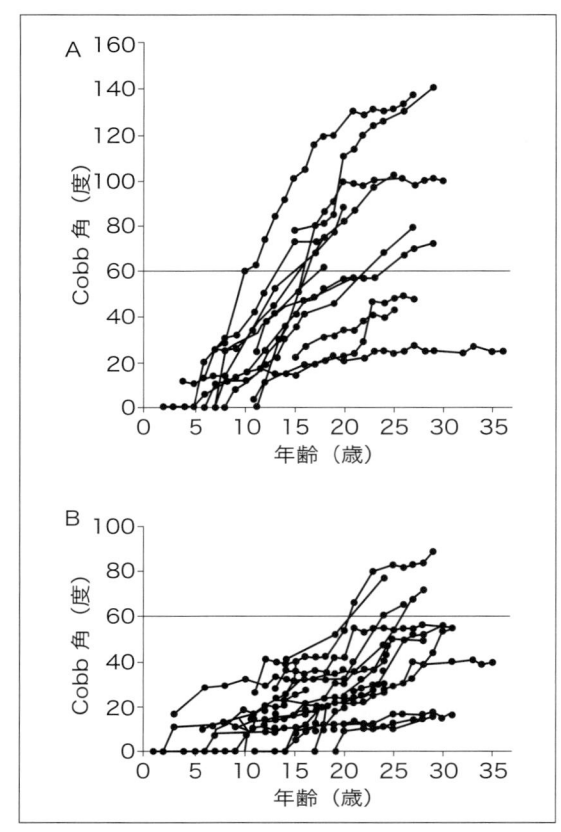

図 2-2-20 脳性麻痺児の側彎の自然経過
A：重度脳性麻痺 15 例，B：軽度脳性麻痺 22 例
(N Saito et al, 1998[45])

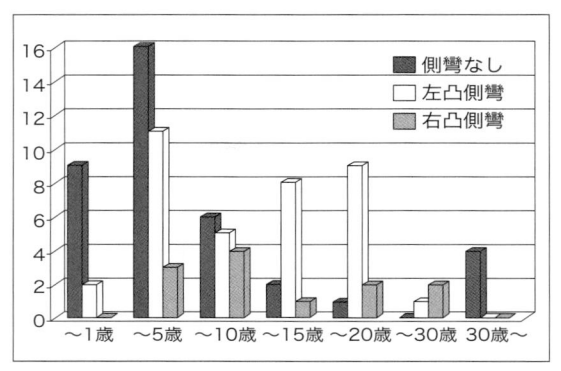

図 2-2-21 胃食道逆流症（GERD）症状発現年齢と側彎（T9〜L4）（中谷勝利, 2004[48]）

め，肺動脈などの血管の後方に回る．そのため仰臥位では，その血管などの縦隔による圧迫で気管支狭窄，軟化症の発生原因となる（側臥位・腹臥位で改善する）．

特発性側彎と同様に側彎の悪化は思春期前後に進行が最も著しく，20代後半まで進行，その後は緩やかな進行となるという見解が一般的である．しかし，重度脳性麻痺児では5歳以下の超早期に側彎が発症し，高度側彎に進行しやすい．その原因として，重力による影響よりもむしろ筋緊張異常（左右差）が主要因と推定している[45]（**図 2-2-20**）．

胃食道逆流症（GERD）症状発現年齢と側彎との関係の図（**図 2-2-21**）でみられるように，筋緊張の異常が強いグループでは幼児期より側彎が認められており，呼吸障害が筋緊張亢進の悪化要因でもある．

その進行予防は重要であるが，自験例では，理学療法，ソフトブレースなどの非侵襲的治療によって進行は阻止できていない．外科的療法は有効であるが，手術の侵襲と呼吸障害やその他の重複したリスクがあり，外科的アプローチは慎重に適応を決めるべきである．痙性の進行により股関節脱臼を発症し，疼痛で緊張増悪，左右差から非対称が進行して生じた側彎の自験例の結果をみると，整形外科手術で間接的に進行をやや遅らせられるようであるが，阻止はできない．

側彎に対しては，日常の全身の姿勢管理が重要である（**図 2-2-20**）．胸部体幹を中心とした関節可動域訓練，リラクセーションなど基本的リハビリテーションも重要であり，下側肺障害の予防の見地からも，乳児期より側臥位，腹臥位の励行を中心とした全身の姿勢管理を，介助者へ指導していく必要がある．

胸郭の扁平化は，寝返りが不可能な児童でよくみられる．胸部CTの結果から，仰臥位時間が多いことが原因と思われる．胸郭の扁平化は，①下側肺障害，②気管軟化症，③無気肺の発症のリスクを高める．筋緊張異常があったり，早期から生じている場合は，進行防止は難しい．重症心身障害児者の姿勢による呼吸状態（呼吸数，脈拍数，SpO_2 など）の変化の報告では，仰臥位がは悪く，側臥位・腹臥位のほうが良好であるとされている[31]．

（米山　明）

第3節 重症児者に対する呼吸リハビリテーション

1. 呼吸リハビリテーションとは

呼吸リハビリテーション（以下呼吸リハ）は，呼吸理学療法の別名ではなく，より包括的な概念として，「呼吸器疾患患者や家族に対して地域社会における個人の自立と活動レベルをできるかぎり高め，かつそれを維持することを目標に，通常は学際的専門家チームにより提供される，多面的かつ継続的なサービス」と定義されている（NIH, 1994）．そのプログラムには**表 2-3-1**に示すものが含まれ，神経筋疾患や閉塞性呼吸器疾患では，根拠に基づいたプログラムが確立されつつある．

一方，重症児者の呼吸障害は，前掲のように種々の要因により，中枢性・閉塞性・拘束性のすべての換気障害が複合的に絡み合っている．また，運動障害のために心肺耐用能は低く，栄養状態・薬剤の影響も加わり，呼吸仕事量は増大，予備能は低下する．その結果，感冒などのわずかな負荷により，潜在していた呼吸困難が顕在化し，対応の遅れが重篤化につながる．さらに，いったん呼吸機能の低下をきたすと，悪化要因が改善しても，呼吸機能は感染以前のレベルには復帰しにくい．これらの特徴を鑑みて，重症児者に対する呼吸リハは，多彩な合併症への対応を含めながら，広い視点で，個々の症例に応じたプログラムを立案する必要がある．したがって，重症児者全体としての大規模臨床試験を基盤とした evidence based medicine による一律な方針を作成することは困難で，個々の症例の改善事実に基づく narrative based medicine の考え方で，治療への評価を繰り返しながら対応すべきである．

重症児者に対する呼吸リハの最終目標（**表 2-**

表 2-3-1 包括的呼吸リハプログラム

療 法	手 技
薬物療法	喀痰融解剤，気管支拡張剤
吸入療法	喀痰融解剤，気管支拡張剤，吸入ステロイド
酸素療法	在宅酸素療法
人工呼吸療法	NIV（非侵襲的陽圧換気療法） TIV（気管切開・気管内挿管を通しての陽圧呼吸）
教育	吸引，吸入，人工呼吸器の取り扱い指導など
呼吸理学療法	① 呼吸訓練 　・呼吸介助法：口すぼめ呼吸，腹式呼吸，呼吸介助 　・咳の誘発，ハフィング ② 呼吸筋トレーニング，運動療法 ③ 胸郭可動域訓練：呼吸筋ストレッチ，リラクセーション ④ 気道内分泌物除去（気道クリアランス） 　・体位排痰法 　・排痰手技（percussion/vibration 等） 　・PEEP/CPAP/バックによる加圧換気/IPPB 　・Mechanical In-Exsufflator（MI-E；カフアシスト®，カフマシン®） 　・肺内パーカッションベンチレータ（IPV） ⑤ ポジショニング
栄養療法	低炭水化物食など

表 2-3-2　重症児者における呼吸リハの目標と手技

呼吸障害の要因	目標	手技
気道狭窄（構造的・機能的） 呼吸筋の弱さ 胸郭呼吸運動障害 誤嚥 感染 分泌物貯留 アレルギー 胃食道逆流症 睡眠時呼吸障害 喉頭・咽頭機能障害 不動化による二次的心肺機能低下	気道確保 胸郭可動性確保 十分な肺胞拡張による最大吸気容量の維持 （微細無気肺の予防） 呼吸筋疲労の防止 排痰 肺胞低換気の改善（用手的・機械的） 急性期対応の理解	姿勢管理 　体位排痰法 　リラクセーション 呼吸理学療法 　排痰手技 　呼吸筋・呼吸パターン 　トレーニング（含腹式呼吸） 　胸郭関節可動域訓練 陽圧換気療法の導入 　用手陽圧換気 　MI-E/IPV 　NIV/TIV 早期導入

3-2）は，生命予後に直結する下気道感染・慢性呼吸不全を，可能なかぎり非侵襲的にコントロールすることである．すなわち，① 急性（慢性）呼吸不全への対応を理解し，② 微細無気肺や下気道感染を予防，③ 代償的呼吸パターンを改善し，安楽な呼吸をつくることにより肺・胸郭の発達を促進する，という神経筋疾患の呼吸リハの基本方針が応用できる．筆者らはこの方針のもとに，2000年より呼吸リハ外来を開設，通常の呼吸理学療法手技（姿勢管理，呼吸介助，排痰など）に加えて，神経筋疾患で確立された陽圧換気療法を取り入れた手法を積極的に導入してきた．その結果，呼吸障害の悪化を契機に呼吸リハを指導した症例の約3/4で，気道感染の頻度・重症度が維持・改善された．さらに，呼吸困難感，血中酸素飽和度，呼気中二酸化炭素分圧，一回換気量の明瞭な改善をみた症例もあった．

以下，重症児者に対する呼吸リハの実際を概説する．

2. 重症児者での呼吸障害の評価

一般的呼吸機能検査であるスパイロメトリーによる換気力学的評価は，重症児者においては協力が得られないことから，困難である．協力を必要としない呼吸筋筋電図，食道－横隔膜内圧測定，呼吸代謝検査などを評価することは可能であるが，検査方法が煩雑で，日常の臨床使用は難しい．

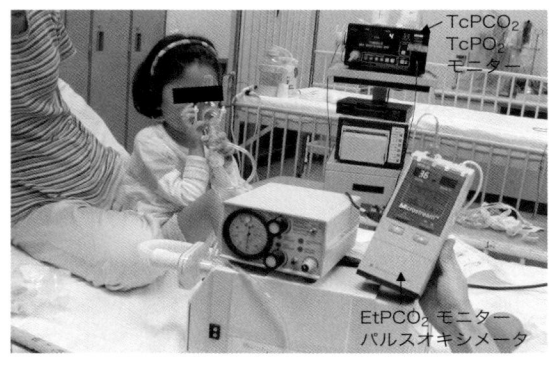

図 2-3-1　呼吸リハ外来での機能評価

簡便に日常の臨床的な評価に用いることができるのは，以下のパラメータである．

呼吸器感染の既往を中心とした問診項目，理学所見（視触診・聴打診），心拍数，呼吸数，SpO_2（動脈血酸素飽和度），カプノメータによる呼気終末炭酸ガス濃度（$EtPCO_2$），経皮的炭酸ガス分圧（$TcPCO_2$），ハロースケールによる一回換気量（TV），肺 CT，胸部単純 X 線写真，胸部 CT，気道透視，内視鏡検査などである（図 2-3-1）．

成人では，客観的な呼吸障害の指標としては，血液ガス分析やスパイロメトリーの計測値が重要である．しかし重症児者では，協力が得られず検査が困難であるばかりではなく，場所や介助者，場面ごとに，心理状態や身体の緊張の変動により呼吸状態が大きく変動する．そのため，単一の項目で呼吸障害を評価することはできない．また，SpO_2 低下や $EtPCO_2$ 上昇がなくとも，努力呼吸や

頻呼吸によって代償されている状況では，呼吸予備力を高める介入が必要である．したがって，重症児者の呼吸障害を評価する際には，介助者からの聞き取りと，複数場面での評価や呼吸リハ手技への反応を含めた理学所見を重視し，検査所見を参考に総合的に評価することが肝要である．

1）既往歴・問診項目

呼吸障害をもつ重症児者の既往歴としては，肺炎（特に誤嚥性肺炎）・気管支炎などの呼吸器感染・嘔吐・胃食道逆流症・てんかん発作（頻度・程度・薬剤）に加えて，原因不明の発熱や炎症反応の陽性化が重要である．また，気道分泌物の性状・量，吸引回数（咽頭・気管内），喘鳴・咳などの気道症状のほか，表情，筋緊張，発声，体重変化，睡眠，食欲などの全身状態の変化を確認する．

2）理学所見

（1）視診と触診

前・背面の胸郭を右上葉・中葉・下葉，左上葉・舌区・下葉に身体外から区画して，その部位の動きを視診および手掌による触診で確認する．一般的に，動きを確認できる部位の換気は良好であり，動きに制限のある区域の換気は低下している．姿勢により胸郭の拡張部位は異なるので，各肢位ごとに注意して確認する．特に胸郭変形・脊柱側彎部位は視触診で胸郭の拡張を慎重に観察する．

気管・主気管支に分泌物が貯留していると，胸部前面でラ音振盪を触知できる．腹壁運動で呼吸数とリズムを確認しながら，胸郭と腹部の協調性，胸郭膨隆のタイミング，努力性呼気・吸気，二段階式呼気・吸気，フレアー呼吸を視診する．

上気道狭窄や分泌物貯留による気道通過障害が存在すると，吸気時に，胸腔内の陰圧により肋間，鎖骨上部，胸郭上部が陥没する呼吸を認める．さらに，胸郭の弾性が低下していると吸気時に腹部が膨隆し，上胸部全体が陥没する努力性のシーソー呼吸を認める．

上気道通過障害，肺胞壁の弱化，PEEPの減少時には，腹部周囲筋群を過剰活動させる努力性呼気を認める．これは，二段階式呼気として現れることもある．

横隔膜収縮不全や横隔膜疲労では，吸気時に腹部が陥没し腹部が膨隆するシーソー呼吸を認める．これが続くと著しく換気が低下するので，人工呼吸器による換気補助が必要となる．

（2）聴診と打診

聴診器で呼吸音を聴取し，換気を確認する．肺胞呼吸音の減弱は，その部位での換気低下を示している．減弱は左右の胸部で呼吸音を聞き分けるとわかりやすい．減弱時に評価者が下顎を指で挙上しながら聴診すると，呼吸音の改善を認める場合がある．この場合の換気低下は，上気道通過障害に起因している．正常では聴取されない副雑音や分泌物貯留等のベルクロ・ラ音にも注意する（図2-3-2）．

気管支喘息などによる気管支以下の狭窄時には「ヒューヒュー，ゼーゼー」という呼気性喘鳴が聞かれる．上気道に分泌物が貯留していると，吸気時に「ゼロゼロ，ゼコゼコ」という湿性喘鳴が生じる．

上気道が，アデノイド・下顎後退・喉頭蓋嚢粘膜などで狭窄していると，吸気時に「グーグー」（喉頭部），「ガーガー」（中咽頭部），「ゴーゴー」（上咽頭部）と聴取されることが多い．上気道の完全閉鎖では喘鳴は消失する．

評価者の中指中節骨を胸郭に密着させ，肺尖から横隔膜に向かって左右交互に打診して，心臓の位置，横隔膜の位置，含気状態を確認する．含気がよいと共鳴音が聞こえ，適度な振動が評価者の中指に伝わる．横隔膜の上昇や心肥大を認めるときは濁音が多くなり，胸腔容量の低下が推察できる（図2-3-3）．

（3）心拍数，呼吸数

年齢に応じた正常範囲を確認する（表2-3-3）．心拍数上昇は，努力呼吸や上気道通過障害により快適・安楽が得られていないことを意味する．

呼吸数の増加は，一般に浅表呼吸を伴い，1回換気量低下を意味する．著しい呼吸数の低下，無

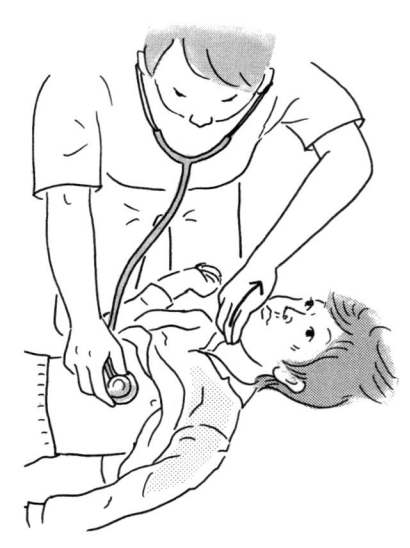

図 2-3-2 聴診
肺胞呼吸音の減弱が認められたときに、下顎を指で挙上しながら再聴診すると呼吸音が改善する場合は、上気道通過障害を考える

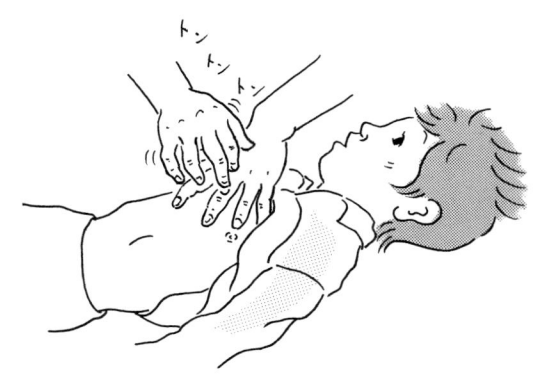

図 2-3-3 打診
中指中節骨を胸郭に密着させて、肺尖から横隔膜に向かって左右交互に打診し、含気状態、心臓や横隔膜の位置を確認する

表 2-3-3 バイタルサイン測定：正常値

年　齢	脈拍数	呼吸数
新生児	70〜170/分	30〜80/分
1歳以下	80〜160/分	20〜40/分
2歳	80〜120/分	24〜25/分
4歳	80〜120/分	22〜24/分
6歳	75〜115/分	21〜22/分
10歳	70〜110/分	19/分
14歳	65〜100/分	18/分

（Robinson J, 1984[104]）

呼吸の出現や、SpO_2が低下しても心拍数が上昇しない場合などは、呼吸中枢の障害を疑う．

3）検　査

(1) 非侵襲的血液ガスモニター（SpO_2, $TcPO_2$, $EtPCO_2$, $TcPCO_2$）

パルスオキシメータによる動脈血酸素飽和度（SpO_2）のモニターは、最も簡便で信頼性の高い呼吸状態の評価である．多くの種類があり、複数の会社から販売されているので、目的に応じた機種を選定することが重要である．重症児者では、末梢循環不良によって実測よりも低値となることや、貧血のために高値になる可能性に留意する．

カプノメータなどによる$EtPCO_2$や$TcPCO_2$のモニターは、高炭酸ガス血症の評価や、陽圧換気療法による過換気やその後の呼吸抑制を回避する目的に有用である．$EtPCO_2$は、鼻用サンプリングチューブ使用での$EtPCO_2$計測時に、口呼吸が優位であると信頼される値が計測できない．また、自発呼吸が弱く気管切開カニューレのリークが大きい場合にも誤差が生じやすい．

$TcPCO_2$モニターは、多くの場合、経皮的酸素分圧（$TcPO_2$）も同時にモニターできるが、皮膚の状態によっては実測値との差が大きい．また、$TcPO_2$は$TcPCO_2$よりも高温で皮膚を暖める必要があり、長時間の使用には低温火傷に注意が必要である．換気の変動に対する反応は$EtPCO_2$よりも遅いが、夜間入眠中の肺胞低換気評価など長時間の計測に適している．いずれのモニターでも、四肢の不随意運動が強いアテトーゼ型脳性麻痺では、長いコネクターコードを使用する．

(2) 換気力学的検査®

協力の得られない重症児者でも、®ハロースケールによる一回換気量（TV）計測は簡便に行え、呼吸リハ前後の計測で、手技の妥当性を検討したり、肺容量を推測する因子となる．

(3) 画像検査（胸部X線，肺CT，気道透視，内視鏡）

肺炎，気管支炎，無気肺などの肺病変の評価には胸部X線写真が必須である．しかし、重症児者で

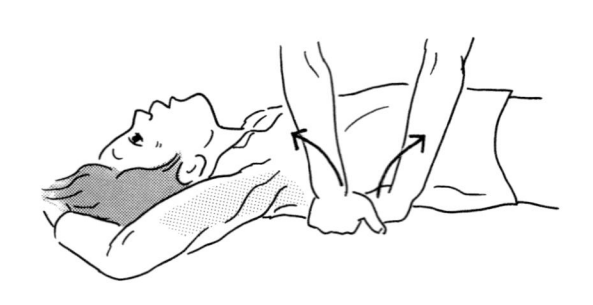

図 2-3-4　胸郭吸気運動の促進
セラピストの手を，背臥位をとっている患者の背壁に柔らかく，かつ全面接触（トータルコンタクト）するように当て，胸郭を挙上し吸気を助ける

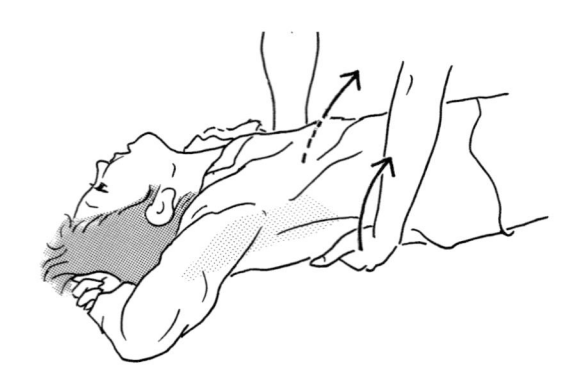

図 2-3-5　胸郭吸気運動の促進
吸気のタイミングに合わせて，胸郭の動く方向に沿って一定の力で胸郭を持ち上げ，吸気を助ける

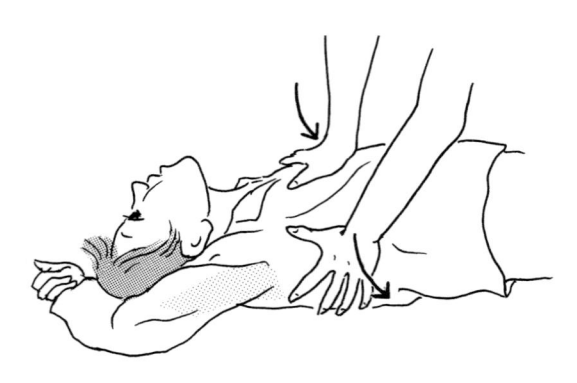

図 2-3-6　胸郭呼気運動の促進
充分な吸気が得られた後に，呼気に合わせて胸郭を下制し，呼気の排出を助ける

は胸郭変形，脊柱側彎などにより胸部X線写真の読影が困難な場合がある．特に心臓の背側にある肺野の無気肺などでは，肺CTが必要となる．また気道透視や内視鏡検査は，上気道から気管支の呼吸に伴う機能的狭窄の評価に威力を発揮する．

（村山恵子，金子断行）

3. 呼吸理学療法

呼吸理学療法とは，肺胞換気を改善する目的で行われている手技全般を指す．運動機能および日常生活動作を改善することで，QOLの維持・向上を目的とする．

重症児者では成人の呼吸器疾患と異なり，種々の合併症や，運動発達や呼吸機能の未成熟の要素があいまって複雑な呼吸障害像を呈する．すなわち，著しい胸郭・脊柱変形や異常な姿勢運動パターンが存在し，さらに姿勢変換の制限が加わるため，気管支走行・無気肺分布・誤嚥性肺障害の分布などが成人とは異なっている．そのため，成人呼吸器疾患の呼吸理学療法手技を一律に用いると適切に対応できず，十分な効果が得られない．中枢神経障害をもつ重症児者には，姿勢運動パターンや異常筋緊張・合併症との関連，姿勢不適応などをすべて考慮して呼吸理学療法を実施しなければならない．また，この呼吸理学療法は脳の循環動態へも影響を与えることができる．

以下に述べるのは，重症児者に対する呼吸理学療法において筆者らが応用してきた手技の一部である．重症児者に対する包括的呼吸療法のなかで，必要に応じて使い分ける手技であることを強調したい．呼吸状態に合わせた適切な手技を選択し，治療に応用してほしい．

1）胸郭呼吸運動の促進
（1）概　要

重症児者では全身性緊張性屈曲・伸展パターンが存在し，吸気障害が主要な問題となりやすい．ゆえに，吸気を介助することで十分な換気・含気が得られ，呼気努力が軽減され，炭酸ガスの排出を促すことができる．ただし喘息様気管支炎や気管支喘息を合併している症例では，呼気障害が主

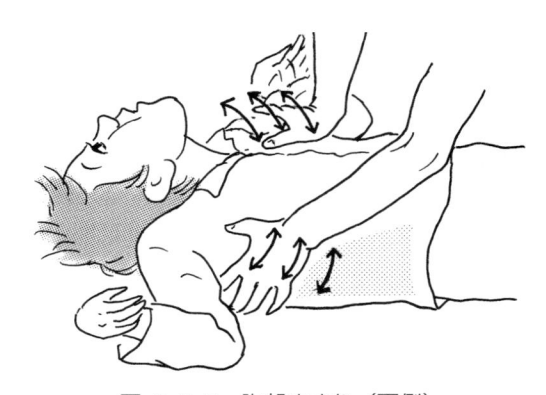

図 2-3-7 胸郭ゆすり（両側）
胸郭を両手掌で包み込み，患者の吸気とともに左右にリズミカルに揺すりながら，深吸気を促していく

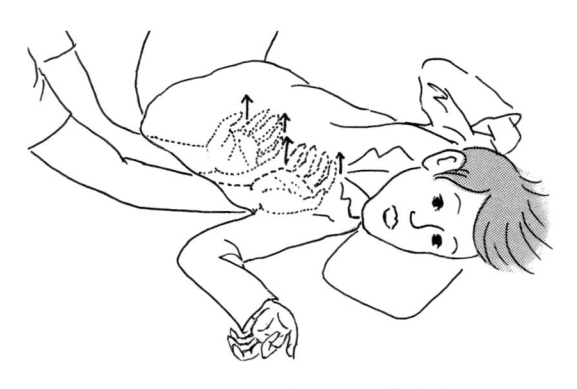

図 2-3-8 胸郭ゆすり（片側）
両側下葉の換気改善の場合は，指を脊柱にかけて肋骨を持ち上げ，こきざみに揺すると吸気が得やすい

な問題となる．さらに，胸郭の柔軟性が乏しい重症児者に対しては，吸気や呼気に合わせて胸郭を動かしていくことで，肋骨運動と胸郭軟部組織の運動性の改善を図ることができる．

(2) 方　法

背臥位をとっている患者の背壁にセラピストの手掌を柔らかく，かつ全面接触（トータルコンタクト）するように当て，呼吸運動の吸気時に胸郭を持ち上げ，吸気を助ける（図 2-3-4，2-3-5）．

十分な吸気が得られたら，次に呼気の排出を助けるために呼気に合わせて胸郭を下制方向に動かす．呼気後に，吸気が開始されたら胸郭の膨らみを阻害しないように，瞬時に手掌を放し除圧する（図 2-3-6）．

(3) 実施上の注意点

脊柱や胸郭の変形により，吸気を得る肋骨の運動方向が症例により著しく異なるため，吸気パターンは一様ではない．吸気・呼気を介助するにはまずは患者の胸郭にセラピストの手をトータルコンタクトさせる．手根部，指頭，母指球などの一部分を強く当て，患者の呼吸運動を阻害しないように努める．さらに患者の呼吸リズムに合わせ介助を行う．呼吸回数が多い場合は 2〜3 呼吸に 1 回吸気をとらせ，徐々に深い呼吸リズムへ導く．肋骨の運動を得やすい区域から吸気を助けると，導入が容易となる．

2）胸郭ゆすり

(1) 概　要

努力性呼気が強く二段階呼気などを示している状態では，呼気の補助筋が過剰活動しており，胸郭を十分に拡張できない．この場合，手技を用いて胸郭の拡張を促していく．ゆっくりとした吸気が得られ，二段階呼気が減少し，さらに換気不均衡を均等化できる．腹臥位への姿勢変換の準備にも有効である．

(2) 方　法

胸郭をセラピストの両手掌で包み込み，患者の吸気とともに左右にリズミカルに揺すり（図 2-3-7）ながら深い吸気を促していく．両側下葉を換気改善する場合は，セラピストの指を脊柱に引っかけるように肋骨を持ち上げながら，こきざみに揺すると吸気を得やすい（図 2-3-8）．

(3) 実施上の注意点

過剰な揺すりは全身が動いて姿勢が不安定となり，過緊張の出現につながるので，かえって吸気運動を阻害してしまう．背部からの揺すりは胸郭を拘束する要因である腰方形筋の過緊張をリラックスさせて伸長を促すことができる．指を強く引っかけると痛みが生じることがあるので注意する．

3）バウンシング

(1) 概　要

胸郭の柔軟性を促す手技である．呼吸運動に合

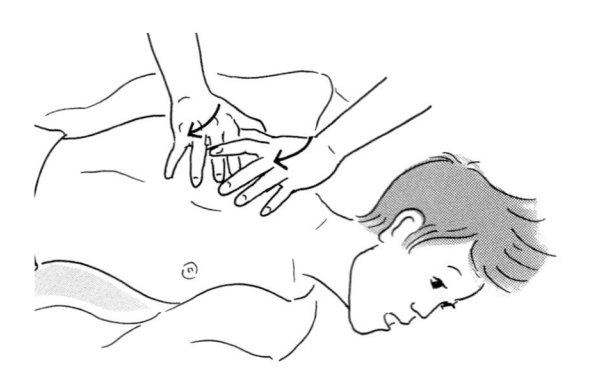

図 2-3-9　バウンシング
両手を患者の胸郭に当てて，胸郭が動きやすい方向に，リズミカルに風船を押すイメージで軽く圧迫していく

わせる必要がなく，重症児者には適用しやすい．セラピストは手掌を胸郭に当てて，肋骨がしなるように間欠的に軽く圧迫していく．肋骨の運動性がある区域から圧迫を行うと，肋骨運動が促進しやすい．実施中の患者の表情が快適・安楽になることが手技の成功の指標となる．

(2) 方　法

セラピストの両手を患者の一側の胸郭に当て，胸郭が動きやすい方向に，リズミカルに風船を押すイメージで動かしていく．はじめは軽く圧迫し，徐々に深く圧迫する．反対側も同様に施行していく（図 2-3-9）．

(3) 実施上の注意点

変形している胸郭の可動方向を探索し，その方向に圧迫を与え胸郭の運動を改善していくことが基本となる．セラピストの体重をかけないように留意する．骨軟化症，肋骨骨折の既往や危険性がある場合などは禁忌である．

4）横隔膜活動促通
(1) 概　要

横隔膜活動が減弱し，張力が低下していると換気が低下する．横隔膜を伸張することで，横隔膜の収縮性・活動性を促すことができ，張力を高められる．それにより深い吸気が得られる．さらに横隔膜と拮抗共同作用がある腹筋群・腹斜筋群が活動すると横隔膜活動が活発化する．この手技で，これらの筋群の収縮性が得られる．

(2) 方　法

セラピストの一側の手掌を患者の胸骨柄下部に当て，呼気時，すなわち横隔膜が下制する直前に瞬時にセラピストの指で加圧し，横隔膜を瞬間的に伸張させる．これは，吸気に入る直前の横隔膜を軽く，素速くストレッチすることとなるので，横隔膜活動と張力を発揮させやすい．ただし，重症児者の場合は横隔膜が正常位にないことが多く，横隔膜の位置を触・視・打診して確かめておかねばならない（図 2-3-10，2-3-11）．

(3) 施行上の注意点

腹部の加圧は瞬時に行う．数回施行し徐々に強くしていく．ただし不快刺激にならないように行う．またストレッチする刺激は，吸気を阻害しない強さに加減する．横隔膜収縮不全を起こし吸気時に腹部が下降する呼吸パターンのときは，呼吸筋疲労を起こしている．そのときは手技を無理に施行せず，人工呼吸器などでの補助換気により疲労を回復させることが先決となる．胃食道逆流の症状が出現している症例では，この手技は禁忌となる．

5）胸郭軽打
(1) 概　要

呼吸介助手技と組み合わせて吸気に軽打する．特に，胸郭変形により肋骨の運動性の乏しい区域に軽く適度に与える．目的は換気促進である．重症児者では側彎の凸側に肋骨運動が乏しいので，その区域に行うと効果が得られやすい．

(2) 方　法

指尖で，肋骨の運動性の乏しい区域を，吸気に合わせてリズミカルに指尖で軽く叩く（図 2-3-12）．

(3) 実施上の注意点

軽打部位の誤りや強い叩打では，無駄に咳を誘発させたり，過緊張が誘発されて逆効果になる場合が多い．軽打前後で，聴診器で必ず有効性を確認する．効果がみられなければ他の手技に変更する．この軽打は排痰には用いない．

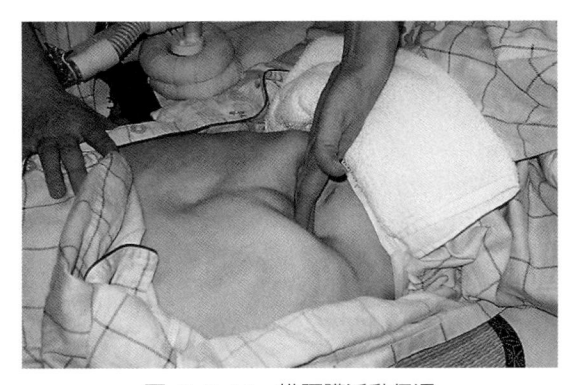

図 2-3-10 横隔膜活動促通
一側の手を患者の胸骨柄下部に当て，呼気時に瞬間的に加圧し，横隔膜を瞬時に伸張させる

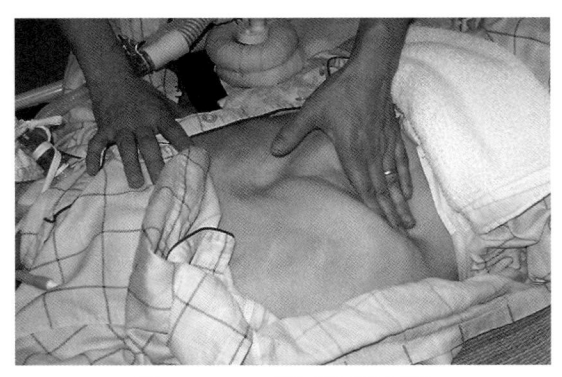

図 2-3-11 横隔膜活動促通
重症児者の場合は横隔膜が正常位にないことが多く，横隔膜の位置を触・視診して確かめねばならない

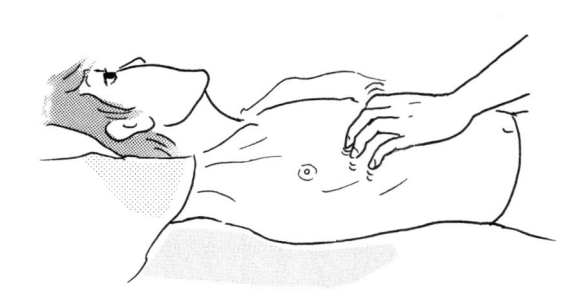

図 2-3-12 胸郭軽打
指尖で，肋骨の運動性の乏しい区域に，吸気に合わせてリズミカルに軽く叩く

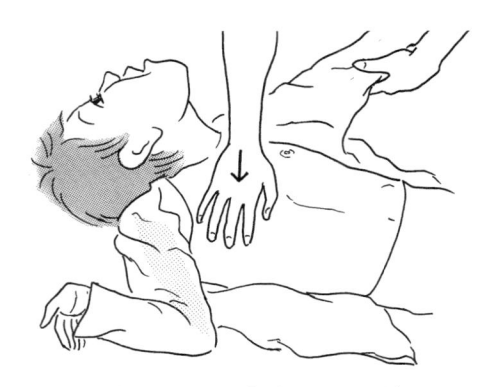

図 2-3-13 介助ハフィング
胸骨に手根部を当てて，呼気に合わせて短くリズミカルに数回加圧する

6）介助ハフィング

（1）概　要
咳嗽は第5～6気道分岐部より中枢側の分泌物排出には有効であるが，それより末梢の気道分泌物排出には無効である．

（2）方　法
胸骨にセラピストの手根部を当てて，呼気に合わせて短くリズミカルに数回加圧する．
適度に胸郭が圧迫され，胸腔内が陽圧になることを確認する（図2-3-13）．

（3）実施上の注意点
局所に圧がかかるため，加圧する強さに注意する．重症児者では呼気を強めるようにリズミカルに圧迫させていくことが望ましい．早期産の新生児に実施するとヘーリング・ブロイエル反射により胸部圧迫が無呼吸をきたすという報告もあり，慎重に行う．

（直井富美子，金子断行）

4. 姿勢保持と呼吸障害

1）上気道通過性呼吸障害

重症児者の呼吸障害においては，機能的・構造的要因による上気道の狭窄が大きな要因の一つとなる．臨床観察と気道X線透視・内視鏡検査などにより把握しながら，適切な医療的対応と姿勢調節を必要とする．

舌根沈下・後退やアデノイド扁桃肥大による上咽頭・中咽頭障害に対しては，経鼻咽頭エアウェイによる対応とともに，下顎を保持し頸部の過伸展を予防する頸部器具が有効である．カラーキーパー，ネックカラー，ヘッドマスター，テクラフ

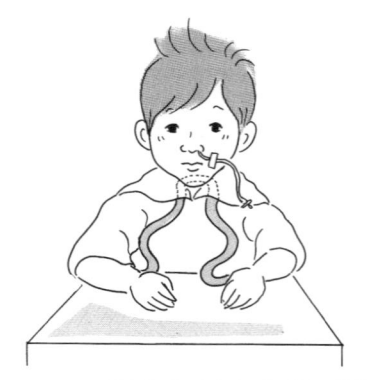

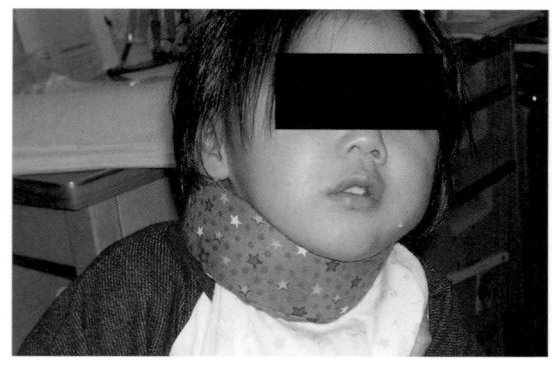

図 2-3-14, 2-3-15　下顎を保持し，頸部の過伸展を予防する頸部器具．右は，お風呂マットを利用したお母さん手製のネックカラー

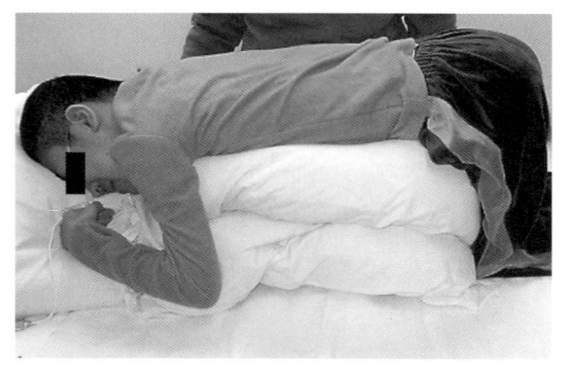

図 2-3-16　四つ這い姿勢での良姿勢保持
上気道閉塞呼吸障害の患者で，上下肢拘縮・体幹変形が強いときに選択する

レックスや顎乗せ枕などを用いて，上気道スペースを確保する工夫が求められる（**図 2-3-14, 2-3-15**，第2節**図 2-2-12** 参照）．

姿勢調節としては，背臥位では呼吸機能が最も悪化し，腹臥位や側臥位が有効である．さらに上下肢拘縮・体幹変形が強いときは，四つ這い姿勢を選択する．座位では前傾姿勢が有効となる（**図 2-3-16**）．

重症児者の上気道狭窄の1/3は，喉頭部の通過障害である．これは，「グーグー」という喘鳴の音質や狭窄症状が，覚醒時に強く睡眠時に軽減・消失することから，臨床的推察が可能である．さらに内視鏡検査で，肥厚した喉頭部披裂部が吸気時に前に落ち込み，気道を塞ぐことも確認できる．逆に，舌根沈下による喘鳴は覚醒時に強くなる．

喉頭部通過障害には，経鼻咽頭エアウェイは無効である．しかし，咽頭部通過障害を合併している場合では，エアウェイで喉頭性喘鳴を軽減できる．この場合の姿勢調整は，体幹をやや前傾させ頸部を軽く前屈位にして，下顎を前に出す（**図 2-3-17**）．さらにこの状態を持続させるため，下顎枕を机上に設置し，そこに下顎を保持するとよい（**図 2-3-18**）．リクライニング座位は狭窄を悪化させる．

また腹臥位も有効である．両手を上方もしくは側方に伸ばし，上肢が従重力位をとるようにして，胸腹部支持部，頭部は額または頬部に支持部をつくるとよい．いずれの場合でも，頸部周囲筋群をリラックスさせるため，腹臥位において頭部を軸性に回旋させる運動や，頸部の前後屈を徐々に促し，運動範囲を広げ上気道スペースを確保することが大切となる（**図 2-3-19**）．

さらに，下顎の可動性・運動性を改善・発達させるために，下顎枝より下顎を前突させるとよい（**図 2-3-20**）．内舌筋・舌骨上筋群・外側翼突筋の過緊張や，咬筋・側頭筋・内側翼突筋の低緊張は下顎後退を助長する．これらの筋群の緊張を，頸部から下顎を引き離すことや頭部回旋運動を通じて整えていくと，姿勢が保持しやすくなる．

以上，一連のハンドリングはボバースアプローチを応用している．

2）胸郭呼吸運動性呼吸障害

呼吸運動の未発達や，呼吸関連筋群の異常緊張・協調運動障害，四肢近位筋の過緊張や胸郭脊柱変形などにより，胸郭呼吸運動が制限される．

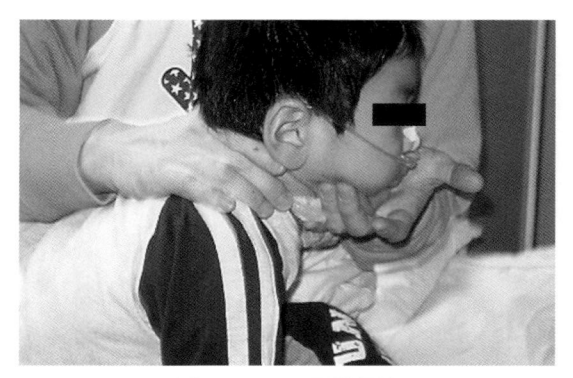

図 2-3-17 下顎保持
咽頭部通過障害には，体幹をやや前傾させ，下顎を前に出し，気道を確保する

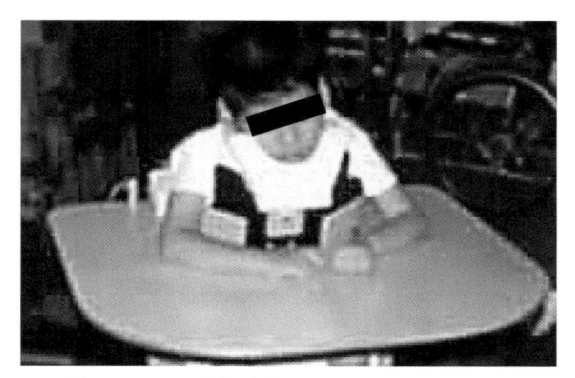

図 2-3-18 前傾座位でのあご受け台の利用
図 2-3-17 の状態を持続させるため，下顎枕を机上に設置し，そこに下顎を保持する

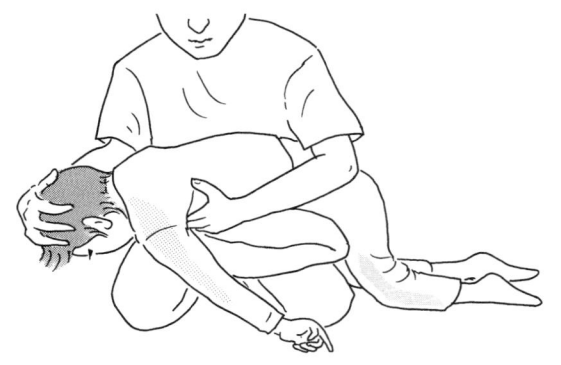

図 2-3-19 腹臥位で頸部を運動させながら，頸部周囲筋群の緊張を緩和させる
両手を上方もしくは側方に伸ばし，上肢が従重力位をとるようにして，胸腹部を支持して頭頸部を軸性に回旋させていく

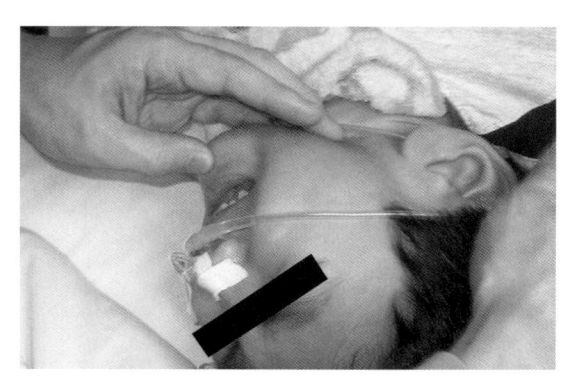

図 2-3-20 下顎の運動性・可動性改善
下顎枝より，下顎を前突させる

胸郭呼吸運動の制限は，吸気・呼気の阻害とともに気管支狭窄の要因となる場合がある．右凸の強度側彎の症例で，右の主気管支狭窄と右無気肺を生じ，右側臥位では気管支が圧迫され，狭窄を悪化させる例もある．

気管切開をしている症例においても，腹臥位では，酸素飽和度などのパラメータがよい場合が多い．このことは，胸郭呼吸運動や換気効率が腹臥位で改善することを示唆している．また，誤嚥が関与していると考えられる慢性的肺病変は，心臓後部の肺下葉に認められることが多い．

左凸側彎例では心臓が右に変位し，右下葉に病変が生じやすい．このような肺下葉病変の改善，悪化の予防のためにも，腹臥位が重要である．

腹臥位での治療は，背部からの肋椎関節・椎間関節・胸肋関節の円滑な可動性を改善，背部肋骨の運動性を促通することから始める．さらに側臥位から腹臥位への姿勢変換を繰り返すことにより，胸郭軟部組織の柔軟性を伴った，より正常な胸郭の柔軟性と形状へと修正・発達させていく（図 2-3-21，2-3-22）．

脊柱の対称的な伸展を得るために，椎体を時間をかけながら1個ずつ伸展運動させていくと，大胸筋・腰方形筋などの呼吸関連筋群の過緊張を緩和でき，脊柱側彎の悪化予防・改善にもつながる（図 2-3-23）．また腹臥位での腹圧を利用して腹直筋・内外腹斜筋の活動性を高め，横隔膜を拮抗共同的に活動させることができ，胸郭呼吸運動を深く行うことができる．

人工呼吸器装着患者で，回路等による制約で物理的に腹臥位をとれない場合，骨盤と胸郭を引き離し肺を拡張するために，下肢をベッドから懸垂

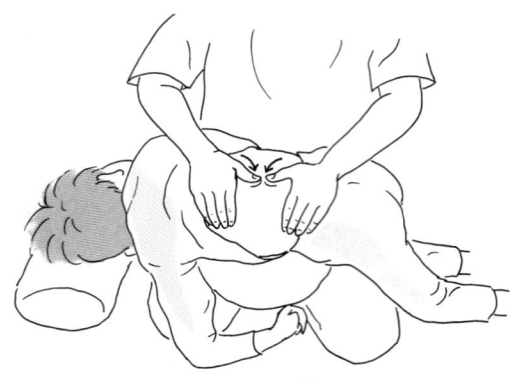

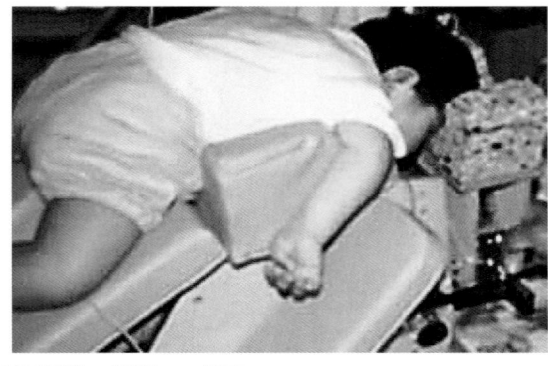

図 2-3-21, 2-3-22 胸郭呼吸運動の制限への対応
腹臥位を保持し，背部肋骨の運動性を促通して，胸郭の形状を正中方向に発達・改善させる

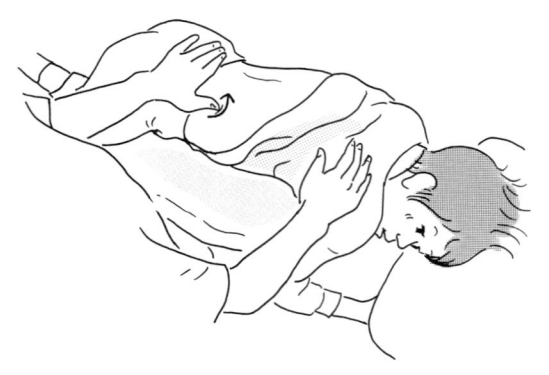

図 2-3-23 脊柱の対称的な伸展を得るため，椎体の可動性を得る
腰方形筋などの呼吸関連筋群の過緊張を緩和し，脊柱側弯の悪化予防・改善につながる

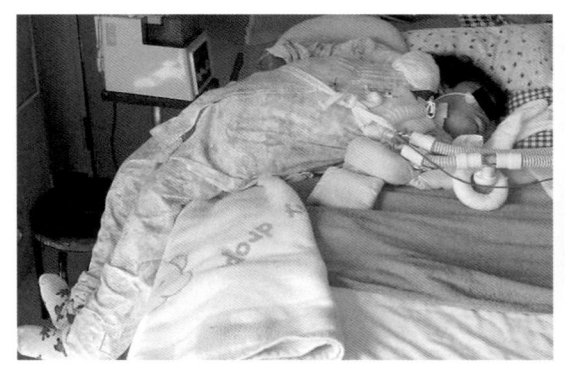

図 2-3-24 腹臥位がとれない場合の姿勢
人工呼吸器を装着していて腹臥位がとれない場合，下肢をベッドから懸垂して姿勢を保持する

して姿勢を保持するのもよい（図 2-3-24）．

3）上部消化管障害と呼吸障害

重症児者では，胃食道逆流症が大きな課題の一つとなる．上部消化管障害は，気管切開などで呼吸機能が改善するとしばしば劇的に改善する．さらに，上部消化管造影検査で，呼吸がよい状態では逆流がなくとも，同じ検査場面で上気道閉塞性の陥没呼吸になると，とたんに呼気時に造影剤が逆流するパターンがしばしば認められる．さらに呼気時にのみ，胃上部が胸腔内に逸脱する間欠性の食道裂孔ヘルニアが出現する例もある．このように，上部消化管障害と呼吸障害は相互に関連し合っている．

上気道閉塞性呼吸障害による過剰な胸腔内陰圧は，胃食道逆流の大きな要因となる．背臥位では上気道閉塞性呼吸障害が悪化しやすいため，胃食道逆流も生じやすい．呼吸障害がなくても，胃と食道の位置関係から長期の背臥位自体が胃食道逆流症の誘因となる．

したがって，胃食道逆流症に対する姿勢管理は，胃内容排出の目的から，リラックスした上体を挙上した腹臥位または深い側臥位が基本となる（図 2-3-25）．

支持基底面を前額部・胸部・骨盤前部におき，腹部の圧を軽減する工夫を考える．それには腹臥位マットを上部体幹，下部体幹に分割することや，腹部をくりぬいた腹臥位姿勢保持用具を用意する（図 2-3-26）．

深い右側臥位を選択する場合，上体を腹臥位に近い位置にするために右側胸腹部，大腿前額部のマットをくり抜く．さらに上方の左下肢は下方の

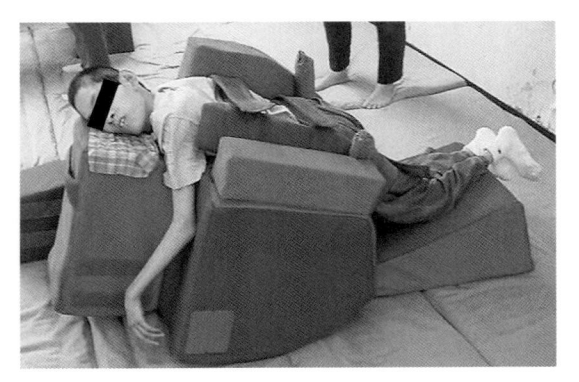

図 2-3-25 上体を高くした腹臥位支持装置での腹臥位
リラックスした腹臥位または頭高位腹臥位が，胃食道逆流症への対応の基本となる

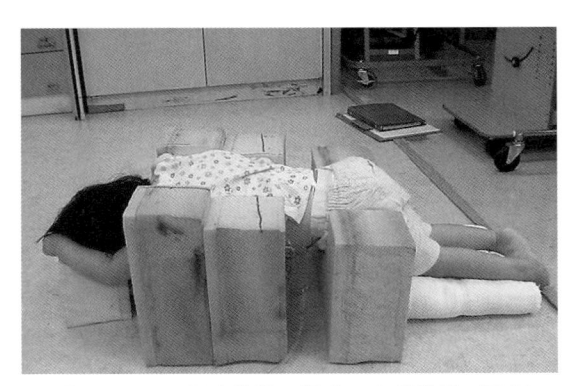

図 2-3-26 胃瘻造設の場合，上部体幹，下部体幹に分割し腹部を徐圧した腹臥位マットを用いる

右下肢に乗せずに，前方に屈曲位にして，クッションを置いて，リラックスした右側臥位を得ていく．

(金子断行)

5. 陽圧換気療法

重症児者では，上気道閉塞・胸郭拘束・脊柱変形・異常筋緊張などにより無気肺を生じやすい．特に背臥位が多い場合は，両側下葉や心臓の後部などに無気肺を起こすことが多い．無気肺を起こした肺胞は狭小化や虚脱を生じる．一度，狭小化や虚脱の生じた肺胞を膨張させるためには，高い圧（opening pressure）が必要とされる．

高い圧を自発呼吸でまかなうには努力呼吸が要求され，強い胸腔内陰圧が引き起こされる．そのため肋間部は陥没し，胸腔内陰圧により下顎が後方に引き込まれる．この状態では，十分な吸気量と吸気圧が保てずに，努力呼吸が無気肺を助長するという悪循環が起こる．この悪循環を断って無気肺を改善・予防するために，陽圧換気療法が有効である．

正常成人では数分に数回の深呼吸を自発的に行っているため，末梢の肺胞にいたるまで自然に拡張している．しかし，重症児者は自発的な深呼吸が得られないので，無気肺が生じやすいひとつの要因となる．陽圧をかけることで，このような深吸気を誘発し，胸郭を拡張させることで，無気肺を予防できる．さらに，強い陽圧をかけることにより，気管閉塞の要因となっている分泌物の移動を図ることもできる．

これらの陽圧換気のうち，筆者らは主に下記の4法を実施している．

① 蘇生バックによるフェイスマスク・気管カニューレなどからの用手陽圧換気

② Mechanical In-Exsufflator（カフマシーン®，カフアシスト®）による陽圧換気

③ 肺内パーカッションベンチレータ（IPV）による陽圧換気

④ 非侵襲的間欠的陽圧換気療法（NIV）による陽圧換気

いずれの方法も，分泌物除去を含めた確実な気道確保が前提であり，重症児者では，姿勢管理・排痰療法との併用のうえで実施する必要がある．以下に4手法の実際を述べる．

1）蘇生バックによる用手陽圧換気（バギング）

患者の肺容量に応じた蘇生バックに接続したフェイスマスクを，空気が漏れないように顔面にしっかりと密着させる．鼻と口をしっかりと密着するように覆い，かつ漏れのない形のマスクの選択が重要である．また，マウスピース，鼻咽頭エアウェイ，気管カニューレ，乳児用フェイスマスク（カニューレを使用していない気管切開例）を通して使用することもできる．

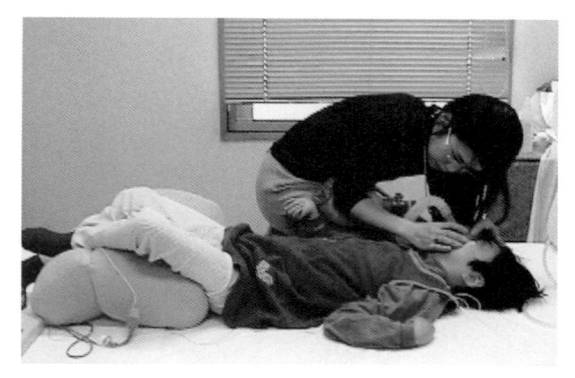

図 2-3-27 用手陽圧換気（バギング）
吸気とともにタイミングよくバックを押して，鼻と口から肺内に強制的に空気を送り込む

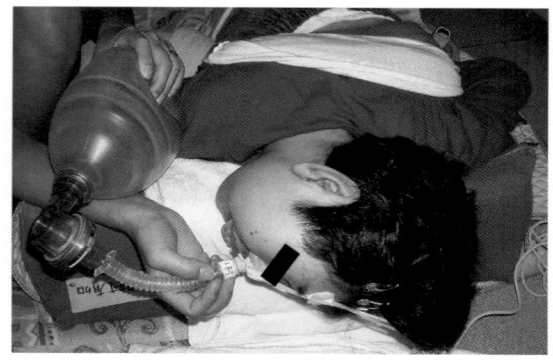

図 2-3-28 蘇生バックによる用手陽圧換気
在宅や病棟で養育者や看護師が履修すれば，いつでも簡単にできる

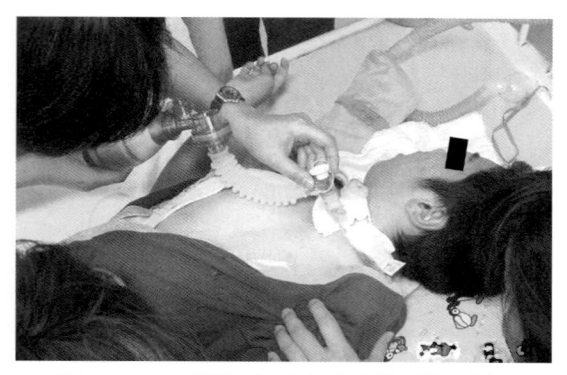

図 2-3-29 蘇生バックによる用手陽圧換気
気管切開例や経鼻咽頭エアウェイ例でも，制限なく行うことが可能である

図 2-3-27 のように，患者の吸気とともにタイミングよくバックを押して，鼻と口から肺内に強制的に空気を送り込む．自発呼吸より吸気が多くとれるために，しぼみかけている肺胞の拡張を促すことができ，胸郭が広がることが観察できる．マスクからの空気漏れがあったり，呼気時に送気すると（このときバックを押す手の抵抗が増加する），胸郭は拡張しない．成功しているかは，この胸郭の拡張を指標として確認する．

吸気にタイミングを合わせて規定量を送気することが，一番のポイントとなる．筆者らは送気量の目安を深呼吸量と同量か一回換気量の3〜5倍程度としている．回数は，呼気終末炭酸ガス濃度（EtPCO$_2$）を計測し，炭酸ガス過剰排出による呼吸抑制に注意して設定する．

バギングの利点は，在宅や病棟で養育者や看護師が履修すれば，いつでも簡単にできることにある．気管切開例や経鼻咽頭エアウェイ例でも，制限なく行うことができる（図 2-3-28，2-3-29）．

欠点は，体格が大きく胸腔容量の多い重症児者は，マスクの量・圧では肺胞を拡張することができない点で，胸腔容量のある程度少ない例に限定されることである．バギング圧が opening pressure の圧より上がらない例も対象とならない．肺活量（VC）を計測することは難しいが，1〜1.5 ℓ を超えている例も最大吸気容量の維持という目的では適応にならない．

2）Mechanical In-Exsufflator（MI-E）による陽圧換気療法

カフマシン®（図 2-3-30a），カフアシスト®（図 2-3-30b）は，筋ジストロフィーや脊髄損傷などをもつ人たちの咳を介助し，排痰を促進するために，米国で開発された機械である．

機械的咳介助の目的で使用する場合は，フェイスマスクなどを通じて肺に陽圧（＋40〜＋60 cmH$_2$O）で送気し，瞬時に切り替えて呼気陰圧（−40〜−60 cmH$_2$O）を急速にかけることで，痰の喀出の手助けとする．有効な喀出には，喉を開いて声門を開けておくことが重要である．

もうひとつの MI-E の使用法は，陽圧での送気を中心に行い，肺の柔軟性の保持や無気肺予防の目的で，深呼吸の代わりに用いるものである．

フェイスマスクを，空気漏れがないようにしっ

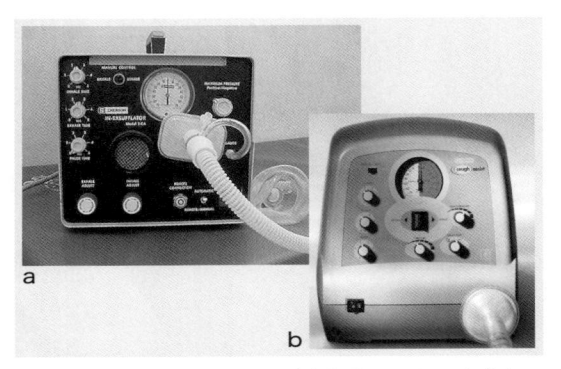

図 2-3-30 カフマシン（a）とカフアシスト（b）

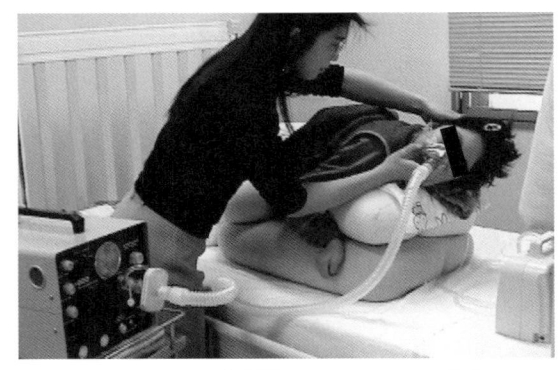

図 2-3-31 腹臥位でのカフマシン実施
両側下肺野の無気肺の予防・改善に効果的

かりと密着させ，おおむね＋20〜＋50 cmH$_2$O の圧で，対象者の吸気に合わせてタイミングよく急速に送気する．バギングよりも高い圧と大量の送気により，末梢の肺胞まで拡張できる．患者により異なるが，吸気時間はおおむね2〜5秒である．

MIE を用いるときに無気肺野をさらに拡張させるには，姿勢保持と組み合わせるとよい．前述したように，腹臥位で MIE を使用することは，気道確保を容易にする場合が多い．さらに，背側肺を拡張させやすいため，両側下肺野の無気肺の予防・改善に効果的である（**図2-3-31**）．拡張したい肺野を，心臓より上位におき MIE を施行することが望ましい．

回数，圧は，SpO$_2$ や EtPCO$_2$ のモニター下に，肺の圧・容量損傷や呼吸抑制に注意して設定する．また，初回導入時は＋10 cmH$_2$O 程度の低圧で開始し，慣れてきたならば徐々に圧を高めてゆく．初回使用時や状態が悪い場合の試行には，気胸などの緊急事態に対応できるように，救急蘇生や胸腔穿刺などの準備をしておく．

MIE の利点は，短時間で肺胞を拡張できることにある．さらに，健康時に無気肺予防目的で MIE に慣れておくことで，肺炎・下気道感染罹患時の使用が容易になる．気道感染時に増加した喀痰の排出を促し，肺内への痰の貯留を防ぐことができる．また食物や水分を「のどに詰まらせた」状況などで，迅速に MIE を使用することができれば，窒息や誤嚥性肺障害を回避できる場合もある．

欠点は，急速な風圧に過敏な例では，過緊張を招くことである．首を反り返らせながら嫌がり，適用できない例もある．また，レンタルにより在宅での使用も可能だが，健康保険での補助はないために月に数万円の経済的負担を伴う．

3）肺内パーカッションベンチレータ（IPV）による陽圧換気療法

IPV とは，高頻度ジェット流（100〜600 cycle/分）とパーカッション性拍動による肺内の直接振動・高頻度エアロゾール加湿で排痰作用を促し，ガス交換率を改善させる機器である．圧縮空気で作動するもの（**図2-3-32a**）と，AC 電源を使用するもの（**図2-3-32b**）とがある．

薬液吸収率は超音波ネブライザーより高く，作動ガス圧を 10〜40 psi，駆動頻度を高拍動から低拍動の範囲で調整できる．パーカッション性の拍動と持続的な高頻度ジェット流により，全肺野にわたって気道・肺胞を段階的に拡張できる．エアロゾール粒子サイズが 1〜3 μm と小さいために，終末気管支・肺胞に直接沈着するので，末梢気道にある固い痰の流動化を促すことができ，排痰作用を促進できる．

重症児者では，気管切開例は気切孔より，非気管切開例はフェイスマスクを用いて行う．適切な喀痰吸引手技の併用は必須であり，姿勢管理や呼吸介助・咳の誘発といった呼吸理学療法の併用も有効である（**図2-3-33，2-3-34**）．

気管切開例では全般的に受容がよく，10〜20分間連続的に使用することができる．使用しながら

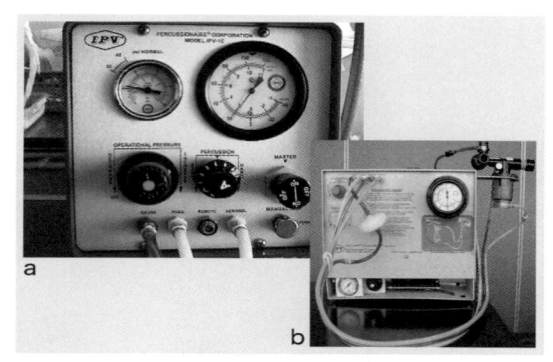

図 2-3-32 駆動源として圧縮空気圧を利用した IPV-1（a）と，駆動源として AC 電源を使用したインパルセーター（在宅用：b）

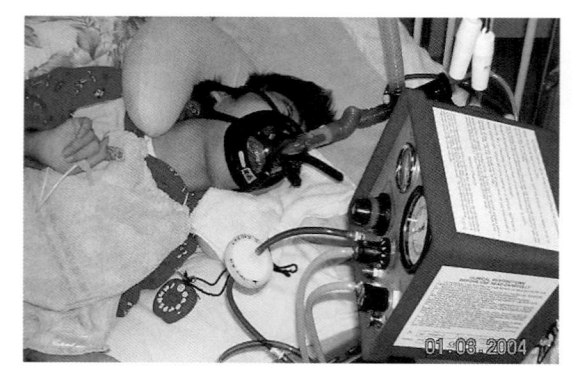

図 2-3-33 フェイスマスクを利用しての IPV
気管切開例は気切孔より，非気管切開例はフェイスマスクを用いて行う

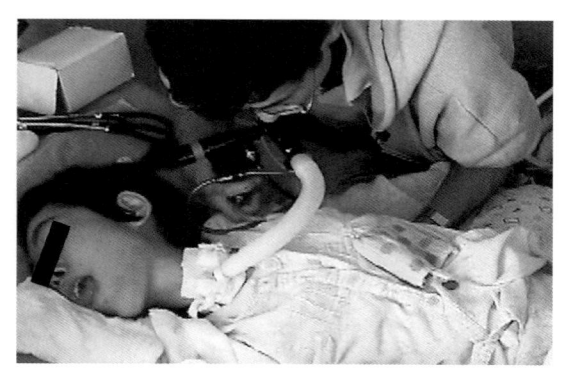

図 2-3-34 気管カニューレを通し，呼吸理学療法を併用しての IPV

体位変換することで，無気肺野を含め全肺野にわたり拡張することができる．

IPV の利点は，高頻度ジェット流とエアロゾール吸入により，肺野の拡張と排痰を同時に行うことができる点である．さらに，振動が肋間筋などにバイブレータ様に伝わるため筋にリラックス効果が得られ，胸郭拘束の緩和に寄与していると考えられる．また，人工呼吸器を常時使用している症例でも，従量式であれば回路内に装着して使用可能である．人工呼吸器として認可されているため，健康保険上，在宅呼吸管理料でレンタル可能である．

欠点は，使用中常時患者の傍らに施行者の監視が必要なことである．また，機器・回路が非常に高価で，回路の固定などもいまだ使い勝手が悪い．使用条件によっては，その後の呼吸抑制や，流動化した痰が十分に喀出できないという危険もある．

そのため，使用時には基本的にパルスオキシメータを装着し，施行者による十分な観察を行う．

4）非侵襲的間欠的陽圧換気療法（NIV）および持続陽圧呼吸（CPAP）の早期導入

神経筋疾患における NIV については，表 2-3-4 のように適応・禁忌が明瞭化されており，用手あるいは機械的排痰法との併用により，生命予後を改善している．詳細は成書に譲るが，重症児者でも，同様の適応や方法を試みる価値がある．現時点では重症児者にはこうした基準はなく，相対的禁忌に当てはまる項目も多くみられるが，含気改善や呼吸筋疲労の回復という点で NIV や CPAP が有用な症例が少なくない．

通常は鼻マスクを使用する（図 2-3-35）が，口呼吸を止められない重症児者では，口からの空気漏れが多く，実用的でない場合があり，フェイスマスクを使用する（図 2-3-36）．しかし，フェイスマスクを使用した場合には，喀痰や流涎の定期的な確認と十分な監視体制が必要であり，自宅での夜間装着は困難になる．そのような場合には日中にできるだけ長く装着することで，呼吸筋疲労をとり，呼吸運動パターンを改善する方向を目指している．

含気の改善という目的は，5〜8 cmH$_2$O の CPAP のみで果たせる場合が多いが，換気不全で「吐けない」児には，二相性の陽圧換気（BiPAP など）による NIV が必要になる．この場合には，高

表 2-3-4　非侵襲的間欠的陽圧換気療法（NIV）の適応と相対的禁忌

適　応	相対的禁忌
肺胞低換気 　または 肺性心の所見 　および ガス交換の基準：$PaCO_2 > 45$ mmHg または睡眠時酸素飽和度低下（$SpO_2 < 90\%$ が 5 分または 10％以上）	気道確保困難 ・咳が不十分 ・嚥下機能低下や慢性的な誤嚥 多量の気道分泌物 24 時間人工呼吸管理が必要 マスク適合を妨げるような顔面の解剖学的異常や過敏
その他の適応可能性 ・急性呼吸不全回復期で CO_2 蓄積 ・急性呼吸不全での入院を繰り返す ・閉塞性睡眠時無呼吸症候群で，CPAP のみでは改善しない	患者・家族に意欲が稀薄 非協力や理解不足 経済面や介護者の不十分さ

（石川悠加ほか，2004[99]）改変）

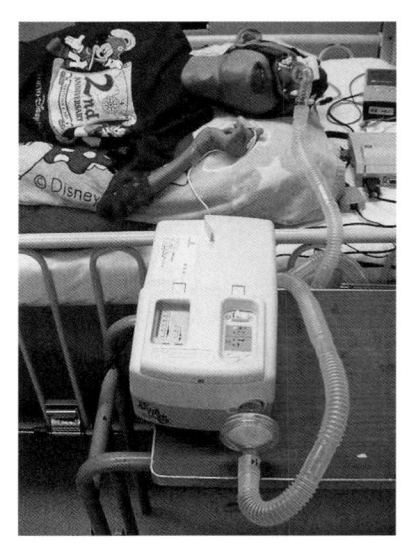

図 2-3-35　非侵襲的間欠的陽圧換気療法（NIV）
鼻マスク＋BiPAP Harmony を使用

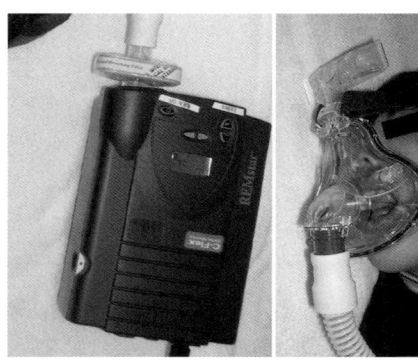

図 2-3-36　持続陽圧呼吸（CPAP）
口からの空気漏れが多い場合，フェイスマスクを使用することもある

い気道内圧による肺胞の伸展損傷や過換気の可能性が増加する．したがって，呼吸不全に至っていない重症児者への早期導入の是非は未確立である．しかし，換気量の低下・努力呼吸による呼吸仕事量の増加が明らかな場合や，舌根部など咽頭での上気道閉塞には試みる価値がある．筆者らの経験で，早期の NIV を開始した重症児者には，本療法開始後に重症肺炎の繰り返しから離脱できた例があり，長期的な効果も期待される．

重症児者での NIV 導入に際しては，換気モードと機種選定に注意が必要である．自発呼吸をトリガーとしての換気補助モード（S，S/T，SIMV など）は，重症児者の呼気感知が不十分で，吸気時間が延長する場合などがみられる．その際は吸気時間設定ができる機種を使用するか，調節呼吸（T モード）を試みる．

NIV にせよ CPAP にせよ，分泌物処理を含めた気道の開存が前提条件である．別項のとおり，発達期を過ぎた重症児者の誤嚥や呼吸障害は加齢とともに悪化する．したがってこのような非侵襲的な呼吸補助法には限界があるが，外科的な誤嚥防止術を選択しない場合などには有用な方法である．利点と欠点を理解したうえで，重症児者の受容に合わせて，生活の質を高める一助としてほしい．

（村山恵子，金子断行）

第4節
筋緊張異常と嚥下障害

1. 筋緊張異常と嚥下障害との関係

1）脳性麻痺の筋緊張異常と嚥下障害の特徴

　脳性麻痺を主とする多くの重度脳障害児者では，筋緊張異常を伴う（図 2-4-1）．

　筋緊張の恒常的あるいは間欠的な亢進や低下そして変動は，四肢の運動機能障害や苦痛だけでなく，嚥下障害，睡眠障害，呼吸障害，胃食道逆流症などをもたらし，悪循環を生ずることが多い（表 2-4-1）．

　脳性麻痺は，厚生労働省の定義では，「受胎から新生児期（生後4週間以内）までに生じた脳の非進行性病変に基づく永続的なしかし変化しうる運動および姿勢（posture）の異常である」と定義されている．その病態は，脳性麻痺のタイプによって異なるが，ボバースは，「筋緊張異常」「緊張性反射活動」「相反神経支配の障害」がその病態に大きく関与しているとしている（図 2-4-2）．

　「筋緊張異常」は，筋緊張亢進症状としていわゆる「折りたたみナイフ現象：clasp knife phenomenon」と呼ばれる症状特徴をもつ「痙直・痙縮：spasticity」があるが，これは一般に錐体路障害によって起こるとされている．一方，持続的な筋緊張亢進は「強剛・固縮：rigidity」と呼ばれるものであり，他動的に四肢を動かすと断続的に鉛の管のような抵抗感を感じるため，歯車様（cogwheel）と呼ばれ，その病変は錐体外路系の障害と考えられている．また，ジストニアに代表される筋緊張の変動は錐体外路系異常で主に基底核障害によって起こる．

　脳性麻痺は，痙性（痙直型）と固縮型，筋緊張の変動をもつアテトーゼ型，失調型，低緊張（無緊張）型などに生理学的分類がされているが，実際には痙性と固縮，すなわち錐体路障害と錐体外路障害の両者が混合している場合が多い．

　嚥下反射中枢は延髄網様体にあり，大脳病変によって嚥下反射が消失することはないものの，上位中枢の広範な障害により，両側神経支配である咀嚼筋，舌筋，咽頭筋，喉頭筋などが障害され，嚥下活動は制限される．たとえば，成人の脳血管障害例において広範な大脳病変により起こるとされている，嚥下反射出現の遅延，咽頭の蠕動運動の低下，舌運動の減少が，重症児者でも起こっていると推定される．実際，舌運動の減少などから，口腔相の早期に食塊の喉頭蓋谷や梨状窩への流入が起こるが，嚥下反射の出現遅延から，嚥下前・中誤嚥（喉頭挙上期型誤嚥）を生じることが多い（村山[17]）（図 2-4-3）．一方，脳性麻痺のまれなタイプである脳幹障害型のケースでは，嚥下反射が出現しない球麻痺が起こり，鳥類の嚥下に似た特徴的な嚥下パターン（頭部後屈位をとることで口腔相から咽頭相に食物が送り込み，停滞させ，その後，頸部を前屈させて輪状咽頭筋の弛緩を誘発するかのような「しゃくり上げ嚥下」）で嚥下する例がある（図 2-4-4）．

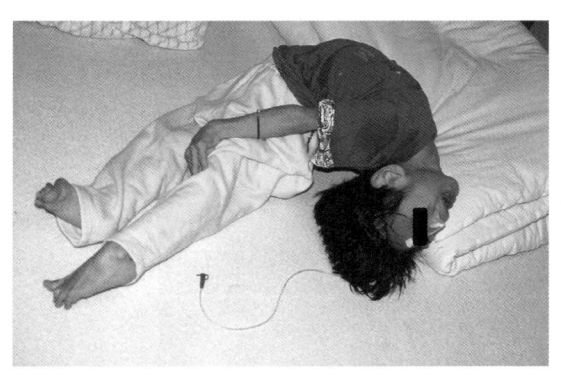

第 4 節　筋緊張異常と嚥下障害　97

図 2-4-1　筋緊張亢進（緊張性頸反射による強い反り返り）

表 2-4-1　筋緊張異常の要因と悪循環

1	緊張を高める要因
①	年齢
②	精神的要因：興奮・ストレス・環境変化
③	痛み：歯・中耳炎・逆流性食道炎・筋肉痛
④	体調：発熱・感冒（かぜ）
⑤	睡眠リズムの乱れ
⑥	月経
⑦	気温変化　　など
2	筋緊張亢進の悪循環（malignant cycle）
①	ストレス，機能障害・発熱
②	筋緊張亢進→筋肉痛・不眠→緊張亢進の悪化
③	緊張亢進→高熱・呼吸障害・筋肉細胞の崩壊→ミオグロビン尿→腎不全→死亡

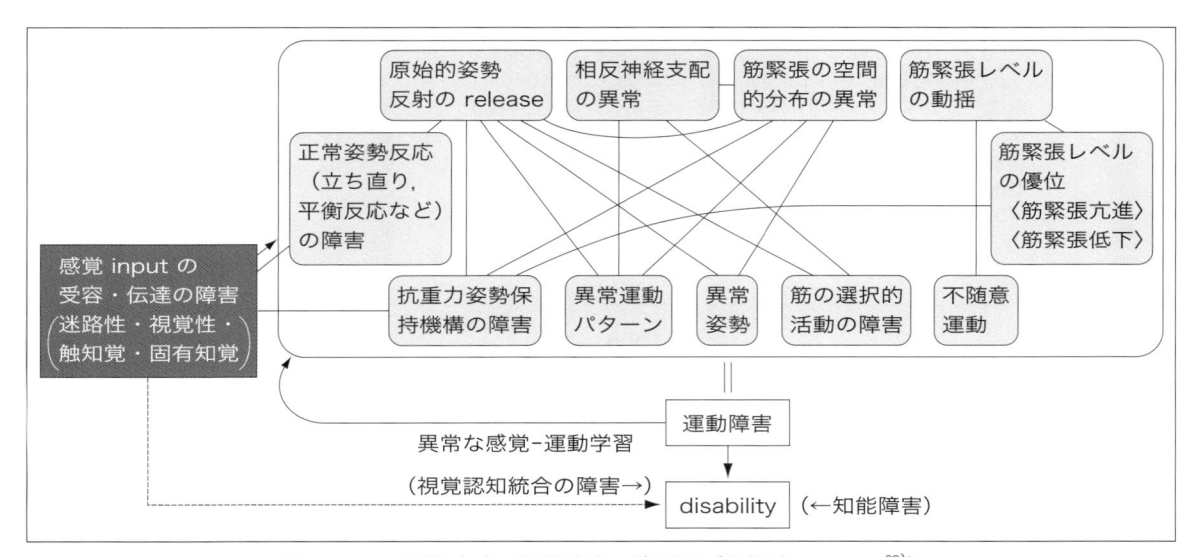

図 2-4-2　脳性麻痺の運動障害の諸要因（北住映二，1983[69]）

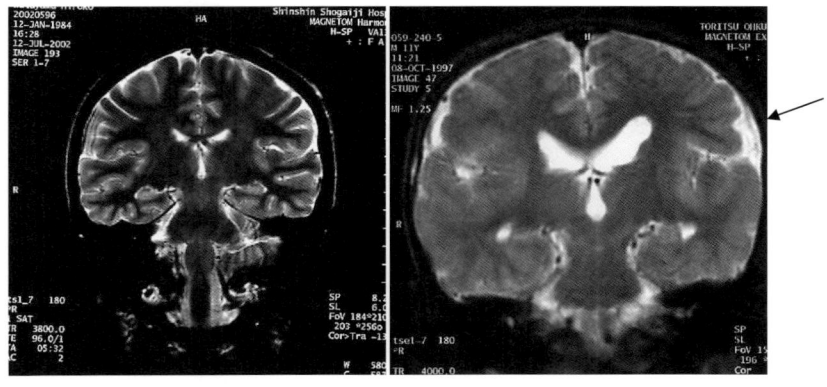

図 2-4-3　脳形成異常で仮性球麻痺を示す Operucular 症候群と考えられる症例の MRI
　　左：正常 MRI，右：仮性球麻痺を示す歩行可能な脳性麻痺児

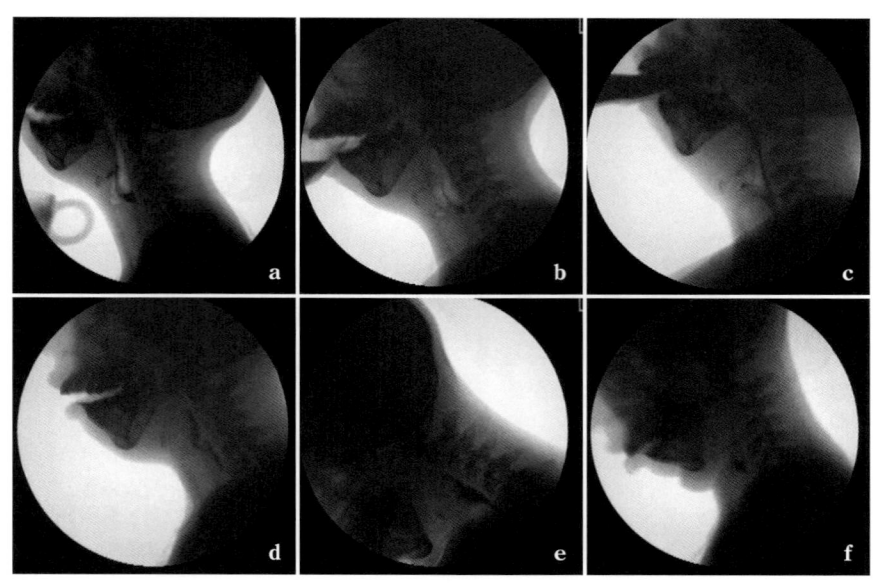

図 2-4-4 下部脳神経障害（球麻痺）例の特徴的嚥下
　a：嚥下前残留，b：コップからミルク摂取，c：取り込みと同時に口腔相に貯溜なく瞬時に咽頭・食道へ流入（gag reflex なく喉頭蓋脇の梨状陥凹通過），d：咽頭相の広範囲にミルク残留，e：頸部を深く前屈し，f：前屈を戻しながら，口腔相は舌と上口蓋，咽頭相は舌根・咽頭後壁で押しつけるように残留したミルクを食道へ通過させる（しゃくり上げ；鳥類の嚥下に類似）

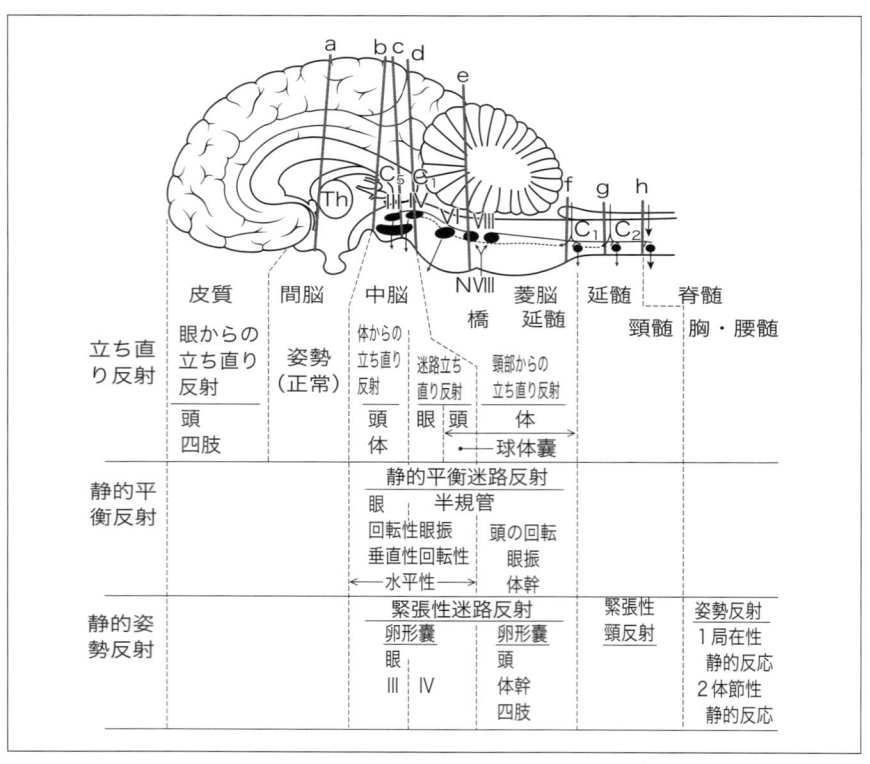

図 2-4-5　姿勢反射（Monnier M，1970[105]）

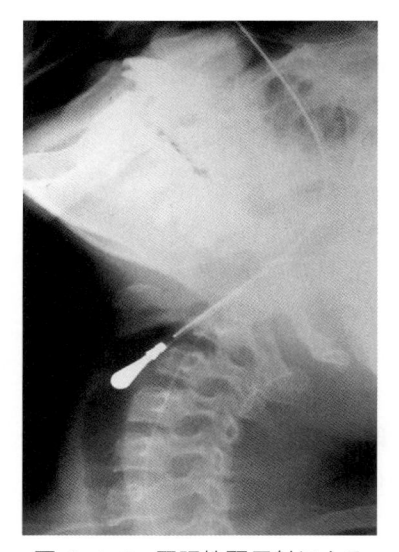

図 2-4-6　緊張性頸反射による
　　　　　頭部後屈位
経管栄養用チューブが食道に飲み込まれず，容易に気管内に侵入する

図 2-4-7　緊張性頸反射による反り返りと咽頭部構造
a：頸部中間位．咽頭部スペースが保たれている．b：頸部後屈（過伸展）位．下顎舌根後退・咽頭喉頭狭窄，咽頭部スペースが消失

2）緊張性頸反射と嚥下障害の関係

　緊張性頸反射活動には，緊張性迷路反射，非対称性緊張性頸反射（ATNR），対称性緊張性頸反射などがあり，全身の筋緊張異常とともに脳性麻痺の病態に大きく影響している．これらは，上位中枢の障害による下位中枢の解放の症状として現れるが，それらは，摂食・嚥下時の姿勢のコントロールや摂食・嚥下機能に大きく影響する（図 2-4-5）．

　上体は，図 2-4-1 のような反り返りが起こって，リラクセーションを困難にする．また，頸部の角度が嚥下活動においては非常に重要であるが，緊張性迷路反射，対称性緊張性頸反射により頸部後屈が起こり，結果的に舌運動制限，舌骨の前方挙上困難が起こって嚥下活動が制限を受ける．また，輪状咽頭筋の弛緩を困難にしている可能性がある．頸部の筋緊張亢進が下顎の後退を起こしたり，咀嚼活動を制限してしまう．強剛などの錐体外路性緊張により頭部回旋し，それにATNR が加わることが，頸部，喉頭，気管などの捻れに関係していると考えられる．

　これらが原因となって，心肺蘇生法において気道確保法に用いられる「頭部後屈位」に近い姿勢となり（図 2-4-6），咽頭部の嚥下に即した姿勢をとることができず，食物の口腔から咽頭，食道への流れを阻害する（図 2-4-7）．

3）相反神経支配障害と嚥下障害との関係

　「相反神経支配」とは，たとえば肘関節を屈曲しようとするとき，屈筋である上腕二頭筋が収縮すると同時に伸筋である上腕三頭筋は弛緩するという，拮抗筋への抑制機構を指す．すなわち，屈曲運動に際しては伸筋がいつも完全に弛緩しているのではなく，屈曲の強さの程度に応じた上腕三頭筋の同時収縮が起こることにより，意図したスピードや滑らかさと強さの上肢の屈曲運動が遂行されるのである．

　痙性の強い四肢麻痺では，相反性神経支配における拮抗筋への抑制が不十分となる．その結果，動筋・拮抗筋の同時収縮が起こってしまい，意図した運動の遂行が不可能となる．

　一方，アテトーゼ型脳性麻痺では，相反性神経支配における拮抗筋活動の強い抑制が起こる．摂食・嚥下にかかわる多くの筋の神経支配は両側神経支配であり，動筋と拮抗筋の活動の区別は困難であるが，臨床的には相反神経支配の障害による

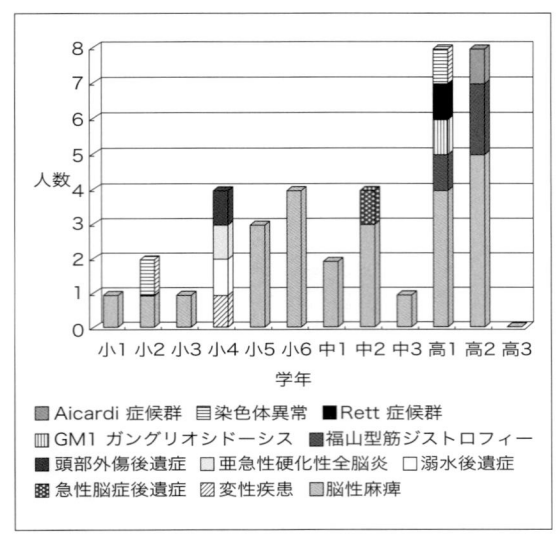

図 2-4-8 学齢児における経管栄養開始時期

拮抗筋活動の強い抑制の結果，過剰な顎運動，舌運動が引き起こされる．これにより，舌前方突出や食塊の口腔相から咽頭相への早期流入，咽頭相での嚥下活動（下顎の固定，舌骨の前方挙上，喉頭蓋の翻転）における協調運動の阻害，さらに食道相における輪状咽頭筋の弛緩の阻害，および，喉頭部での声門閉鎖や呼吸と嚥下のタイミング調節の阻害が起こっていると考えられる．

成人疾患では，ハンチントン舞踏病やパーキンソン病が，錐体外路障害による症状を示すが，アテトーゼ型脳性麻痺の嚥下障害とハンチントン舞踏病のそれとの間には類似点が多い．すなわち，① 頭部・体幹の不規則な変化による姿勢保持困難，② 口腔相における舌による食物の前方への押し返し，③ 咀嚼の協調運動困難，④ 嚥下の協調運動困難（嚥下中の喉頭挙上は正常），⑤ 個体の嚥下のほうが液体の嚥下より上手，⑥ 咳嗽の存在，といった点で共通した特徴をもっている．

一方，パーキンソン病では，振戦・無動・筋強剛が起こる．嚥下障害の程度によって異なるものの，口腔期・咽頭期ともに障害され，舌・咀嚼筋運動の障害は食塊形成や咽頭相への送り込みの障害を引き起こし，輪状咽頭筋の弛緩不全，さらには嚥下力の低下を招く．これは，痙性固縮型四肢麻痺における嚥下障害に類似する．

2. 加齢に伴う摂食・嚥下機能低下

進行性疾患では，疾患により退行スピードと程度は異なるが，摂食・嚥下機能が低下して誤嚥を起こしやすくなり，誤嚥性肺炎併発などにより呼吸障害が悪化し，これが経管栄養の導入の契機となることが多い．非進行性疾患である脳性麻痺児においても，加齢に伴い摂食・嚥下機能が悪化し，呼吸機能の低下やADLの低下を引き起こす場合が少なくない．図 2-4-8 は，A養護学校児童生徒で高等部までの在学年齢中に経管栄養が導入されたケースのまとめである．福山型筋ジストロフィー（第5節参照）に代表される進行性神経疾患のみならず，脳性麻痺児においても，思春期年齢以後，経管栄養が導入されたケースが多いことがわかる．

推定される，加齢による摂食・嚥下障害の悪化の病態を，図 2-4-9 に示す．

新生児・乳児では，咽頭から喉頭までの上下の距離が短いため，哺乳時，舌と喉頭が挙上し，舌が乳首を圧すると同時に喉頭腔が鼻腔と直結し，ミルクを飲みながら呼吸することができる．吸啜運動によって摂取されたミルクは，咽頭から喉頭蓋の左右の梨状陥凹を通過して食道へ流入する．ところが身体の成長は，口腔・咽頭周辺の一般的構造的変化を引き起こす．すなわち咽頭が縦に長くなり，喉頭部の相対的な下降が起こるとともに，喉頭蓋谷や梨状窩が広がる．それらの構造的変化に伴い，たとえば嚥下に必要な舌骨の挙上距離が長くなり，嚥下効率が低下する．また，高齢となれば感覚・運動神経の神経機能の低下により嚥下力が徐々に低下する．滞留が増えることが予想されるが（図 2-4-9），正常では，滞留物は空嚥下などにより無意識に嚥下されている．ところが嚥下障害があると，それが吸気時に誤嚥されたり，重力により喉頭進入や気管内誤嚥が起こる（前咽頭期型誤嚥）などして，呼吸障害を悪化させる．また上述したように，嚥下の複雑な協調運動障害により，誤嚥のリスクが高まる．

第4節 筋緊張異常と嚥下障害

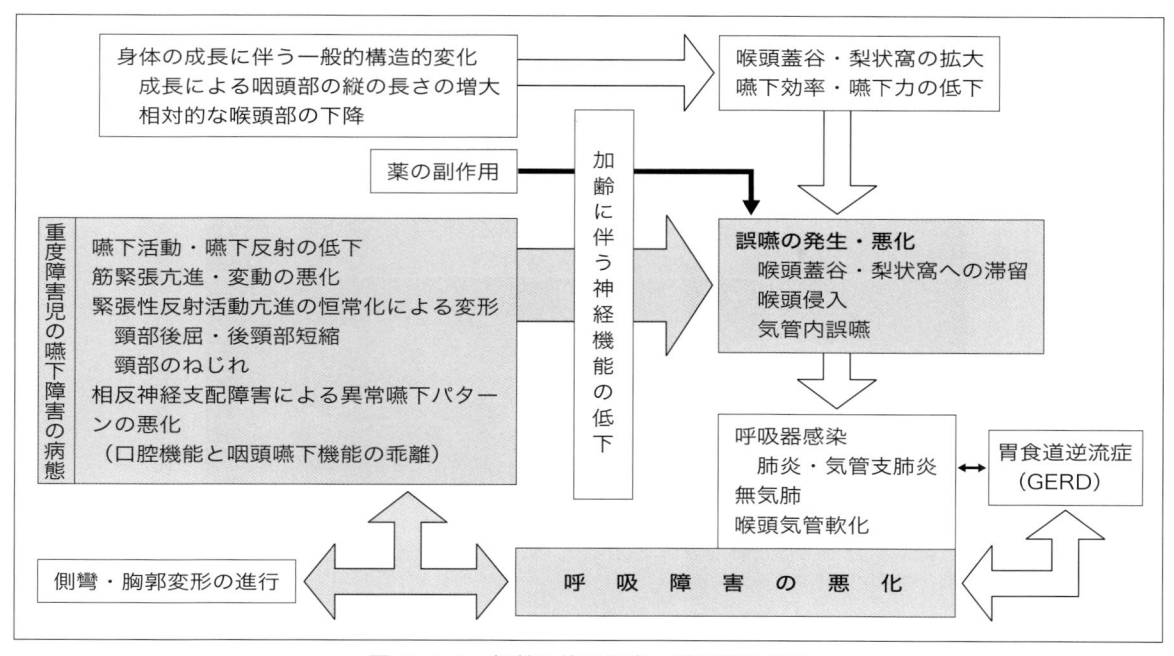

図 2-4-9 加齢に伴う摂食・嚥下機能低下

表 2-4-2 高齢者の口腔期〜咽頭期嚥下動態に関する検査結果（内圧検査を中心に）

報告者	結果
Tracy ら	咽頭期開始の遅れ，咽頭期の短縮，輪状咽頭筋開大時間の短縮，咽頭蠕動圧の低下，咽頭蠕動速度の低下
Wilson ら	UES tonic 圧がやや低く，咽頭収縮圧は上昇．咽頭食道波速度の亢進
Fulp ら	咽頭収縮圧の低下
Shaw ら	UES のコンプライアンスの低下，口腔相所要時間の延長，舌運動開始から UES 弛緩開始までの遅延（口腔相延長に対応）
越井	咽頭食道嚥下反応時間の延長，下咽頭収縮時間の延長，UES 弛緩時間の延長，嚥下波伝搬速度の遅延，UES の tone の低下，（代償的）下咽頭収縮圧の亢進
Dejaeger ら	嚥下開始の遅れ，UES の弛緩不全．喉頭蓋谷・梨状窩貯留例では tongue driving force の低下と咽頭収縮圧の低下

　重度障害児では，上述したように仮性球麻痺による嚥下活動の低下や，球麻痺による嚥下反射の低下がみられるが，加齢とともにその病態は悪化する．これは，高齢者でみられる神経機能の低下による嚥下反射出現の遅延，咽頭の蠕動運動の低下，舌運動の減少などと同様のことが起こっているものと推定される．広範な神経損傷のある重度障害児の場合には，残存する神経が少ないため，その変化が早期に到来するものと考えられる（**表 2-4-2**）．

　また筋緊張コントロール障害，緊張性反射活動，相反神経支配障害がある脳性麻痺児では，加齢とともに筋緊張亢進の重篤化が進む場合が少なくない．特に，思春期以後の青年期には緊張が高まる．非対称性緊張性頸反射（ATNR）が影響し，加齢に伴って頸部のねじれが生じ，口腔相におけるスムーズな咀嚼・舌運動を障害する．さらに，緊張性迷路反射など緊張性反射活動亢進状態の恒常化により，頸部後屈位，後頸部短縮変形と前頸部の過伸展が起こり，嚥下時，舌骨挙上により喉頭蓋が喉頭部を被覆することを困難にする（**図 2-4-10**）．

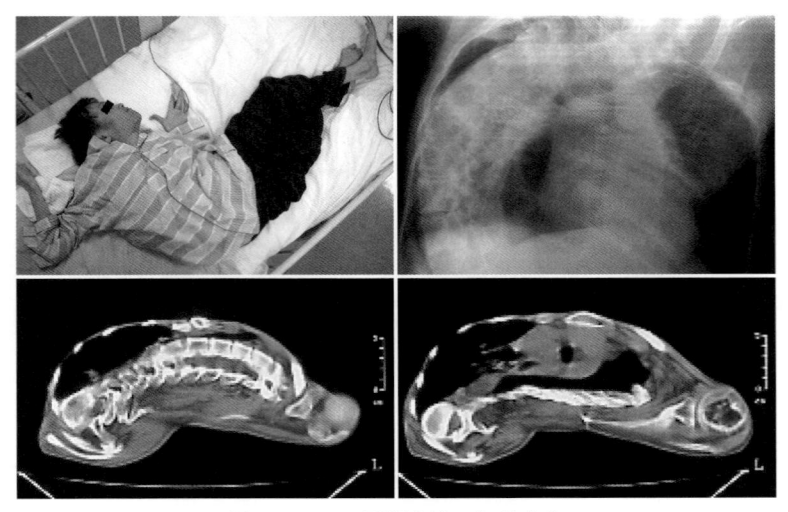

図 2-4-10　緊張亢進の加齢変化
非対称性緊張性頸反射（ATNR）残存症例．胸部X線写真とCTで，高度胸郭変形と側彎が確認できる

　第2節の**図 2-2-20**に重度四肢麻痺児の側彎の経時的変化を示したが，重度の脳性麻痺児の側彎変形は，かなり早期から進むことがわかる．筋緊張異常パターンの恒常化による変形と考えられる．

　相反神経支配障害による異常嚥下パターンは，特にアテトーゼ型にみられやすいが，加齢に伴う筋緊張の悪化により，誤嚥のリスクは高まる．すなわち，口腔相での咀嚼・舌の過剰運動が強まり，食塊形成は困難となり，咽頭相に早期流入が起こる．それに反応して嚥下反射が起こるが，咀嚼・嚥下の過剰運動は嚥下に必要な閉口と下顎の固定を困難にし，スムーズな舌骨の挙上，喉頭蓋の翻転運動は障害されてしまう．これに咽頭の構造的変化が加わることにより，困難な嚥下活動がますます困難となって，誤嚥が発生したり悪化したりする．

　また，加齢とともに喉頭部は下降し，それにより舌骨の挙上時間，すなわち1回に要する嚥下時間の延長が起こる．そのため呼吸障害のあるケースでは，嚥下時の無呼吸は短くなり，呼吸周期も短くなることで，嚥下と呼吸の協調運動が崩れ，早期呼吸再開により咽頭部に残留した食物の誤嚥を起こすリスクは高まる．

　以上のように，誤嚥が発症すると誤嚥性肺炎，無気肺形成，喉頭気管軟化などにより呼吸障害を悪化させる．全身の筋緊張異常によって起こる側彎・胸郭変形が進行し，それが拘束性換気障害を引き起こす．さらにそれが努力呼吸を要すと悪循環となって筋緊張異常の悪化がみられ，再び嚥下障害を悪化させる．また加齢や呼吸障害の発生とともに胃食道逆流症の発生や悪化がみられ，嚥下障害の悪化が呼吸障害や筋緊張異常の悪化を引き起こす．

　重症児者においては，抗てんかん薬，抗筋緊張薬など種々の薬剤を服用しており，それらの副作用にも注意を払わなくてはならない．特にベンゾジアゼピン系薬剤は，筋緊張低下，嚥下障害，気道分泌物亢進などの副作用があるため，その使用や増量については慎重に判断する必要がある（第1節 **表 2-1-12** 参照）．

　このように，進行性疾患でなくても，学齢期に嚥下機能が低下してきて，許容範囲を超えた誤嚥が生じ，対応を早めに求められるケースが少なくない．このようなケースでは無理に経口摂取を継続することは危険であり，誤嚥の適切な評価診断をして対応していく必要がある（第1節**表 2-1-7** 参照）．

表 2-4-3 筋緊張異常とその対応

1	悪循環を断つ
2	原因/要因の検討とその除去
3	リラクセーションのための体位，訓練的アプローチ（ボバースアプローチ/静的弛緩誘導法など）
4	精神的（心理的）ケア
5	薬物：筋弛緩薬，精神安定/睡眠薬 ① 漫然と惰性的な投与は避け，落ち着いたときはなるべく減量する ② 最近，「ボツリヌス毒素」の筋肉内注射が注目されている

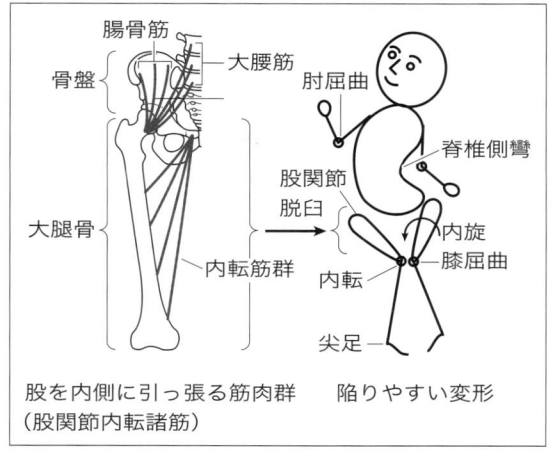

図 2-4-11 加齢で陥りやすい変形（側彎と股関節脱臼）

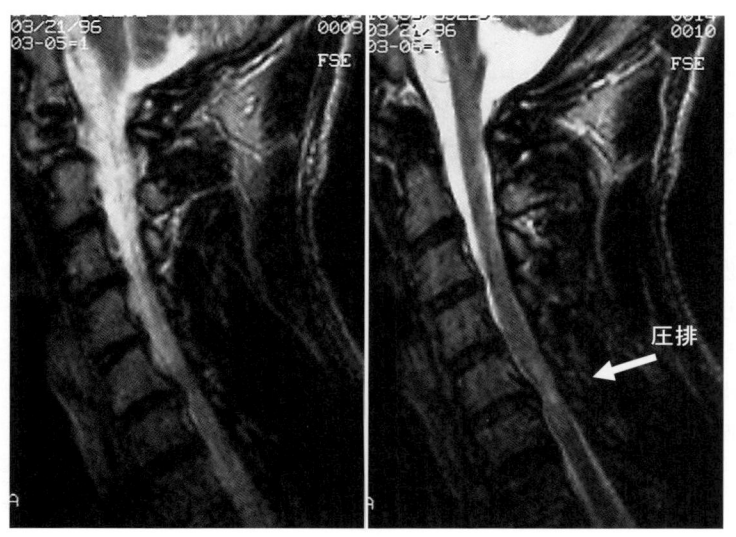

図 2-4-12 20歳時に発症した頸髄症（C5, C6）（緊張性アテトーゼ型）

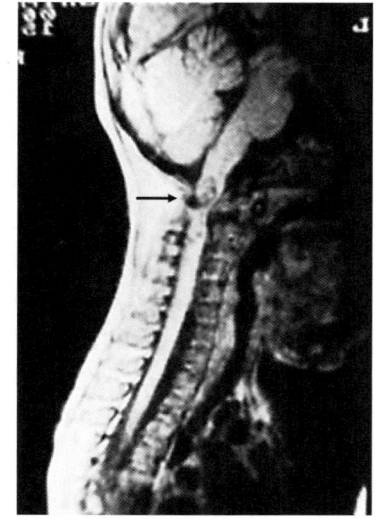

図 2-4-13 ダウン症に合併した頸髄 C1, C2 脱臼（脱臼部で頸髄がほとんど断裂している）

3. 全身の筋緊張異常への対応（表2-4-3）

筋緊張の恒常的あるいは間欠的な亢進や低下あるいは変動は，全身に影響を及ぼす．すなわち，四肢の運動機能障害だけでなく，上述したような嚥下障害，呼吸障害，睡眠障害，胃食道逆流症などをもたらす．また，加齢に伴って体幹や四肢の変形拘縮が進行し，二次的な運動機能障害を生じる．直接の筋緊張からくる苦痛に加えて，股関節脱臼などによる疼痛は全身へのさまざまな影響をもたらし，それらが悪循環を生ずることが多い（図2-4-11，表2-4-1）．また，腰椎椎間板ヘルニアや頸髄症を合併することもあり，腰痛や頸部痛の原因となる（図2-4-12）．

逆に，無緊張型脳性麻痺など筋緊張低下が著しいと，頸部の固定維持困難から強い刺激で頸髄損傷を引き起こし，死亡した例もある．筋緊張低下

のあるダウン症では，頸髄 C1，C2（環軸椎）脱臼の危険があるので，定期的検査が必要である（図 2-4-13）．

このようなことから，筋緊張異常の原因や誘因を検討し，対応を行うことが重要である．

1）原因・誘因の検討

脳性麻痺の筋緊張異常の原因として筋緊張のコントロール障害があるが，本人の意志活動としての随意運動に加えて，ストレスに対する反応としての持続的な筋緊張亢進や強い変動がみられる．その原因はさまざまであるが，痛み（齲蝕・中耳炎・骨折などによる痛み，関節痛，筋肉痛，尿路結石による腹痛，生理痛など），発熱，急激な気温変化，体調不良，疲労，空腹，口渇，脱水，消化管障害（逆流性食道炎，胃拡張，イレウス，便秘），呼吸障害，睡眠不足など身体へのストレス要因に加えて，心理的要因（自分の意志（不満，怒りの表現活動），喜怒哀楽の感情（悲しみ，不安・恐怖，喜び，興奮）があげられる．これらのすべてが摂食・嚥下障害に影響する．緊張亢進と睡眠障害が悪循環となることも多く，睡眠障害がみられた場合，睡眠時呼吸障害，強い入眠時ミオクローヌスなどだけでなく，空腹・口渇，下肢末端の冷えなど睡眠障害を引き起こす可能性のある全身のさまざまな原因を検討する必要がある．

2）筋緊張異常に対する対応（表 2-4-3）

（1）心理的対応

不随意運動としてのさまざまな緊張性反射性活動と筋緊張異常への対策も重要であるが，制限された本人の意志表現やコミュニケーションを補い，精神的な充足感が得られる日常生活を送れるように援助することも忘れてはならない．そのための適切なかかわりが，筋緊張亢進の予防・対策としても重要である．それには，リズムのある生活，周囲の人とコミュニケーションが豊富にある生活が基本となる．

特に緊張の変動を特徴とするアテトーゼ型脳性麻痺では構音障害を合併することが多く，言語表出活動が著しく制限を受けるケースが多い．精神的ストレス要因を検討し，トーキングエイドその他の代替手段を提供することが望ましい．アテトーゼ型脳性麻痺に限らず，知的障害の強いケースで，言語活動やコミュニケーション活動に制限があっても，対応する基本的態度として，話をよく聞く，本人の気持ちを推し量りそれを代弁して話して本人の気持ちを聞いてみるなど，本人の意思を尊重した対応をすることが大切である．

刺激の強い運動は快刺激となりやすいが，緊張を高めてしまう場合もある．語りかけ，静かな音楽，見て楽しむなど，静的な遊びや働きかけなどのかかわり方を乳児期から積み上げて充足感がもてるようにする工夫は，興奮した活動のあとの感情をクールダウンする方策の一つとしても重要である．

入所・通所施設内の担当スタッフや学校の教師の交代，本人の宿泊，入院，短期または長期入所や，ライフイベントとなるようなエピソード，あるいは環境の変化などによって緊張が強まることが多い．そして，それを契機に問題が発生し，他の問題が連鎖的に発生・波及することも少なくない．そのような予想可能なイベントについては，できるかぎりストレスを軽減できるように配慮する．たとえば，担当者全員が交代することは避ける，環境の変化を一度にまとめるのではなく分ける，時間をかける，本人へのかかわり方についての申し送りを入念にする，学校の宿泊学習などの行事は十分に段階を踏んで行うなど，十分な配慮を要する．特に緊張の強くなりやすいケースでは，一時入所予定のときは，入所前から本人が場所やスタッフに慣れておくように準備する，長期入所のときは，初めは家族が付き添うなどの配慮が必要となる．ケースにもよるが，緊張が強くなることが予想されるイベントがわかっていれば，事前に本人へ予告しておくほうが緊張亢進を抑えられることが多い．

（2）適切な姿勢保持・機能訓練的対応

股関節屈曲がしっかり保持されることにより，反り返り伸展の緊張の抑制が可能であることが多

表 2-4-4 筋緊張緩和のために使用する主な薬物

一般名	商品名	用量	備考
ジアゼパム	セルシン，ホリゾンほか ダイアップ座薬	0.1〜0.5 mg/kg/日	痙直型，アテトーゼ型ともに，第一選択．まれに1 mg/kg/日まで．嚥下障害，喘鳴増加や呼吸抑制に注意．散剤や錠剤よりシロップのほうが速効性で有効な場合あり．内服で効果不良でも座薬（ダイアップ 0.1〜0.3 mg/kg）が有効な場合あり
フェノバルビタール	フェノバール，ルミナール，ワコビタール座薬	3〜5 mg/kg/日	より少量でも有効な場合もあるが，より多量の投与により 25〜40 μg/ml の高めの血中濃度を要することもある．呼吸抑制に注意
オキサゾラム	セレナールほか	0.3〜1 mg/kg/日	変動があり心理的誘因が緊張亢進に影響する場合に，特に有効でありうる
クロールジアゼポキシド	コントール，バランス	0.1〜1 mg/kg/日	変動があり心理的誘因が緊張亢進に影響する場合に，特に有効でありうる
ブロマゼパム	セニラン，レキソタン	0.1〜0.5 mg/kg/日	変動があり心理的誘因が緊張亢進に影響する場合に，特に有効でありうる．内服で効果不良でも座薬（0.1〜0.3 mg/kg）が有効な報告あり
エチゾラム	デパスほか	1回 0.01〜0.05 mg/kg	変動があり心理的誘因が緊張亢進に影響する場合に，特に有効でありうる
アモバルビタール	イソミタール	1回 1〜2 mg/kg	催眠作用が出ない量で緊張緩和に有効な場合あり．呼吸抑制に注意
塩酸トリヘキシフェニジル	アーテンほか	0.03〜0.1 mg/kg/日	アテトーゼ型では追加的使用で有効でありうるが，尿閉・腸管蠕動低下に注意
塩酸チザニジン	テルネリン	0.05 mg〜0.2 mg/kg/日	疼痛を伴う緊張亢進にも有効．催眠効果もある
ダントロレンナトリウム	ダントリウム	0.5〜2 mg/kg/日	平常は低緊張で間欠的に緊張亢進がくるケースでは，脱力，呼吸障害に注意
バクロフェン	リオレサールほか	0.1〜0.5 mg/kg/日	付加的使用で有効な場合あり
その他；塩酸トルペリゾン（ムスカルムほか），塩酸エペリゾン（ミオナールほか），アフロクァロン（アロフトほか）など			痙縮には有効な場合もあるが，変動を伴う緊張亢進には効果は期待しがたい

（北住映二，1998[106]―部改変）

いが，全身を丸く屈曲させた姿勢をしっかり保たないと有効でない場合もある．呼吸障害や胃食道逆流などが緊張亢進の誘因となっている場合，その原因が緩和される姿勢で緊張も緩和することが多い．このためには，前傾姿勢が最もよい場合もある．特に，喉頭障害による上気道狭窄と緊張亢進があるケースでは，仰臥位やリクライニング座位よりも前傾座位のほうが，呼吸が改善し緊張が緩和しやすい．腹臥位や半腹臥位がよい場合も多い．

ビーズクッション，モールドシートなどを用いることで，支持面が体に密着すると安定感が得られ，緊張が緩和しやすい．クッションチェア（無限工房）が有用であるケースもある．反り返りの緊張亢進が強く，抱っこしながら揺らしてあげないとそれが緩和しない乳幼児では，スウェーデン製のベビーラック（布地で屈曲姿勢が保たれ本人の動きによりラックが揺れる）が有用で，母親の負担が軽減されることもある．

機能訓練的対応や，適切に体を動かしてあげること（ハンドリング）により，緊張が著しく緩和されることも多い．呼吸の問題も伴う場合は，本人の呼吸のリズムと合わせて行うことにより効果が得られやすい．静的弛緩誘導法などの手技を利用したリラクセーション法は，精神的に興奮した場合にもクールダウンできることもある．針灸も有効なケースがある．

(3) 薬物療法等

　筋緊張緩和のために用いる薬剤を**表2-4-4**に整理して示す．痙直型，アテトーゼ型，いずれの場合も，ジアゼパムが第1選択となる．嚥下障害，喘鳴の増加や呼吸抑制に注意しながら増量する．シロップ剤（効果発現が早く投与量の調節もしやすい）のほうがよいケースもある．内服では効果が不明確で，座薬により有効な場合もある．ジアゼパムが効果不十分の場合，これが過量となるのは避け，他剤を併用する．ベンゾジアゼピン系薬剤は，極少量でも，アテトーゼ型脳性麻痺の筋緊張亢進に対し著効を示し，頸部・上肢・上部体幹の姿勢保持，上肢操作機能困難となることもあるので，投与量については注意を要する．

　フェノバルビタールの併用が，多くの例で有効である．これでも不良の場合は，オキサゾラム，クロールジアゼポキシド，ブロマゼパム，エチゾラムなどのベンゾジアゼピン類のいずれかを追加する．セニランは内服では効果が不明確でも，座薬で明らかに有効な場合がある．アテトーゼ型では，抗パーキンソン病薬である塩酸トリヘキシフェニジルの追加が有効でありうるが，尿閉や腸管蠕動低下などのリスクがあるため，ジストニアの場合よりはるかに少量にとどめたほうがよい．アテトーゼのケースでは，イソミタールが緊張緩和に有効なこともある．持続的な緊張亢進のあるケースでは，塩酸チザニジン，ダントロレンナトリウム，バクロフェンなどの抗痙縮剤が付加的効果をもたらしうる．ただし，副作用を考慮し，少量から開始することが大事である．

　抗痙攣剤の場合と違い，筋緊張緩和剤は，緊張が落ち着いているときには減量ないし中止しておき，緊張の強いときにのみ投与・増量するなど，そのときの状態に応じて投与・増減することが望ましい．薬への精神的依存がある場合はプラシーボを上手に使うことも必要である．ただし長期使用の場合，ベンゾジアゼピン系薬剤の突然の中止で退薬症候（withdrawal）での筋緊張の悪化がみられることがあるので，減量・中止には注意する．環境変化による精神的ストレスなどで緊張亢進の予想される場合には，一時的に予防的な投与・増量が有効である．

　夜間，熟眠できるようにすることも緊張緩和に必要であり，そのためには，ユーロジン，エスクレ座薬（あるいは抱水クロラール液注腸），トリクロリール，セニラン座薬，イソミタールなどのほか，抗ヒスタミン剤が呼吸抑制をきたさない睡眠剤として有用であるが，逆に興奮（脱抑制）をきたすこともあることに注意を要する．メラトニンも有用である．筋緊張がきわめて強度になり，hypertonus crisis とでも呼ぶべき状態になることがあるが，ジアゼパム座薬の挿入や，ペンタゾシン＋アタラックスPの注射が著効しうる．なお，悪循環から腎不全に至らないように脱水への治療（輸液）を並行して行う．ボツリヌス毒素の筋肉内注射も著効する場合があるが，頭部筋への注射では副作用として一過性に嚥下呼吸障害が起こることがあるので注意を要する．その他，神経ブロック，針灸治療も有効なケースがある．皮下埋込みポンプによるバクロフェンの髄腔内持続的注入も有効でありうるが，日本ではまだ治験段階である．

　　　　　　　　　　　　　　　　　（米山　明）

第5節
胃食道逆流症

1. 脳性麻痺児と上部消化管障害の諸要因

　障害児者では，摂食障害が上部消化管障害に伴って起こることもある．特に胃食道逆流症（gastroesophageal reflux disease；GERD）では，胃内容が上部食道まで逆流することや，逆流性食道炎（胃酸だけではなく，十二指腸液の逆流でも起こる）によって摂食拒否が認められることも多い．さらに，慢性食道炎により食道狭窄が生じると食形態も制限される．また重度心身障害児者において，胃食道逆流症は前項の呼吸障害との関連も強く，図2-5-1のように，ほかに全身の筋緊張の異常，睡眠リズムの不整や脊柱の変形などとも互いに密接に関連し合い，悪循環が形成されることが多い[13,48,72]．

　現在，健常児者における胃食道逆流症の主な原因は，「嚥下に伴わない一過性の下部食道括約部の弛緩（transient lower esophageal sphincter relaxation；TLESR）」によるとされている[73～77]．この弛緩時には嚥下運動が伴っていないため食道体部の運動は認められず，また横隔膜の運動も抑制されていることから食道裂孔の収縮がなく，容易に胃内容が食道に逆流しやすい状況にあるのである．逆流するものが胃内のガスであれば"おくび（いわゆる「げっぷ」）"となり，胃酸を含めて実質的な内容であれば胃食道逆流（gastroesophageal reflux；GER）ということになる（この逆流によってみられる諸症状を総称して胃食道逆流症という）．この弛緩は噴門部付近の胃壁伸展などが刺激となって起こり，脂肪の摂取により誘発されやすく（cholecystokinin；CCKが関与），食後に高頻度に認められ，睡眠中は少なくなることがわかっている．最近の知見では，バクロフェンがこの弛緩に抑制的に作用すると報告されている[78～81]．

　また，持続的に下部食道括約部（lower esophageal sphincter；LES）の内圧が低下した状態でも胃食道逆流症の諸症状がみられるが，こういった状態は，主に重症逆流性食道炎患者や滑脱型食道裂孔ヘルニア合併例で認められている．アルコールの摂取，薬剤ではテオフィリン，ドパミン，ジアゼパム，モルヒネなどによっても下部食道括約部の圧が低下することがわかっている[82]．

　脳性麻痺児をはじめとして障害児者の胃食道逆流症においても，この一過性の下部食道括約部の弛緩は大きな原因の一つである．障害児者では少量ずつ何度も嚥下することに伴って，また指吸いなどに伴って空気嚥下が増えて腹部膨満をきたす例が多く，噴門部付近の胃壁が伸展した状態が生じやすい．さらに，仰臥位で過ごすことが多く，筋緊張の亢進や薬剤の作用で胃内容の排出遅延をきたしやすいこともあり，胃底部に胃内容がとどまっていることが多い．このためこの弛緩が生じた際に胃内容物が逆流してしまうのである．また，ガスで拡張した結腸や小腸によって胃体部が上方に押し上げられ胃軸捻転を起こしている場合や，

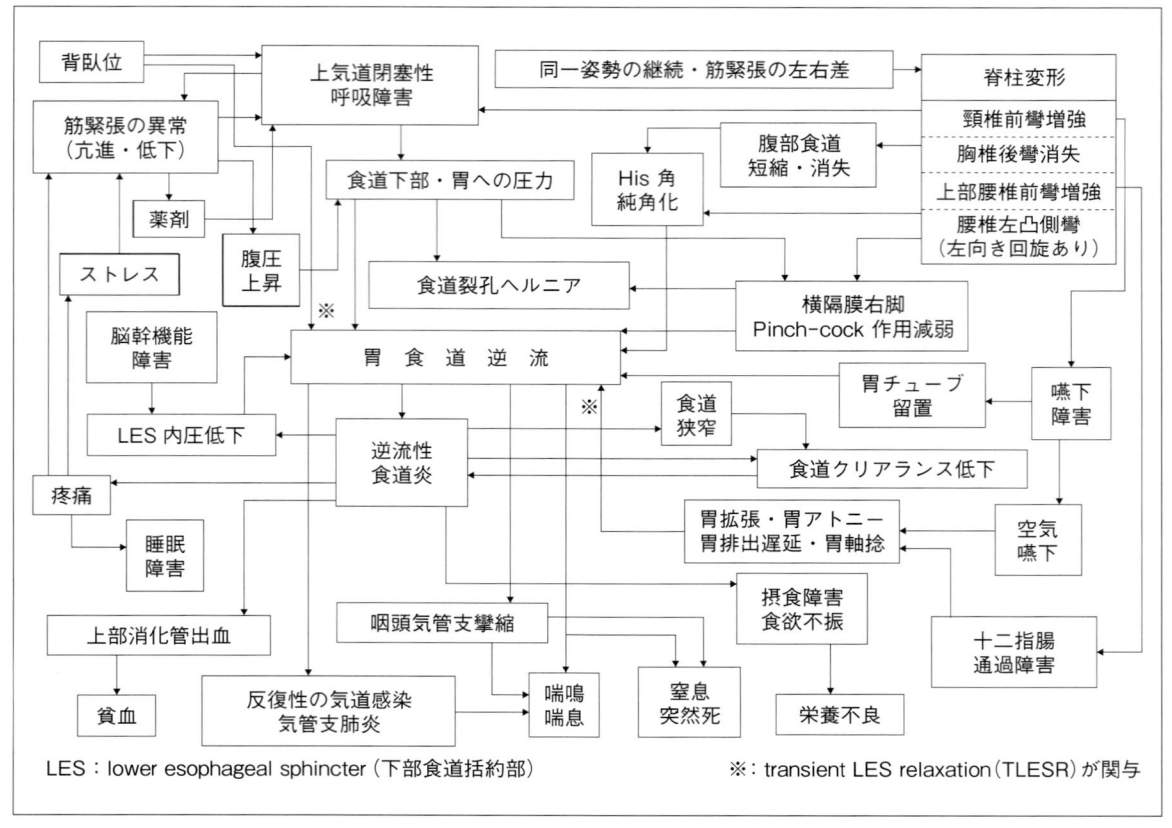

図 2-5-1 重度脳性麻痺・障害児（者）の上部消化管障害の諸要因・病態
（北住映二，中谷勝利，2004[48]より改変）

腸回転異常（間欠的に中腸軸捻転を起こしている場合）や上腸間膜動脈症候群などで十二指腸通過障害がみられると，胃内容の排出が遅延し二次的に胃食道逆流症が引き起こされることもある．

また脳幹機能障害でも胃食道逆流がおこりやすくなるが，これは下部食道括約部の持続的な内圧の低下が介在していると考えられる．

他方，従来から障害児者の胃食道逆流症では，上気道閉塞性の呼吸障害に伴い胸腔内圧の陰圧が増強することや，筋緊張の亢進・痙攣や咳嗽に伴い腹腔内圧が上昇することが，大きな役割を果たしていると考えられていた（以下，このような状態を"strain"と総称する）．本来なら，これらの状況下では横隔膜は収縮した状態にあり，食道裂孔を形成している筋束も収縮しているため（どちらかというと，やや過剰に収縮），胃食道逆流が生じにくいはずである．しかし，"strain"の状況下で①一過性の下部食道括約部の弛緩が生じた場合，②持続的に下部食道括約部圧が低い場合，また③側彎などの脊柱の変形によってこの横隔膜の筋束の収縮が有効な状態で起こらない場合，④その作用が下部食道に有効に及ばない場合には，容易に胃食道逆流症の諸症状が認められるようになる．さらに，⑤この過剰な収縮状態が慢性的に継続することで，筋線維の変性・結合織の増生などが起こり[83]，加齢とともに筋束の収縮性が徐々に低下して胃食道逆流症が生じやすくなることも考えられる．

ところで，この筋束の収縮が有効に起こらない変形とはどのようなものであろうか．解剖学的に，食道裂孔を形成する筋束は第1から第4腰椎の椎体から起こり，椎体右側面から起始し椎体右側面に終わる筋束（右脚）が主な成分であることが多い[84]．筋束が一側面から起始し，同側面に終わ

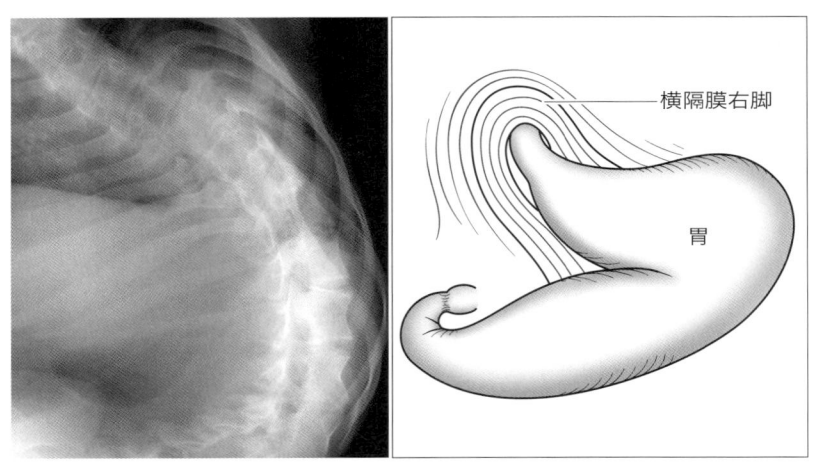

図 2-5-2 左凸の側彎症例における胃と横隔膜右脚の模式図

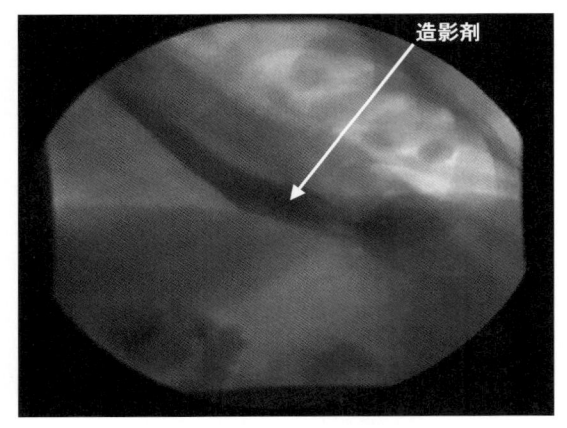

図 2-5-3 胸腰椎左凸側彎と胃食道逆流症
胃底部にあった造影剤が食道に逆流した瞬間．症例は胸椎の生理的後彎が消失し，胸腰椎の左凸側彎も強い．造影の結果は，腹部食道が認められず，His 角も鈍角で，上気道閉塞性の換気障害があるため，吸気時に胸腔内の陰圧が増強し，造影中も頻回に逆流が認められた

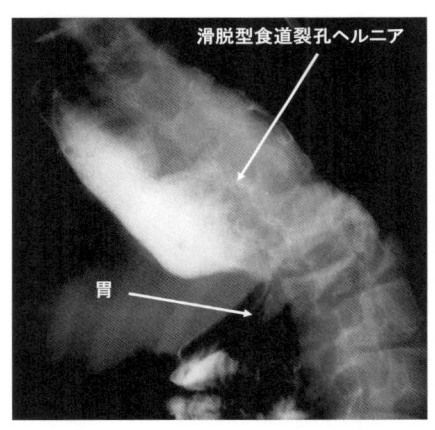

図 2-5-4 胸腰椎左凸側彎と滑脱型食道裂孔ヘルニア
胃底部にあった造影剤が食道に逆流し，同時に食道裂孔ヘルニアが認められた瞬間．症例は胸椎の生理的後彎が消失し，胸腰椎の左凸側彎も強い．造影の結果は，腹部食道が認められず，His 角も鈍角で，上気道閉塞性呼吸障害もあり，吸気時に胃食道逆流および食道裂孔ヘルニアが幾度も認められた

ることによって，pinch-cock 作用が働いているのである．ところが障害児者では，側彎などに伴ってこの pinch-cock 作用が減弱している場合がある．たとえば図 2-5-1 右上方に記載してあるように，下部胸椎から腰椎にかけて左凸の側彎が認められる例では，腰椎の椎体が左向きに回旋している場合が多く，これに伴い右脚の起始部が身体の正面に回ってくるため，pinch-cock 作用が減弱〜消失してしまう（図 2-5-2）．つまり，食道裂孔の収縮が有効に起こらないのである．こういった例では，側彎が増強するに従って（主に 10 代後半）胃食道逆流症の諸症状が著明になることが多く，滑脱型食道裂孔ヘルニアを合併することも多い（図2-5-3，2-5-4）[48,85,86]．

ただし図 2-5-2 のような例でも，腹部食道（横隔膜を越えて腹腔内にある食道）がある程度認められる場合には，His 角（噴門部での下部食道と胃底部との間の角度．通常は 90° 未満）が鋭角に

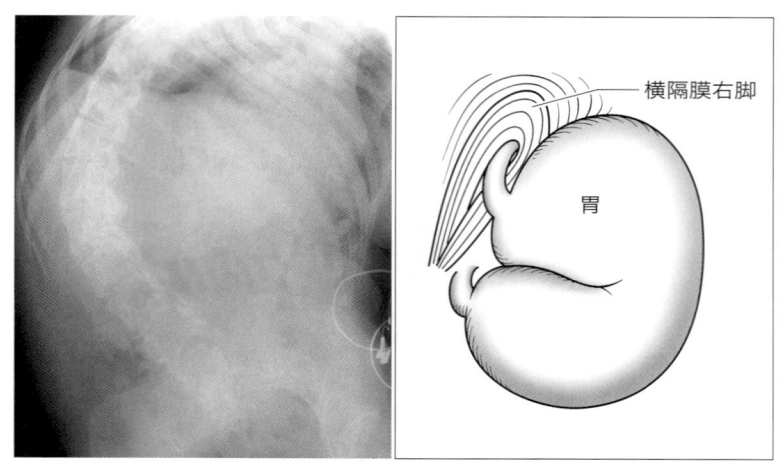

図 2-5-5 右凸の側彎症例における胃と横隔膜右脚の模式図

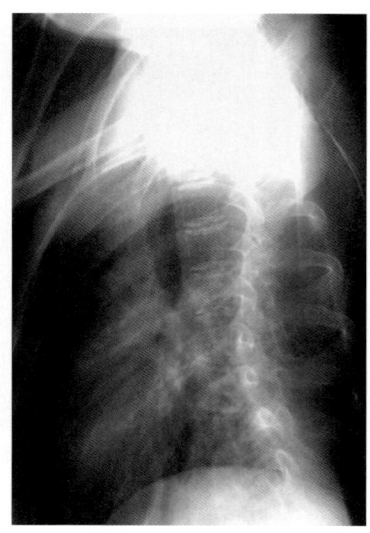

図 2-5-6 かろうじて座位保持が可能であった症例の胸部単純側面像．胸椎は生理的な後彎が消失し，前方に変位している．この結果，縦隔は上下方向に長くなり，それに伴い，食道の胸腔内部分が長くなり，その腹腔内部分（腹部食道）は短縮または消失してしまう．この症例は十代後半になって胃食道逆流症を発症した．
　胸椎の生理的後彎の消失は，肩を後退させて反り返りやすい児や，座位姿勢を保持するために，傍脊柱筋を収縮・緊張させている児に多く認められる

保たれていることが多く，胃食道逆流症が比較的起こりにくい．逆に下部胸椎から腰椎にかけて右凸の側彎の例は，形のうえからは His 角が鋭角に保たれているため胃食道逆流症は認めにくいことが多いが（**図 2-5-5**），腹部食道が消失すると His 角が 90°前後となり，こちら側の側彎でも比較的胃食道逆流症が生じやすくなる．

　このように腹部食道の短縮（または消失）（**図 2-5-6**）は胃食道逆流症の大きな要因であり（**図 2-5-1** 右上方の部分），障害児者では，特に全身の筋緊張が亢進して反り返りやすい例や，自力での座位保持が困難な例で腹部食道が認められないことが多い．これは反り返る向きの筋緊張の亢進や，座位姿勢を保持しようとして継続して傍脊柱筋を収縮させることにより，本来緩やかに後彎しているはずの胸椎が前方に変位し，それによって縦隔が延長することで食道の胸腔内部分が長くなり，結果として腹部食道が短縮・消失するためと考えられる．こういった例では，His 角の鈍角化に伴い胃食道逆流が生じやすくなる[48]．

　このように障害児者では，健常児の胃食道逆流症の主な原因である一過性の下部食道括約部の弛緩だけではなく，呼吸障害や体の変形によっても胃食道逆流症が誘発されやすく，しかも，重複して要因を有していることが多いため，後述のようにその対応や治療が複雑となる．

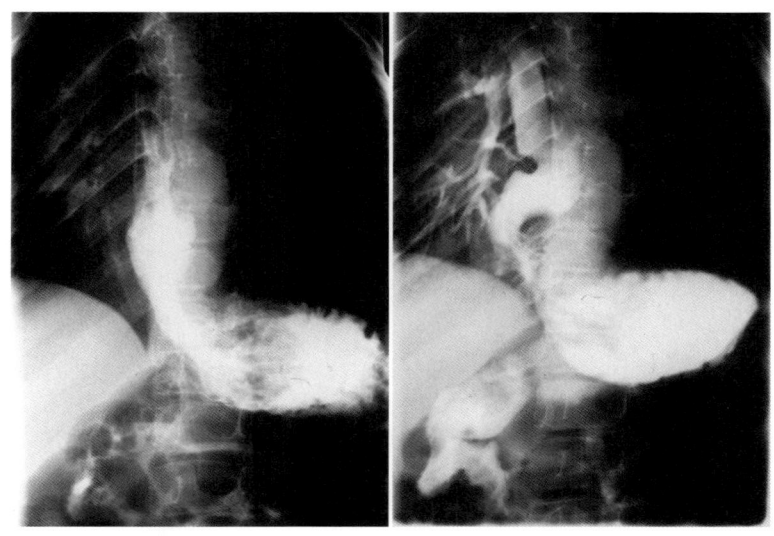

図 2-5-7　胃食道逆流と誤嚥：上部消化管造影中に胃食道逆流（左）．直後に逆流物の誤嚥を認めた（右）

2. 胃食道逆流症と呼吸障害との関連

　障害児者において胃食道逆流症と呼吸障害とは密接にかかわっていることが多く，上気道閉塞性の呼吸障害や，上気道炎による咳嗽や咽頭刺激により，しばしば胃食道逆流症の諸症状が誘発されるのは前述のとおりである．

　胃食道逆流症の呼吸器症状として最も多いのは，逆流による唾液や上気道分泌物の増加と，それに伴う咽頭喘鳴や咳嗽で，これらは下部食道までの逆流によっても起こりうるので，嘔吐が著明でない場合には胃食道逆流症の一症状として認識されていないことも多い．注入後や食後にこうした症状が増強する場合には，胃食道逆流症を疑うことも必要である．

　次いで多いのは反復性の下気道感染（肺炎・気管支炎）であるが，嚥下機能障害を合併している例も多いため，特に嘔吐があまり認められない例では胃食道逆流症が鑑別されていないことがあり，注意が必要である．逆流した胃内容が多量に誤嚥されてしまうと，重症肺炎や肺膿瘍のために呼吸管理が必要となることもしばしばである（図2-5-7）．

表 2-5-1　口腔外科・耳鼻咽喉科領域における，胃食道逆流に関連する疾患・症状

1	副鼻腔炎
2	歯牙酸蝕，齲歯
3	咽頭炎，咽頭浮腫
4	喉頭軟化症
5	喉頭狭窄，クループ様症状の反復
6	後部喉頭炎（声門後部の発赤・腫脹・上皮性肥厚）
7	声帯結節，ポリープ，潰瘍，肉芽腫
8	声帯の多発ポリープ変性
9	気管狭窄
10	Zenker 憩室

（Langmore SE 編著，藤島一郎監訳，2002[107]）より一部改変）

　その他の呼吸器症状としては，酸の刺激による喉頭や気管支の攣縮や，喉頭や気管の浮腫による反復性のクループ様症状や喘息様の症状があり，症状が強い場合には呼吸困難や窒息に至ることもある．これらも嘔吐が伴っていないと，胃食道逆流症の一症状として認識されにくいので注意が必要である．表2-5-1に，胃食道逆流に関連して起こる上気道（一部上部食道も含む）の疾患や症状についてまとめた．

　これとは別に，食道粘膜への酸刺激により迷走神経反射が引き起こされ，徐脈や呼吸数の減少，

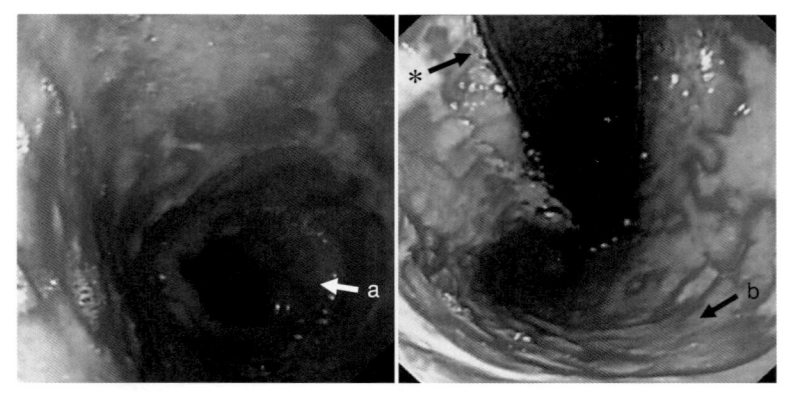

図 2-5-8　逆流性食道炎の内視鏡所見
全周性の食道潰瘍（左：a）と，食道粘膜のびらん（右：b）が認められる．
＊は内視鏡

および喘息発作を誘発することがある．

3. その他の胃食道逆流症の症状

　胃食道逆流症の呼吸器症状以外の症状としては，まず嘔吐があげられる（嘔吐が必須症状ではないことは心に銘記しておかなければならない）．繰り返す嘔吐のため，栄養障害を起こし，体重増加不良となる場合も少なくない．

　逆流性食道炎による諸症状に関しても，嘔吐があまりみられない例では見逃されることがある．慢性の食道炎により食道粘膜にびらんや潰瘍を形成し（図2-5-7），出血やそれによる鉄欠乏性貧血が認められ，疼痛や嘔気により不機嫌，睡眠障害，食欲不振に陥ることもある．また重度の食道炎により摂食中枢が強く抑制されることも報告されている．慢性の炎症のために食道壁が硬化して食道下部に狭窄を起こし，それが不可逆的になると，通過障害のために食形態の変更を余儀なくされることもある．これ以外では，横隔神経を介した吃逆（しゃっくり）が認められることがある．

4. 胃食道逆流症の診断

　胃食道逆流症の診断は，ほとんどの場合，次にあげる検査を組み合わせて行っている（主に1）～4））[87]．

1）上部消化管造影検査

　主に食道・胃・十二指腸の解剖学的な状態や粘膜の状態を観察する検査で，胃食道逆流の陽性率は40～60％と低めだが，ほぼ直接的に逆流の観察ができ，逆流物の最高到達部位や，呼吸障害・緊張の亢進との関連などをみることができる．

　基本的に造影剤はバリウムを用いるが，逆流した造影剤を気管内に誤嚥する可能性が高い場合には，静脈注射用の造影剤を用いることもある．栄養チューブを利用して造影剤を注入するほうが，被爆時間や詳細な観察のためにはよい．普段チューブを留置していない場合には，観察時にチューブを抜いておくことが望ましい（少なくとも先端が食道中部にあるようにする）．

　まず食道では，食道炎，潰瘍，憩室や狭窄などを観察する．腹部食道の長さ，His角もチェックする．胃では，いろいろと姿勢を変えながら胃の形態，滑脱型食道裂孔ヘルニアや胃食道逆流の有無を観察し，できれば胃食道逆流の発生がどういった要因で誘発されるのかを観察する．胃から十二指腸への造影剤の排出，十二指腸の走行・蠕動および通過障害やその部位などを，十二指腸空腸曲（いわゆる"トライツ"）まで観察する．胃食道逆流の発生に気をとられて，十二指腸の観察がおろそかにならないように注意する．

2）24 時間食道内 pH モニタリング検査

定量的に胃食道逆流を診断する検査である．pH センサーのついたカテーテルを経鼻的に挿入し，下部食道括約部の口側3cm の位置にセンサーを留置して，24時間ほぼ普段通りの生活を送りながら，食事や姿勢変換の時間を記載し，嘔吐や胃食道逆流症に関連すると思われる症状をチェックする（pH 値は6秒ごとに記録されている）．ミルクに胃酸の中和作用があり，ミルク投与後の逆流の有無がわかりにくくなるため，リンゴジュースを代用することもある．また，制酸剤などの服用は原則として検査開始48時間前から中止する．

得られたグラフで pH 4.0 未満の部分をすべて逆流と判断し（本来の酸の逆流と，食道のクリアランス不良のために逆流した酸が食道内に残っている場合との判別はできない），全測定時間との比から逆流時間率を算出する．逆流時間率は4％以下が正常で，10％を超えると手術を検討することが多い．呼吸器症状が主な例では，低頻度の逆流でも，症状との関連性が強ければ手術も含めた対応の検討が必要になる．この場合，pH センサーが2つ以上ついているカテーテルを使用し，センサーの1つを上部食道に置いて検査することがある．

最近では，アルカリ性の十二指腸液が食道まで逆流していても検知するようになっているが，食事や注入で胃内の pH が4〜7のときには，胃内容が逆流していても逆流とみなされていないので注意する（この欠点を補うため，欧米では食道インピーダンス検査が施行されるようになり，日本でも，診断規準などが整えば施行される可能性がある）．

3）食道内圧測定検査

下部食道括約部の内圧と長さの測定を，センサーを引き抜きながら行う検査で，以前ほどは行われなくなってきている．下部食道括約部は，成人では通常胃内圧より数 mmHg 高く，2〜4cm の長さがある．この昇圧帯はまだ新生時期・乳児期には未熟で，1歳を過ぎたころから逆流防止機構としての役割をある程度担えるようになる．外科治療の前後に測定して比較し，機能的な側面から手術の効果を判定するのに有用である．

4）内視鏡検査

食道炎の証明と程度の判定には不可欠な検査である．ただし，検査を安全に，かつ十二分に施行

表 2-5-2　重症心身障害児（者）の胃食道逆流症に対する対応・治療

1	対症療法
	① 制酸剤（プロトンポンプインヒビター，H_2 受容体拮抗薬）の使用
	② 空腸栄養（経鼻または経胃瘻的空腸チューブ，チューブ腸瘻）
2	要因に対する対応
	① 下部食道括約部の嚥下に伴わない一過性の弛緩の頻度を減少させる ・空気嚥下を減らす（呼吸障害・嚥下障害に対する対応） ・便秘の解消，排ガスを促進 ・姿勢，特に食後の姿勢管理 　腹臥位 　右側臥位（側弯が強い場合には不適な場合がある） 　座位（低緊張の場合，側弯・前弯・後弯などを進行させないように注意） ・低脂肪の食事（注入）内容に変更 ・セロトニン作動薬の使用（胃排出時間の短縮） ・バクロフェンの使用
	② 十二指腸通過障害に対する対応 ・上腸間膜動脈症候群の場合には，食後の腹臥位や空腸栄養を施行
	③ 上気道閉塞性呼吸障害に対する対応 ・経鼻咽頭エアウェイの使用 ・気管切開（誤嚥を伴う場合には，喉頭気管分離術や喉頭全摘術）
	④ 胸腰椎の側弯（特に左凸）進行および胸椎の前方への変位を防止 ・左右差のある筋緊張の是正 ・座位保持時の姿勢管理
3	外科的治療
	・噴門形成術（腹部食道の確保・His 角の鋭角化，食道裂孔の縫縮） ・Bianchi の手法（食道胃離断，Roux-en-Y 手術，胃瘻造設）

それぞれを必要に応じて組み合わせて行い，場合によっては，外科的治療を行った後にも，再発予防のために2の要因に対する対応を継続しておく必要がある

5）食道シンチグラム検査

放射性物質をミルクとともに胃内に注入し，逆流内容の到達点や胃排出時間などの測定を行う．上部消化管造影に比べて，少ない被爆量で長時間の食道・胃の状態が観察できるが，検査中は同じ姿勢を保っている必要があり，かつ逆流頻度などの量的な解析には適していない．

5. 胃食道逆流症に対する対応・治療

胃食道逆流症に対する対応・治療には，大別すると逆流性食道炎や呼吸器症状などに対する対症療法，誘発要因に対する対応と外科的治療があり，前述のようにそれらを組み合わせて対処しなければならないことが多い（表 2-5-2）．

1）対症療法

逆流性食道炎に対しては，防御因子増強薬や胃酸中和薬だけでは対応不可能なことが多く，ほとんどの場合プロトンポンプ阻害薬（PPI）や H_2 受容体拮抗薬などの制酸剤を使用する必要がある．この PPI を錠剤の粉砕や脱カプセルで投与するときには，製剤によっては胃酸での失活を防ぐため重曹を同時投与する．

一般的な治療法としての，1回の食事量（または注入量）を減らして投与回数を増やすという方法は，胃の伸展も軽度となり，胃内容の排出時間も短縮できることから，食後の逆流頻度を減少させるという意味では理にかなっている．しかし，障害児者では現実的にこの方法だけでは対応不可能なことも多く，栄養障害・体重増加不良や呼吸器症状に対する対応として空腸栄養を行うことがある[88]．また，これは後述の外科的治療前の栄養状態の改善や手術困難な例に対する対応としても行われる．これには経鼻カテーテルで行う場合と，胃瘻を造設して経胃瘻的にカテーテルを挿入，または皮下トンネルを利用したチューブタイプの腸瘻を造設するなどの簡単な手術を行う場合がある．これらによって呼吸器症状が激減し，栄養状態が改善することも多いが，胃酸のみが逆流することにより食道炎が悪化することもあり，さらに経鼻や経胃瘻でのカテーテル交換は X 線透視下で行わなければならないことなどの難点もある．

喉頭・気管・気管支の攣縮や浮腫に対する対応としては，急性期にはβ作動薬の吸入を施行する（慢性的な炎症に対するステロイドの吸入も，ある程度は有効と考えられるが，逆流が慢性的に起こっているのであるから，吸入中止の判断が難しくなる）．しかし，それでも呼吸困難が持続する場合には，気管内挿管や緊急気管切開術が必要なこともある．

2）要因に対する対応

まず一過性の下部食道括約部の弛緩が主要な原因である場合には，空気嚥下や胃排出遅延に対する対応を行う．空気嚥下が多い障害児者では，呼吸障害や嚥下障害を有している場合も多く，それへの対応によりいくぶん症状が緩和することがある．また，便秘に対する対応により，排ガスを促すことも有効である．立位・座位や腹臥位をとることで噴門部付近に呑み込んだ空気を移動させておくことも有効な方法だが，座位保持が困難な障害児者も多く，無理な座位姿勢をとることで側彎の進行などの変形を助長することは避けなければならない．右側臥位も理論的には有効な姿勢であるが，側彎が強い場合には不適当なこともある．

胃排出遅延に対しても，同様の姿勢管理が有効である．また，低脂肪のものへの食事内容の変更や，セロトニン作動薬などの胃の蠕動を促進する薬剤の投与も行われる．バクロフェンの投与もこの一過性の弛緩の頻度を減少させるという点では有効と考えられるが，空気嚥下が多い例では呑み込んだ空気を吐き出せなくなり，腹部膨満が増強する可能性についても考慮しなければならない．

十二指腸の通過障害に対しては，狭窄や腸回転異常の中腸軸捻転に対しては外科的治療を行わなければならないが，上腸間膜動脈症候群様の通過障害に対しては腹臥位姿勢が有効である．生理的

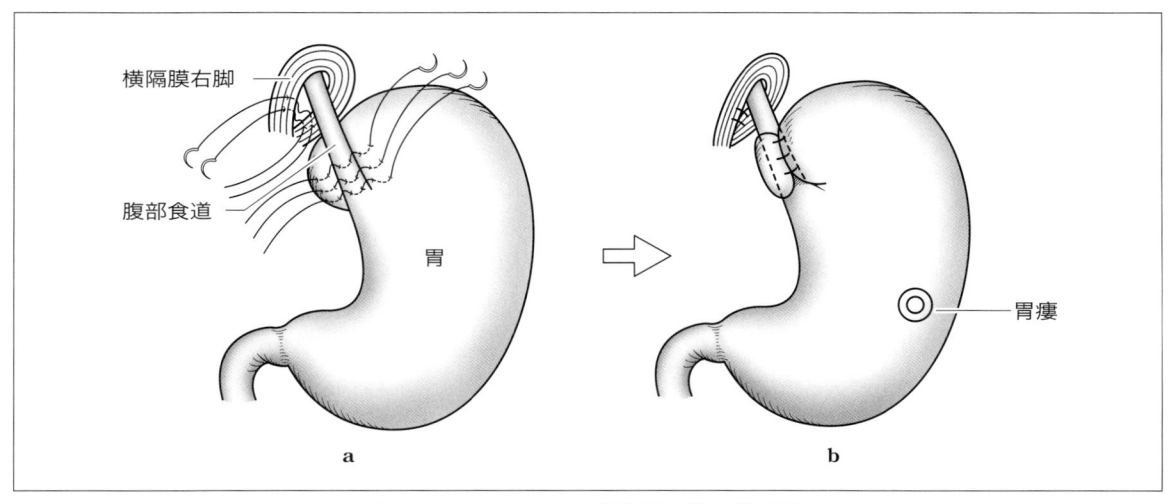

図 2-5-9 Nissen の噴門形成術の模式図

bは手術後の状態である．手術は十分な長さの腹部食道を確保し，その下方に胃底部を巻き付け，これにより腹部食道と胃底部とで作られる His 角を鋭角に保持し，逆流が起こりにくい形にする．さらに横隔膜右脚（食道裂孔を形成している主な筋束）を縫縮し，胃底部を横隔膜下面に糸で固定する（図では省略）．胃瘻造設術が同時に行われる場合は，胃体部前壁の血管が乏しい部分におかれる（bの◎付近）．慢性の食道炎のため癒着が強く食道の剥離に時間がかかることがあるが，側彎の強い症例などでは開腹術よりも術野が確保しやすいため，腹腔鏡を用いて行われることが増えた．十分な長さの腹部食道が確保できない短食道の場合は，食道に続く小彎側で胃管を作製し，腹部食道の代わりとすることもある（Collis-Nissen 法）

に腰椎には下部腰椎を頂椎とした前彎がみられるが，障害児者では胸椎の前方への変位に伴って，上部腰椎の前彎が増強していることがあり，十二指腸が第 2 腰椎（L_2）のレベルで椎体前面を横切っているため，そこで通過障害が生じるのである[48]．痩せているほど症状が顕著となることが多く，栄養状態の改善に伴い症状が緩和することも多い．

上気道閉塞性の呼吸障害に対しては，その狭窄部位によって対応が異なり，姿勢管理や経鼻咽頭エアウェイが有効なこともあれば，気管切開（嚥下障害を合併している場合には，喉頭気管分離術や喉頭摘出術が必要）を行わなければならないこともある．後に述べる外科的治療が施行されてから後も，再発予防のためには，これらの対応を継続して行う必要がある[85,86]．

嚥下障害を合併している場合には，呼吸器症状に伴って胃食道逆流が発生していることも多く，上記の喉頭気管分離術や喉頭摘出術が行われることで，他の胃食道逆流症の症状が緩和されることがある[48,85,86]．

椎体の左回旋を伴った下部胸椎から腰椎にかけての左凸の側彎や，胸椎の前方への変位（後彎の消失）に伴って生じている胃食道逆流症に関しては，すでに変形が起こってしまってからでは内科的な対応は不可能で，それまでに変形予防を目的とした姿勢管理や筋緊張の緩和を十分に行うことが重要である．他の対応方法や対症療法を組み合わせた内科的な治療が奏効しないときには，下記の外科的治療を積極的に考慮すべきである[48,85,86]．

3）外科的治療

外科的治療の主流は Nissen の噴門形成術（**図 2-5-9**）である．この手術の基本的な考え方は，"腹部食道の確保"，"His 角の鋭角化" および "食道裂孔の縫縮" である．現在は腹腔鏡下で行う施設が増えており，開腹術と比較して手術時間は長めではあるが，術後イレウスの発症は著明に減少

している．しかし，腹腔鏡下での手術にしろ開腹術にしろ再発率は健常児のそれと比べると高く，前述のように術後も呼吸障害などの誘発要因に対する対応を継続して行う必要がある．

術後の逆流再発を考えた場合に，食道と胃とを離断し，Roux-en-Y手術を行って食道と空腸とを端々吻合し，胃瘻を造設するBianchiが提唱した手術が施行されることもある[89〜91]．しかし，空気嚥下が多い例では腹部膨満が増強してしまう可能性が高く，また経鼻カテーテルが留置されないことから，アルカリ性の腸液による食道粘膜の損傷の確認が容易ではなく，食道炎による症状が認識されにくいため，術前の慎重な検討が必要である．

4）誤嚥と胃食道逆流症とが合併している場合の治療

誤嚥に対する治療として，喉頭気管分離術や喉頭摘出術などの誤嚥防止手術が必要と判断される場合，それらの手術と逆流防止術（主に噴門形成術）のどちらを優先するかは，議論の余地があるところである．最近では，2つの手術を同時に行う施設もあるが，術前の状態があまり良いものとは考えられないだけに，手術の侵襲を少なくするため，どちらか一方だけの選択がよい場合も多い．

まず，唾液の誤嚥が顕著な場合は，誤嚥防止手術を先行して行うべきである．この手術によって呼吸状態が改善されることで，呼吸障害により誘発されていた逆流がほとんど認められなくなり，症状が内科的にコントロール可能になることも多い．

次に，下気道炎の主な原因が逆流した胃内容である場合は，噴門形成術によって逆流頻度が減るため，逆流によって起こっていた呼吸障害の諸症状も改善することが多い．しかし，前述のように，上気道閉塞性の呼吸障害を伴っている場合には，術後も逆流再発予防のために呼吸障害への対応を行わねばならず，最終的には気管切開が必要となることもあり，その場合は誤嚥防止手術のみの施行でも対処が可能であった可能性がある．

ただし，誤嚥防止手術を先行して行う症例において，24時間食道内pHモニタリング検査や上部消化管造影検査で，呼吸障害に誘発された逆流以外の逆流が高頻度に認められる場合には（特に，椎体の左回旋を伴った下部胸椎から腰椎にかけての左凸側彎症例），逆流防止術を同時に施行することも検討するべきであろう．

6．その他，嘔吐の原因

障害児者においても，嘔吐の原因が胃腸炎や便秘であることも多く，ときには食物アレルギーが潜んでいることもある．また，抗てんかん薬や筋弛緩剤などの直接の副作用により，さらには抗てんかん薬の副作用による甲状腺機能低下症により，消化管の蠕動運動が低下していることもある．他に異食によって嘔吐がみられる場合もある（誤飲した異物による通過障害は，食道にある場合には唾液や食物残渣の嘔吐を認め，胃にある場合には通過障害としては現れにくく，小腸，特に回盲部にある場合にはイレウスとして発現する）．

上気道炎時などに，分泌物の貯留や吸引による咽頭刺激で嘔吐が誘発されることも多く，上気道炎自体がたいしたことはなくても，この嘔吐のために入院が余儀なくされることもしばしばである．

その他，てんかん発作によるものや，水頭症でシャントが留置されている例では，シャント機能不全で脳圧が亢進していることも考慮しなければならない．また，ACTH過剰分泌症などの内分泌異常でも嘔吐をきたすことがある．おくびを利用した反芻や，これや嘔吐反射を利用した拒否または要求表現としての嘔吐もあり，病的なものかどうかの判断に難渋することもある．

〔中谷勝利〕

第6節
福山型筋ジストロフィー

1. 福山型筋ジストロフィーとは

　福山型筋ジストロフィー（FCMD）は，Fukuyamaら[92]により，1960年に初めて報告された常染色体性劣性遺伝の先天性筋ジストロフィーで，Toda[93,94]らによって遺伝子も原因タンパクも解明されている．日本ではデュシェンヌ型（DMD）に次いで発症頻度（人口10万あたり2～11人）が高い筋ジストロフィーである．

　乳児期早期からの全身筋力低下，筋病理での壊死再生像と，脳の形成異常（多小脳回など），眼科的異常などを特徴とする．精神遅滞（通常二語文程度の発達段階）は，ほぼ必発で，てんかん発作もよく合併する．最大運動機能は，大多数がいざりまでで，学童期後半には移動不能となる．幼少時から頸部顔面の筋力低下は明瞭だが，加齢とともに摂食・嚥下機能障害は必発である．進行すると嚥下や咳の喀出がさらに弱まり，誤嚥性肺炎，窒息などで亡くなることが多く，肺炎や誤嚥の予防が生命予後を規定する[95～98]．

　これらの経過は運動障害・中枢神経障害の重症度によって異なる．最重症例では筋力低下も高度で，経管栄養から離脱することは不可能だが，頸定不能な例でも，発達経過の一時期には経口摂取が可能な場合が多い．摂食機能獲得から退行への経過が比較的短い福山型筋ジストロフィーでは，児の摂食・嚥下機能の状態を常に監視する必要がある．

2. 福山型筋ジストロフィーにみられる摂食・嚥下機能障害と対策

1）運動機能と摂食・嚥下機能障害の関係

　心身障害児総合医療療育センターでリハビリテーションを行っている福山型筋ジストロフィー17名（1～27歳，平均12歳）で認められた摂食・嚥下機能障害を表2-6-1に示した．運動機能のマーカーとして独座を取り上げ，一度も独座ができたことのない，重度運動障害例（以下，独座不能例）と，独座ができている例（独座可能例），さらに，座位獲得後に，筋力低下によってできなくなった場合（退行例）の3群に分けて検討すると，独座可能な例では，摂食・嚥下機能障害は明らかに軽度であった．図2-6-1に示した典型例の経過のとおり，独座不能になると，誤嚥や窒息の可能性を常に念頭におく必要がある．

　以下，嚥下障害への対応が最も重要な機能退行期の摂食・嚥下機能障害について，表2-6-1の段階ごとに観察点と対応の注意を概説する．

2）病歴

　窒息・肺炎の既往：肺炎の経験は，運動機能の最もよい1例を除いて全例にあり，命にかかわる誤嚥や窒息の既往も，独座不能例では2/3にあった．気管切開（3例）は，いずれも感冒時に肺炎

表 2-6-1 福山型筋ジストロフィーにみられた摂食・嚥下消化管機能障害

	症状・検査所見
病歴	窒息・肺炎の既往 気管切開（喉頭気管分離を含む） 頻回の嘔吐・自家中毒の既往 急性胃拡張 胃管挿入困難 普通食摂取歴 離乳完了の遅れ
準備期	上肢筋力低下による疲労 食物認知障害
口腔期	口唇閉鎖不全 開咬・不正咬合 舌の肥大 送り込み障害・口内食物貯溜 丸呑み 部分的な咀嚼機能残存
咽頭期	嚥下運動の減弱化 咽頭内造影剤貯溜（特に残留） 　特に喉頭蓋谷・梨状陥凹 　その他の咽頭内貯溜 うがい様の発声（気管切開例を除く） 喉頭侵入 気管内誤嚥（silent aspiration を含む） 誤嚥量：水平臥位＜上体挙上位 むせ：臥位＜上体挙上
食道期	食道入口部狭窄 食道咽頭逆流 頸部食道狭窄

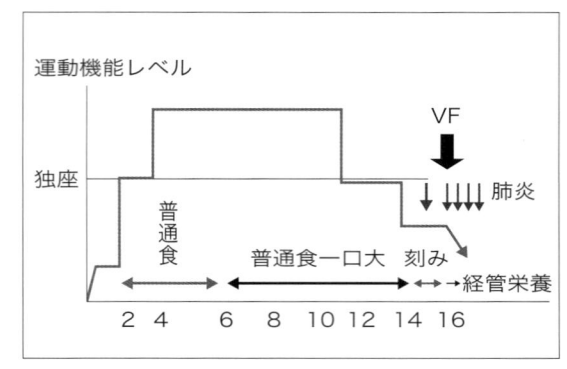

図 2-6-1 典型例の運動機能と摂食・嚥下機能障害の経過
加齢に伴う運動機能の低下により摂食・嚥下機能を評価し，食事内容を見直す必要がある

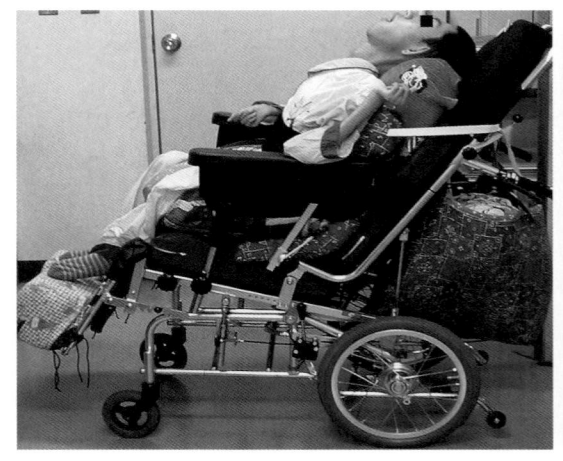

図 2-6-2 典型的な変形拘縮パターン
全身の筋萎縮が著明で，四肢は屈曲位．頸椎前彎・腰椎前彎が目立つ

を起こしたか，痰で窒息様になって，急性期に実施された．福山型筋ジストロフィーでは，他の筋ジストロフィーと同様，軽い上気道炎でも痰が出し切れずに，命にかかわる事態が起こる．特に後述する梨状陥凹への分泌物貯留が著明となる時期には，貯留した分泌物は吸引チューブで引ききれないほど固くなる場合が多い．嘔吐反射の誘発，太い吸引カテーテルの使用，機械的排痰法（Mechanical In-Exsufflator；カフアシスト®，カフマシーン®）を含む呼吸理学療法[99]の習得が必要である．また，福山型筋ジストロフィーでは，知的障害が強くても意思表示が明瞭なことが多く，「飲まない」となると頑なな拒否を示す．したがっ

て体調不良時も十分な水分摂取が可能なように，経鼻胃管や経口ネラトン法による経管栄養の手技を獲得しておくことも重要である．

嘔吐発作：筋量の不足もあって，摂食量が減少するとケトーシスを伴う嘔吐発作につながる場合が多い．絶食期間を短くする，あやしければすぐにジュースを飲む，飴やチョコレートを舐めるといった対応を指導する．

摂食歴：独座獲得例は，離乳の問題はなく，普通食の摂取機能を獲得する．筋力低下や身体変形の進行とともに，嚥下障害が出現し，食事内容を変更する必要が出現する．一方，独座獲得不能例は，臥位のままでマッシュ以下の形態摂取にとど

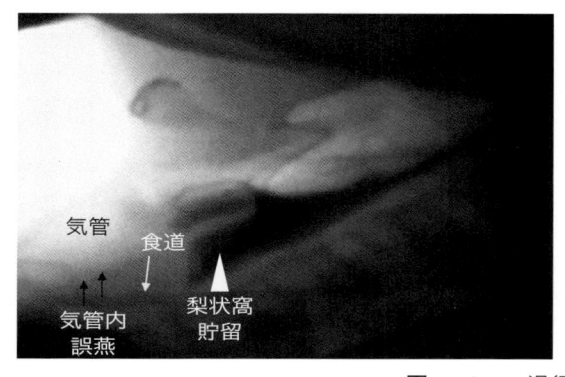

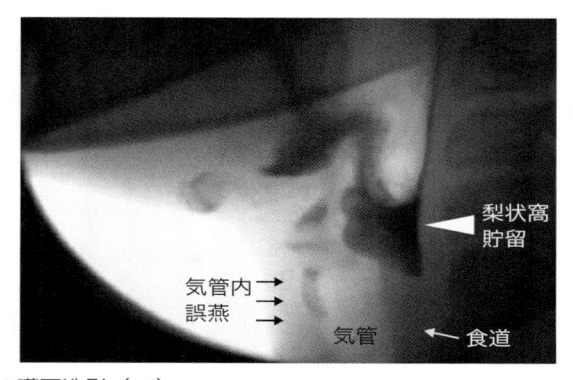

図 2-6-3 退行例の嚥下造影（VF）
造影剤の喉頭蓋谷および梨状窩の残留があり，臥位に比して座位では誤嚥が増加する

3）摂食・嚥下の各段階

（1）準備期

筋力低下・知的障害ともに軽度な場合は，幼児期から学童期にかけて，箸やスプーンによる自力での摂食が可能である．しかし，この時期でも上肢筋力の低下はあるので，疲れのために摂食量が減ることがないように，適切な介助量に注意を払う．

（2）口腔期

幼児期以降ほぼ全例に何らかの口腔機能障害がみられ，加齢とともに悪化する．「開咬」などの不正咬合は必発で，成長すると切歯での噛み切りができなくなる．しかし，図 2-6-2 に示すような全身の変形拘縮が進行した時期でも，臼歯部分での咀嚼は不十分ながら可能で，しばしばポテトチップス等をカリカリ噛んで食べる．このような例では，家族や介護者は嚥下障害を意識しにくく，口腔機能と咽頭機能の乖離について注意する．

高口蓋，舌の肥大・運動障害により食塊の移動は制限され，送り込みを助けるために頸部を後屈させて口腔後部に送る様子がみられる．顔面筋力低下の進行とともに常に開いた口から肥大した舌が出ている状況になるが，肥大した舌背部を口蓋に押しつけたり，左右への動きを使うことで，水分の口腔内保持は比較的保たれる．知的障害の関与もあり，比較的早期から，丸呑みや口の中にため込んでしまうことがみられる．

（3）咽頭期

嚥下筋力の全般的な低下と頸部の後屈位での拘縮により，嚥下運動は弱くなる．ビデオ嚥下造影検査（videofluorography；以下 VF）上は，咽頭での長時間の食物の停滞，特に梨状陥凹の拡張・貯留・残留，喉頭侵入，気管内誤嚥，食道入口部の開大不全が明瞭化する．

福山型筋ジストロフィーでは，しばしば唾液でうがいをしているような発声がみられる．これは，拡張した梨状陥凹や咽頭・喉頭内に残った唾液・食物の声門上侵入を，発声や呼気で押し出す状態である．認知面が良好な例では，「まだのどにあるから」と，何度も嚥下運動を繰り返し，固形物を水分で流し込むといった対策を自然に実行している．また，嚥下筋力の低下を補うために，頸部を後屈して天を仰いで食物を咽頭に送り込み，嚥下の瞬間には，頭を下げて舌を前に出してのどの奥を開くという動作パターンもよくみられる．しかし，こうした状態になっていても，誤嚥の自覚がない例も多い．粘稠な唾液や，食後時間を経てから，食べたものが痰や涎とともに口から出てくる症状を見た場合には，梨状陥凹への長期残留を疑い，窒息の予備軍と考え，摂食・嚥下機能を評価する必要がある．

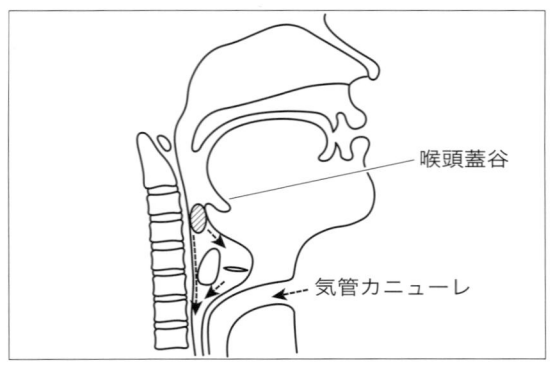

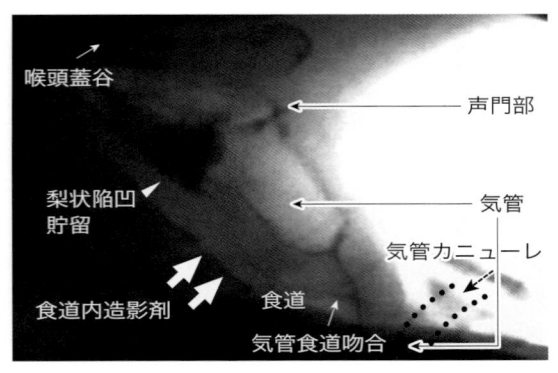

図 2-6-4 喉頭気管分離術後の VF
造影剤は喉頭を通ったあと気管食道吻合部を経て食道内に流入する

　無理のない食事内容と誤嚥を少なくする対策を探るには，VF 結果を家族（介護者）と共有することが重要である．VF 時は，家族との協議により，できるだけ普段の食事に近い姿勢・形態・量での検査を行い，誤嚥が認められた場合は，より安全な姿勢・形態・量の検査を試み，具体的な提案につなげる．

　体位を変えてみると，図 2-6-3 のように臥位よりも座位で誤嚥は増加する．これは，臥位では，気管が食道より上になるので，食物が重力によって食道に行きやすくなるのに対して，座位では，梨状陥凹に溜まった食物が溢れると，簡単に気管に落ち込むからである．一般に座位で摂食中にむせると，上体を前屈みにして背中を叩くが，この動作は梨状陥凹に留めていた食物を気管に落とし込むことになり，非常に危険である．「むせ」や「のどを詰めた」場合には，頭部を下げた前屈位か側臥位にしてハイムリック法を行うか吸引する．筆者らの経験でも，座位での食事中，飲み込み損ねた様子を見て前屈みにして背中を叩いたところ，みる間にチアノーゼになり，明瞭な誤嚥性肺炎になった例がある．

（4）食道以下の問題

　さらに病期が進行した福山型筋ジストロフィーでは，食道入口部の開きにくさと頸部食道の狭窄が問題化する．これは嚥下運動の弱さと，頭頸部の運動制限（特に頭を後ろに反らせた形での拘縮）が主な原因と考えられ，悪化すると嚥下運動を何度繰り返しても食物が食道に入らず，食道咽頭逆流や，咽頭から口腔・鼻腔への逆流がみられる．こうなると直径わずか 2 mm の細い胃管を飲むことも困難で，X 線透視下で，胃管交換に数十分もかかるようになる．内視鏡検査では，食道は入口部のみでなく，頸部でも強い狭窄を認め，VF 上，液体ですら食道から咽頭・口腔内逆流を繰り返し，嚥下努力を何回しても食道には入らなくなる．この状態では，十分な栄養を経口でとることはもとより，鼻や口から胃管を挿入しての経管栄養ですら，非常な苦痛を伴う．したがって，筋力低下と拘縮がここまで進行する前に胃瘻作製を行うことが望まれる．早期であれば，栄養状態もよく（傷の治りにはこの点が重要）内視鏡手術も容易である．胃瘻があれば，いつでも必要十分な栄養を補給できるので，「好きなものを好きなだけ」食べる対応が可能になり，本人も周囲も食べる楽しみを続けやすい．

　また，年長例では，急性胃拡張と嘔吐を繰り返し，腹部膨満時に胃内容を吸引すると，$1 l$ 以上の胃液や空気が引ける場合がある．2 本の胃管を留置し，一方から脱気しつつ他方から栄養剤を注入するという方法で，何とか最低限の栄養を維持していた例もある．本例では，胃瘻作製後，胃拡張のエピソードが全くなくなり，栄養状態が著明に改善した．

　また，これらの消化管機能障害をみた場合は，慢性呼吸不全の存在を念頭におく．夜間の肺胞低

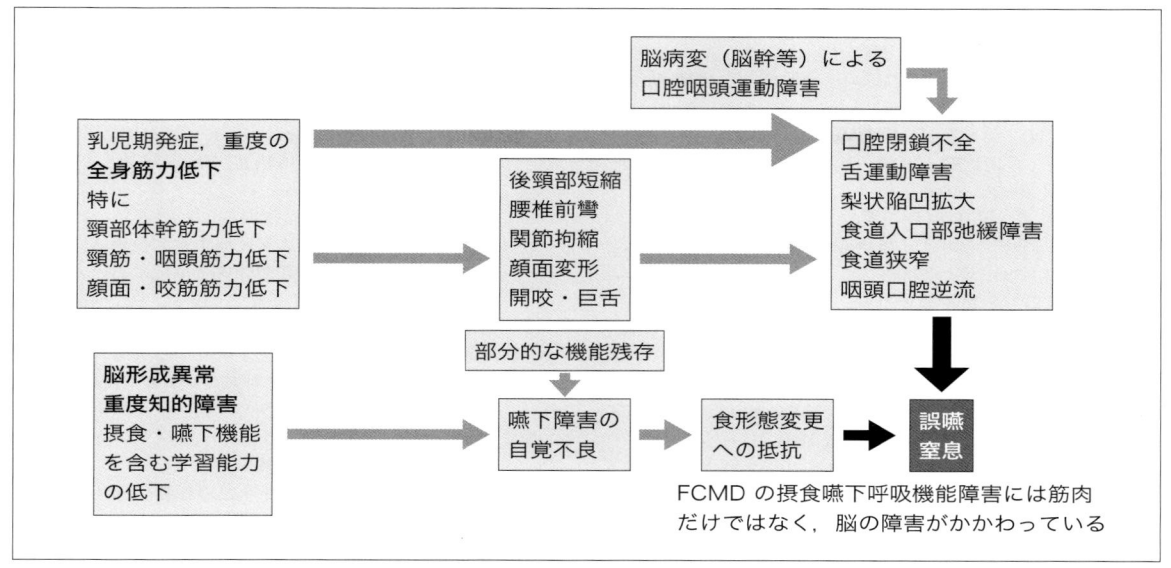

図 2-6-5 福山型筋ジストロフィーの摂食・嚥下機能障害の機序
摂食・嚥下・呼吸機能障害には筋肉だけではなく，脳の障害がかかわっている

換気の初期症状が朝の食欲不振であることはまれではなく，酸素飽和度，終末呼気炭酸ガス濃度，血液ガス分析などによって確認し，必要であれば早期の非侵襲的陽圧換気療法などを考慮する．

以上述べてきた摂食・嚥下機能障害への対策の目標は，誤嚥や窒息といった，致死的な呼吸障害を避けることといえる．しかし，経口摂取を中止しても，唾液の誤嚥は避けられない．究極の誤嚥対策は，食べる経路と呼吸の経路を完全に分ける喉頭気管分離術や喉頭全摘術である．図 2-6-4 の例は，肺炎時に緊急気管切開を受けた後，再手術で喉頭気管分離術を選択した．この手術では喉頭を呼気が通らないため，発声ができなくなるのが最大の短所だが，本例は，食道に飲み込んだ空気による発声・会話も獲得した．普通食を何でも食べながら，全く肺炎も起こさずにすでに 5 年を経過した．食べること，味わうことが全くできなくなると，急速に元気がなくなって病気がちになってしまう福山型筋ジストロフィーが多いことを考えると，発声を犠牲にしてでも早期に手術を選択すれば，生き生きとした生活が送れる可能性があることもお伝えしておきたい．

3. まとめ

図 2-6-5 に各症状の関連を示した．これらは他の先天性筋ジストロフィーの摂食・嚥下機能障害[101]と共通する部分も多いが，福山型筋ジストロフィーでは知的障害の関与に対して，配慮を要する点も多い．多くの福山型筋ジストロフィーにおいて，食べることは生活の質を高める重要な要素であり，運動機能・呼吸機能とともに摂食・嚥下機能障害についても，予測される変化を考慮して，多職種で知恵を出し合い，できるだけ長く安全に楽しく食べる生活を楽しんでいただきたいと思う．

（村山恵子）

参考文献

1) 舟橋満寿子ほか：重度重複障害児者の嚥下・呼吸障害に対する気道・食道分離の試み．リハ医学，**30** (9)：647-656, 1993.
2) 古荘純一，瀧田誠司，堀口利之：喉頭気管分離術にて誤嚥が消失した重症心身障害児の 1 例．小児科，**38** (13)：1629-1631, 1997.
3) 堀口利之，林田哲郎，内藤 玲，川村理恵：障害児

の嚥下障害に対する外科的アプローチ—特に重症心身障害児に対して．小児耳，**16**（1）：24-29，1995．
4) 堀口利之，林田哲郎：誤嚥の手術的療法．*JOHNS*，**8**（4）：665-671，1992．
5) 清水 賢ほか：重度の嚥下障害例に対する喉頭気管分離術—手術症例106例の検討．日摂食嚥下リハ会誌，**2**：29-35，1998．
6) 北住映二，尾本和彦：乳児期におけるハンディキャップ児への対応—摂食障害がある児．周産期医学，**30**：388-392，2000．
7) 北住映二：発達障害児（者）の誤嚥．発達障害医学の進歩 第11巻（有馬正高，太田昌孝編），診断と治療社，東京，1999，56-61．
8) Rogers B, Arvedson J, Buck G, Smart P, Msall M：Characteristics of dysphagia in children with cerebral palsy. *Dysphagia*, **9**（1）：69-73, 1994.
9) Mirrett PL, Riski JE, Glascott J, Johnson V：Videofluoroscopic assessment of dysphagia in children with severe spastic cerebral palsy. *Dysphagia*, **9**（3）：174-179, 1994.
10) 江草安彦監修：重症心身障害児療育マニュアル．医歯薬出版，東京，1998．
11) Conley SF, Kodali S, Beecher RB, Lacey T, McCauliffe T：Changes in deglutition following tonsillectomy in neurologically impaired children. *Int J Pediatr Otorhinolaryngol*, **36**（1）：13-21, 1996.
12) 北住映二：重度脳性麻痺児の療育の基盤としての医療—QOL改善のためのケアの進歩と課題．脳と発達，**30**：207-214，1998．
13) 北住映二：重度障害児の医療—QOL改善のためのケア．小児神経学の進歩第28集（日本小児神経学会教育委員会編），診断と治療社，東京，1999，82-92．
14) 北住映二，鈴木康之制作担当：ビデオ重症児とともに応用編．第1巻呼吸障害への取り組み，第2巻 誤嚥，胃食道逆流症などへの対策．全国重症心身障害児（者）を守る会，2001．
15) 北住映二：脳障害児における摂食障害，嚥下障害への対応．小児内科，**33**（8）：1139-1143，2001．
16) 北住映二：重症心身障害児の食事・栄養．小児科臨床別冊，**57**（12）：235-247，2004．
17) 村山恵子：脳性麻痺児者の摂食・嚥下評価 第1報：誤嚥可能性検出表作成の試み．日摂食嚥下リハ会誌，**8**（2）：143-155，2004．
18) 柳原幸治，額谷一夫，山田拓実：呼吸リハビリテーションの基本手技とその理論．呼吸リハビリテーション（石田 暉，江藤文夫，里宇明元編），医歯薬出版，1999，72-96．
19) 中野：平元班報告書2004 気切とCTR．
20) 髙橋・北住：2004 日本小児神経学会総会抄録．
21) Peter Duus（半田 肇監訳）：神経局在診断．第2版，文光堂，東京，1984．
22) 安間文彦：神経疾患の呼吸異常．医薬ジャーナル社，大阪，1998．
23) 石川悠加：神経筋疾患の呼吸管理．小児科臨床，**54**：803-811，2001．
24) 森 於菟ほか：解剖学．金原出版，東京，1969．
25) Kapandji IA（嶋田智明ほか訳）：カパンディ 関節の生理学Ⅰ〜Ⅲ．医歯薬出版，東京，1986．

26) 多田羅勝義：呼吸機能障害評価基準をめぐって．小児科の立場から．第12回日本呼吸管理学会学術集会シンポジウム，2002．
27) Okumura A, Hayakawa F, Kato T, Kubota T, Maruyama K, Itomi K, Kuno K, Watanabe K：脳室周囲白質壊死を伴った早産児の身体状態．*Brain & Development*, **23**：805-809, 2001.
28) 米山 明：重症心身障害児者におけるリハビリテーションの課題．平成12年度厚生省厚生科学研究費補助金研究報告書 研究課題障害者福祉における医療ケアと施設の役割に関する総合的研究（主任研究者：鈴木康之），2000．
29) 北住映二，花井丈夫，児玉和夫：ビデオ・重度脳性麻痺児の呼吸障害とその対策．ジェムコ出版，東京，1989．
30) 北住映二，児玉和夫：ビデオ・重症児の呼吸障害．ジェムコ出版，東京，1999．
31) 舟橋満寿子：重度脳性麻痺児の呼吸に関する研究．リハ医学，**26**（2）：97-104，1989．
32) 米山 明：急性あるいは慢性呼吸不全に対し，Noninvasive Ventilator Careが有効であった重度神経疾患児10例の検討．脳と発達（総会号），**30**：S184，1999．
33) 吉利 和：呼吸管理ハンドブック．第2版，最新看護学セミナー2（吉 利和監修，越川昭三編）．メジカルフレンド社，東京，1987．
34) 芳賀敏彦：図説呼吸理学療法．メディカル葵出版，東京，1987．
35) 特集・呼吸不全と呼吸管理．救急医学，**11**（10）：1987．
36) 米山 明：重度障害児の呼吸障害の病態と治療法の検討第5報重度神経障害・神経筋疾患児（者）の呼吸器感染症・無気肺に対する胸部理学療法の意義．脳と発達，**21**（総会号）：S136，1989．
37) 平元 東：平成11年度厚生省厚生科学研究費補助金研究報告書 研究課題障害者福祉における医療ケアと施設の役割に関する総合的研究（主任研究者：鈴木康之），1999．
38) 第6回3学会合同呼吸療法認定士認定講習会テキスト．3学会合同呼吸療法認定士認定委員会事務局，東京，2001．
39) 村山恵子ほか：神経（筋）疾患に対する先行的呼吸リハビリテーション—日常的な陽圧呼吸の早期導入．脳と発達，**33**（総会号）：S135，2001．
40) 髙橋 寛ほか：重症心身障害児（者）に対する呼吸リハビリテーションの導入—カフマシーン（MI-E）・蘇生バッグによる用手的陽圧呼吸の併用．脳と発達，**34**（総会号）：S277，2002．
41) 北住映二：主に専門外来で見る疾患の診療指針—脳性麻痺．小児内科，**25**（臨時増刊号）：609-615，1993．
42) 児玉真理子，長瀬美香：重症神経（筋）疾患児者の気管切開症例の検討その1，その2．脳と発達，**30**（総会号）：S185，186，1999．
43) 長瀬美香：喘息症状を呈し，鎮静・加圧呼吸が有効であった重度障害児者—基本病態としての二次性気管支軟化症の可能性の検討—．脳と発達，**33**（総会号）S297，2001．
44) 米山 明：神経（筋）疾患児における閉塞型睡眠時無呼吸発作を含む上気道閉塞性換気障害の診断と治

療法の検討その2　Nasal Airway による上気道閉塞性換気障害治療の有効性について．小児耳鼻咽喉科，**10**（2）：43-46，1989．
45) N Saito et al：Natural history of scoliosis in spastic cerebral palsy. *Lancet,* **351** (June 6)：1687-1693, 1998.
46) 折口美弘，宮野前　健：重症心身障害児・者の死亡年齢からみた死因分析．*IRYO,* **56**（8）：476-478, 2002.
47) 北住映二：脳性麻痺のリハビリテーション—乳幼児から成人まで—．*MB Med Reha,* **35**：60-68, 2003.
48) 中谷勝利：心身障害児における消化管障害の病態—胃食道逆流症を中心に．小児外科，**36**（2）：183-190, 2004.
49) 鈴木康之，大友則恵：呼吸の障害．重症心身障害療育マニュアル（江草安彦監修）．医歯薬出版，東京, 1998.
50) 兵庫医科大学呼吸リハビリテーション研究会：最新包括的呼吸リハビリテーション．メディカ出版，東京, 2003.
51) 中谷勝利：胃食道逆流を合併する重症心身障害児の姿勢管理について—特に側弯と関連して—．脳と発達，**27**（総会号）：S213, 1995.
52) 池田貞雄，堺　健，小西孝明ほか：気管・気管支軟化症の病態と外科治療．日胸疾会誌，**30**：1028-1035, 1992.
53) 長瀬美香，北住映二ほか：喘息様症状を呈し，鎮静，加圧呼吸が有効であった重度障害児者—基本病態としての二次性気管軟化症の可能性の検討（会議録）．脳と発達，**33**（suppl.）：S297, 2001.
54) Johnson TH, Mikita JJ, Wilson RJ, Feiest JH：Acquired tracheomalacia. *Radiology,* **109**：577, 1973.
55) 非侵襲的換気療法研究会：慢性呼吸不全に対する非侵襲的換気療法ガイドライン．http://www.nippv.org/guideline/guideline.html
56) 本間生夫監修：呼吸運動療法の理論と技術．メジカルビュー社，東京, 2003.
57) 佐々木征行，須貝研司，花岡　繁，福水道郎，加我牧子：小児進行性中枢神経疾患の慢性呼吸障害に対する人工呼吸管理について．http://www.ncnp.go.jp/network/jyusin/kaga_sasaki.htm # sasaki
58) 里宇明元：呼吸リハビリテーションの動向．臨床リハ別冊/呼吸リハビリテーション，医歯薬出版，東京, 1999, 6-9.
59) 北住映二：重症児の呼吸及び姿勢管理．*Medical Rehabilitation,* **35**：66-68, 2003.
60) 伊藤直栄，伊橋光二，齋藤昭彦，丸田和夫：肺理学療法の実際．研修会サマリー，長野県理学療法士会，第14号, 1986.
61) 花井丈夫：呼吸訓練法の理論と実際．
62) 村山恵子，金子断行，直井富美子，北住映二，宮田理英，高橋　寛，長瀬美香，和田直子，中谷勝利，児玉真理子，米山　明，榎本省子，児玉和夫：神経（筋）疾患児の呼吸障害に対する呼吸リハビリテーション外来の経験．脳と発達，**35**（Suppl.）：S177, 2003.
63) Velmahos GC：High frequency percussion ventilation improves oxygenation in patients with ARDS. *Chest,* **116**：440-446, 1999.
64) 和田直子，村山恵子，金子断行ほか：肺内パーカッションベンチレーター使用により持続する pulmonary consolidation の改善を得た重症心身障害者の1例．脳と発達，**37**（4）：332-336, 2005.
65) 金子断行，直井富美子，和田直子ほか：重症心身障害児者の呼吸障害に対する肺内パーカッションベンチレーターの効果の検討．脳と発達，**37**（3）：262～264, 2005.
66) 金子芳洋ほか：摂食・嚥下リハビリテーション．医歯薬出版，東京, 1998.
67) Groher ME 編：嚥下障害．医歯薬出版，東京, 1989.
68) 鈴木昌樹，小林　登：脳性麻痺．小児科 mook7, 金原出版, 1979.
69) 北住映二：脳性小児麻痺；発生原因，頻度，病態生理．新小児科学大系 13D　小児神経学Ⅳ，中山書店，東京, 1983.
70) Bobath, K：A neurophysiological Basis for the Treatment of Cerebral Palsy. Clinics in developmental medicine No. 75, Spastics International Medical Pub., London, 1980.
71) 藤島一郎：よくわかる嚥下障害．永井書店，東京, 2001.
72) 北住映二：障害児への健康支援．小児内科, **33**：571-575, 2001.
73) 岩切勝彦，林　良紀ほか：GERD の発症機序—胃食道逆流，食道内酸曝露時間延長のメカニズム—．日本臨床，**62**：1427-1432, 2004.
74) Dent J, Dodds WJ, Friedman RH et al：Mechanism of gastroesophageal reflux in recumbent asymptomatic human subjects. *J Clin Invest,* **65**：256-267, 1980.
75) Dodds WJ, Dent J, Hogan WJ et al：Mechanisms of gastroesophageal reflux in patients with reflux esophagitis. *N Engl J Med,* **307**：1547-1552, 1982.
76) Dent J, Holloway RH, Toouli J et al：Mechanisms of lower oesophageal sphincter incompetence in patients with symptomatic gastrooesophageal reflux. *Gut,* **29**：1020-1028, 1988.
77) Kawahara H, Dent J, Davidson G：Mechanisms responsible for gastroesophageal reflux in children. *Gastroenterology,* **113**：399-408, 1997.
78) Lidums I, Holloway RH, Dent J et al：Control of transient lower esophageal sphincter relaxation and reflux by the GABA（B）agonist baclofen in normal subject. *Gastroenterology,* **118**：7-13, 2000.
79) Zhang Q, Holloway RH, Dent J et al：Control of transient lower oesophageal sphincter relaxations and reflux by the GABA（B）agonist baclofen in patients with gastro-oesophageal reflux disease. *Gut,* **50**：19-24, 2002.
80) Ciccaglione AF, Marzio L：Effect of acute and chronic administration of the GABA B agonist baclofen on 24 hour pH metry and symptoms in control subject and in patients with gastro-oesophageal reflux disease. *Gut,* **52**：464-70, 2003.
81) Wise J, Conklin JL：Gastroesophageal reflux disease and baclofen：is there a light at the end of the tunnel? *Curr Gastroenterol Rep,* **6**：213-219, 2004.
82) 名越淳人，原　澤茂：生活習慣の指導．日本臨床，

62：1529-1532，2004．
83）加藤哲夫，吉野裕顕ほか：GER 症例における食道裂孔脚筋束の病理組織学的検討．小児の胃食道逆流症（松山四郎編），金原出版，東京，1994，18-22．
84）Listerud MB, Harkins HN：Anatomy of the esophageal hiatus. Arch Surg, 76：835-842, 1958.
85）中谷勝利：重度神経障害児・者の胃食道逆流症例の臨床的検討．日小外会誌，36：681，2000．
86）中谷勝利，北住映二ほか：神経疾患児・者の胃食道逆流症の治療についての検討―発症要因・合併症（特に上気道狭窄性呼吸障害・左凸側彎・誤嚥）と治療・管理法の選択との関連―．脳と発達，32：S180, 2000．
87）中谷勝利：GER（胃食道逆流現象）検査．はげみ，274：66-9, 2000．
88）中谷勝利：重症心身障害児者における空腸栄養（経鼻，経胃瘻または腸瘻による）47 例の検討．日本小児科学会雑誌，108：191，2004．
89）Bianchi A：Total esophagogastric dissociation：an alternative approach. J Pediatr Surg, 32：1291-1294, 1997.
90）Dall'Oglio L, Gatti C, Villa M et al：A new and successful chance in surgical treatment of gastrooesophageal reflux in severely neurologically impaired children：Bianchi's procedure. Eur J Pediatr Surg, 5：291-294, 2000.
91）Gatti C, di Abriola GF, Villa M et al：Esophagogastric dissociation versus fundoplication：Which is best for severely neurologically impaired children? J Peditr Surg, 36：677-680, 2001.
92）Fukuyama Y, awazura M, Haruna H：A peculiar form of congenital progressive muscular dystrophy：report of fifteen cases. Paediat Univ Tokyo, 4：5-8, 1960.
93）Toda T et al：Localization of a gene for Fukuyama type congenital muscular dystrophy to chromosome 9q 31-33. Nature Gnet, 5：283-286, 1993.
94）Kobayashi K et al：An ancient retrotransposal insertion causes Fukuyama-type congenital muscular dystrophy. Nature, 394：388-392, 1998.
95）Yoshioka M, Kuroki S：Clinical spectrum and genetic studies of Fukuyama congenital muscular dystrophy. Am J Med Genet, 53：245-250, 1994.
96）大澤真木子，福山幸夫：先天性筋ジストロフィー．新筋肉病学（杉田秀夫，小澤えい二郎，埜中征哉編著），南江堂，東京，1995，517-536．
97）大川弥生，上田 敏，江藤文夫ほか：福山型先天性筋ジストロフィー症（広義）の運動障害の経過についての検討．リハ医学，22：197-202, 1985．
98）向山昌邦ほか：先天性福山型筋ジストロフィーの寿命，死因及び解剖所見に関する研究―24 剖検例の検討．臨床神経学，33：1154-1156, 1993．
99）石川悠加編著：非侵襲的人工呼吸療法ケアマニュアル～神経筋疾患のための～．日本プランニングセンター，松戸，2004．
100）佐藤圭右，石川悠加，石川幸辰，泉 達郎，岡部稔，南 良二：福山型先天性筋ジストロフィー年長患者における臨床経過と各種人工呼吸療法の臨床後下と評価．脳と発達，34：12-23, 2002．
101）Philpot J, Bagnall A, King C, Dubowitz V, Muntoni F：Feeding problems in merosin deficient congenital muscular dystrophy. Arch Dis Child, 80（6）：542-547, 1999.
102）平山義人，鈴木文晴，有馬正高：東京都における学齢期の福山型先天性筋ジストロフィーの実態．脳と発達，24：27-31, 1992．
103）米山 明，村山恵子，平元 東：重症心身障害児者におけるリハビリテーション；呼吸療法および呼吸障害に対する対応（呼吸リハビリテーション）の実際について．平成14年度厚生労働科学研究費補助金障害保健福祉総合研究事業 研究課題 重症心身障害児のライフサイクルを考慮した医療のあり方に関する研究（H13-障害-035）報告書，2003．
104）Robinson J（木村 健訳）：小児ケアの実際．メジカルフレンド社，東京，1984．
105）Monnier M：Functions of the Nervous System. II Motor and Psychomotor Functions, Elsevier, Amsterdam, 1970（北原 佶ほか：脳性麻痺と反射．小児科MOOK 7，金原出版，東京，1979．より）．
106）北住映二：筋緊張の強い児への対応．重症心身障害療育マニュアル．医歯薬出版，東京，1998，83-87．
107）Langmore SE 編著（藤島一郎監訳）：嚥下障害の内視鏡検査と治療．医歯薬出版，東京，2002．
108）金子断行：重症脳性まひ．呼吸理学療法（黒川幸雄ほか編），三輪書店，東京，1999，244-250．
109）金子断行：重い発達障害をもつ子どもの呼吸機能．理学療法ジャーナル，33：749-754, 1999．
110）金子断行：重症心身障害児者の呼吸に対する運動療法が脳血流量へ与える影響．理学療法学，24：389-393, 1997．
111）金子断行：重症心身障害に対するアプローチ―超重症児への治療．秋田作業療法学研究，6：9-15, 1998．
112）金子断行：重症脳性麻痺児の呼吸に対する理学療法．理学療法学，21：128-131, 1994．
113）江草安彦監修：重症心身障害療育マニュアル第 2 版．医歯薬出版，東京，2005．

第3章
摂食機能の評価と診断

第1節 摂食・嚥下障害の原因

　摂食指導・訓練を適切に実施していくためには客観的な評価や診断を行うことが重要である．しかし，従来，評価や診断を行わずに，たとえば単に硬い食物を臼歯で咬ませるといった指導が一律に行われる傾向があった．嚥下障害のある患児に咀嚼訓練を積極的に行うことは誤嚥や窒息の原因となる場合があり，こうした一律の指導はきわめて危険と考えられる．

　現在までのところ，国の内外を問わず摂食機能の評価法はまだ確立されておらず，筆者自身も現在検討している最中である．評価方法は問診および観察を基本にした臨床評価と検査機器を用いた評価に大きく分けられるが，小児では臨床評価が訓練や指導方法を選択していくうえできわめて重要であり，検査機器を用いる評価は，誤嚥検査など，臨床評価を補足する目的で用いられることが多い．しかし，伊藤，木下ら[1]によれば，急性脳症後遺症の7歳2カ月の患児で，臨床評価では口唇，顎，舌に一定の咀嚼様パターンが認められたが，実際の食物摂取を内視鏡で観察すると，固形物はほとんど咀嚼されることなく咽頭へ送り込まれていた例が存在したという．

　このように，臨床評価には一定の限界があり，検査機器による評価を併用していくことによってより診断を確実にしていくことが重要であると考えられる．また一方では，検査機器による評価をすべての症例で実施できるわけではなく，このような臨床研究をさらに進めながら，どのような症例に対して検査機器による評価を併用すべきであるかなど，臨床評価項目をさらに発展させていく必要があるだろう．

1．摂食・嚥下障害の原因

　障害児にみられる摂食・嚥下障害の原因は，一般的に器質的，神経学的，心理・行動的および発達的なものに分けることができるが，これらの原因が単独であることは少なく，多くの場合は重複している（**表3-1-1**）．

1）器質的原因

　器質的原因は，口から胃までの消化管のどこかに何らかの通過障害が認められるもので，原因を外科的ないし保存的に処置されれば改善されることがほとんどである．また，無舌症などでは，先天的に舌がないにもかかわらず口腔底の組織が代償性の働きをして正常に近い嚥下をする場合もあるので，形態的な回復が不十分であっても機能回復が可能となる場合もある．

2）神経学的原因

　神経学的原因は，捕食や咀嚼，嚥下に必要な感覚機能や運動機能に障害があるもので，脳性麻痺や知的障害，染色体異常などの他さまざまな症候群が含まれるが，本書で扱う摂食・嚥下障害の大部分を占めている．これらの障害児の多くはコ

表 3-1-1 小児の摂食・嚥下障害の原因と主な定義

原因	定義
1. 器質的原因	解剖，感染，炎症，腫瘍，異物などに関連した障害や異常などによる．扁桃肥大，唇顎口蓋裂，無舌症，咽頭炎，腫瘍など
2. 神経学的原因	摂食・嚥下に関係する神経筋の障害による ① 非進行性：脳性麻痺，知的障害，染色体異常，多くの症候群，脳血管障害など ② 進行性：筋ジストロフィー，色素性乾皮症など
3. 心理・行動的原因	① 拒食（food refusal, food aversion, food selectivity）：ある食物や飲み物を嫌がったり，拒否すること ② 経管依存症（tube dependence）：出生後早期からの経管栄養などのために，摂食機能はほぼ正常と考えられるにもかかわらず経口から摂取しようとしない状態 ③ 食事恐怖症（food phobia, phagophobia, choking phobia, conditioned dysphagia）：嘔気，窒息，嘔吐などによって食べることへの恐怖が条件付けされた状態 ④ 異食症（pica）：体内に取り込まれても栄養にならない物を食べる ⑤ 反芻（rumination）：一度嚥下した食物を口腔内に戻して再度嚥下する ⑥ 嘔気の亢進（hyperactive gag reflex）：わずかな口腔への刺激に対しても嘔気や嘔吐を誘発しやすい状態
4. 発達的原因	離乳期に適切な形態の食物が与えられなかったために，咀嚼や嚥下などの訓練経験が不足したり欠如したりすることによってもたらされる．健常児では発達に伴って自然に改善されることが多い

（Culbert TP et al, 1996[2], Sheppard JJ, 1997[3]）

ミュニケーションをとることが困難なため，患児自身の協力を得ることが難しく，通常，訓練や指導は母親，保育士，介護福祉士，看護師，教員などの介助者が行う．成人における脳血管障害のような中途障害の場合では，直接患者本人に指導・訓練することが多く，したがって訓練内容は患者の協力が得られるかどうかで決まるところがある．そのため，成人には使える訓練であっても小児には使えない場合が多い．

また，先天性筋ジストロフィーのような進行性の疾患では筋力低下に伴う喉頭挙上障害が誤嚥の要因の一つと考えられており，病態生理が非進行性とは異なる面がある．さらに，これまで可能だったことが徐々に困難になるので，非進行性の疾患とは異なるアプローチが必要になる場合もある（第 2 章参照）．

3）心理・行動的原因

心理・行動的原因では，健常者に認められる摂食障害の範疇にある神経性食欲不振症（拒食症）や神経性大食症（過食症）がよく知られているが，障害児者の問題については国内ではあまり知られていないのが実状である．Kedesdy ら[4]によれば，発達障害を伴う子どもの 50％にこのような行動的な原因による摂食の問題が推定されるという．

拒食は，過敏や心理的拒否（後述）などが原因となって食物や飲み物を拒絶する状態で，コミュニケーションのとれない障害児に多く認められるが，過去に無理やり食べさせられた経験をもつ場合もかなりある．経管依存症は出生後早期から経管栄養を行っているような場合に多く，経口からの摂取が可能になっても患児自身は経口栄養を拒否し経管からの栄養に依存している状態をいう．原因の一つとしては，長期間胃瘻や経管を続けることで食べることのきっかけができないと考えられる．その理由は，正常な空腹−満腹のサイクルの発達が妨げられたためと，吸啜などの摂食行動が経験できないので食欲が低下してしまうためと考えられている（Kedesdy）．出生直後から経管を使用していると，空腹を感じる前に栄養が満たされてしまうので，空腹とはどういうものか知らず，また口から食べることの楽しさを知らないのではないかと考えられる．

食事恐怖症は，たとえば食物を喉に詰まらせるような精神的ショックが原因で食事ができなくなってしまう状態で，健常児でも認められる．

表 3-1-2　摂食・嚥下障害を伴う主な疾患

・Apert 症候群	・Kabuki make-up 症候群	・Trisomy 18
・Angelman 症候群	・Kleinfelter 症候群	・Wiedemann Beckwith 症候群
・Cardio-Facial 症候群	・Kleppel-Feil 症候群	・4p-症候群
・CHARGE 連合	・Miller-Dieker 症候群	・5p-症候群
・Coffin Siris 症候群	・Moebius 症候群	・第一鰓弓症候群
・Cornelia de Lange 症候群	・Noonan 症候群	・脳性麻痺
・Costello 症候群	・Pierre-Robin 症候群	・点頭てんかん
・Dandy Walker 症候群	・Prader Willi 症候群	・Duchenne 型筋ジストロフィー
・Down 症候群（Trisomy 21）	・Reye 症候群後遺症	・福山型筋ジストロフィー
・Dubowitz 症候群	・Rubinstein-Taybi 症候群	・もやもや病
・Facio-auriculo-vertebral spectrum	・Russell Silver 症候群	・脳奇形
・Freeman-Sheldon 症候群	・Seckel 症候群	・頭部外傷後遺症
・Guillain Barré 症候群	・Septo-optic-dysplasia	・溺水後遺症
・Hallermann Streiff 症候群	・Smith Lemli Opitz 症候群	・髄膜炎後遺症など

（心身障害児総合医療療育センター歯科摂食外来資料および Arvedson JC, Brodsky L, 2002[7]）

さらに，体内で栄養物として代謝されない物を食べる異食症や，一度嚥下した食物を再び口腔に戻してしまう反芻，あるいはこれに嘔吐を伴う場合や，ダウン症候群や自閉症などでみられる極端に特定の食物の味や食形態などにこだわる偏食なども，障害児の抱えている摂食上の問題の一つと考えることができる．

これらの摂食・嚥下障害の原因となる疾患には，表 3-1-2 に示したようなものがある．

4）発達的原因

発達的原因としては，健常児において離乳期に適切な固形食などが与えられなかったために，咀嚼機能の発達が遅れ，固形食の摂取を拒否するなどの心理・行動的原因に結びつく場合もあるといわれている．

Illingworth[5]は，適切な時期に固形食を与えないと咀嚼機能などに発達の遅れが出ると述べており，そうした時期のことを臨界期 critical period ないしは最適期 sensitive period などと呼んでいる．しかし，健常児においては脳発達障害児と異なり，仮に乳児期に多少の遅れがあったとしても必ずキャッチアップが起こり，いつの間にか改善されていくことがほとんどである．少なくとも，小学校や中学校以降の健常児において咀嚼機能に問題を抱えているという事実を，筆者は知らない．また乳幼児期における咀嚼の問題についても，咀嚼機能そのものが獲得されていないのではなく，たとえば嫌いな食物を無理やり食べさせられたためにいつまでも咀嚼せずに口腔内にためたままにしているような場合も多くみられる．したがって，心理・行動上の問題なのか，神経学上の問題なのかを見極めることが重要である．

本章では神経学的原因のうち，脳性麻痺や知的障害，染色体異常などの非進行性疾患への評価を中心に解説する．

2．摂食・嚥下障害の要因

脳性麻痺などに認められる摂食・嚥下障害の主な要因は，図 3-1-1 に示すようなものが考えられる．これらの要因を一つでも少なくすることが，摂食機能の改善につながる．

(1) 過　敏

健常児では生後 2～3 カ月になると指しゃぶりが始まり，その後おもちゃなどをしゃぶるようになるが，脳性麻痺などの肢体不自由児ではこうし

た経験がほとんどない．また，障害児では入院生活を余儀なくされるために，母親とのスキンシップが少なくなる傾向がある．おそらくこうした感覚体験不足が原因となって，過敏，すなわち体や口腔周囲，口腔内に触られるのを嫌がったり，泣いたりすると考えられるが，本当の原因はまだよくわかっていない．

過敏が存在すると食事介助が十分できないばかりでなく，ざらざらした食物を嫌がったり，嘔気を誘発するために食物形態を上げることが難しくなるなど，摂食機能の発達に影響を及ぼす．

(2) 筋の協調運動障害

不随意運動や筋緊張があると，捕食のタイミングに合わせて口唇を閉じられなかったり，咀嚼中に頬粘膜や舌を咬んだりしやすくなる．また，咀嚼や嚥下に必要な筋肉の動きが緊張のために悪くなり，誤嚥につながる場合も考えられる．

(3) 生活リズムの乱れ

脳性麻痺児などでは便秘が多く認められ，さらに睡眠障害を伴っていることもある．入眠剤を使用しても効果がなく，昼夜逆転してしまっていることもある．また抗痙攣剤などを服用していることが多いため，その副作用として便秘や睡眠障害になることもある．こうした生活リズムの乱れが食欲に影響することもあり，また食事間隔が短すぎるために食欲が出ないこともある．空腹感を引き出すには，前回の食事から少なくとも3～4時間あける必要がある．

(4) 全身状態の悪化

胃食道逆流，呼吸障害，筋緊張など全身状態の悪化が直接，間接的に食べる機能に影響を与えることが多い（第2章参照）．

(5) 形態発育の不調和

歯列不正は遺伝的な要因で引き起こされることもあるが，障害児の場合は，舌突出など異常パターン動作によって前歯が突出してしまったり，開咬といって臼歯だけが咬み合っていて前歯が咬み合わない状態になることがある．また，筋緊張や，常に寝かせたままの姿勢をとらせていることが原因で，顔面，頸部の変形をきたすこともある．こ

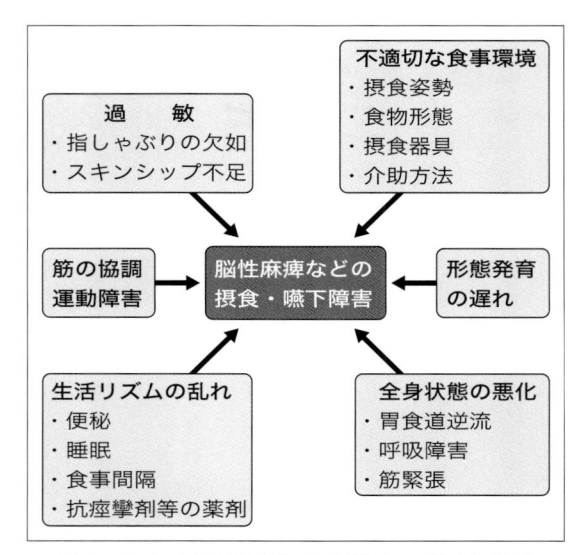

図 3-1-1 脳性麻痺などの摂食・嚥下障害の要因

うした口腔や顔面の形態異常があると，口唇閉鎖ができなくなったり，食物を前歯で咬み取ったり臼歯で咀嚼することが難しくなる．

(6) 不適切な食事環境

これまで述べてきた要因は，過敏の除去や食事間隔の変更などを除いて，日常食事介助をしている人たちが直接改善することは難しいと考えられる．しかし，下記の食事環境については，介助者が毎回の食事のなかで直接取り組んでいくことが可能であると同時に，根気よくこれを改善することによって摂食機能の向上が期待できるので，いわば摂食機能訓練の中核をなしている．

① 摂食姿勢（頭部の角度，体幹の角度，重力との関連）
② 食物形態（食物の硬さ，大きさ，とろみ）
③ 摂食器具（スプーン，コップの形態，大きさ，素材の選択）
④ 介助方法（スプーンの挿入，引き抜き方，口唇閉鎖介助など）

Cherney[6]は，脳性麻痺やダウン症候群などの摂食機能の特徴をまとめているが（**表 3-1-3, 3-1-4**），これらの特徴は必ずしもこれらの疾患をもつ児すべてに当てはまるわけではない．したがって，

表 3-1-3 脳性麻痺のタイプ別摂食・嚥下障害の特徴

タイプ	一般的特徴	摂食に関する特徴
痙直型	・筋緊張の亢進 ・関節可動域の減少 ・浅在呼吸 ・胸郭可動性の減少 ・代償性の姿勢 ・認知障害 ・知覚障害 ・痙攣発作	・口唇閉鎖,口腔内コントロールの不良に伴い食物や液体をこぼす ・舌は平坦で後退している ・上下唇の後退 ・食塊形成の不良 ・口腔移送時間の増加 ・粘稠度が極端に低い,または高いと処理しにくい ・軟口蓋の閉鎖が不十分 ・高口蓋 ・吸啜時の鼻呼吸ができない ・下顎コントロールの不良 ・咽頭期嚥下開始の遅れ ・咽頭の蠕動運動の低下 ・流涎
アテトーゼ型	・変動しやすい筋トーヌス ・不定な呼吸パターン ・頭部コントロールの不良 ・最適な姿勢の維持が困難 ・不随意運動パターン ・頭部の動きと目の動きを分離するのが困難 ・認知障害が起こりうる	・口唇閉鎖不良により食物や液体をこぼす ・下唇の後退 ・口唇と舌運動の協調低下 ・呼吸と吸啜の協調ができない ・食塊形成の不良 ・流涎
失調型	・筋トーヌスの低下 ・運動方向の不正確さ ・アテトーゼ型や痙直型と同じ要素を含む場合もある ・平衡と協調の低下 ・眼振 ・認知障害が起こりうる ・知覚障害	・口唇閉鎖不良により食物や液体をこぼす ・呼吸と摂食との協調低下 ・痙直型とアテトーゼ型を合わせた摂食パターンがみられる場合もある ・流涎

(Cherney LR ed, 1994[6])

表 3-1-4 ダウン症候群の摂食・嚥下障害の特徴

一般的特徴	口腔の特徴	摂食に関する特徴
・年齢とともに臨床像が変化する ・全般的な発達の遅れ ・乳幼児期の低緊張 ・顔貌は両眼開離,扁平で中顔面の劣成長 ・心疾患,消化管奇形などの合併症が多い	・歯の萌出遅延 ・永久歯の先天性欠如 ・歯列不正(反対咬合)になりやすい ・短根歯が多い ・歯周病に罹患しやすく進行が速い ・舌の大きさは通常だが,低緊張と口腔が小さいために大きくみえる ・口蓋は狭くて短いが,高さは正常である	・流涎の増加 ・舌挺出(tongue protrusion) ・出生直後は哺乳力が弱いが徐々に改善する ・咀嚼の獲得が遅れる ・丸飲み込みする傾向がある ・特定の食物や飲み物にこだわることがある ・ざらざらした食物を拒否することがある

(Cherney LR ed, 1994[6])より一部引用)

このような疾患別の特徴はあくまでも一つの傾向として理解することが大切で,実際の評価をしていく場合にあまりこれらにとらわれすぎてしまうと,実際に抱えている患児の問題点を見逃してしまうことになりかねない.

(尾本和彦)

第2節
臨床評価

　問診や行動観察を基本にした臨床評価は，小児の摂食・嚥下障害にとっては欠くことのできないものであるが，Arvedsonら[7]は，摂食にかかわるあらゆる職種にとって，特に内科医（小児科医）以外の専門職にとって，摂食指導は最もリスクの高い臨床領域の一つであることを忘れてはならないと警告している．すなわち不適切な診断や指導によって子どもは危険にさらされ，栄養状態の低下や健康状態の悪化を招くことになる．

　臨床評価は，観察者の経験や知識の量よって異なる結果が出ることもあり，また主観的にならざるをえない側面をもっている．そして同一の検査者が同じ場面を評価したとしても必ずしも同じ評価結果にならない場合もあり，ましてや異なる検査者の間では統一性を欠くことも十分考えられる．

　臨床評価を可能なかぎり客観的なものにするには，まず第一に，使用する用語の定義や評価項目の基準をできるだけ明確にすることである．たとえば，流涎がどの程度あるかを評価する場合，単に多い，少ないといった抽象的な表現をすると質問者と返答者との間に大きな食い違いが生ずるだけでなく，その結果を第三者が見た場合にも食い違いが生ずることになる．そこで，このような場合，流涎によって着ているシャツやよだれかけを1日に何回くらい交換する必要があるかを聞くことで，返答者は比較的容易に返事をすることができると同時に，質問者との間にほぼ共通の流涎量の認識をもつことができる．そして第三者がこの結果を見た場合にも同じような認識をもつことが可能となり，客観性が高まると考えられる．

　客観性を高めるためにさらに重要なことは，評価基準を文章だけではなく写真や映像を併用して理解することである．たとえば口蓋の形態などでは写真を併用することで，パターン分類が容易になる．また摂食機能評価の場合は，捕食の際に上唇がどの程度降りてくるか，あるいは舌がどの程度突出するかというような点に関してビデオ映像の基準があれば，検査者間の評価結果の食い違いは少なくなるだろう．

　これまで臨床評価法については多くの報告があるが，Arvedsonら[7]は，以下のような9つの臨床評価法を紹介している．乳児に対する評価法として① The Neonatal Oral-Motor Assessment Scale (NOMAS) (Braun & Palmer, 1986)，② Revised Version of the NOMAS (Case-Smith, Cooper, & Scala, 1989)．また小児に対する評価法として③ School Functional Assessment (Coster, Deeney, Haltiwanger, & Haley, 1998)，④ The Holistic Feeding Observation Form (Koonz-Lowman & Lane, 1999)，⑤ WeeFIM-Functional Independence Measure for Children (Hamilton & Granger, 1991)，⑥ The Pediatric Evaluation of Disability Inventory-PEDI (Haley, Coster, Ludlow, Haltiwanger, & Andrellos, 1992)，⑦ SOMA：Schedule for Oral Motor Assessment (Reilly, Skuse, & Wolke, 2000)，

表 3-2-1 臨床評価の概要

評　価	概　要
1. 全身状態・生活リズム等の評価	病歴, 体調の安定性, 食欲, 便秘, 睡眠, 投薬, 発作, タイムテーブル（起床, 就寝, 食事等の時刻）
2. 心理・行動評価	心理的拒否, 拒食, 偏食, 嘔気の亢進, 経管依存症など
3. 食物形態・栄養評価	食形態, 必要水分量や栄養量の確保, 食具の選択
4. 口腔形態・反射等の評価	口蓋形態, 咬合状態, 歯の萌出, 歯ぎしり, 原始反射など
5. 感覚機能評価	味覚, 触覚, 温度覚, 過敏, 嗅覚
6. 摂食機能評価	摂食時の口唇, 舌, 顎の部分的な動き, 食物を取り込んでから嚥下するまでの全体としての動き, 異常パターンの有無

⑧ The Multidisciplinary Feeding Profile（MFP），(Kenny et al., 1989)，⑨ Oral-Motor/Feeding Rating Scale（Jelm, 1990）．

また Sullivan ら[8)]は，上記以外の臨床評価法として，① Clinical Feeding Evaluation of Infants（Wolf & Glass, 1992），② Exter Dysphagia Asessment Technique（EDAT）(Selley et al., 1990)，③ Prefeeding Skills（Morris & Klien, 1987）などを紹介している．

このほかにも Gisel ら[9)]は，近年報告されてきた 10 あまりの評価法の歴史的経緯を解説しているが，十分信頼性のある評価法はまだ確立されていないと述べている．Gisel 自身も，現在より客観性のある臨床評価法の開発を行っている最中であり，筆者が 2001 年に彼女のところに訪問した際には，筆者自身の使っている臨床評価法に大変興味を示してくれた．さらに最近出版された書籍（Arvedson & Brodsky, 2002, Lowman & Murphy, 1999, Sonies, 1997, Morris & Klein, 2000, Hall, 2001, Cherney, 1994, Sullivan & Rosenbloom, 1996 など）にも，それぞれ独自の評価法が記載されている．

本章で用いている臨床評価法は，多くの先人の論文を参考にしながら金子ら[10,11)]が独自に開発した口腔機能障害度と呼ばれるものを基礎としている．その後，健常児と障害児の摂食場面の観察に基づいて尾本ら[12)]が発展させてきたが，まだ多くの課題が残されている．今後は，さらに上記の多くの評価法を踏まえて発展させていきたいと考えている．

臨床評価に際しては，単に食事場面だけでなく患児を取り囲む家族関係を含めた生活全体を包括した幅広い視点が大切であり，きめの細かい訓練や指導を行うには少なくとも表 3-2-1 の 1〜6 の情報を適切に収集する必要がある．以下に示した評価内容は歯科医の立場で書いたものであるが，これを参考にしながら各自の専門領域の内容を加えていき，より使いやすいものにしていくとよいであろう．実際の臨床場面では，病歴の問診に始まり，実際の食事場面の観察までの診察の手順に従って初診用診査用紙（図 3-2-1），再診用診査用紙（図 3-2-2）を用いて診査を行っていくが，ここではこれらを評価する内容ごとに整理して解説することにしたい．

1. 全身状態・生活リズム等の評価

1）病　歴

全身状態は患児の家族からの問診により聴取するが，まず出生からの栄養摂取に関する経過を詳細に聞くことが大切である（表 3-2-2）．その経過のなかで，特に，無理やりに経口摂取させた既往の有無を聞き出すことが，過敏や心理的拒否の要因を探るのに必要である．また肺炎，特に経口摂取が原因の誤嚥性肺炎の既往がある場合は，経口摂取を始めたり，経口量を増加させたりする前に，VF 検査等で誤嚥の有無を確認する必要がある．

2）全身状態

小児科医から，基礎疾患に関する病歴を含めた情報を得たうえで，指導の都度，母親などの介護者から前回指導以降の体調の変化を必ず聞くようにする．原因不明の発熱を繰り返したり，経口摂取量が多かった翌日に発熱しやすかったりした場

初診用診査用紙（摂食指導）

指導時姿勢（クッションチェアーS・M，・三角マット・車いす・座位保持いす・　　　　　　　　　）
体幹角度（　　°）
指導時刻 AM・PM　：　～　AM・PM　：
カルテ No.＿＿＿＿＿＿
氏名＿＿＿＿＿＿＿（男・女）
診断名＿＿＿＿＿＿＿＿＿＿＿＿＿＿＿＿＿＿＿＿
主訴＿＿＿＿＿＿＿＿＿＿＿＿＿＿＿＿＿＿＿＿＿
B.D.　S・H　年　月　日　暦年齢　歳　カ月　在胎
　　週（　年）出生体重（　g）Apgar（　/5 分：8～10）
初診　20　年　月　日　修正年齢　歳　カ月

＜病歴＞
出生時（経口哺乳，経管栄養）哺乳力（良，不良）
・通園・通学施設＿＿＿＿＿＿＿＿＿＿＿＿＿
・母親の職業（専業主婦，常勤，非常勤，他）
・兄弟等（兄・姉・弟・妹）　人（年齢：　　）
・祖父母等の同居（なし・あり）
・主治医＿＿＿＿＿＿＿＿＿＿＿＿＿＿病院
　Dr.＿＿＿＿
・肺炎既往（－・＋）

＜摂食に関する既往歴＞
● 哺乳期間　　　　～　　　　（母乳・人工乳・混合）
● 経管栄養期間　　　～
● 離乳開始時期　　　歳　　カ月
● 指しゃぶり既往（－・＋）現在（－・＋）/玩具しゃぶり既往（－・＋）現在（－・＋）
● 心理・行動（拒食・偏食・経管依存症・　　　　）

＜全身状態＞
● 本日の指導前食事・注入　AM・PM　：
● アレルギー（食物：　　　，薬：　　　，他　　　）
● 体調（不良・やや良・良），症状
● 食欲（不良・やや良・良）食欲のむら（－・＋）/(1日のうち・1週間のうち・1カ月のうち)
● 便通（毎日・1～2日ごと・2～3日ごと・4日以上ごと）/下剤（－・＋）浣腸（－・＋）
● 睡眠のリズム（規則的・不規則）睡眠剤（　　　）
● 流涎（－・±・＋）
　（0回着替え・1回着替え・2回着替え・3回以上）
　体調悪化に伴う変化（増加・無変化・減少）
　増加する要因（食事中・遊びに夢中・常に・　　　）
● 痰（－・±・＋），喘鳴（－・±・＋）
● 嘔吐（－・±・＋）（食事中・食後・食事以外）
● 投薬（抗痙攣剤）（有・無）（　　　種類）
● 発作頻度（　回/日・週・月）持続時間（　秒・分）

● 全身緊張（－・±・＋・＋＋）
● 体重　　kg（着衣・脱衣）（増加・変化なし・減少），
　身長　　cm　Kaup 指数（　/15～19），頭囲　　cm

＜摂食状況＞
● 栄養摂取法（経管・胃瘻・哺乳・経口）
● 粗大運動発達（首据わり不可・首据わり可・座位・つかまり立ち・介助歩行・独歩）
● 摂食姿勢（寝たまま・抱いて・すわって）（座位保持いす・クッションチェア・三角マット・車いす・　　　）
● 食事の自立度（全介助・手づかみ・スプーンをもてる・スプーンを口に運ぶ・スプーンですくえる）
● 食事に要する時間（～15・～30・～45・～60・60～）
● 食事間隔（1時間以内・1～2時間・2～3時間・4時間以上）
● 食物形態
　自宅　　（流動・ドロドロ・軟食・きざみ・一口切り・
　　　　　　少し軟らか・普通）とろみ添加（－・＋）
　　　　　　（初期・中期・後期）
　施設・学校（流動・ドロドロ・軟食・きざみ・一口切り・
　　　　　　少し軟らか・普通）とろみ添加（－・＋）
　　　　　　（初期・中期・後期）
　センター　（A・B・C・Cマッシュ・ミキサー・離乳初期）
● 水分摂取：経管・哺乳瓶・すい飲み・スプーン・レンゲ・スポイト・シリンジ・マグマグ・ストロー・スパウト・スクイーズボトル・スプーン付哺乳瓶・コップ（一口飲み・連続飲み）
● 経管：1回注入量　ml（　回/日）計　ml（　kcal/日）
　　　　　　（内容：　　　　　　　　　　　　　　）
● 哺乳：1回哺乳量　ml（　回/日）計　ml（　kcal/日）
● 経口
　固形食　とろみ添加（－・＋）
　・自宅：1回摂取量　g・スプーン　匙・
　　主食 子ども茶碗　杯，副食　杯
　　　　食事回数　回/日　計　g（　kcal/日）
　施設・学校給食摂取量：全量・2/3・1/2・1/3
　液体　とろみ添加（－・＋）
　・1回摂取量（少ない・普通・多い）（　ml）
　　摂取回数　回/日　計　ml
● 間食：1 日　回（内容　　　　　　　　　）
● 食事時刻：起床 AM　：　　　　　就寝 PM　：
　①　：　　　④　：　　　⑦　：
　②　：　　　⑤　：　　　⑧　：
　③　：　　　⑥　：　　　⑨　：
● 偏食：好きな食物，液体：
　　　　嫌いな食物，液体：
　　　　甘味嗜好（－・＋・？）

図 3-2-1a　初診用診査用紙（摂食指導）

合は，誤嚥性の肺炎を疑う必要がある．体調があまり不安定な場合は小児科主治医と相談して，経口摂取を一時的に中断することも検討する．
　"食欲"は，程度やむらについては患児自身の体質的なものも考えられる．食欲がない場合には，"1日の食事・注入時刻"を調べ，食事間隔が短すぎないか否かをチェックし，最低3～4時間の食事間隔を開けることで改善するか否かを調べる必

```
<現　症>                                           嚥下回数（普・少・無）
●過敏・心理的拒否                                     嚥下反射（−・±・＋），
  全身（−・±・＋）手指（−・±・＋）顔面（−・±・＋）   咽頭反射（−・±・＋）
  口腔周囲（−・±・＋）上唇（−・±・＋）下唇（−・±・＋） ●口腔内での食物処理法
  舌（−・±・＋）口腔粘膜（−・±・＋）                  口腔内にためたまま　（−・±・＋）
●鼻呼吸（できる・できない）（する・しない）             吸啜動作　　　　　　（−・±・＋）
●原始反射等                                          乳児嚥下　　　　　　（−・±・＋）
  探索反射（−・±・＋）吸啜反射（−・±・＋）           成人嚥下　　　　　　（−・±・＋）
  咬反射/Phasic bite（−・±・＋）                     押しつぶし嚥下　　　（−・±・＋）
  咽頭反射（−・±・＋）嚥下反射（−・±・＋）           マンチング　　　　　（−・±・＋）
  開口反応（−・±・＋）                               咀嚼　　　　　　　　（−・±・＋）
●口腔内                                             咀嚼リズム　　　　　（−・±・＋）
  ・口蓋形態（O型・U型・V型・I型）（普通・深い）       前歯で咬断　　　　　（−・±・＋）
  ・咬合状態（正常・開咬・上顎前突・下顎前突・反対）    臼歯で臼磨　　　　　（−・±・＋）
    歯ぎしり（−・＋）（昼間・寝る前・夜間）
  ・歯の萌出状態                                    <異常パターン動作>
    前歯の摩耗（−・＋）                             丸飲み込み　（−・±・＋）
  ・奇形/形態異常（小顎症・唇裂・唇顎裂・口蓋裂），    舌挺出　　　（−・±・＋）
    手術（済・未）                                   舌突出　　　（−・±・＋）
                                                  舌後退　　　（−・±・＋）
<摂食場面の評価>　評価時の食内容：                    過開口　　　（−・±・＋）
  ・姿勢（抱っこ・いす　　　　　　　　　　）           緊張性咬反射（−・±・＋）
  ・食具/固形食（SUD・普通・やさしい・フォーク・ハ
    シ・シリコーン・　　　　　　　　　）              <頸部聴診>
          /液体　（スプーン・コップ・　　　　　）      ・食前/呼吸雑音
  ・普段の食べ方との比較（同じ・普段より良い・普段より    吸気（−・±・＋・＋＋）
    悪い）                                            呼気（−・±・＋・＋＋）
    悪い原因（体調不良・場所見知り・　　　　　）        ・食中/呼吸雑音
●口唇閉鎖                                              吸気（−・±・＋・＋＋）
  安静時　　　（−−・−・±・＋・＋＋）                 呼気（−・±・＋・＋＋）
  捕食時　　　（−−・−・±・＋・＋＋）                 嚥下直前の呼吸：吸気・呼気
  処理時　　　（−−・−・±・＋・＋＋）              ・食後/呼吸雑音
  嚥下時　　　（−−・−・±・＋・＋＋）                 吸気（−・±・＋・＋＋）
  液体摂取時　（−−・−・±・＋・＋＋）                 呼気（−・±・＋・＋＋）
●舌運動                                            ・嚥下音（力強い・弱い）
  舌の動き（前後・上下・側方）
  舌突出　安静時　　（−・±・＋・＋＋）              <指導内容>
          捕食時　　（−・±・＋・＋＋）              ●要検査（VF・その他　　　　　　　　　　　）
          処理時　　（−・±・＋・＋＋）              ●栄養計算
          嚥下時　　（−・±・＋・＋＋）              ●摂食姿勢
          液体摂取時（−・±・＋・＋＋）                抱っこ・いす
  エビセンなどを追いかける動き（−・±・＋）              体幹角度
●顎運動                                            ●食物形態
  スプーン咬み（−・±・＋・＋＋）（反射的・随意的）      固形食（初期・中期・後期）
  顎の動き（単純・移行・臼磨・ほとんど動かない）         液体（とろみあり・とろみなし）
  顎のコントロール　固形食摂取時（不良・やや良・良）   ●介助方法
                  液体摂取時（不良・やや良・良）      固形食
  口角のくぼみ（−・±・＋）                           液体
●嚥下                                             ●食器など
  むせ（−・±・＋・＋＋）（液体・固形食）                SUD・シリコーン・
  喉の緊張（−・±・＋）                             ●筋訓練法
```

図 3-2-1b　初診用診査用紙（摂食指導）つづき

要がある．
　"食欲のむら"については，1日のなかで朝，昼，夕で異なる場合，1週間〜1カ月のなかで食べむらがある場合，あるいは季節によって食べむらがある場合などがある．年間を通して食欲が出ない時期が一定している場合もある．
　"便秘"も多く認められる．経験上，食材として効果があったのはキウイフルーツ，ペースト状プ

再診用診査用紙（摂食指導）

指導時刻 AM・PM　　：　　～　AM・PM　　：
氏名＿＿＿＿＿＿＿＿＿
20　年　月　日　歳　カ月（指導回数　回目）
<前回からの経過>

<全身状態>
- 本日の指導前食事・注入　AM・PM　：
- 体調（不良・やや良・良），症状
- 食欲（不良・やや良・良）食欲のむら（－・＋）/（1日のうち・1週間のうち・1カ月のうち）
- 便通（毎日・1～2日ごと・2～3日ごと・4日以上ごと）下剤（－・＋）浣腸（－・＋）
- 睡眠のリズム（規則的・不規則）睡眠剤（　　　　）
- 流涎（－・±・＋）
  （0回着替え・1回着替え・2回着替え・3回以上）
- 痰（－・±・＋），喘鳴（－・±・＋），
  嘔吐（－・＋）（食中・食後・食事以外）
- 発作頻度（　　回/日・週・月）持続時間（　　秒・分）
- 体重　　kg（着衣・脱衣）(増加・変化なし・減少），
  身長　　cm　Kaup指数（　　/15～19），頭囲　　cm

<摂食状況>
- 栄養摂取法（経管・胃瘻・哺乳・経口）
- 食事時間（～15・～30・～45・～60・60～）
- 食事間隔（1時間以内・1～2時間・2～3時間・4時間以上）
- 食物形態
  自宅（流動・ドロドロ・軟食・きざみ・少し軟らか・普通）・とろみ添加（－・＋）
  　　（初期・中期・後期）
  施設・学校（流動・ドロドロ・軟食・きざみ・少し軟らか・普通）・とろみ添加（－・＋）
  　　（初期・中期・後期）
- 水分摂取：経管・哺乳びん・すい飲み・スプーン・レンゲ・スポイト・シリンジ・マグマグ・ストロー・スパウト・スクイーズボトル・スプーン付哺乳びん・コップ（一口飲み・連続飲み）
- 経　管：1回注入量　ml（　回/日）計　ml（　kcal/日）
  　　（内容：　　　　　　　　　　　　　　）
- 哺　乳：1回哺乳量　ml（　回/日）計　ml（　kcal/日）
- 経　口
  固形食
  ・自宅：1回摂取量　g・スプーン　匙・
  　主食　子ども茶碗　杯，副食　杯
  　　食事回数　回/日　計　g（　kcal/日）
  　　施設・学校給食摂取量：全量・2/3・1/2・1/3
  液体
  ・1回摂取量（少ない・普通・多い）（　　ml）
  　摂取回数　回/日　計　ml
- 間　食：1日　回（内容　　　　　　　　　　）

<現症>
- 過敏・心理的拒否
  全身（－・±・＋）手指（－・±・＋）顔面（－・±・＋）
  口腔周囲（－・±・＋）上唇（－・±・＋）下唇（－・±・＋）
  舌（－・±・＋）口腔粘膜（－・±・＋）
- 原始反射等
  探索反射（－・±・＋）吸啜反射（－・±・＋）
  咬反射/Phasic bite（－・±・＋）
  咽頭反射（－・±・＋）嚥下反射（－・±・＋）
  開口反応（－・±・＋）咀嚼反応（－・±・＋）

<摂食場面評価>評価時の食内容：
- 姿勢（抱っこ・いす　　　　　　　　　）
- 食具/固形食（SUD・普通・やさしい・フォーク・ハシ・シリコーン・　　　　）
  /液体（スプーン・コップ・　　　　　　　　　）
- 普段の食べ方との比較（同じ・普段より良い・普段より悪い）
  悪い原因（体調不良・場所見知り・　　　　　　　　）
- 口唇閉鎖
  安静時　　　　（－－・－・±・＋・＋＋）
  捕食時　　　　（－－・－・±・＋・＋＋）
  処理時　　　　（－－・－・±・＋・＋＋）
  嚥下時　　　　（－－・－・±・＋・＋＋）
  液体摂取時　　（－－・－・±・＋・＋＋）
- 舌運動
  舌の動き（前後・上下・側方）
  舌突出　安静時　　（－・±・＋・＋＋）
  　　　　捕食時　　（－・±・＋・＋＋）
  　　　　処理時　　（－・±・＋・＋＋）
  　　　　嚥下時　　（－・±・＋・＋＋）
  　　　　液体摂取時（－・±・＋・＋＋）
  エビセンなどを追いかける動き（－・±・＋）
- 顎運動
  スプーン咬み（－・±・＋・＋＋）（反射的・随意的）
  顎の動き（単純・移行・臼磨・ほとんど動かない）
  顎のコントロール　固形食摂取時（不良・やや良・良）
  　　　　　　　　　液体摂取時　（不良・やや良・良）
  口角のくぼみ（－・±・＋）
- 嚥下
  むせ（－・±・＋・＋＋）（液体・固形食）
  喉の緊張（－・±・＋）
  嚥下回数（普・少・無）
  嚥下反射（－・±・＋），咽頭反射（－・±・＋）
- 口腔内での食物処理法
  口腔内にためたまま　（－・±・＋）
  吸啜動作　　　　　　（－・±・＋）
  乳児嚥下　　　　　　（－・±・＋）
  成人嚥下　　　　　　（－・±・＋）
  押しつぶし嚥下　　　（－・±・＋）
  マンチング　　　　　（－・±・＋）
  咀嚼　　　　　　　　（－・±・＋）
  咀嚼リズム　　　　　（－・±・＋）
  前歯で咬断　　　　　（－・±・＋）
  臼歯で臼磨　　　　　（－・±・＋）

<異常パターン動作>
丸飲み込み　（－・±・＋）　舌後退　　　（－・±・＋）
舌挺出　　　（－・±・＋）　過開口　　　（－・±・＋）
舌突出　　　（－・±・＋）　緊張性咬反射（－・±・＋）

<頸部聴診>
・食前/呼吸雑音
　吸気（－・±・＋・＋＋）
　呼気（－・±・＋・＋＋）
・食中/呼吸雑音
　吸気（－・±・＋・＋＋）
　呼気（－・±・＋・＋＋）
　嚥下直前の呼吸：吸気・呼気
・食後/呼吸雑音
　吸気（－・±・＋・＋＋）
　呼気（－・±・＋・＋＋）
・嚥下音（力強い・弱い）
<指導内容>

図 3-2-2　再診用診査用紙（摂食指導）

表 3-2-2　全身状態，生活リズム等の評価

```
<病歴>
●出生時の状況：経口哺乳または経管栄養，哺乳力
●哺乳から経口摂取への移行時期（離乳開始時期）
●無理に経口摂取させた既往の有無
●気管支炎，肺炎の既往（特に誤嚥性肺炎）

<全身状態>
●本日の指導前食事・注入　AM・PM　　：
●アレルギー：食物，薬，その他
●本日の体調（不良・やや良・良），症状
●食欲（不良・やや良・良）食欲のむら（－・＋）／
　（1日のうち・1週間のうち・1カ月のうち）
●便通（毎日・1～2日ごと・2～3日ごと・4日以上ご
　と）／下剤（－・＋）浣腸（－・＋）
●睡眠のリズム（規則的・不規則）睡眠剤（　　　）
●流涎（－・±・＋）（0回着替え・1回着替え・2回
　着替え・3回以上）
　体調悪化に伴う流涎の変化（増加・無変化・減少）
　増加する要因（食事中・遊びに夢中・常に・　　）
●痰（－・±・＋），喘鳴（－・±・＋）
●嘔吐（－・±・＋）（食中・食後・食事以外）
●投薬（抗痙攣剤）（有・無）（　　種類）
●発作頻度（　回／日・週・月）持続時間（　秒・分）

●全身緊張（－・±・＋・＋＋）
●身体計測
　体重　　kg（着衣・脱衣）（増加傾向・変化なし・減
　少傾向）
　身長　　cm，Kaup指数（　／15～19），頭囲　　cm
●粗大運動発達（首据わり不可・首据わり可・座位・
　つかまり立ち・介助歩行・独歩）
●摂食姿勢（寝たまま・抱いて・座って）
　（座位保持いす・クッションチェア・三角マット・
　車いす・　　　）
●食事の自立度（全介助・手づかみ・スプーンをもて
　る・スプーンを口に運ぶ・スプーンですくえる）
●1日の食事／注入時刻：起床，朝食，昼食，おやつ，
　夕食，就寝
●食事間隔（1時間以内・1～2時間・2～3時間・4時
　間以上）

<家庭・生活環境>
●母親の職業（専業主婦，常勤，非常勤，他　　　）
●兄弟姉妹（兄，弟，姉，妹）　人（年齢：　　　）
●祖父母等の同居（なし，あり）
●通園・通学施設名：
```

評価基準　－：なし，±：ときどきあり，＋：あり，＋＋：著明にあり

ルーン，プルーンジュース，ゼリー飲料，食物繊維の入った清涼飲料などであるが，効果には個人差が大きい．いろいろ試みたうえでどうしても改善しない場合は，薬剤を利用する．

　"睡眠のリズム"は，夜中にたびたび覚醒する場合を"不規則"としているが，昼夜逆転している場合もある．

　"流涎"については有無だけでなく，その程度をシャツやよだれかけの交換頻度でみていくとよい．体調が悪くなる前兆として流涎が増える場合もある．常にみられるのか，食事中や遊びに夢中になっているときなどに限られるのか，などもチェックする．

　"嘔吐"がある場合は，その時期や頻度，きっかけなどを具体的に記述しておき，必要に応じて小児科医に相談する．食後に腹部が圧迫されたり，むせたり咳き込んだりして嘔吐することが多いが，心理的な原因による場合もある．ザラザラした食物が原因で，嘔吐に至らずに咽頭反射によって嘔気だけが起こる場合もある．

　"身体計測"は，体重，身長が基本であるが，1歳6カ月までは頭囲の計測も必要となる．体重などは過去1年くらい遡って推移をみておく．さらにKaup指数（3～8歳）やRohrer指数（8～17歳）などでプロポーションの検討を行う．

3）家庭・生活環境

　家庭・生活環境など，指導上必要な情報も集めておく．実際の指導・訓練を行っていく場合には，母親が仕事に従事しているのか，専業主婦なのか，あるいは低年齢の乳幼児や病人，介護を必要とする高齢者を抱えているかどうかなどが重要になってくる．また，父親や祖父母の協力がどの程度得られるかの情報も必要である．母親が患児に直接関与できる度合いが小さい場合には，通園施設や学校などのスタッフの協力を得る．

2. 心理・行動評価

　摂食に関する心理・行動上の問題はきわめて重

要ではあるが，まだあまり研究の進んでいない分野の一つである．Arvedsonらが編集した初版本[13]にはこの分野についての記載はほとんどないが，第2版[7]では心理・行動に関する独立した章を設けている．1998年にKedesdyら[4]が，主に健常児の摂食と心理・行動に関する本を出版しているが，脳発達障害児に関する内容はほとんど見受けられない．

　脳発達障害児は自食ができず，母親などからの介助が必要になることが多い．その結果，意志に反した食べ方を強いられることが多く，食事そのものが大きなストレスとなりかねない．しかも，コミュニケーションがとれないためにそのストレスを解消できず，結果的に拒食という方法で訴えているのかもしれない．彼らのストレスをいかに理解し軽減させることができるかが重要である．

　筆者自身も，ここ数年このような問題について少しずつ取り組み始めているが，まだわからないことが多い．ここでは特に拒食についての，臨床を通じて得られた情報を紹介する．

1）拒食の要因の調べ方と対処法

　食物や飲み物を嫌がったり，拒否することを拒食と定義した（表3-1-1）が，広義に拒食を解釈するならば，過敏や心理的拒否，偏食，食欲低下，経管依存症，食事恐怖症なども一種の拒食と考えることができる．それぞれの原因や経過は異なるが，結果的に食事を拒否して食べようとしない点では共通している（表3-2-3）．拒食が認められた場合には，その原因を特定するために，拒食に至った経緯を可能なかぎり詳細に聞き出すことが重要である．

　食事を拒否しているか否かを判断することは，意外に難しい．スプーンを口に近づけたときに開口反応がみられない，あるいはスプーンを払いのけようとするからといって，必ずしも経口摂取を拒否しているとはいえない．このような場合，スプーンではなく指につけた食物を口腔内に少し無理に入れてみることで，はっきりすることがある．すなわち食物を取り込んだ後，舌で食物を押し出したり，なかなか嚥下しなかったりした場合には拒否と判断できるが，取り込んだ後すぐに嚥下する場合には，食べること自体は受け入れていると考えられる．このような例では，多少嫌がっていてもスプーンなどの器具を使わずに指などで続けていくと，徐々に開口反応を示す場合もある．

　食事以外の日ごろの生活場面における患児の行動観察をすることで，患児の特徴をよく理解することが，こうした判断をより適切に行っていくうえで大切である．

　拒食の最も大きな原因の一つは心理的拒否と考えられる．心理的拒否の原因はさまざまであるが，母子関係が背景にあることが多い．母親にとっては，子どもがミルクを飲まない，離乳食を食べない，早く経管を外したい，といったことが焦る気持ちを駆り立て，その結果無理やり食べさせるようになることが多い．また医療従事者のなかには，無理やり食べさせることを母親に働きかける人もあり，拒食をより一層増加させることもある．ここでは，いくつかの例を通して拒食への対処法について考えてみる．

　たとえば，過去に母親が無理やり食べさせようとしていたことが原因で拒食になった場合，患児が嫌がらない範囲で経口摂取を続けることで改善した症例がある．また同様の原因であるが，患児が最も機嫌よく遊んでいるときに経口摂取の試みをすることで改善した症例，たとえば床でゴロゴロと自分で体を揺すっていることが好きな子どもが，ときどき口を開けて舌を出すことがあるので，このときにヨーグルトなどを舌にこすりつけると嫌がらずに受け入れた症例もある．また，母親による強制的な食べさせ方が原因で拒食となった場合，母親による食事介助をしばらく中断し，通園施設などのスタッフが介入することによって改善した症例もある．

　特定の器具，スプーンやコップ，シリンジ，タオルなどを見ると拒否する場合は，これまで使っていた器具を用いず，たとえば指に食物をつけて与えてみることで受け入れる場合がある．障害児では，早期から抗痙攣剤などの投薬を受けている

表 3-2-3 広義の拒食の原因

原因	直接要因
過敏	・乳幼児期における指しゃぶりなどの感覚体験不足 ・脳症などの中途障害による ・その他
心理的拒否	・過去に無理やり食べさせられたことによる ・特定の器具（スプーン，タオル，コップ，シリンジなど）を拒否する ・特定の介助者（母親など）を拒否する ・その他
外科的手術などの医療的な侵襲	・顔面，口腔，食道などへの外科的治療や処置の反復
偏食	・特定の食物のときだけ拒否する ・特定の味，匂い，ざらざらした食物
食欲の低下，喪失	・食事間隔を3〜4時間以上あけても食べようとしない場合 ・その他
経管依存症（tube dependence）	・乳幼児期における空腹−満腹の体験不足，味覚体験不足
食事恐怖症（food phobia, choking phobia, conditioned dysphagia）	・食事に関連した窒息事故などの恐怖体験
原因不明	

ことが多く，薬だけは子どもが嫌がってでも与えている場合が多いが，そのときにシリンジなどを使っているとシリンジに対する拒否につながることがある．また，嫌がるのを無理に食べさせることをせず，通園施設で昼食時にテーブルに座らせ，他の子どもの食べている様子を見せていたら，急に食べるようになった症例もある．

一般に，経口訓練を開始する場合はドロドロ状の初期食を用いることが多いが，嚥下機能にあまり大きな問題を抱えていない症例では，チーズ蒸しパンのような固形食のほうがよく受け入れる場合がある．

篠崎ら[14]によれば，顔面，口腔，食道に外科的治療や処置の既往のある場合，比較的早期より経口摂取を経験した症例では経口摂取への移行が順調に進んだが，外科治療を反復し，味覚体験や経口摂取経験が遅れるほど，移行は困難であったという．

拒食の原因はこのほかに，偏食，食欲の低下，経管依存症，食事恐怖症などがある．これらの原因は，表 3-2-3 に示された内容や病歴によって比較的容易に鑑別することができる．

以上のように，心理的拒否は拒食の最も大きな原因の一つであるが，過敏が原因となることもあるので，その鑑別が必要である．

2）過敏と心理的拒否

過敏は，脳性麻痺など指しゃぶりの既往がない場合や，経管栄養のために口を使っていない場合に多くみられる．過敏は感覚異常の一種で，直接皮膚や粘膜に触れた瞬間に泣いたり，嫌がったりすることが多い（表 3-2-4）．しかも患児と親しい関係にある人であろうとなかろうと同じように拒否し，またその日の状態によって急に過敏がなくなるようなことはほとんどみられない．

原因は不明であるが，多くは感覚体験不足と考えられる．しかし実際には指しゃぶりやおもちゃしゃぶりなど感覚体験をしているにもかかわらず過敏が認められることがある．多くの場合は先天的に過敏が認められるが，中途障害の例としては，1歳8カ月時に急性脳症になるまでは過敏は全く認められなかったが，発症後は上唇のみに軽度の過敏が認められるようになった症例がある．

過敏の検査法は，手で患児の皮膚や粘膜に触れたときの拒否反応の有無を調べるが，検査部位は正中線から最も離れた手指から始めて，腕，肩，首，顔面，口腔周囲，口唇，口腔内へと進んでいく．検査の際は，検査者の手が冷たかったり，声かけをせずにいきなり触ったりすると，たとえ過敏がなくても拒否することがあり，注意が必要である．全身に過敏があることは非常にまれであるが，この場合には患児を抱こうとすると強い拒否が認められる．

一方，心理的拒否は，過去の不快な経験や人見知り，長い入院生活で情緒的に不安定になった場

合などによって引き起こされる．たとえば，直接触らなくても手やスプーンやタオルなどが近づいてきたり，食物が運ばれてきたりする音などの視覚・聴覚的な刺激に対しても拒否行動をとることがある．また，日を改めて検査した場合に拒否行動が変化することがある．

過敏と心理的拒否では基本的な対処方法が異なるので，過敏だと思って脱感作（過敏を取り除く訓練）を行ってもあまり改善されないようであれば，心理的拒否の原因を探ってみる必要がある．

3）嘔気の亢進

舌や口蓋は，口腔内で最も敏感な部位である．子どものなかには，食物がこれらの部位に接触することで咽頭反射 gag reflex が誘発される場合がある．

嘔吐とは，消化管の中に異常なものが入ったとき，これを口まで逆流させ，吐き出させる反射性の運動と定義されている．嘔吐反射は刺激が与えられるとすぐに起こるのではなく，最初は悪心やむかつき（空吐）が起こり，唾液や汗が出たり，顔面が蒼くなったりなど自律神経症状が一緒に現れる．これに対して咽頭反射は，嘔吐とかなり類似しているが，吐き気だけで実際に吐くことはなく，さらに唾液や汗が出るといった自律神経症状もあまりない（山田[15]）．このように嘔吐反射 vomiting reflex は咽頭反射 gag reflex とは一般的に区別されており，嘔吐は胃食道逆流症（GERD）などの消化器系の疾患と関連して起こることが多いが，狭心症や突然の脳圧の亢進などさまざまな疾患の症状としても発現する．また咽頭反射の程度が強くなった場合に嘔吐に移行する場合もあり，臨床的に両者を区別できないことも多い．

Lowman ら[16]によれば，咽頭反射は気道を防御する働きがあるが，これによって人は生き残ることができるという．出生時，咽頭反射は口腔の前方部で認められるが，増齢や口腔への刺激，経口摂取とともに徐々に舌根部に移動していく．咽頭反射が亢進している場合は，嗅覚，視覚，味覚，温度覚，触覚などの刺激によって誘発される．筆

表 3-2-4 過敏と心理的拒否の違い

	過 敏	心理的拒否
原 因	不明，指しゃぶり等の感覚体験不足	過去の不快な経験など（例：スプーンで口をこじ開ける）
誘発法	直接皮膚や粘膜に触れる（触覚刺激）	物や人が近づいてくるのを見たり，音が聞こえる（視覚，聴覚刺激など）
鑑 別	状況によって発現しなかったり，急に消失したりすることは少ない	状況によって発現しないこともあり，急に消失することもある
改善法	弱い触覚刺激を繰り返し与える	原因となった刺激を遮断する

者の経験では，離乳食用の果汁などあまり匂いのないものや，親が作った離乳食では問題ないが，プリンのバニラエッセンスの匂いが刺激となって咽頭反射が誘発された症例がある．また，ヨーグルトに細かいエビセンを混ぜると咽頭反射は起こらないが，少し大きい粒が混ざると誘発してしまう症例もある．一方，ザラザラした食形態が咽頭反射を誘発すると考えられていた患児が，突然赤ちゃん煎餅を咀嚼して食べるようになった症例もあり，この場合原因は食物形態よりも患児自身がその食物を嫌だと感じることのほうにあった．また別の症例では，母親がスプーンを患児の口に入れるスピードが速く，少し嫌がっても無理に与えていると嘔吐することがあったが，捕食時に本人が口唇を閉じてからスプーンを引き抜くようにし，ゆっくりしたペースで与えるようになってから嘔吐が消失した．

Lowman ら[16]によれば，咽頭反射の消失は重度の中枢神経系障害によって起こることが多い．刺激に対する反応低下はきわめて危険である．そして咽頭反射が消失すると気道防御ができないために，誤嚥の危険にさらされるという．そのため，咽頭反射がしっかりと誘発するまでは経口摂取をすべきではないとしている．しかし Leder[17]は，咽頭反射の存在は誤嚥の防止にはつながらず，また咽頭反射の消失が誤嚥を予測することにはならないとしている．

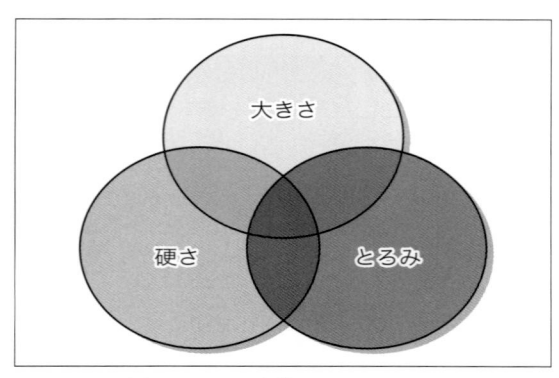

図 3-2-3　食物の 3 つの要因

今後の研究の進歩によって，これらのことは明らかになっていくだろう．

3. 食物形態・栄養評価

食物形態は摂食・嚥下障害に直接影響を与えることが多いだけでなく，前述したような咽頭反射の原因になることもあり，摂食指導に欠くことのできない要因である．栄養学的な内容については第 5 章で述べられているので，ここでは食物形態と摂食機能との関連性を中心に述べる．

1）大きさより硬さに重点をおいた食物調理

訓練食は，口腔内で営まれる嚥下や咀嚼などの動きを考えたうえで，大きさ，硬さ，とろみなどの条件を変えていく（図 3-2-3）．Gisel[18]は，咀嚼が誘発されるにはドロドロ状や裏ごしの食物よりも固形食のほうが効果的であり，裏ごしの食物は吸啜を誘発しやすいと述べている．しかし，筆者の臨床経験では，Gisel と同様のケースもあるものの，逆に固形食のほうがペースト状の食物よりも吸啜を誘発しやすいケースも少なくない．実際に障害児に咀嚼訓練をする場合，歯で嚙んで硬さがはっきりと認識できる食物を用いないと，嚙もうとしない場合が多い．

従来病院や施設，学校などで障害児のために作られる食事は，普通食を基本食として，普通食が食べられない場合にはその大きさを徐々に小さくすることによって，さまざまな障害に対応してきた．しかし，このようにして作られたきざみ食は，嚥下機能に障害がある場合にはむせや誤嚥を引き起こしやすく，むしろ不適切な食形態である．

離乳食は，乳児が咀嚼をはじめとする摂食機能を発達させていくことを目的としており，初期食がドロドロ状，中期食が舌でつぶせる硬さ，後期食は歯ぐきでつぶせる硬さへと，軟らかいものから徐々に硬いものへと変えていくのが基本である．障害児の訓練食だからといって，その考え方を変えなくてはならない理由はない．訓練食は，これまでのように大きさを変えることで対処するのではなく，硬さを変えていくことを基本にすることが重要である．

2）とろみの重要性

Kuhlemeier ら[19]によれば，誤嚥の頻度は食物の粘稠度に影響を受ける．軽度ないし中等度の摂食・嚥下障害の成人を対象として，スプーンとコップを用いて行った研究では，粘稠度の低いさらさらした液体 thin liquids（リンゴジュース）のほうが粘稠度の高い液体 thick liquitds（アプリコットネクター）よりも誤嚥しやすかった．さらにまた，粘稠度の高い液体 thick liquitds（アプリコットネクター）のほうが極度に粘稠度の高い液体 ultrathick liquids（欧米で市販されているプリン状：国内のプリンよりも水分が多くドロドロしている）よりも誤嚥しやすかったと述べている．すなわち食物の粘稠度が高いほど誤嚥の危険性は低下するという．

唾液は増粘剤としての働きをしており，嚥下の際の潤滑剤としての役割があるが，咀嚼が十分できない障害児では食物を唾液と十分混ぜ合わせることができない．そのため，訓練食に「とろみ」を加えることで，誤嚥を防ぐ必要がある．一般的には片栗粉やコーンスターチを加熱して利用するが，簡便な方法としては，常温で食物や液体に混ぜるだけでとろみを付与できる増粘剤も多く市販されている．

増粘剤は嚥下訓練食の一つと考えることができるが，選ぶときの注意としては，元になる食物の

味を変えないこと，食物がまとまりやすく，かつベトベトしないものがよく，最近の研究ではゼラチンを主体にしたものがよいといわれている．しかし，ゼラチンは一定以上の温度になると溶けてしまうので，食べる直前に冷蔵庫から出さなければならないなど，取り扱いが難しい．また冷たい食物を嫌がる障害児も多く，ゼラチンが使えないこともあるので，常温でも粘稠度が長時間変化せずに安定しているものが望ましい．

3）実際の評価内容

"食事に要する時間"は，食事に伴う疲労や，さらに誤嚥との関係で重要な評価項目の一つである（表3-2-5）．Arvedson[13,20]らによれば，食事に要する時間は30分が適切であり，40分以上になると誤嚥の危険性が高くなるという．患児の重症度や体力によっても異なるが，摂食・嚥下障害児にとっては食事に費やすエネルギーはかなり大きく，食事時間が長くなればなる程疲労しやすく，それだけ誤嚥する可能性が高くなる．特に食事中にむせが多い場合には体力の消耗はさらに大きくなるので，上記の時間よりもさらに短くする必要があるだろう．

"食物形態"については，実態を評価することが目的であるので，従来の大きさを主体にした一般的表現を用いている．自宅と学校や施設などとでは異なることも多いので，別々に評価するようにした．食物形態は，言葉による表現では実際はわからないので，後述するように摂食機能評価のところで実際に日常食べさせている食物を持参してもらい，それを見たうえで評価と指導を行うことが重要である．

"水分摂取"については，使用している器具の種類と，コップについては一口飲みか連続飲みかの確認をしておく．Kuhlemeierら[19]は，液体をスプーンで飲むよりもコップで飲んだときのほうが誤嚥しやすいと述べている．実際には，さらに介助者がこれらの器具をどのように使っているかによっても誤嚥のリスクは変わってくる．

"摂取量"は，栄養計算の基礎資料として用いた

表 3-2-5 食物形態，栄養の評価

●栄養摂取法（経管・胃瘻・哺乳・経口）
●食事に要する時間（〜15・〜30・〜45・〜60・60〜）
●食物形態
　自　宅（流動・ドロドロ・軟食・きざみ・一口切り・少し軟らか・普通）とろみ添加（−・＋）
　　　　（初期・中期・後期）
　施設・学校（流動・ドロドロ・軟食・きざみ・一口切り・少し軟らか・普通）とろみ添加（−・＋）
　　　　（初期・中期・後期）
●水分摂取：経管・哺乳瓶・すい飲み・スプーン・レンゲ・スポイト・シリンジ・マグマグ・ストロー・スパウト・スクイーズボトル・スプーン付哺乳瓶・コップ（一口飲み・連続飲み）
●摂取量
　・経　管：1回注入量　　ml（　　回/日）
　　　　計　　ml（　　kcal/日）
　　　　（内容：　　　　　　　　　　）
　・哺　乳：1回哺乳量　　ml（　　回/日）
　　　　計　　ml（　　kcal/日）
　・経　口
　　固形食　とろみ添加（−・＋）
　　・自宅：1回摂取量　　g・スプーン　　匙・
　　　　主食　子ども茶腕　　杯，副食　　杯
　　　　食事回数　　回/日　計　　g（　　kcal/日）
　　・施設・学校給食摂取量：全量・2/3・1/2・1/3
　　　液　体　とろみ添加（−・＋）
　　・1回摂取量（少ない・普通・多い）（　　ml）摂取回数　　回/日　計　　ml
●間　食：1日　　回（内容　　　　　　　　）

評価基準　−：なし，＋：あり

り，経時的な推移を体重などと比較していくのに用いたりする．1回の摂取量は，経管や人工哺乳の場合は容易に記録できるが，固形食の場合はおおまかな記録にならざるをえない．几帳面な母親はグラムで表現することもある．摂取量の少ない場合はスプーンで何匙と表現するが，通常は子ども茶碗で1/2杯などと記入することが多い．

4．口腔形態・反射等の評価

形態と機能との関係の重要性については改めて説明の必要はないと思われるが，小児では発達に伴って形態が変化していくため，機能との関係は成人に比べてより複雑である．障害児では，健常

表 3-2-6　口腔形態，反射等の評価

- ●口蓋の形態について，（O型・U型・V型・I型）（普通・深い）
- ・咬合状態（正常咬合・開咬・上顎前突・下顎前突・反対咬合）
- ・歯ぎしり（−・＋）（昼間・寝る前・夜間）
- ・歯の萌出状態
- ・前歯の摩耗（−・＋）
- ・奇形/形態異常（小顎症・唇裂・唇顎裂・口蓋裂），手術（済・未）
- ●原始反射
  探索反射　　（−・±・＋）
  吸啜反射　　（−・±・＋）
  正常な咬反射（−・±・＋）

評価基準　−：なし，±：ときどきあり，＋：あり

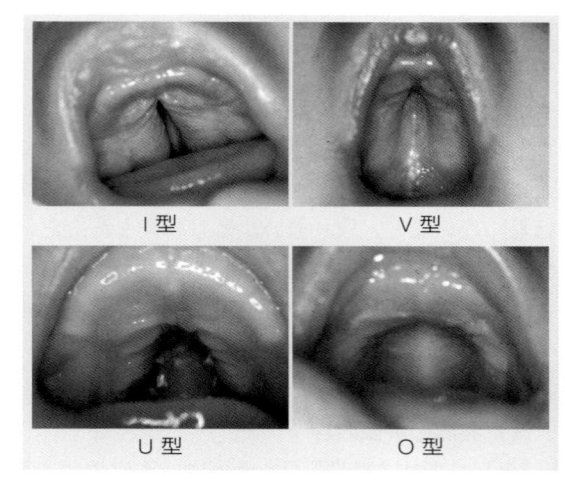

図 3-2-4　口蓋形態の分類（I型・V型・U型・O型）

児とは異なる生活環境におかれるためにその関係はさらに複雑である．たとえば，夜間だけでなく日中もベッドに寝かされたままの場合には，顔面頭部が左右非対称になるなど，さまざまな形態異常が起こってくる（表 3-2-6）．

1）口蓋形態

在胎週数 23〜38 週（出生時体重 530〜1,908 g）の早期産低体重児 25 名の調査結果（尾本ら[21]）から，口蓋形態を4つのタイプに分けてみた（図 3-2-4）．

健常乳児に一般に認められる，ほぼ丸い形をO型とした．O型よりも少し狭くなったものを，逆Uの字に似ているのでU型と名づけた．これよりさらに狭くなり前方部が尖っているものを，逆Vの字に似ているのでV型とし，そして口蓋の中央部が溝のように狭くなったものを，Iの字に似ているのでI型とした．

出生時体重とこれらの口蓋形態との間には関連性があり，体重が低い順にI型，V型，U型，O型という傾向が認められた．また在胎週数と口蓋形態については，体重ほどではないが，ほぼ同様の傾向が認められた．特にI型が 23 週，25 週，V型が 26 週，27 週であるのに対して，32 週以上の者はすべてO型ないしU型であった．すなわち出生時体重や在胎週数が少ない者では口蓋形態が狭窄したI型やV型が多く認められた．

一般的に，口蓋が狭くて深い場合は，嚥下時に食塊が口蓋に付着しやすい傾向がみられる．このような形態の患児では，咀嚼が十分できずに嚥下機能そのものが障害されていることが多いので，食形態も離乳中期食程度のものが中心となる．また口蓋への付着を少なくするために，水分を少し多めにした食物にすることがある．

口蓋の高さについても，健常児と同じものを「普通」とし，明らかに高い場合を「高い」とした．ダウン症候群では口蓋が狭くて短いので口蓋が高いように見えるが，実際の口蓋の高さは正常であると，Sleight ら[22]は述べている．

2）咬合状態

正常でない咬合状態を不正咬合ないし歯列不正というが，主なものは以下のとおりである．

開咬はオープンバイト open bite ともいわれ，臼歯の一部だけが咬み合っているが前歯は咬み合わずに隙間が開いている状態で，前歯で食物を咬み取ることができない．舌突出の異常パターンがある場合には開咬になりやすい．上顎前突は，咬み合わせを横からみた場合，下顎に対して上顎や上の前歯が前方に出ている状態をいう．一般に受け口といわれているものには2つのタイプがあり，一つは下顎前突といって，上顎に対して下顎が前

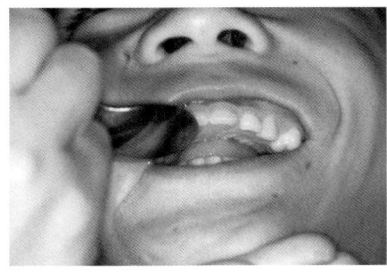

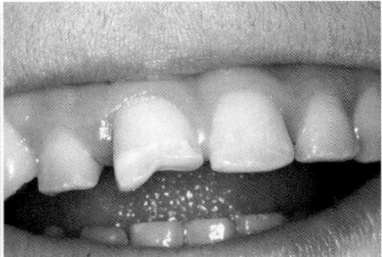

図 3-2-5 金属スプーンによる上顎前歯の磨耗
左：スプーンを咬んだ状態で無理に右側に移動させている状態．右：スプーンをこすった部分だけが磨耗しているため，歯の一部が尖っている

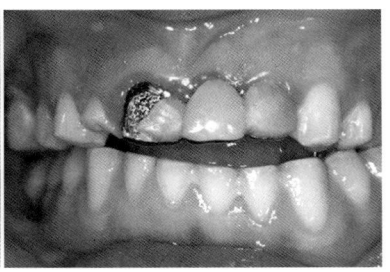

図 3-2-6 金属スプーンによる下顎前歯の磨耗
上顎前歯の補綴物が破損し，下顎前歯はスプーンの彎曲に合わせて磨耗している

方に出ている状態で，もう一つは反対咬合といって，上の前歯よりも下の前歯が前方に出ている状態をいう．

3）歯ぎしり

健常者では夜間睡眠中に歯ぎしりが多く認められるが，障害児では昼間みられることが多い．一般的には，だれかにかまってもらいたいという欲求が満たされず退屈しているときによくみられる．歯の萌出が近づくと多くなることもあるが，直接的な因果関係はよくわかっていない．情緒的な変化の徴候の指標として，歯ぎしりの季節変動や年齢による変化などをみていくこともある．

4）歯の萌出状態

口腔形態の発達程度を知るための指標として歯の萌出状態が用いられるが，標準的な最初の乳歯の萌出は，日本人では下顎中切歯で男子 8 カ月±1 カ月，女子 9 カ月±1 カ月である（日本小児歯科学会[23]）．健常児においても萌出時期の個人差は大きく，遅い場合には 1 歳の誕生日以降に最初の萌出がみられる場合もある．ダウン症候群をはじめ多くの障害児では歯の萌出は遅れる傾向があるが，障害があっても健常児と同じ時期に萌出する場合もあり，また必ずしも身体的な成長とは関連しないことも多い．

歯の萌出状態は，乳幼児の咀嚼訓練を導入する際にも重要である．乳臼歯が萌出している場合には生野菜などを用いることができるが，そうでない場合は歯槽堤で咬みつぶせる程度の硬さの食材を用いる必要がある．

5）前歯の磨耗

前歯の磨耗はさまざまな原因で起こるが，ここで問題にするのは，特に緊張性咬反射 tonic bite reflex の認められる患児に長年金属製のスプーンを使い続けることによって引き起こされる磨耗である（図 3-2-5）．

磨耗の形態は，図 3-2-5 のように，スプーンを前歯で咬み込んだ後にそのまま側方に移動させながら無理に引き抜くことで，前歯の一部が尖ることもある．また図 3-2-6 では，上顎前歯にかぶせた補綴物の前装が何度も破折して修理した後がみられ，さらに下顎前歯が磨耗している例もある．

これらを防ぐには，金属製以外のソフトスプーンを使うと同時に，介助者はスプーンを咬んだときには緊張が緩むのを待ってから引き抜く習慣をつけることである．

6）奇形/形態異常

奇形/形態異常は，主に唇顎口蓋裂の有無や小顎症などの，顎骨異常に対する手術の有無などを記録する．

7）原始反射

口腔領域で認められる探索反射，吸啜反射，正常な咬反射 phasic bite reflex について調べる．これらの原始反射は，満期産で生まれた健常児では

表 3-2-7 原始反射の検査方法

検査条件：被検児が空腹でかつ覚醒しているときに行う		
探索反射	誘発法	左右口角および上下唇中央部を示指で数回軽くたたく
	反応	刺激した口角の方向へ頭を回す 上唇を刺激すると口を開け頭部後屈する 下唇を刺激すると口を開け頭部を前傾する
吸啜反射	誘発法	小指などを児の口の中へ3〜4cm入れる
	反応	舌で指を包み込み，リズミカルに指を吸うのが感じられる
正常な咬反射（phasic bite reflex）	誘発法	小指などを上下臼歯部歯槽堤の間に入れる
	反応	顎をリズミカルに上下に動かして指を咬む（持続的に指を咬むこともある）

表 3-2-8 感覚機能評価

```
<触覚>
●過敏
  全身 （−・±・＋） 手指     （−・±・＋）
  顔面 （−・±・＋） 口腔周囲 （−・±・＋）
  上唇 （−・±・＋） 下唇     （−・±・＋）
  舌   （−・±・＋） 口腔粘膜 （−・±・＋）
●指しゃぶり既往  （−・＋）現在（−・＋）
  玩具しゃぶり既往（−・＋）現在（−・＋）
<温度覚>
好きな温度：常温・冷たい・温かい
嫌いな温度：常温・冷たい・温かい
<味覚>
●好きな食物，液体：
  嫌いな食物，液体：
●好きな味覚（甘味，塩味，酸味）
  嫌いな味覚（甘味，塩味，酸味）
<嗅覚>
```

評価基準 −：なし，±：ときどきあり，＋：あり

空腹でかつ覚醒状態であれば必ず認められ，生後5〜7カ月ごろには徐々に消失していく．原始反射の消失は大脳皮質による抑制が働くためと考えられており，発達の遅れている障害児では健常児に比べて，原始反射の消失時期が遅れる傾向にある．

厚生労働省の離乳の基本では，健常児の離乳開始は生後5カ月が妥当とされているが，この時期はほぼ哺乳に関する原始反射の消失時期と一致している．障害児の場合は健常児のように月齢だけでは離乳開始時期を決められないので，原始反射の検査を行い，反射が弱くなりかけた時期に離乳を開始することで適切な離乳が可能と思われる．

これらの検査は，主に1〜2歳ごろまでの乳幼児を対象として行う．検査方法は表3-2-7に示すように小指を用いて反射を誘発させるが，吸啜反射と咬反射は歯が生えている場合には指を咬まれてしまうことがあるので，注意する必要がある．反射の強さについては，健常新生児に認められるものを標準とする．

5. 感覚機能評価

感覚機能には，前述した過敏をはじめとする触覚，味覚，嗅覚，視覚，聴覚だけでなく，筋肉や関節内にある自己受容体による知覚などが含まれており，摂食機能の発達に大きく影響を与えている．摂食機能は，第1章で述べたように後天的に獲得される能力であり，その基礎になっているのが感覚や感覚運動フィードバックである．

中枢神経系に障害をもつ発達障害児では，さまざまな感覚刺激に対して過度な行動をとりやすかったり，逆にほとんど反応しなかったりする．しかし一方では，出生直後から経管栄養になるなどして適切な口腔への感覚刺激が与えられないと経管依存症になったり，受け取る感覚や知覚が不快であったり恐怖であったりすると拒食や咽頭反射など防衛的な行動を引き起こしてしまうことがある．ここでは特に，患児の食行動への意欲を引き出すために必要な，触覚，味覚，嗅覚などの感覚について評価する（表3-2-8）．

1）触覚

過敏の特徴については心理・行動評価で解説したが，常に心理的拒否との鑑別を含めて調べることが重要である．評価部位は体幹や手足などの末梢に始まり，徐々に中枢に進み，口腔粘膜まで行う．指しゃぶりや玩具しゃぶりの既往や現在の状態も，過敏との関係で重要である．さらに健常乳

児では，手や玩具を口腔内に入れることで徐々に咽頭反射が弱まって行き，固形食摂取への準備がなされるといわれている（Stevenson[24]）．ざらざらした食物に対する拒否や，咽頭反射の誘発の有無なども調べる．

2）温度覚

障害児では，食物の温度が極端に熱かったり冷たかったりするものを嫌がることが多く，常温ないし体温に近いものを好む傾向がある．筆者が現在摂食指導を行っている患児のなかに，幼少時は必ず電子レンジで熱めにした食物でないと食べず，冷めてくると再び温め直さなけらばならなかったが，成長に伴って常温で食べられるようになってきたケースがある．

3）味　覚

味覚については，具体的に好きな食物や液体および嫌いなものを問診するとともに，甘味，塩味，酸味の好き嫌いについて調べる．

6．摂食機能評価

臨床評価のなかで実際の食事場面を観察しながら行う摂食機能評価が，とりわけ重要である．評価は，口唇や舌，顎などの微妙な動きを観察し評価基準に従って行っていくが，その際，同時に多くのことを観察すると結果的に曖昧な評価につながってしまうので，以下のように，いくつかのステップに分けて観察するとよい．

① 摂食場面における口唇，舌，下顎などの動きをまず部位別に評価していく．たとえば口唇閉鎖がどの程度可能か，舌の側方運動がどの程度みられるかなどを見ていく．

② 食物を捕食してから嚥下するまでの全体の動きを評価する．たとえばまだ吸啜動作がみられるのか，成人嚥下が可能か，咀嚼ができているかなどを見ていく．

③ 異常パターン動作の評価を行い，丸飲み込み，緊張性咬反射，舌突出，過開口などの有無を調べる．

表3-2-9はこのような手順で評価するように項目を並べたものであり，その際の評価基準は**表3-2-10**に示したとおりである．評価を行う際には，固形食と液体とは別々に評価すること，また捕食機能の評価では用いるスプーンの形態によって結果が異なるので，平らなスプーンと普通のスプーンとを機能に応じて使い分けることが必要である（**表3-2-11**）．液体については，普通のスプーンや透明のコップ（コップの一部を切り取ったカットアウトコップがよい）を用いて評価しないと口唇や舌の動きが観察できない（**図3-2-7**）．緊張性咬反射がある場合には，金属製のスプーンやプラスチック製のコップよりもシリコーン製のものを用いたほうがよい．観察評価に慣れるまではできるだけビデオに記録し，スローモーション再生しながら評価するとよい．

摂食機能の評価は，あくまでもその時点における評価にすぎず，本来その患児のもっている摂食機能の全体像を表しているとはかぎらない．摂食機能に影響を与える要因は，前述したように全身状態や生活リズム，心理・行動要因など多く，ケースによっては1回の評価でその患児の能力を判断することはできず，評価の際には常にこれらを加味して行うことが大切である．

観察するときの環境条件が異なると摂食機能に変化がみられる場合があるが，実際に筆者が経験した例を**表3-2-12**に示した．口唇閉鎖の例では，スプーンで自食をさせると前歯で食物を取り込むが，全介助をするとしっかり口唇閉鎖しながら捕食できるといった，自食と全介助によって異なる場合がある．また，摂食指導場面だと興奮して笑ってしまい，捕食の際にほとんど口唇閉鎖できないが，学校給食場面だと落ち着いて食べられるので捕食が可能であるといった，患児の食べる意欲や興奮などによって異なる場合がある．舌突出の例では，脳性麻痺のアテトーゼ型で母親に抱っこされると突出がほとんどみられないが，いすに座らせると常に突出するようになるといった，抱っこといすによって異なる場合がある．これはおそら

表 3-2-9　摂食機能の評価項目

```
<摂食機能評価>
●口唇閉鎖
    安静時　　　（－－・－・±・＋・＋＋）
    捕食時　　　（－－・－・±・＋・＋＋）
    処理時　　　（－－・－・±・＋・＋＋）
    嚥下時　　　（－－・－・±・＋・＋＋）
    液体摂取時　（－－・－・±・＋・＋＋）
●舌運動
    動き（前後・上下・側方）
    突出　安静時　　（－・±・＋・＋＋）
　　　　捕食時　　（－・±・＋・＋＋）
　　　　処理時　　（－・±・＋・＋＋）
　　　　嚥下時　　（－・±・＋・＋＋）
　　　　液体摂取時（－・±・＋・＋＋）
    エビセンなどを追いかける動き（－・±・＋）
●顎運動
    スプーン咬み（－・±・＋）（反射的・随意的）
    顎の動き（単純・移行・臼磨・ほとんど動かない）
    顎のコントロール
        固形食摂取時　（不良・やや良・良）
        液体摂取時　　（不良・やや良・良）
    口角のくぼみ（－・±・＋）

●嚥下
    むせ（－・±・＋）（液体・固形食）
    嚥下回数（普通・少ない・無）
    嚥下反射（－・±・＋）
●口腔内での食物処理法
    口腔内にためたまま　（－・±・＋）
    吸啜動作　　　　　　（－・±・＋）
    乳児嚥下　　　　　　（－・±・＋）
    成人嚥下　　　　　　（－・±・＋）
    押しつぶし嚥下　　　（－・±・＋）
    マンチング　　　　　（－・±・＋）
    咀嚼　　　　　　　　（－・±・＋）
    咀嚼リズム　　　　　（－・±・＋）
    前歯で咬断　　　　　（－・±・＋）
    臼歯で臼磨　　　　　（－・±・＋）
●異常パターン動作
    丸飲み込み　（－・±・＋）
    舌挺出　　　（－・±・＋）
    舌突出　　　（－・±・＋）
    過開口　　　（－・±・＋）
    緊張性咬反射（－・±・＋）
```

表 3-2-10　摂食機能の評価基準

```
●口唇閉鎖
    安静時　－－：上唇が上方にそり返ってしまう
　　　　　 －　：全く上唇が動かない
　　　　　 ±　：閉鎖はできないが，閉じようとす
                 る動きあり
　　　　　 ＋　：ときどき閉鎖できる
　　　　　 ＋＋：常に閉鎖できる
    捕食時　－－：上唇が上方にそり返ってしまう
　　　　　 －　：全く上唇が動かない
　　　　　 ±　：口唇ではさみとれないが，閉じよ
                 うとする
　　　　　 ＋　：平らなスプーンでは食物を取り込
                 めるが，普通のスプーンではボー
                 ル部に食物が残留
　　　　　 ＋＋：普通のスプーンでも食物はボール
                 部に残留しない
    処理時　安静時と同じ
    嚥下時　安静時と同じ
    液体摂取時
　　　　　 －－：上唇が上方にそり返ってしまう
　　　　　 －　：全く上唇が動かない
　　　　　 ±　：上唇を水面につけられないが，つ
                 けようとする動きあり
　　　　　 ＋　：ときどき上唇を水面につけられる
　　　　　 ＋＋：常に上唇を水面につけたままでい
                 られる
●舌運動
    動き　前後：舌が主として前後運動をしている
　　　　　 上下：舌を上下に動かすことができる
　　　　　 側方：舌を左右に動かすことができる
    突出　－　：舌尖が下顎前歯の内側にある

　　　　　 ±　：舌尖が下顎前歯の外側〜口唇の範囲にあ
                 る
　　　　　 ＋　：舌尖がときどき口唇の外側に出る
　　　　　 ＋＋：舌尖が常に口唇の外側に出る
    エビセンなどを追いかける動き
              －：なし
              ±：ときどきあり
              ＋：あり
●顎運動
    スプーン咬み，口角のくぼみ
              －：なし
              ±：ときどきあり
              ＋：あり
    動き　単純：下顎が上下運動している（マンチング）
　　　　　 移行：マンチングから咀嚼運動への移行状態
　　　　　 臼磨：下顎が側方運動を伴った咀嚼運動をして
                 いる
　　　　　 ほとんど動かない：ほとんど下顎を動かさない
    顎のコントロール
　　　　　 不良：固形食や液体を取込むとき下顎が上下
                 する
　　　　　 やや良：良とも不良ともいえない
　　　　　 良　：固形食や液体を取込むとき下顎が安定
●嚥下
    むせ，嚥下反射
              －：なし
              ±：ときどきあり
              ＋：あり
●口腔内での食物処理法，異常パターン動作
              －：なし
              ±：ときどきあり
              ＋：あり
```

表 3-2-11 評価に用いる器具，食物

固形食と液体は別々に評価する	
検査器具	・固形食：平らなスプーン，普通のスプーン ・液　体：普通のスプーン，透明カットアウトコップ，ストローなど
注	緊張性咬反射のある場合はシリコーン製のスプーンやコップを使う
飲食物	・通常食べている固形食物と液体 ・増粘剤，エビセンなどの要咀嚼食物
注	ビデオに記録したものをスローモーション再生しながら評価するとより詳細な情報が得られる

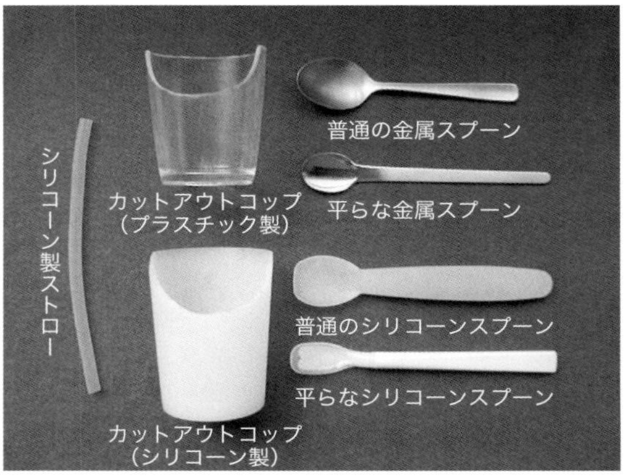

図 3-2-7 評価に用いる実際の器具

表 3-2-12 口唇閉鎖や舌突出に影響を与える要因

	要　因
口唇閉鎖	(1) 自食と全介助による違い (2) 患児の食べる意欲，興奮などによる違い
舌突出	(1) 抱っこいすによる違い 　　抱っこのほうが突出が少ない場合 (2) 食物形態による違い 　　ペースト状：突出（＋），要咀嚼食物：突出（－） 　　ペースト状：突出（－），要咀嚼食物：突出（＋） (3) 安静時と摂食時による違い 　　安静時：突出（＋＋），摂食時：突出（±）

く，母親に抱かれることで心理的に安心し，全身緊張が低下するためと考えられる．また食物形態による違いの例として，ペースト状食物を与えると舌突出がみられるが，咀嚼を必要とする食物を与えると舌突出がみられない場合がある．さらに，これと全く逆の場合もある．安静時には舌尖がオトガイ部まで到達するほどの舌突出がみられるにもかかわらず，摂食時には舌尖は口腔内にとどまっている場合がある．

また進行性疾患の場合に，患児が異常な食べ方をするのは病状の進行によって摂食機能が低下しているためと考えがちであるが，患児の意欲が欠如している場合もありうることを常に考慮する必要がある．摂食機能低下が原因の場合は，食物内容がたとえ本人の好きなものであっても，体調やその日の気分に左右されることなく常に同じような異常な食べ方が認められる．一方，患児の意欲の欠如が原因の場合は，日によって，そのときの状況によって異常な食べ方がみられたり，上手に食べられたりといった変化が認められる．いずれにしても，毎日の摂食場面を注意深く観察することが重要である．

また評価に際しては，母親などの介助者に普段の自宅や施設，学校における食べ方と評価場面の食べ方に違いがあるかどうかを聞き，普段より悪い場合には体調不良や場所見知りの影響などの有無を確認する必要がある．評価の際には可能なかぎり患児の普段の食べ方を観察する必要がある

が，診察室などでは場所見知りや緊張などのために食べないことがある．このような場合は，待合室や中庭など場所を変えてみることも大切である．それでも難しい場合は自宅や学校で食事をしている場面をビデオに録画してもらい，それをもとに評価することもある．実際，診療室での食事場面と自宅や学校における食事場面とでかなり違う場合がある．

以下に示す摂食機能評価法は，尾本ら[12]および尾本[25]を基本にしながら，Pridham[26]，Arvedsonら[13]，Schwartz[27]などからの引用に加え，さらに最近の筆者の臨床経験を踏まえて作成したものである．

1）口唇閉鎖機能

口唇閉鎖は，ただ単に食物を口からこぼさない

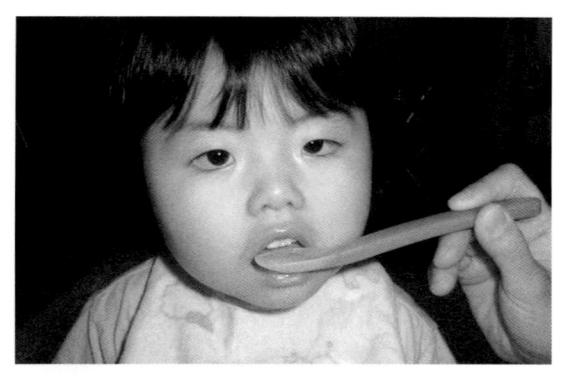

図 3-2-8　スプーンによる液体摂取評価

ようにする働きだけでなく，食物の取り込み動作や成人嚥下，さらに下顎の動きをコントロールするなど，摂食機能上で重要な意味をもっている．健常児の発達では生後5カ月ごろになると捕食機能が獲得され，スプーン上の食物を上唇でこすり取ることができるようになり，これとほぼ同じ時期に成人嚥下も可能になってくる．

乳児嚥下では必ずしも口唇閉鎖を伴わないが，成人嚥下では通常口唇閉鎖を必要とする．また，スプーン上の食物を口唇閉鎖しながら捕食することによって，食物は口腔の前方部（舌尖部）に置かれるため味覚（特に甘味）を十分楽しむことができ，さらに嚥下開始の際に食物は舌尖部にあったほうが舌根部にあるよりも楽に嚥下することができる．

健常者ではたいてい口唇を閉じて咀嚼するが，こうすることで無意識のうちに下顎が一定以上大きく開かないようにコントロールしていると考えられる（過開口の抑制）．障害児では，この口唇閉鎖機能を獲得していないことが多く，その結果，嚥下機能や咀嚼機能が十分獲得できず，さらには下顎のコントロールができないために液体摂取が上手にできないなどの問題が引き起こされる．

（1）固形食の評価

固形食については安静時（食物が口の中に入っていない状態），捕食時（食物を取り込むとき），処理時（食物を口の中で押しつぶしや咀嚼などの処理をしているとき），嚥下時の4つの時期に分けて評価する．捕食時の評価では，スプーンを縦向きに前歯から臼歯に向かって挿入し，水平にゆっくり引き抜くが，そのときスプーンを上唇や前歯にこすりつけないようにする．評価の目的は，患児自身が口唇でスプーン上の食物をこすり取れるかどうかを判定することだからである．

（2）液体の評価

液体については"液体摂取時"のみ評価する．スプーンないしはコップを使うが，スプーンは固形食のときとは異なり，横向き（図3-2-8）にして，前歯で縁を咬まないようにして評価する．スプーンの縁を咬ませてしまうと，成人嚥下動作を妨げてしまうからである．評価の目的は，上唇をみずから降ろし，液体に上唇を接触させたまま吸い込んで嚥下できるかどうかを判定することである．評価は固形食，液体ともに5段階になっており，「－－」は障害児にのみ認められる異常な動きで，「－」から「＋＋」は健常乳児に認められるものである．

2）舌運動

"舌の動き"は，正常発達では3つに分類される．発達的に，反射的吸啜 suckling（乳児嚥下）の際は「前後運動」をし，離乳中期ごろになると食物を舌で口蓋に押しつぶしてから嚥下するようになるが，このときの動きを「上下運動」とする．さらに，咀嚼ができるようになると舌の「側方運動」が可能になり，食物を臼歯に繰り返し載せることができるようになる．健常児では，舌運動の発達で舌の前後運動と側方運動が同時に認められることはほとんどないが，障害児ではこれらの異なる発達段階の動きが混在することがよくみられる．Morris ら[28]は舌の側方への移動能力を2段階に分けており，9カ月ごろの乳児では正中から左右どちらかの側方（臼歯部歯槽堤）に移動できる（対角の回転咀嚼 diagonal rotary chew）が，2～3歳ごろになると側方から正中線を越えて反対側に移動できるようになる（環状の回転咀嚼 circular rotary chew）と述べている．ここではそこまで厳密な変化を区別せず，どちらの場合も「側方」とした．

"舌突出"については，舌が前後運動の段階にある場合にはSchwartzら[27]の報告をもとに，突出の程度を舌尖の位置によって4段階に評価する．異常パターン動作である舌挺出と舌突出は，舌の出し方が前者はあまり力強くないが後者は力強く急激に出ると区別しているが，ここではあくまでも舌尖がどの程度前方に出ているかという位置についてのみ評価する．これも口唇閉鎖と同様に，4つの時期に分けて評価する．舌突出が安静時にのみ見られる場合には習癖の一つと考えることもでき，摂食上はあまり問題にならないことが多いが，捕食時，処理時，嚥下時にみられる場合には嚥下動作に影響を与えるので，何らかの訓練が必要になることが多い．

"エビセンなどを追いかける動き"というのは，咀嚼訓練を行う際に介助者がエビセンなどのスティック状のスナック菓子を口角から挿入した場合に，舌尖がそれを追いかけるかどうかの評価である．これが可能になれば，一口大の食物を与えてもみずから臼歯に載せて咀嚼することがほぼ可能になったと考えられる．

3）顎運動

"スプーン咬み"は，緊張性咬反射によるものを「反射的」とし，これは全身緊張に伴って起こることが多い．一方，患児が意識しながら咬んだり，遊びや習癖として咬んだりするような場合は「随意的」とする．特に問題になるのは「反射的」のほうで，これが認められる場合はスプーンによる前歯の摩耗の有無をチェックする必要がある．

"顎の動き"については，下顎運動を「単純運動（マンチング）」と「臼磨運動」の2つに分けるが，「単純」か「臼磨」かはっきりしない場合は「移行」と評価する．また食物が口腔内に入ってもほとんど下顎を動かさない場合は「ほとんど動かない」とする．これは，患児が食べる意欲を欠いているときによくみられる．

"顎のコントロール"とは，食物や液体を取り込む際に下顎を安定した状態に保つことができずに，繰り返し上下に動かす状態をいう．健常児においても9カ月ごろまではスプーンやコップなどから液体を摂取する際に顎のコントロールが安定しない．

"口角のくぼみ"は咀嚼運動になっているか否かの指標として用い，左右どちらかの口角にえくぼのような窪みが認められる場合はそちらの臼歯で食物を咀嚼していると判断することができる．しかし，なかには"口角のくぼみ"は認められても実際に咀嚼していないこともあるので，可能なかぎり口腔内を観察して舌の側方運動を確認することが重要である．また，口唇閉鎖していて口腔内が確認できないときは，エビセンなどのスナック菓子を咬ませたときに連続した咀嚼音が聞こえれば間違いなく咀嚼しているといえる．

4）嚥下

むせは，一般的には食物や液体などが気管に入ったり，入りそうになったりしたときに引き起こされる反射である．嚥下障害がある場合には，誤嚥していてもむせが出ないことがあり，これをサイレントアスピレーション silent aspirationという．したがって，むせと誤嚥とは必ずしも結びつかない．誤嚥をしているか否かを正確に診断するには，VF検査やVE検査などが必要になる．たとえ実際の食事場面でむせが出なくても，風邪が流行しない時期に肺炎や気管支炎などを繰り返す場合には，誤嚥を疑ってみる必要がある．発達障害児では，嚥下反射が全く誘発されないことはきわめてまれである．

"むせ"がどのような食内容（液体，固形食）のときに引き起こされるかを観察する．固形食が原因の場合には，具体的な食物内容や形態（きざみなど）も記載しておくとよい．液体が原因の場合には，トロミの有無で違いが生ずるか否かも調べる．さらに，全身緊張や頭部の後屈など姿勢に問題がないかどうかについても調べる．

"嚥下回数"については，食物を取り込んでから嚥下するまでの時間が健常者と変わらない場合は「普通」とし，口の中にため込んだままなかなか嚥下しない場合は「少ない」とする．

表 3-2-13　口腔内での食物処理法

口腔内にためたまま	経口摂取への意欲が乏しく，食物を口腔内にためたままなかなか嚥下しない状態
吸啜動作	吸啜反射と同じように，口唇をすぼめて舌を前後に動かしながらチュッチュッと音をたてて食べたり飲んだりする状態
乳児嚥下	上下顎は閉鎖せずに，歯槽堤間に舌が介在して下唇と接触しており，舌は前後運動をするが舌尖が口唇よりもほとんど外に出ない場合．基本的には反射的吸啜 suckling と同じ．口唇閉鎖なし
成人嚥下（成熟嚥下）	上下の歯は接触し，舌尖は口蓋に押しつけられ切歯の後方に位置しており，嚥下中は口唇はわずかに収縮している．口唇閉鎖あり
押しつぶし嚥下	豆腐などの離乳中期食を与えた場合に舌でつぶして嚥下する状態．口唇閉鎖あり
マンチング	下顎の上下運動と舌の前後ないし上下運動がともにみられる場合
咀嚼	下顎の側方運動と舌の側方運動とがともにみられる場合（対角の回転咀嚼および環状の回転咀嚼*）．乳幼児の場合には乳臼歯が萌出していない場合も含まれる
咀嚼リズム	一定のリズムをもって咀嚼している場合
前歯で咬断	前歯で食物を咬み切ることができる場合
臼歯で臼磨	歯槽堤ではなく明らかに臼歯で食物をすりつぶすことができる場合（環状の回転咀嚼*）．

＊：第1章 表 1-2-13 参照

"嚥下反射"については，下顎を挙上させ口唇閉鎖させた状態で唾液の嚥下を確認する．外部からの観察で確認しにくいときは頸部に聴診器を当てるとよい．また唾液で確認できないときは精製水を 0.5〜1 ml くらいシリンジで口腔内に注入して確認をする．

5）口腔内での食物処理法

これまで部分的に評価してきた口唇，舌，顎，嚥下の動きを，今度は捕食から嚥下までの連続した動作として評価する（**表 3-2-13**）．これらの動きは，一部を除いて基本的には健常児の発達過程で認められるものである．

"口腔内にためたまま"は，食べる意欲が欠如していたり，体調不良によっていつまでも嚥下しなかったりする状態で，障害児にみられることがあるが，一過性のものなのか常に認められるのかを確認する必要がある．

"吸啜動作"は，吸啜反射と同じように口唇をすぼめて舌を前後に動かしながら，場合によってはチュッチュッと音をたてながら食べたり飲んだりする状態をいう．"吸い食べ"という表現もあるが，必ずしも固形食だけでなく液体摂取時にも認められるので，その場合は"吸い飲み"という言葉を使うことになってしまう．"吸い飲み"は液体摂取に用いる器具の名称として広く知られているが，この名称と混同しやすいので，混乱を避けるためにここでは固形食，液体を問わず"吸啜動作"とした．吸啜動作を引き起こす場合，食形態には少なくとも2つのタイプがあると考えられ，ドロドロ状のほうが誘発しやすいタイプと固形食のほうが誘発しやすいタイプがある．

"乳児嚥下"は，健常乳児が舌を前後に動かしながらサックリング suckling を行っているときに認められる生理的な動きで，舌尖は口腔内にとどまっていることが多い．乳児嚥下は，異常パターン動作としての舌突出と区別する必要がある（第1章参照）．

"成人嚥下"は成熟嚥下ともいい，嚥下時に通常口唇が閉じている．

"押しつぶし嚥下"は豆腐やプリンなどの離乳中期食を舌でつぶして嚥下する状態で，やはり口唇は閉鎖している．嚥下の際に力が入ると両側の口角にえくぼのような窪みができることもある．

"マンチング"は下顎の上下運動を特徴としており，舌の側方運動がみられないという点で，咀嚼とは明確に区別する必要がある．マンチングでは食物を臼歯に移動させることができないので，丸飲み込みになる場合がある．

"咀嚼"は，舌の側方運動と下顎の咀嚼運動がと

表 3-2-14 異常パターン動作

丸飲み込み	咀嚼が必要な食物を咀嚼せずに飲み込んでしまう状態．ヨーグルトなど噛む必要のない食物を嚥下した場合は該当しない
舌挺出	舌が低緊張状態で，前歯ないし口唇より外に突出するが，突出に力強さはない．ダウン症候群のように低緊張を伴うため，舌が見かけ上大きくみえる
舌突出	舌は厚ぼったく，口唇よりも外に力強くしかも急激に突出する（逆嚥下ともいう）．反射的吸啜 suckling（乳児嚥下）のときの舌の前後運動よりも力強い動きで，全身の伸展パターンの一部として出現しやすく，スプーンなどの挿入を困難にする
過開口	下顎が突然，力強く下方に開き，その状態を持続する．全身の伸展パターンの一部として，筋緊張の異常な増加に伴って出現．食物などが口に近づいたときによく起こる
緊張性咬反射	歯肉や歯がスプーンなどで刺激されると力強く下顎が閉じて，その状態が持続する．脳性麻痺などでみられる病的な反射で，筋緊張の異常な増加に伴って出現する

もにみられる場合で，咀嚼側の口角に窪みが認められることが多い．しかし，左右どちらかの口角に窪みが認められても咀嚼運動になっていないこともあるので，本当に咀嚼していることを確認するには，エビセンなど咀嚼すると音が出る食物を与えて連続した咀嚼音が聞こえるかどうかで判断するとよいだろう．Morris ら[28]は咀嚼を，乳臼歯が萌出する前にみられる対角の回転咀嚼と，萌出後にみられる環状の回転咀嚼に分けているが，ここでは両者の区別をせず，ともに咀嚼とする．

"咀嚼リズム"は，一定のリズムをもって咀嚼している場合である．障害児ではこのリズムがみられず，ゆっくり，気まぐれに咀嚼している場合があり，そのような場合には「−」と評価する．

"前歯で咬断"は，前歯で食物を咬み切ることができる場合をいう．開咬 open bite や上顎前突などがある場合，また乳前歯が脱落している場合にもこれができない．

"臼歯で臼磨"は，歯槽堤ではなく明らかに臼歯で食物をすりつぶすことができる場合をいうので，乳臼歯ないしは永久臼歯が萌出していない場合には「−」とする．

6）異常パターン動作

異常パターン動作とは，基本的には健常児には認められない障害児者に特徴的な動作をいう．しかし，健常児においても発達的に未熟な段階では，正常な咬反射や乳児嚥下などの異常パターン動作に近似したものが認められる．健常乳児で認められるこれらの動作は，やがて咀嚼や成人嚥下などに移行していくのかもしれないが，脳発達障害児ではこれらの動きが異常パターン化して，緊張性咬反射や舌突出に移行していくのではないかと推察される．

"丸飲み込み"は，咀嚼が必要な食物を咀嚼せずに飲み込んでしまう状態で，ヨーグルトなど噛む必要のない食物をそのまま嚥下した場合は当てはまらない（表 3-2-14）．一般に，自食が可能で口に頬張りやすく，早食い傾向のある知的障害児に多くみられる．また，鼻閉があると口呼吸となるため，さらに丸飲み込みしやすくなる．

"舌挺出"は，舌が単に口唇の外にはみ出ている状態で，ダウン症候群などの低緊張に伴ってみられることが多い．舌突出のときとは異なり，舌は低緊張のために平坦にみえる．

これに対して"舌突出"は，脳性麻痺などでみられ，緊張が高く舌が急激に口唇よりも外に出る動きをいう．突出しているときの舌は厚ぼったく見える（図 3-2-9）．舌突出があると，コップ飲みの際には舌がコップの中や下に入り込んでしまうため，うまく飲むことができない．舌突出は，脳性麻痺のアテトーゼ型では，乳幼児期にはそれほど顕著ではないが，年齢の増加に伴って著しくなることがある．臨床的に観察していると，舌突出には異常パターン動作としてのものだけでなく，食事を拒否する意思表示としてのも，あるいは食事とは無関係に習癖性のものもあるように思われる（表 3-2-15）．舌突出が安静時や嚥下後，

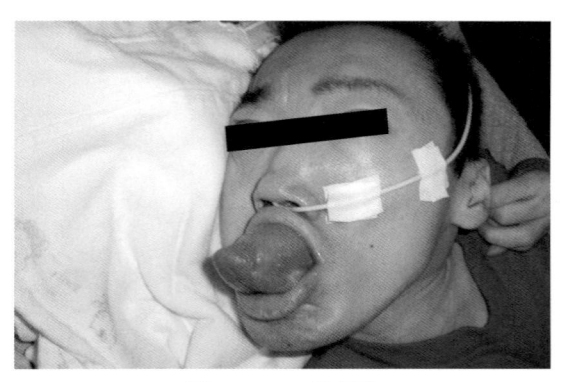

図 3-2-9　舌突出

表 3-2-15　舌突出の分類

異常パターン動作によるもの	食事中ほぼ常に，捕食時や処理時，嚥下時に舌突出する（全身的な筋緊張に伴ってみられることが多い）
拒否の意志表示としてのもの	食事中，通常は舌突出しないがある特定の食物（特に嫌いなもの）が近づいてきたり，満腹したときなどに舌突出がみられる
習癖性のもの	食事中安静時や嚥下後の食物が口腔内がなくなったときに舌突出がみられたり，食事以外のときにみられたりする

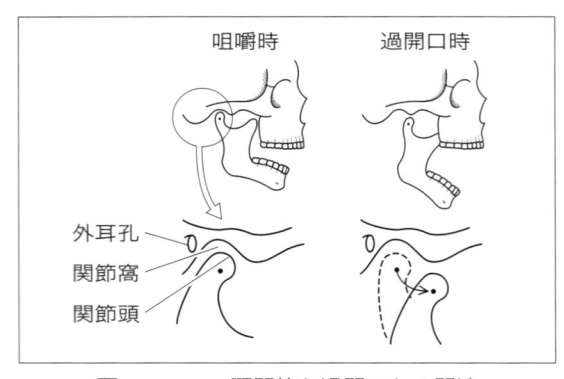

図 3-2-10　顎関節と過開口との関連

食物が口腔内になくなったときにみられる場合は，歯ぎしりなどと同じように退屈しのぎや一種の習癖と考えられ，この場合は摂食指導上問題になることは少ない（第6章 図 6-3-1 参照）．しかし，捕食時，処理時，嚥下時に舌突出がみられる場合には，摂食指導で何らかの抑制をしていかないと，食物を口腔外に押し出したり，丸飲み込みしたりしやすくなる．また，嫌いな食物に接したときや満腹してもう食べたくないときなど，拒絶の意志表示として見られることもある．舌突出と同じ意味で逆嚥下 reverse swallow という用語も従来よく使われているが，最近の欧米の著作や論文では全く使われていないので，本書では舌突出の同義語として扱うことにする（第1章参照）．

"過開口"は，食物や飲み物が口に近づいたときに下顎が突然大きく開いたままになる状態である．健常児者が通常咀嚼しているときには，関節頭は関節窩の中に収まった状態で，下顎を小さく開閉しながら動かしている（図 3-2-10）．ところが過開口になると，関節頭は関節窩から外れて前方に移動し，極端な場合は下顎が脱臼した状態に近くなることもある．過開口の状態では捕食ができず，さらに食物を咀嚼したり，コップで液体を飲んだりすることは難しく，顎関節や咬筋などの筋肉に大きな負担がかかることになる．

"緊張性咬反射"は，スプーンや歯ブラシなどが歯や歯肉に触れることで反射的に下顎が力強く閉じる状態で，全身の筋緊張を伴っていることが多い．この状態になったときに無理にスプーンなどを取り除こうとするとかえって緊張が高まってしまうので，緊張が静まるまでは無理に引き抜かないようにする必要がある．健常乳児・障害児を問わず，スプーンやコップの縁を意識的に咬んだり，下顎コントロールが不良な場合にやはりコップの縁を咬むことで安定させようとしたりすることがあるが，このような場合には全身の緊張は伴わないことが多い．こうした随意的な動きと緊張性咬反射とは区別する必要がある．

（尾本和彦）

第3節
検査機器を用いた評価

　臨床評価のみでは誤嚥などの嚥下状態を客観的に評価することができないので，検査機器を適宜併用する必要がある．検査機器を用いる際には，単に誤嚥の有無を調べるだけでなく，口腔咽頭，喉頭の解剖や嚥下の生理を評価したり，さらに訓練に結びつけた評価を行ったりすることが大切である．検査法は**表 3-3-1** に示したほかに，頸部聴診法や嚥下圧検査，筋電図，シンチグラフィーなどがある．

　最も広く活用されているのは VF（ビデオ嚥下造影）検査で，嚥下のほぼ全過程を連続的に評価できる，きわめて有効な検査であるが，被曝の問題があるために検査回数や検査場所に制限がある．

　上部消化管造影検査（UGI）も VF 検査と同様に X 線を用いるが，口腔期および咽頭期嚥下のスクリーニングにはなっても VF 検査の代用にはならない．基本的に食道，胃，十二指腸の構造と機能を評価するもので，検査姿勢は VF 検査と異なり水平仰臥位ないし側臥位で，これは食道の蠕動運動に与える重力の影響を避けるためである（Sauvegrain[29]）．また検査剤は，液体バリウムなどをストローや哺乳瓶などで経口から与えるが，VF 検査に比べて多量に用いる必要がある．したがって姿勢，検査剤，食塊が運ばれていく過程が通常の食事の状況とは異なっており（Lefton-Greif[30]），仮に誤嚥が確認されたとしてもこの検査のみで確定診断を下すには無理があると考えられる．

　一方，最近は VE（ビデオ内視鏡）検査が VF 検査の欠点を補う形で活用されるようになってきたが，小児での応用はまだ始まったばかりである．Colodny[31]によれば，喉頭侵入 penetration の評価では VF 検査よりも VE 検査のほうが信頼性は高いが，誤嚥の評価では VF 検査のほうが優れているという．超音波検査は舌運動の評価に優れているが，誤嚥の評価はできない．また頸部聴診法もベッドサイドで手軽に行える方法であるが，現状ではこの方法のみで誤嚥の確定診断をすることは難しく，他の検査と併用する必要がある．

1. VF 検査

　Videofluorography あるいは videofluoroscopy という言葉は，X 線透視検査をビデオに記録する方法を指し，省略して VF ないし VFG と呼ぶことが多い．日本語ではビデオ透視嚥下検査，嚥下造影検査，嚥下ビデオ X 線検査，咽頭食道造影検査，ビデオ嚥下造影法などさまざまな呼称がある．Arvedson ら[32]によれば，英語では cookie swallow, modified barium swallow（MBS）, oral pharyngeal motility study（OPS）, two- or three-phase swallowing study, videofluoroscopic or videofluorographic examination of swallowing（VF）or（VFG）, videofluoroscopic swallow study（VFSS）などがあるという．国内では現時点で VF ないしは VF 検査と

表 3-3-1 検査機器を用いた検査法の比較

	ビデオ嚥下造影（VF）検査	ビデオ内視鏡（VE）検査	超音波検査
検査可能な領域			
準備期	○	×	○
口腔期	○	×	○
咽頭期	○	○	×
食道期	○	×	×
X線被曝	あり（検査時間，回数制限あり）	なし	なし
検査場所	放射線管理区域内に限定（患児が緊張しやすい）	ベッドサイドでも可能	ベッドサイドでも可能
患児に与える苦痛	なし	内視鏡挿入時の不快感（表面麻酔併用により軽減可能）	ほとんどなし
検査材料	造影剤を混和する必要あり（食物の味が変わる）	通常の食物がそのまま使える（着色が必要な場合あり）	通常の食物がそのまま使える
誤嚥の同定	○	△	×
欠点	X線の被曝がある	嚥下中の評価ができない（嚥下の前後のみ）	誤嚥の評価ができない　食塊をとらえることが困難　画像は検査者の習熟度や個体差で異なる
利点	誤嚥の評価に最適　摂食の全過程が観察可能	咽頭腔の状態を直接観察可能	舌の運動評価に優れる

いう言葉が最も一般的であるが，前述したようにVF（videofluorography）という言葉には嚥下という意味は含まれていないので，より検査内容を正確に表すとすればVFSS（videofluoroscopic swallow studies）という呼び方のほうが合理性があると考えられる．なお，日本摂食・嚥下リハビリテーション学会では「嚥下造影（VF）」を採用している．

これらのことを考慮して本章では，VF（ビデオ嚥下造影）検査を用いることにする．VF検査についてはアメリカのLogemannらが中心となって専門書（Manual for the Videofluorographic Study of Swallowing）を1986年に出版，その後1993年に第2版が出版されている．また，小児についてのVF専門書（Pediatric Videofluoroscopic Swallow Studies）を，1998年にArvedson & Maureenが書いている．

1）成人と小児の主な違い

小児は指示に従わせることが難しく，成人に比べて検査への協力が得られにくい．さらに，以下に述べるようなさまざまな特殊性がある．そのため小児では，VF検査の前に臨床評価を必ず行い，通常の摂食状態を十分把握しておくことが，X線被曝量を最小限度にし，信頼性のある検査結果を得るために大切である．

① 検査室が通常の食事場所と異なるために，食べようとしなかったり，泣いてしまったりして，本来の患児の嚥下状態が評価できないことがある．そのため，検査食は母親などの家族に与えてもらうことも多い．

② 体の変形や拘縮，さらに筋緊張などによって姿勢保持が難しく，検査に用いるいすや台などの器具に工夫が必要である．特に頭部を安定させることが難しいので，介助者が手で支える場合もある．

③ 指示による嚥下の開始が困難なことが多く，自由嚥下による評価が基本となる．そのため患児によっては，口腔内に検査食をため込んだまままいつまでも嚥下せず，検査時間が必要以上に長くなってしまうこともある．

④ 検査食も，成人では検査の必要性を理解すれば多少味が悪くても受け入れるが，小児では嫌いな味や感触の食物を使うとなかなか嚥下しないだけでなく，好きな食物に比べてむせたり，誤嚥したりする可能性が高くなる．

⑤ X線被曝による影響は小児のほうが成人よりも大きいために，照射時間がかなり制限される．Arvedsonら[32]は，放射線被曝をコントロールするための最も明確な方法はX線照射時間を最小限度にすることであると述べている．

X線照射時間については多くの報告がある．Helfrich-Millerら[33]は，VFに関する小児の研究では最も古いものの一つであるが，10歳8カ月〜31歳3カ月の6名の重度脳性麻痺児者に対してX線照射時間は5分以内であった．またGriggsら[34]は，9カ月〜24歳までの10名の障害児（9名は四肢麻痺，1名はダウン症候群）に対してX線照射時間は2.07〜8.12分（平均4.8分）であった．Mirrettら[35]が7カ月〜19歳の22名の重度の痙直型脳性麻痺児に対して行ったX線照射時間は，乳児がほぼ2分，年長児などではほぼ6分であった．Arvedsonらは1歳未満の乳児の液体摂取の検査については60〜90秒以内，6カ月〜3歳までの小児の離乳食摂取検査では2〜3分以内を提唱している．

これらのX線照射時間のなかで最も厳しいのはArvedsonの基準である．筆者は彼女の実際のVF検査場面を見学させてもらったが，不必要な照射を極力減らすためにスイッチをこまめにON，OFFさせており，X線技師をしっかりとトレーニングすることでこうしたことが可能であると話していた．

Gonzalezら[36]は，医療機関での放射線診断による被曝が原因の発癌について15か国（すべて発展国）の国際比較を行っている．その結果，年間の全癌発症者の最も低い国は英国とポーランドの0.6％であったのに対して，最高は日本の3.2％であったと述べている．15か国のうち1.0％以下の国が7カ国を占め，1.0％以上といっても，日本の次に高い国であるクロアチアでさえ1.8％で

表 3-3-2 VF検査やVE検査に用いる主な解剖用語

1. 咽頭の解剖	喉頭蓋 epiglottis 喉頭蓋谷 vallecula 梨状陥凹（梨状窩）piriform sinus
2. 喉頭の解剖	喉頭蓋軟骨 epiglottic cartilage 甲状軟骨 thyroid cartilage 輪状軟骨 cricoid cartilage 披裂軟骨 arytenoid cartilage：声帯の閉鎖，開大に関与 小角軟骨 corniculate cartilage 麦粒軟骨 triticea cartilage 喉頭腔：喉頭前庭 vestibule，喉頭室 ventricles，声門下腔 subglottic space から構成されている 喉頭口 laryngeal aditus：喉頭蓋，左右披裂喉頭蓋ヒダ aryepiglottic folds，左右披裂 arytenoid で囲まれた部分 喉頭前庭（喉頭口から仮声帯までの間） 喉頭室（仮声帯と声帯との間） 仮声帯（室ヒダ）false vocal fold or cord 声帯（声帯ヒダ）true vocal fold or cord 喉頭三領域（臨床的分類）：声門上部，声門部，声門下部

あった．15か国の平均が1.2％であることを考えると，日本における放射線診断に伴うX線被曝量が世界の発展国に比べて飛び抜けて高いことがわかる．実際に筆者がカナダやアメリカでVF検査を視察した際，日本におけるVF検査の照射時間の実状について話したところ，そのようなことは欧米では許されないだろうとの返事が返ってきた．

国内ではいまでも，CF（cinefluoroscopy）と呼ばれる35 mm映画フィルムにX線を照射させて撮影する方法をとっているところもあると聞いている．Logemann[37]によれば，CFは動画フィルムに撮影するためにきわめて被曝量が多くなるという．VF検査でさえ被曝量を抑えることが問題となっている現状で，それよりもはるかに被曝量の多い検査法を採用することには重大な問題があると考えられる．

2）検査に必要な解剖

VF検査を行ううえで必要とされる主な解剖用語は，表 3-3-2 に示したとおりである．解剖学の

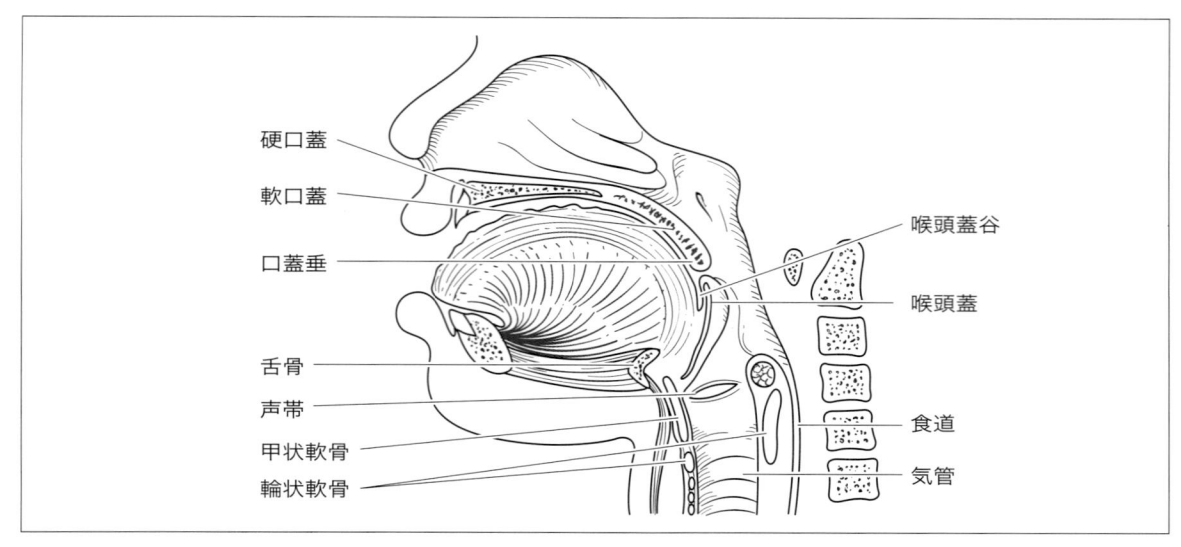

図 3-3-1 乳児の口腔咽頭領域の正中矢状断

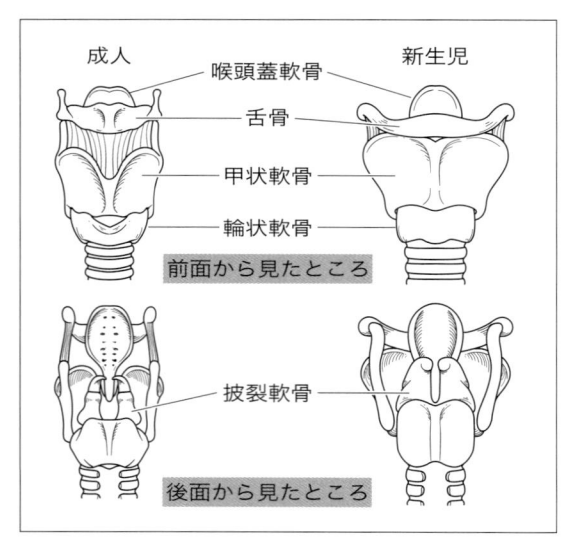

図 3-3-2 成人と新生児の喉頭形態の違い(1)
（Bosma JF, 1988[38]）

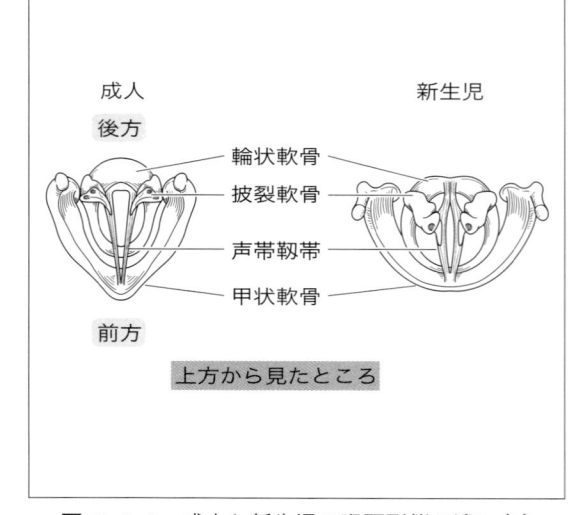

図 3-3-3 成人と新生児の喉頭形態の違い(2)
（Bosma JF, 1988[38]）

教科書と摂食・嚥下障害の専門書とでは名称が異なることがあり，また特に英語では同一部位についてもいくつもの呼び名があるが，本章では臨床的な名称を主に用いている．

　成人に比べて新生児では口腔容積が小さく，相対的に舌が大きく，下顎が小さく，披裂軟骨が相対的に大きく，喉頭の位置が高い（**図 3-3-1**）．これらの器官は成長に伴って大きさや相対的な位置関係が変化していくが，そうした解剖学的な発達変化は，乳児嚥下から成人嚥下へと機能が変化していくことと密接に関係していると思われる．新生児と成人の喉頭の違いについて Bosma[38] は，新生児では披裂軟骨自体が大きく，声帯と仮声帯は太く，声帯靱帯は相対的に短いと述べている（**図 3-3-2**，**図 3-3-3**）．また喉頭蓋軟骨は，甲状軟骨や輪状軟骨や舌骨に比べてその形態が未成熟である．

　また骨の石灰化が不十分なために，舌骨や喉頭

の軟骨などの硬組織や声帯などの軟組織をVF画像上で確認することが難しいので，咽頭期嚥下の開始時期の同定や喉頭侵入と誤嚥の鑑別などは成人に比べて難しいことが多い．

3）検査の目的と適応

VF検査には準備期，口腔期，咽頭期，食道期のすべての経過を連続的に見ることができるというメリットの反面，X線被爆というリスクがある．したがって，検査を頻回に行うことができないので，1回の検査結果を可能なかぎり有効に活用していく必要がある．そのためには，単に誤嚥の有無を調べることだけを目的とするのではなく，基本的にはまず口腔，咽頭，喉頭，食道の解剖学的な形態異常の有無や食塊の移動に伴う各器官の生理学的な機能異常の有無を評価する必要がある．そしてさらに指導・訓練につなげていくために，たとえば頭部の角度や姿勢を変えたり，食物形態を変えたりすることで誤嚥が改善されるか否かを見ていくことも必要である．

VF検査はすべての患児に実施する必要はなく，臨床評価を行ったうえで必要と判断された場合にのみ行うべきである．検査の一般的な適応症について北住[39]は，「これから経口摂取の開始を検討する症例」と「現在経口的に摂取しているが，誤嚥のリスクの評価やより安全な摂取法の検討を行う症例」に分けている．ここではさらに，具体的なケースを考えながら以下のように分けてみた．

（1）経管から経口に切り替える場合

これまで経管栄養が施行されていても，必ずしも嚥下障害を伴っているとはかぎらないので，嚥下障害が疑われる場合にのみ行う．

（2）すでに経口摂取している場合

① 食事中の誤嚥の疑いがある場合

臨床的にむせが多く明らかに嚥下障害が疑われる場合，むせがなくても風邪などが流行しない時期に原因不明の発熱を繰り返す場合，反復性の呼吸器感染症，経口摂取の翌日に発熱しやすい場合など．

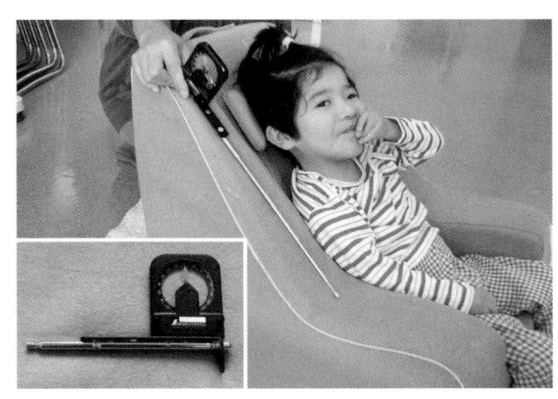

図 3-3-4 体幹角度測定用の角度計
左下：工具店で市販されている角度計にロッドアンテナを組み込んだもの．右：アンテナを引き延ばして背板に沿わせると容易に計測できる

② 過去に誤嚥性肺炎の既往がある場合

すでに少量の経口摂取を始めていて，臨床的には誤嚥の疑いがなくてもさらに経口摂取量を増加させようとする場合など．

（3）経口から経管に切り替える場合

病状の進行や加齢に伴う機能の低下などによって経口摂取の継続が難しいと考えられる場合など．

また検査時期については，通常はまず臨床評価を行ってある程度の経口摂取を始めてから行う．検査に必要な最小量の食物を嚥下できることを確認し，患児の好みの食物を把握したうえで体調の安定しているときに行う．

4）検査機材，造影剤，検査食物

検査に用いる機材や検査食材などは，基本的なものについては成人と共通であるが，小児では姿勢保持装置などを各施設でいろいろな工夫をしているのが実状である．

（1）基本装置

基本的に必要な機材は，X線透視装置（消化管透視に用いる通常のX線装置または手術用Cアーム型透視装置），ビデオ録画機器（S-VHS，Hi8，DV，DVDなど），モニターテレビ，マイクロホン，姿勢保持のための座位装置である．その他，体幹角度を測定するための角度計（**図 3-3-**

表 3-3-3 姿勢保持装置の例

移動式台にラック等を載せて用いる	年少の乳幼児では既製の診査器具等を載せる台や手製の台に以下のものを載せる ・クッションチェア（無限工房）：安定がよい，背面角は50°で，付属の三角マットを入れると30°になる． ・スウェーデン製ベビーラック（ファミリア）：角度可変でかつ安定性がよい，体重15 kgまで使用可 ・タンブルフォームシート（プレストン社）：角度可変だが安定性に欠ける ・通常のベビーラック：幅が大きすぎるのが難点，他のものがなければ使用するのもよい
ストレッチャー	座位保持することが難しい場合や水平に近い姿勢で検査する場合，ストレッチャーに三角マットやタオルなどを併用して使う
車いす，バギー，座位保持いす	年長児では既製や特注のいすをそのまま用いることが多いが，ヘッドレストの部分にタオルを挿入して頭部を前傾させるとよい

（北住映二，2001[39]）一部改変）

4），時間定量するためのビデオタイマーやビデオプリンタなどもあると便利である．とりわけマイクロホンは，検査に使用している食材名や造影剤名のほか，患児が泣いている場合など検査の状況を記録するだけでなく，誤嚥とむせとの関係を明確にしていくうえで欠かすことのできない機材といえる．最近のビデオ機器にはマイクロホンを直接接続できないものが多いが，マイクロホンアンプを介してライン入力ジャックに接続すれば容易に録音することができる．

(2) 姿勢保持装置

通常患児が使用しているいすや座位保持装置で検査することが望ましいが，検査室の条件によってはそうした装置が使えないこともある．北住[40]は，表3-3-3に示したような利用の仕方を紹介している．

図3-3-5は，日曜大工用に市販されている組み立て式パイプと油圧式いすの一部を組み合わせて作製した移動式台であるが，約13 cmくらいの高さを上下に調節することができる．通常はX線管球の高さが一定以下に下げられないので，このように台の高さを調節することで対処する必要がある．

また図3-3-6はDr. Erika G. Giselがモントリオール小児病院で使用しているもので，古くなった歯科治療台にタンブルフォームのいすを組み込み，電動で上下できるようになっている．とても使いやすいが，市販されているものではなく彼女がオリジナルに設計したものである．

(3) 造影剤

造影剤は，通常は硫酸バリウムを用いるが，誤嚥の危険性が高く，痰の喀出力が弱い場合には低浸透圧非イオン性ヨード造影剤（イソビスト，オムニパーク，イオパミロンなど）を用いる（北住[39]）（表3-3-4）．しかし，大前[41]は，低浸透圧非イオン性造影剤は比較的安全とされ臨床応用が検討されているが，安全な造影剤という観点からまだ結論は出ていないと述べている．またガストログラフィンは誤嚥した場合に肺毒性があるので避けるべきで，他にアンギオグラフィンやウログラフィンなども使用すべきではないと藤島[42]は述べている．

低浸透圧非イオン性ヨード造影剤のなかでもイソビストは甘みがあり小児に適しているが，ヨードアレルギーの既往歴，家族歴を確認する必要がある．アレルギー検査は，下口唇粘膜に2～3倍希釈した造影剤をつけて，口唇粘膜の発赤腫脹や他の部分に発疹が出ないか，10分以上観察する（北住[39]）．

(4) 検査食物

検査に際しては，造影剤に種々の食物や液体，増粘剤等を混ぜて用いるが，小児の場合は特に味に注意する必要がある．食材は患児が日常好んで食べたり飲んだりしているものを用いるのが基本であるが，指導や訓練の目的を考えた場合，現状で食べさせている食物形態が患児の機能よりも難しい場合がある．このような場合は，普段食べているものよりも嚥下しやすいものも同時に用意して検査するとよい．

硫酸バリウム濃度は，藤島[40]によれば40%を基

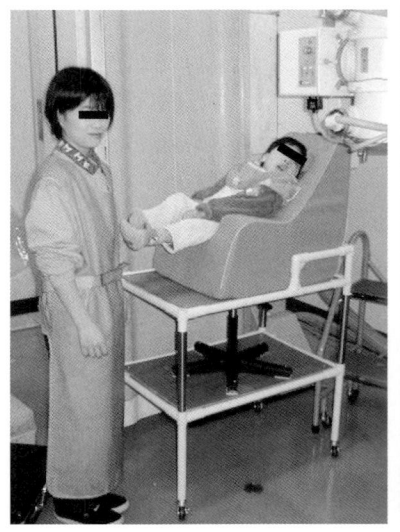

図 3-3-5 検査時の姿勢保持
高さ調節可能な手製キャスターにクッションチェアーを載せたところ

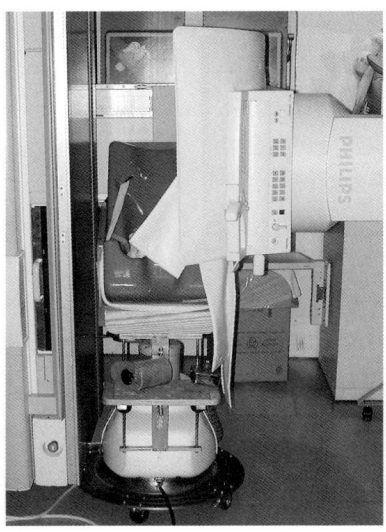

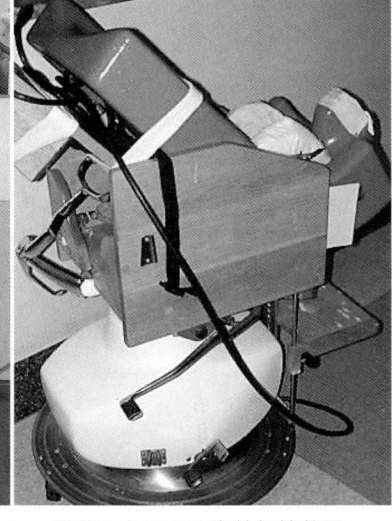

図 3-3-6 歯科治療台を改造した，電動で上下する姿勢保持装置
（Dr. Erika G. Gisel；McGill University in Montreal, Canada）

表 3-3-4 造影剤

特徴	硫酸バリウム	低浸透圧非イオン性ヨード剤*
造影性	よい	やや不良
長所	肺毒性なし	大量に誤嚥しても副作用が少ない
短所	・粘膜への親和性がよいので過大評価することあり ・誤嚥した場合肉芽が増生することあり	・ヨードアレルギーには禁忌 ・加熱すると変性する恐れあり
価格	安価	高価

*イソビスト，オムニパーク，イオパミロンなど

（北住映二，2001[39]）

表 3-3-5 検査食

	硫酸バリウム	低浸透圧非イオン性ヨード剤
液体	・40％濃度ジュース（リンゴジュースなど）	ジュースなどで約2倍に希釈する
半固形食	・40％濃度ヨーグルト ・プリンやゼリーなどにペースト状バリウム*を加える	上記に増粘剤を混ぜる
固形食	・食パンやおにぎりなどにペースト状バリウム*をからませる	

*水で40％濃度の硫酸バリウム液を作り，増粘剤を加える．あるいは液状やゾル状の造影剤に増粘剤を加えてもよい

本にするが，これ以下では造影されにくくなるという．液体の場合は，リンゴジュースなどに混ぜると味はそれほど変わらないが，オレンジジュースなどに混ぜるとかなりまずくなるので，患児が好きな液体を用いる場合には造影剤によって味が悪くならないか実際に確かめてから検査に用いるようにする．半固形食は，40％濃度のヨーグルトが比較的おいしく食べられる．また市販のプリンやゼリーを使う場合には，水で40％濃度に薄めた硫酸バリウムに増粘剤を加えてペースト状にし，それをプリンなどにからませて用いるとよい（表3-3-5）．ただし，増粘剤の種類によっては硫酸バリウムに混ぜるとかなり付着性が強くなってしまい，むしろ嚥下を妨げることもある．増粘剤は年々新しいものが開発販売されており，より使いやすいものになってきている．したがってできるだけ新しい種類のものを選び，実際に自分で使ってみてから患者に用いるとよいであろう．

国内では，硫酸バリウムは粉末が主体で，一部ゲル状のものもあるがあまり使われていない．アメリカやカナダなどではむしろ粉末はあまり使われず，ゲル状や歯磨剤のようにチューブに入った

ペースト状（E-Z-Paste®）のものが主流である．ペースト状のものをクッキーなどに塗りつけてそのまま咀嚼させたり，チキンペーストに混ぜて使ったりすることが多く，簡単に検査食が用意できとても便利である．国内では残念ながらペースト状ものは販売されていないので，固形食を使う場合には，筆者は前述したように粉末を用いてペースト状バリウムを作り，おにぎりや食パンにからませて用いている．固形食は咀嚼が可能な人に用いるので，バリウムクッキーのようにあらかじめ均一にバリウムを混ぜ込んでいなくても，咀嚼中に食物と造影剤が十分混ざる．そのため，実用上はペースト状のものがあればさまざまな食形態のものに用いることができる．

また低浸透圧非イオン性ヨード造影剤について，希釈程度はヨードの濃度によっても異なるが，イソビスト240では2倍希釈ないし原液そのものを使うのが適切であると，北住[39]は述べている．イソビスト自体は甘いのでそのまま使っても問題ないが，他のオムニパークやイオパミロンなどは苦みがあるので，希釈する場合は少し甘みの強いジュースなどを使う必要がある．

また，造影剤や食物を計量する際には，ディスポシリンジやデジタルクッキングスケールなどを利用するとよいであろう．

5）検査方法

検査の際は，可能なかぎり，母親など慣れた人が通常の食べさせ方をさせるようにする．食物は，患児が通常最も好んで食べているものを用いるが，日常食べさせている食物がきざみ食などで，誤嚥を誘発していると考えられる場合には，別に最も誤嚥を起こしにくいとされるゼリーなどの半固形食を用意し，両者を比較する．

半固形食は，通常はスプーンで与えるが，1回量の定量がしにくいので，ディスポシリンジで定量したものをスプーンに載せて与えたり，ディスポシリンジで直接与えたりする場合もある．液体は，1回量を一定にするためと，口腔からこぼれるのを防ぐ目的で，ディスポシリンジを用いることが多い．またストローが使える場合には，これについても行う．コップは，頭部を後屈しながら取り込む必要があるので，照射野から外れてしまいやすく，また早期咽頭流入 premature spillage などを起こして誤嚥する危険性が高い．そのため検査で用いられることはあまりないが，日常コップで飲んでいる場合にはその状況を調べる必要がある．固形食については，VF検査の適応症から考えれば咀嚼のできる症例はあまり多くはないが，実施する場合には日常食べている固形食をスプーンなどで与える．検査食を使う順番は，誤嚥の疑いが強い場合は最初に液体を使わず半固形食（ドロドロ状）から行ったほうが安全である．一般に，さらさらした液体が最も誤嚥しやすく，粘稠度が高くなるにつれて誤嚥しにくくなるが，逆に粘稠度の高いほうが液体よりも誤嚥しやすかったという例外的な報告もある（Griggs[34]）．

撮影する方向によって側面像と正面像がある．小児では検査時間の制約もあり，通常は側面像で行うが，左右差を比較する場合には正面像を見ることもある．検査食は小児の年齢や嚥下の状態に応じて，1回に0.5〜2 mlくらいの範囲で嚥下させる．誤嚥の危険性が高い場合には少量から行うが，あまり少なすぎても嚥下しない場合がある．

小児の場合は基本的に指示による嚥下は難しく，自由嚥下で評価を行うため，いつまでも口腔内にためたまま嚥下しない場合がある．そのような場合は頸部をさすって嚥下を促したり，場合によっては照射を一時停止したりする必要がある．検査姿勢は日常の状態にできるだけ近い状態で行い，もし誤嚥が認められた場合には食物形態を変えたり，頸部や体幹の角度を変えたりして再度検査を行い，誤嚥の状態が変化するか否かを調べるとよい．

検査中に誤嚥が起こった場合にただちに検査を中止すべきか否かについては，患児の全身状態を十分考慮したうえで慎重に決める必要がある．筆者がDr. ArvedsonのVF検査を見学した際にこのことが問題になったが，彼女は検査中に誤嚥が起こったとしてもすぐに中断すべきでないとの見解

第3節 検査機器を用いた評価　161

表 3-3-6　VF 検査に用いる主な用語の定義

用　語	定　義
喉頭侵入，喉頭流入 laryngeal penetration	食物などが喉頭に入るが，声帯よりも上にある状態[iv]
誤嚥 aspiration	食物ないし液体が気道の声帯よりも下に入ること[iv]
トレースアスピレーション trace aspiration	ごく少量を誤嚥した場合で，食塊（造影剤）の10％以下を誤嚥した場合とすることもある[i]
サイレントアスピレーション silent aspiration	不顕性誤嚥，無症候性誤嚥，むせのない誤嚥：誤嚥を起こしているにもかかわらず，むせや呼吸苦，声の変化など他覚的に誤嚥の兆候がみられない場合[v]（誤嚥が起きてから20秒以内に明瞭な咳が出ない場合とすることもある[i]）
分割嚥下 piecemeal deglutition, multiple swallow	一口分の食塊を1回で飲み込むのではなく，数回に分けて嚥下すること（障害児では舌の送り込み不良によって引き起こされることが多い）
複数回嚥下 multiple swallows	1回だけでなく，何回も食物を与えて嚥下させること[iii]
早期咽頭流入 premature spillage, passive leakage, premature leakage, premature bolus loss	嚥下反射が誘発される前（準備期，口腔期）に食塊が咽頭や喉頭に流入することで，積極的な舌運動によって引き起こされるのではなく，むしろ消極的に流れ込んでしまう場合をいう[ii]
咽頭期嚥下の遅れによる咽頭流入 delay in the onset of the pharyngeal swallowing	食塊頭部が咽頭に到達しても咽頭期が誘発されない状態で，早期咽頭流入との違いは，口腔期がすでに終了していることや，舌の積極的な運動によって食塊が口腔から咽頭に送られていることなど[iv]

[i]Arvedson JC et al, 1994[51)]
[ii]Arvedson JC et al, 1998[32)]
[iii]Newman LA, 2001[52)]
[iv]Logemann JA, 1998[45)] より一部引用
[v]藤島一郎編，2000[43)] より一部引用

であった．理由は，検査を受けている患児はこれまで日常の食事中にも同様の誤嚥を起こしている可能性が高く，たとえ検査を中断しても日常の誤嚥防止には結びつかないからとのことである．

ここで一つの試みとして，検査を中止すべきか否かについての基準を考えてみた．検査を中止したほうがよいのは，①全身状態が不良な場合，特に呼吸器疾患の既往がある場合，②誤嚥量が多量である場合，③検査目的が経口摂取を中止することを前提に行った場合，などである．これに対して検査を継続してもよい場合は，上記と反対に全身状態が良好で，誤嚥量が少なく（トレースアスピレーション），また検査目的が経口摂取を継続することを前提とする場合などである．ただし，この場合は造影剤はより安全性の高い低浸透圧非イオン性ヨード剤を用いるべきであろう．

6）用語の定義と評価項目

検査に用いる用語の定義は**表 3-3-6**に示したとおりである．

Logemann[45)]は，食物や液体が気道内に入った場合，その位置が声帯よりも上の場合を喉頭侵入

表 3-3-7　誤嚥の分類

分　類	原　因
嚥下前の誤嚥 aspiration before the swallow	①嚥下口腔相において舌のコントロールが不良 ②嚥下反射の遅れまたは休止
嚥下中の誤嚥 aspiration during the swallow	喉頭閉鎖（①声帯の閉鎖，②喉頭口の閉鎖，③喉頭蓋の閉鎖）が不良
嚥下後の誤嚥 aspiration after the swallow	喉頭蓋谷や梨状陥凹に貯留した食塊が溢れて気道に入る

（Logemann JA, 1983[44)]）

penetration，声帯よりも下に入った場合を誤嚥 aspiration としており，この定義は一般的に広く用いられている．そして嚥下反射が起こる時期によって嚥下前誤嚥，嚥下中誤嚥，嚥下後誤嚥の3つに分類している（**表 3-3-7**）．

一方，Gisel ら[46)]は，誤嚥の定義については普遍的に受け入れられているものはまだないとしている．そして，いわゆる誤嚥という言葉が安易に嚥下前，嚥下中，嚥下後に食物などが気道に入るという意味で使われているが，喉頭侵入をさらに厳密に定義するならば，嚥下時無呼吸の直前ないし

表 3-3-8　8-Point Penetration-Aspiration Scale

カテゴリー	スコア	評価基準内容
喉頭侵入/誤嚥なし	1	造影剤は気道内に認められない
喉頭侵入あり	2	造影剤は気道で認められるが，声帯よりも上で，残留なし
喉頭侵入あり	3	造影剤は声帯より上で，残留がはっきり認められる
喉頭侵入あり	4	造影剤は声帯と接触しているが，残留なし
喉頭侵入あり	5	造影剤は声帯と接触していて，残留がはっきり認められる
誤嚥あり	6	造影剤は声門を通過し，声門下の残留ははっきり認められない
誤嚥あり	7	造影剤は声門を通過し，患者の（造影剤を排出しようとする）反応があるにもかかわらずはっきりした残留あり
誤嚥あり	8	造影剤は声門を通過し，患者の（造影剤を排出しようとする）反応もなくはっきりした残留あり

註：括弧内は訳者による補足である．健常成人では通常はスコア1～2であるが，高年齢（60歳以上）ではスコア3になることもある．Silent aspirationはスコア8

(Robbins J et al, 1999[49])

はその最中に食物などが気道に流入した場合としており，さらに誤嚥は呼吸が再開している間に吸気の助けを借りて，嚥下に続いて食物などが気道に入る場合にのみ用いるべきであると述べている．喉頭侵入や誤嚥を呼吸との関連でみることも重要であるが，VF検査のときに同時に呼吸モニターをしなければならず，臨床的にはLogemannの定義のほうが実際的であると考えられる．

誤嚥に関する定義はほかにもあり，Feinberg[47]は誤嚥をminor aspiration（少量のものが低頻度に気管に入ること）とmajor aspiration（多量のものが高頻度に気管に入ること）に分けている．また金子[48]は誤嚥を大量のアスピレーションとマイクロアスピレーションmicroaspirationに分けており，用語は少し異なるが意味するところはFeinberg[47]とほぼ同じと考えられる．

マイクロアスピレーションは，高齢者において夜眠っている間に生じやすいといわれており，不顕性誤嚥と邦訳されている．一方誤嚥を起こしているにもかかわらず，むせや咳き込みが出ない場合をサイレントアスピレーションsilent aspirationというが，邦訳については不顕性誤嚥，無症候性誤嚥，むせのない誤嚥などがある．このように，不顕性誤嚥という言葉はmicroaspirationとsilent aspirationの両方の訳語として使われているので，どちらの意味で用いられているのかを区別する必要がある．

また誤嚥の評価法としてRobbinsら[49]は，Rosenbekら[50]による8段階評価8 point scaleを用い，98名の健常成人ついて調べている．この評価法は，造影剤が気道のどの程度の深さまで入ったかということと，気道に入った造影剤が排出されたかどうかをみるものである（表3-3-8）．その結果，健常成人では若年者と高齢者との間で統計学的な有意差はみられず，スコア1が79％，スコア2が20％，スコア3は1％であり，健常者ではスコア4以上は認められなかったとしている．喉頭侵入が健常成人でも20％と高頻度に認められていることは，喉頭侵入そのものが異常嚥下とはいえないことになる．

Arvedsonら[51]は，嚥下した食塊の10％以下を誤嚥した場合をトレースアスピレーション（trace aspiration）と呼んでいるが，誤嚥量を定量することは実際には困難であるので，10％というのはあくまでも目安と考えるべきであろう．さらにサイレントアスピレーション（silent aspiration）については，誤嚥が起きてから20秒以内に明瞭な咳が出ない場合としている．従来silent aspirationについては多くの報告があるが，Arvedsonらのように明確な定義をしているものはほとんどなく，出現頻度が報告者によって異なる要因の一つはここにあるように思われる．

Logemann[37]によれば，分割嚥下 piecemeal deglutition とは，一つの食塊を少量に分割して，口腔内を空にするために繰り返し嚥下することをいう．食塊が 20〜30 ml といった大きな場合には分割嚥下は正常な行動であるだろうとしている（Logemann[45]）．また，分割嚥下は嚥下に対する不安を示しているのかもしれず，患者は食塊全部を一気に嚥下して誤嚥してしまうのを恐れて少量ずつ嚥下しているとも考えられる．これらは主に成人において認められる現象である．一方，障害児の場合には舌運動機能が未熟なために食塊形成が十分できず，さらに食塊を咽頭に送るための舌の送り込みが不良なために分割嚥下をしていると考えられる．たとえばピーナッツバターのように付着性の強い食物は口蓋に付着してしまい，舌で取り除くことができない．また食塊の量が多ければ分割嚥下を引き起こしやすくなるので，介助者が大きなスプーンを用いて，多量の食物を患児の口腔に入れた場合にはより一層分割嚥下が起こりやすくなる．一方，舌の運動機能が未熟な患児では分割嚥下が上手にできないため，無理して多量の食塊を嚥下しようとして誤嚥する危険性が高くなると考えられる．したがって，成人と小児では同じ分割嚥下という用語を用いても，その原因や意味内容が異なる場合がある．

また分割嚥下 piecemeal deglutition と同じ意味で multiple swallow が使われているが，multiple swallows と複数になると 1 回だけでなく何回も食物を与えて嚥下させたという意味で使われることがあり（Newman[52]），別の意味になってくるので，ここでは multiple swallows を複数回嚥下と訳すことにした．Newman らによれば，乳児の嚥下評価をしていく場合には，最初の 1〜2 回の嚥下だけでは誤嚥が誘発されなくても，何度も嚥下していると誤嚥が認められるようになるので，複数回嚥下 multiple swallows させたうえで評価することが重要であるという．

早期咽頭流入 premature spillage は，咽頭期嚥下が開始される前（準備期ないしは口腔期）に食物や液体がコントロールを失って咽頭や喉頭に漏れ

表 3-3-9　VF 検査の主な定性評価項目

口腔相	咽頭相
・口腔内残留	・鼻咽腔への逆流
・舌の送り込み不良	・喉頭蓋谷（貯留，残留）
・吸啜パターン	・梨状陥凹（貯留，残留）
・分割嚥下	・喉頭侵入
・早期咽頭流入	・誤嚥（嚥下前，嚥下中，嚥下後）
	・silent penetration/aspiration

落ちてしまう状態で（Arvedson[32]），積極的な舌運動によって引き起こされるのではなく，むしろ消極的に流れ込んでしまった場合をいう．誤嚥はこのようなときに起こりやすい．早期咽頭流入ときわめて似ているが原因が異なるものとして，咽頭期嚥下の遅れによる咽頭流入がある．これは口腔期がすでに終了した状態で，食塊が舌の積極的な運動によって口腔から咽頭へ運ばれ，食塊頭部が咽頭に到達しているにもかかわらず咽頭期が誘発されない場合をいう．Logemann[45]は両者を区別する必要があると述べているが，臨床的には両者を鑑別できないこともある．

咽頭期嚥下が誘発される前に喉頭蓋谷や梨状陥凹などに食塊が貯まる場合を貯留 pooling といい，嚥下後に食塊が残る場合を残留 residue という．また，食塊の先端部を食塊頭部 bolus head，食塊の後端部を食塊尾部 bolus tale と呼んでいる．

(1) 定性評価項目

主な定性的評価項目は，表 3-3-9 に示したように口腔期と咽頭期が中心で，食道期については実際的にはあまり評価することがないので本章では省いてある．また，実際に使われている評価用紙の例は図 3-3-7 に示したとおりである．成人の場合では側面像だけでなく，正面像も評価されることが多いので，小児に比べて評価項目も多くなる傾向にある．準備期，口腔期の評価において食品の取り込みの際の口唇閉鎖や食品が口からこぼれる状態などを評価することもあるが，こうした評価は臨床評価で十分可能であるし，そうした評価のために X 線照射時間が長くなるとすればむし

ビデオ嚥下造影検査（VFSS）評価用紙

氏名＿＿＿＿＿＿＿＿ 男・女 年齢 歳 カ月 検査者＿＿＿

検査日 平成 年 月 日
（ ）
検査時の状況：覚醒レベル（覚醒・傾眠）
　　　　　　　態度（普通，泣く，多動）
　　　　　　　体幹角度（ °， °， °）
・嚥下パターン：正常・押しつけ不全・舌突出

管電圧　　V
管電流　　mA
検査時間　　分

造影剤：硫酸バリウム（使用量　g）・イソビスト240（使用量　ml）
検査食：

	トロミ/ °	トロミ/ °	液体/ °	液体/ °	固形食/ °
口腔内残留	－・±・＋	－・±・＋	－・±・＋	－・±・＋	－・±・＋
鼻咽腔への逆流	－・±・＋	－・±・＋	－・±・＋	－・±・＋	－・±・＋
舌の送り込み不良	－・±・＋	－・±・＋	－・±・＋	－・±・＋	－・±・＋
分割嚥下	－・±・＋	－・±・＋	－・±・＋	－・±・＋	－・±・＋
早期咽頭流入	－・±・＋	－・±・＋	－・±・＋	－・±・＋	－・±・＋
喉頭蓋谷貯留	－・±・＋	－・±・＋	－・±・＋	－・±・＋	－・±・＋
梨状陥凹貯留	－・±・＋	－・±・＋	－・±・＋	－・±・＋	－・±・＋
喉頭蓋谷残留	－・±・＋	－・±・＋	－・±・＋	－・±・＋	－・±・＋
梨状陥凹残留	－・±・＋	－・±・＋	－・±・＋	－・±・＋	－・±・＋
喉頭侵入/誤嚥：嚥下前	－・±・＋	－・±・＋	－・±・＋	－・±・＋	－・±・＋
喉頭侵入/誤嚥：嚥下中	－・±・＋	－・±・＋	－・±・＋	－・±・＋	－・±・＋
喉頭侵入/誤嚥：嚥下後	－・±・＋	－・±・＋	－・±・＋	－・±・＋	－・±・＋
Silent Penetration/aspiration	－・±・＋	－・±・＋	－・±・＋	－・±・＋	－・±・＋
むせ	－・±・＋	－・±・＋	－・±・＋	－・±・＋	－・±・＋
嚥下反射	－・±・＋	－・±・＋	－・±・＋	－・±・＋	－・±・＋

＜コメント＞

図 3-3-7 ビデオ嚥下造影検査（VFSS）評価用紙

ろ避けるべきであると考えられる．VF検査以外の他の検査法や臨床評価では評価することができない項目に焦点を当てていくことが，不必要な被爆を減らすためにも重要である．各評価項目の詳細は後述する．

（2）定量評価項目

定量項目として，以下のように食塊の移動時間を計測する場合もある（Logemann[45]）が，これは基本的に成人嚥下についてのものである．Langmore[53]によれば，最近の多くの研究によって嚥下そのものの概念が変わりつつあり，検査対象の年齢や報告者によって計測法や定義が異なるという．

①口腔通過時間 OTT（oral transit time）：嚥下の口腔相が開始するための舌運動の始まりから，食塊頭部が下顎下縁と舌根部が交差する点（図3-

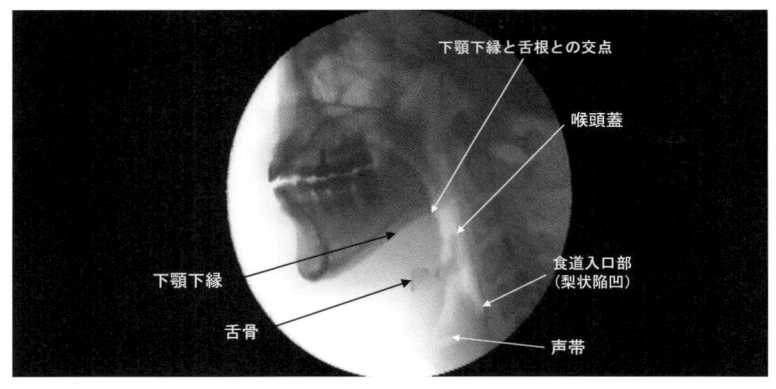

図 3-3-8 VF 画像上の解剖名

3-8) に到達するまでの時間．健常成人ではすべての食物形態において約 1〜1.5 秒とされている．

② 咽頭期遅延時間 PDT（pharyngeal delay time）：食塊頭部が下顎下縁と舌根部が交差する点に到達した時点から，喉頭挙上が始まる（咽頭期嚥下の開始）までの時間．年齢によって時間は異なり，健常青年では 0〜0.2 秒，60 歳以上では約 0.4〜0.5 秒．年齢に関係なく，2 秒以上遅れた場合や，遅れがなくても誤嚥がある場合は異常とする．乳幼児では，咽頭期が誘発される前に食塊が喉頭蓋谷に貯留するので，成人とは異なる基準になる．すなわち乳幼児では舌の最後の送り込み運動から咽頭期嚥下の開始までの時間が 1 秒以上かかる場合，または食塊を集めている間に誤嚥した場合を異常とする．

③咽頭通過時間 PTT（pharyngeal transit time）：嚥下咽頭期が開始（つまり喉頭挙上が開始）したときから，食塊尾部が輪状咽頭筋（上食道括約筋）を通過するまでの時間．健常成人では食塊の大きさや形態に関係なく 1 秒以内とされている．

7）検査結果の評価

VF 検査の記録の際に音声録音しておくと，検査時の食物内容や方法，むせの状態を後で評価するのに有効である．特に検査結果を第三者に渡す場合には，受け取った側は音声が入っていないと検査時の状況が十分理解できない．

VF 検査によって得られた画像を評価するには，記録されたビデオを繰り返し再生しながら，ときにはスローモーションや静止をさせたり，逆再生したりしながら観察することが重要である．その際に注意すべき点は，むせの音と，画像上の誤嚥の状態を区別して評価すべきだということである．というのは，臨床検査場面で患者の「むせ」が聞こえた時点で，画像上で実際の誤嚥を確認することなく，「誤嚥している」と安易に評価してしまうことがよくあるからである．検査場面では，明らかな誤嚥の評価は可能であるが，わずかな誤嚥についてはビデオを繰り返しみないかぎり正しく評価をすることはできない．

特に側面像の評価の場合には，患者の頭頸部が斜めになっていると撮影角度によっては気管と食道が重なり合う場合もあり，実際には食塊は気道に入っていないのに，「誤嚥ないし喉頭侵入」と誤診してしまうこともありうる．食塊が気道に入った場合と食道に入った場合とでは，まず食塊の移動スピードに違いが認められる．すなわち食道内は陰圧になっているので，重力の影響のみを受けている気道に比べて食塊の流れていくスピードが速い．特に嚥下中誤嚥の場合には，このスピードの違いによって誤嚥なのか食道に入ったのかを鑑別することが重要である．さらに，食塊が液体だと，気道に流入した場合には気道後壁に造影剤の残留が認められるが，食道に入った場合には通常このような所見はみられない．

評価に際しては基準が必要である．前述したよ

うな定義がその基本になるが,必ずしも統一されているわけではない.そのため,検査者が異なると結果の解釈が異なる場合もある.また評価の基準となるのは正常嚥下であるが,いまだに正常嚥下とは何かについて明確な回答は出ていない（Langmore[53]）.その結果,異常嚥下とは何かも当然まだよくわかっていない.そのため,従来異常と判断されていた事柄が臨床研究の発展に伴って正常の一部であるようなことが増えている.さらに小児の嚥下を評価する場合には,乳児嚥下から成人嚥下という発達変化についての理解が必要であるが,その機序についてはまだよくわかっていない.

Kramer[54]は,VF画像を分析するうえでのきわめて重要な指摘をしている.すなわち多くの異なる原因によって同じ放射線学的な異常結果がもたらされる可能性がある.つまりVF画像としては同じ結果であっても,その原因は一つではなく,さまざまなものがありうるというのである.VF画像上で認められる食塊の動きとその原因となる疾患との間には,一対一の対応があるわけではない.また,異常を起こしている機序についてもまだ十分わかっておらず,小児ではそうした嚥下障害が発達や時間の経過とともに変化していくため,さらに複雑になっていくと考えられる.またArvedsonら[32]は,異常嚥下のVF画像上での描写が明確にできたとしても,その異常のメカニズムについてはまだよくわかっていないので,指導や訓練方法を明確に決定することは難しいだろうと述べている.

また,検査結果の解釈と臨床方針への適用について,北住[40]は以下のように述べている.小児では制約された状態での検査であることを強く認識する必要がある.心理的緊張,造影剤による味や食品の性状変化,姿勢の制限などから,false positiveな結果,すなわち平常よりも不良な結果が出る可能性（worst swallow）がある.一方,与える量が実際の摂食量よりも少なくなりがちなこと,摂取時間が実際よりも短いことから,false negativeな結果,すなわち実際よりは良好な結果が出る可能性（best swallow）もある.検査にあたって,このようなfalse positive, false negativeの結果をできるだけ回避できるよう配慮する必要がある.また,検査結果から機械的に方針を決定することは避け,臨床症状と臨床経過を重視して総合的に判断することは成人の場合以上に重要である.

(1) 検査結果の信頼度

Kuhlemeierら[55]は,VF検査の評価者の違いによる評価者間の信頼度や,同一評価者が再度同じものを評価したときの評価者内信頼度に関する報告で,以下のように述べている.VF検査の評価経験が5年以上の4名の内科医と5名の言語療法士（speech-language pathologist）が同じVF画像を評価したところ,評価者間と同一評価者内の違いがあまりなく,信頼性の最も高かったのは固形食を誤嚥したとき（90％以上）であった.そして,VF検査は口腔期や喉頭侵入,誤嚥,咽頭残留などの評価では信頼性は高いが,いくつかの機能性の項目（嚥下開始のタイミング,喉頭挙上,喉頭蓋傾斜,咽頭収縮,食道入口部の開大など）については信頼性に疑問があると述べている.

また,Stoeckliら[56]も同様に,9名の評価者間の信頼度を調べたところ,明確な定義がなされている喉頭侵入と誤嚥のみ信頼性が高く,他のすべての項目,すなわち咽頭期嚥下開始の遅れ,軟口蓋挙上,喉頭挙上,食道入口部の開大と閉鎖,食塊の残留割合（食塊全体に占める％）などについては信頼性が低かったと述べている.そしてこれらの機能異常に対して,喉頭侵入や誤嚥のような明確な定義の必要性を強調している.

筆者自身も,日ごろVF検査を行いながら判断に迷うことがあるが,VF検査による画像診断はMRIなどの他の画像診断と同様にかなりのトレーニングが必要であり,さらに評価項目の定義をより明確にしていくことが重要であると考えられる.

(2) 成人嚥下と乳児嚥下

Kramer[54]によれば,VF検査上で乳児に認められる乳児嚥下には2つのタイプのパターンがあ

り，一つは液状食塊が咽頭に流入すると同時に嚥下反射が誘発されるもので，もう一つはいったん咽頭に貯留してしばらく休止してから嚥下反射が誘発されるものである．Newman ら[57]は，離乳開始前（6 カ月以下）の乳児 20 名の吸啜時の状態，すなわち嚥下反射が誘発される直前の食塊の位置について，4 つのタイプがあることを報告している（第 1 章 表 1-2-9 参照）．食塊がいったんどこに集められるかは別として，Newman ら[57]の結果を Kramer[54]のように休止の有無で分けてみると，休止のないタイプが 20％，休止するタイプが 80％ということになる．

一方 Feinberg[47]は，成人嚥下においても，口腔期から咽頭期にかけての移行相と呼ばれる時期に，one-step motion と two-step motion の 2 つのタイプがあると述べている（第 1 章 表 1-2-10）が，これらは乳児嚥下と同じような特徴をもっている．すなわち one-step motion は口腔期の舌運動によって食塊が咽頭に入るとすぐに嚥下反射が誘発されるもので，乳児嚥下における休止のないタイプと同様である．また two-step motion は大部分の食塊が咽頭に運ばれた後に明確な休止が起こってから嚥下反射が誘発されるもので，乳児嚥下における休止するタイプと同様である．乳児嚥下では，乳首からミルクという液体を，原始反射に基づく suckling によって嚥下しているので，成人嚥下のようにコップやストローなどから随意的に飲むのとは基本的には異なる機序によると考えられる（第 1 章 表 1-2-3 参照）が，VF 画像上の食塊の移動状態を見たかぎりでは同様の所見が認められる．

Kramer[54]は，乳児嚥下の 2 つのタイプについては特に名称をつけていないが，VF 検査に際しては両者を区別する必要があるので，本章ならびに本章と関連した章（第 1 章および第 6 章）では，Feinberg に従って休止しないタイプを one step motion とし，休止するタイプを two step motion と呼ぶことにする．

（3）正常嚥下と異常嚥下

Logemann[58]は，嚥下における正常と異常について，いったいわれわれはどこまでわかっているのだろうかという疑問を投げかけている．その例として，食物が気道に入った場合，従来の知識では健常者ではむせが起こると考えられてきたが，Robbins ら[49]の研究では，食物や液体が喉頭前庭に入ったときにむせが起こらなかったという事実をあげている．正常嚥下（乳児嚥下と成人嚥下）そのものがまだよくわかっていない現状であるから，評価の際に正常か異常かの判断を安易に下すことはできないと考えられる．

Langmore[53]によれば，従来嚥下を 4 期（口腔準備期，口腔期，咽頭期，食道期）に分けているが，1 つないしそれ以上の期が延長した場合に嚥下に異常があると定義されることが多い．そしてこれらの期の延長が短くなることで嚥下異常が改善されたと定義されてきた．Logemann[45]は，嚥下反射の誘発部位は青年期や中年期では前口蓋弓であるが，高齢者ではもっと低い位置になる．そして，どの年齢においても食塊頭部が下顎下縁と舌根との交点に到達するまでに嚥下反射が誘発されると述べている．さらに，嚥下反射が誘発される前に食塊がこれらの誘発部位を越えた場合にはその嚥下は遅延しており，すなわち異常であるとしている．

しかし，Robbins ら[59]は，口腔咽頭嚥下を口腔期と咽頭期に分けて特殊な時間計測をするのは，本来機能的に統合された運動機構を人為的に解釈していることになると述べている．Langmore[53]は，Logemann らの異常嚥下の定義は古典的なものであり，以下に述べるような Palmer やその他の研究者の報告で明らかなように，"嚥下反射の遅延"は液体でも固形食でも普通に起こりうるだろうと述べている．

Logemann らの異常嚥下の定義は命令嚥下による研究が基礎になっており，自由嚥下では必ずしもこのようなことは起こらない．Palmer[60]によれば，従来の伝統的な 4 期に分けた嚥下の研究は一定の食物を口腔内に保持させたうえで合図と同時に嚥下させる「命令嚥下 command swallow」による実験を基礎としていた．これに対して，通常わ

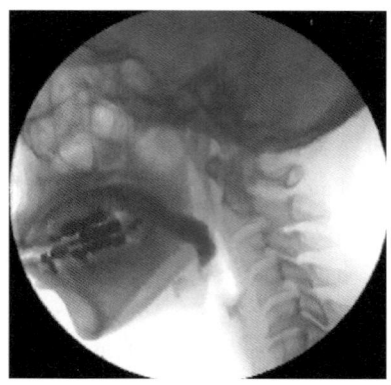

図 3-3-9a 症例1：成人，体幹90°正常嚥下/固形食
（嚥下反射が誘発する直前，食塊頭部が喉頭蓋谷を越えている）

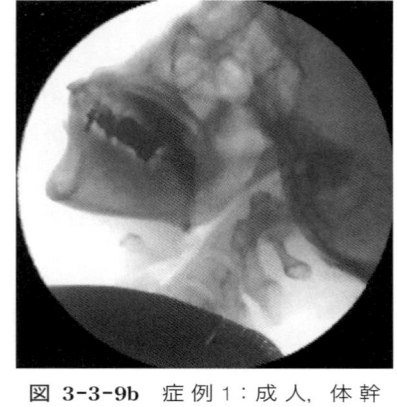

図 3-3-9b 症例1：成人，体幹40°正常嚥下/固形食
（嚥下反射が誘発する直前，食塊頭部は舌根と下顎下縁の交点を過ぎたところ）

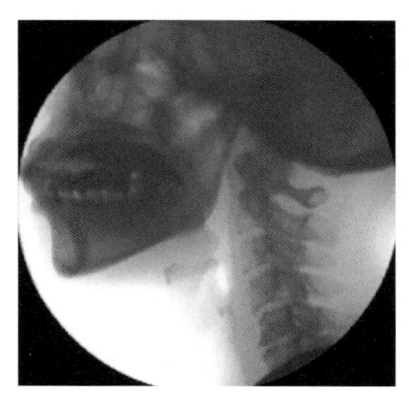

①口腔内に液体が入った時で，液体は口腔内に保持されている

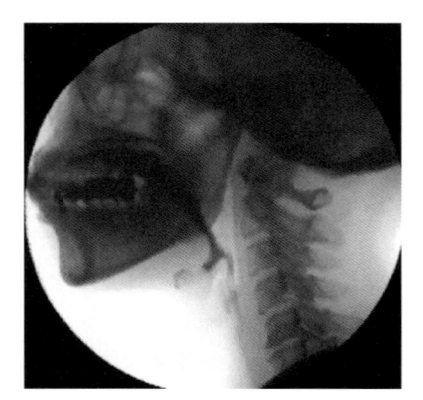

②嚥下反射開始直前に喉頭蓋谷から梨状陥凹に向かって咽頭流入している

図 3-3-9c 症例1：成人，正常嚥下/液体

れわれが食べるときと同じように自由に咀嚼して嚥下すると，嚥下反射が誘発される前に中咽頭への食塊の送り込みが常に起こるという．すなわち口腔期と咽頭期は密接に重なり合っており，切り離して考えることはできないとしており，前述したRobbinsら[59]と同じ考えである．

Logemann[45]も，多量の食物を咀嚼中に食塊の一部が舌根を越えて喉頭蓋谷に入るのは正常であると述べているが，Palmer[60]のように常にこうしたことが起こるとは考えていないようである．

筆者は，健常成人に対して食パンを1/12に切ったものに硫酸バリウムを付着させて自由に咀嚼，嚥下させてみた（**症例1**）．すると，**図3-3-9a**のように体幹90°ではPalmer[60]が述べているように食塊頭部が喉頭蓋谷を越えたところに到達した後に嚥下反射が誘発されたが，**図3-3-9b**のように体幹を40°に傾斜させたところ，食塊頭部が下顎下縁と舌根との交点を少し越えたところで嚥下反射が誘発された．なぜ体が倒れることで同一個人であっても嚥下の誘発部位が前方にシフトするのかはわからないが，今後さらなる検討が必要と思われる．

Logemann[45]はまた，咀嚼する必要のない液体やプリンを少量（1〜10 ml）嚥下したとき，嚥下反射が誘発される前に早期咽頭流入 premature lossするのは異常であると述べている．Jones[61]も，軟

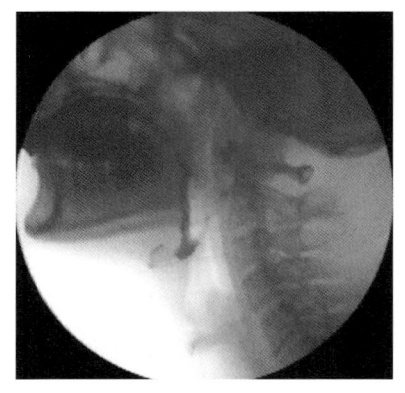

①口腔内に液体が入った瞬間に喉頭蓋谷に早期咽頭流入している

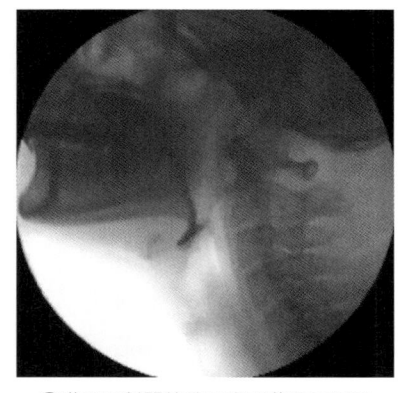

②嚥下反射開始時に喉頭蓋谷に咽頭流入している

図 3-3-10a 症例2：成人，正常嚥下/液体．1回目の嚥下

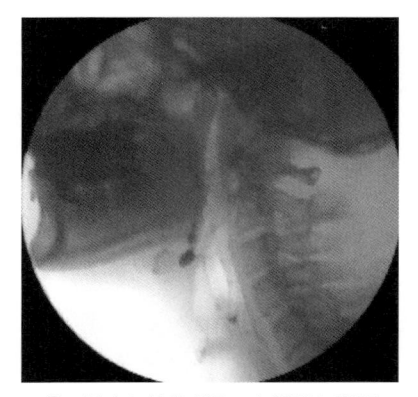

①口腔内に液体が入った瞬間に喉頭蓋谷への早期咽頭流入と梨状陥凹への残留がある

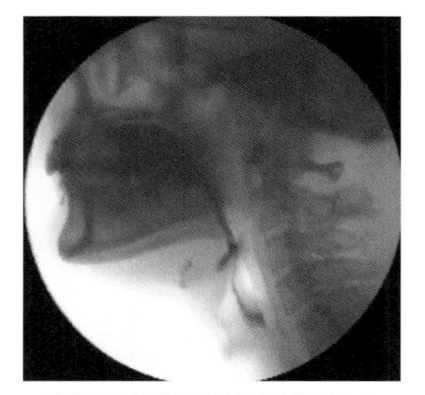

②嚥下反射開始直前に喉頭蓋谷から梨状陥凹に咽頭流入している

図 3-3-10b 症例2：成人，正常嚥下/液体．2回目の嚥下

口蓋と舌の封鎖が不十分なために起こる早期咽頭流入 premature leakage は異常としてとらえている．また Palmer[60] も，液体の場合には伝統的な嚥下モデルと同じであり，明らかに固形物の嚥下とは異なると述べている．しかし Daniels ら[62] は，ストローによる自由な連続飲みの正常嚥下について報告しているが，大部分の嚥下（86％）では食塊頭部が下顎角より下に位置したときに誘発されており，咽頭下部はストローによる連続嚥下の際の嚥下反射が誘発される決定的な引き金となりうることを示唆していると述べている．さらに，嚥下前の咽頭貯留は Palmer が提唱している stage II transport と同様に舌の積極的な咽頭への送り込みによって行われるのであって，早期咽頭流入 premature pharyngeal spillage や吸啜 sucking などによって直接咽頭に入るのではないとも述べている．

筆者は，健常成人に対して硫酸バリウムの液体 10 ml をコップで自由嚥下させてみたところ，嚥下反射の誘発前に早期咽頭流入がみられた．**症例1**（**図 3-3-9c**）では，口腔内に液体が入った段階では咽頭への流入はみられないが，嚥下反射が誘発される直前に喉頭蓋谷から梨状陥凹に向かって咽頭流入が認められた．また**症例2**では，複数回嚥下 multiple swallows を行ったが，1回目（**図 3-3-10a**）の嚥下では口腔内に液体が入った瞬間に

喉頭蓋谷への早期咽頭流入が認められた．すなわち症例1のように液体を口腔内で保持できない．そして喉頭蓋谷に貯留した状態で嚥下反射が誘発されている．さらに2回目（図3-3-10b）の嚥下では1回目と異なり，嚥下反射が誘発される直前に喉頭蓋谷だけでなく梨状陥凹にまで咽頭流入が認められた．LogemannやPalmerらの考えに従えば，症例2は明らかに異常嚥下に分類されるが，実はこの症例2は筆者自身のものである．

以上のように，現在，正常と異常の嚥下の概念が従来とは大きく変わりつつあるなかで，VF検査を行い，その結果を評価していく場合には，少なくとも以下のことを考慮していく必要があると考えられる．

① 命令嚥下と自由嚥下の違い
② 固形食と液体の違い
③ 成人と小児の違い
④ 姿勢の影響
⑤ 正常嚥下の個体間のバリエーション
⑥ 同一個体内のバリエーション

小児の場合は指示に従えないことが多く，必然的に自由嚥下による評価が基本になるが，これまでのVF研究の多くは成人を対象として，指示による命令嚥下がほとんどで，自由嚥下に基づく研究は少ない．命令嚥下というのは，われわれが日常食べている状況とは異なる特殊な条件下の嚥下であり，患者の日常の摂食状態を検査することを目的とするならば，自由嚥下による評価を行う必要があると思われる．命令嚥下と自由嚥下では前述したように固形食，液体双方において異なる状況が観察される．したがって，成人の結果を小児と比較する場合には，自由嚥下によるデータを基本にすることが重要であると考えられる．

これまでの古典的な嚥下の概念を覆す最近の研究では，検査対象人数はLangmore[53]も指摘しているように少数である（Duaら[63]：15名，Pouderouxら[64]：8名，Palmerら[65]：4名，Danielsら[62]：15名）．またこれらの研究は成人のみを対象としており，乳児嚥下から成人嚥下への発達的な視点に立って嚥下をとらえてみると，もっと違った側面が見えてくるのではないかと考えられる．おそらく正常嚥下にはいくつかのバリエーションがあるのではないかと考えられるが，今後多くの健常者を対象としたさらなる研究によって明らかになるのではないかと考えられる．

8）評価の実際

小児の正常嚥下についての報告はきわめて少ない．Arvedsonら[32]の小児のVF検査の専門書にも，残念ながら正常嚥下だけを異常嚥下と区別した記述はほとんどなく，異常についての記述のなかに正常嚥下を含めて書いてある．正常嚥下を知ったうえでなければ何が異常であるかを論ずることは難しいが，正常そのものがいかにわかっていないかの表れであろう．

小児の正常嚥下の情報が少ないのは，X線被爆による倫理上の理由から，健常児を対象としたVF研究がなかなかできないためと考えられ，今後ますます難しい状況になっていくであろう．しかし，過去に誤嚥があったり，何らかのリスクを疑ったりして撮影したVF検査画像のなかにはほぼ正常嚥下と考えられるものもあり，そうしたデータを有効に活用していくことは可能である．以下に示す症例も，そうしたデータによるものである．

(1) 小児のほぼ正常と考えられる嚥下

症例3：10カ月児．哺乳瓶による吸啜，嚥下動作

VF画像のコントラストが悪く，静止画像にすると判読しにくいため写真は掲載していないが，概要は以下のとおりである．哺乳瓶による液体の吸啜では，1回目の吸啜動作で液体が咽頭に貯留し，2回目の吸啜動作のときに口腔内の液体と咽頭の液体が一緒になって食道に流れ込んでいくのが一般的である．すなわちtwo step motionを示している．しかし，たまにこれと異なる動作もみられた．すなわち1回目の吸啜動作で液体が咽頭に停滞することなく，一気に食道に流れ込んでいく場合もあり，これはone step motionを示している．本症例では，同一個体において2つの嚥下パターンが認められ，two step motionが大部分を占

＜半固形食＞One step motion

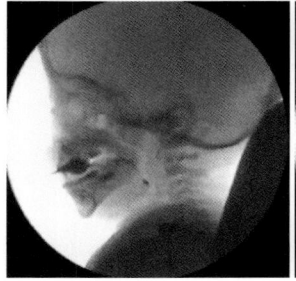

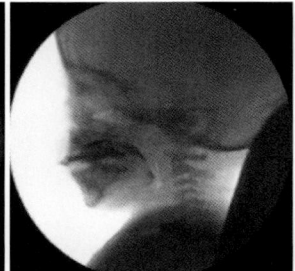

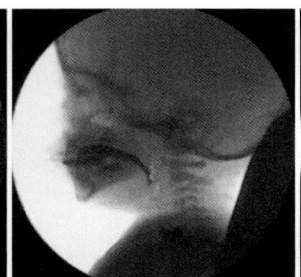

① 口腔期開始　　② 咽頭へ流入　　③ 嚥下反射開始直前　　④ 食道に入るところ
　　　　　　　　　　　　　　　　　（一部が喉頭蓋谷に貯留）

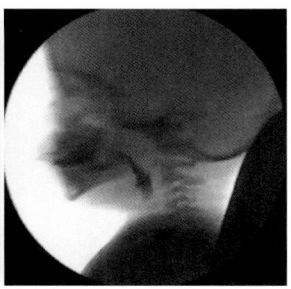

＜液体＞Two step motion

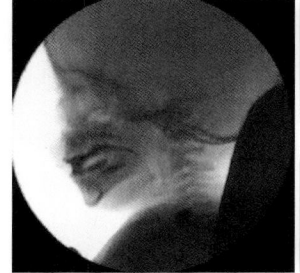

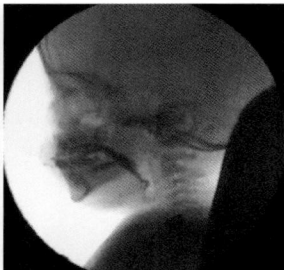

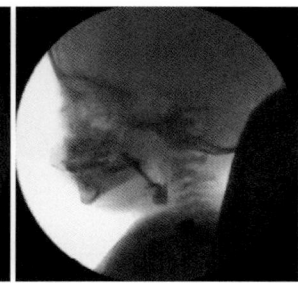

① 口腔期開始　　② 咽頭へ流入　　③ 嚥下反射開始直前　　④ 食道に入るところ
　　　　　　　　　　　　　　　　　（大部分が喉頭蓋谷から梨状
　　　　　　　　　　　　　　　　　陥凹に貯留）

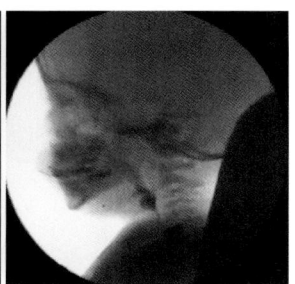

図 3-3-11　症例4：2歳児，正常嚥下

めるが，ときどき one step motion が認められた．

Newman ら[57]の，離乳開始前（6カ月以下）の20名の乳児の吸啜時の状態，すなわち嚥下反射が誘発される直前の食塊の位置についての結果（第1章 表1-2-9）を Feinberg の嚥下分類に当てはめると，80％が two step motion に相当し，20％が one step motion に相当している．今回の症例は10カ月であるので，すでに随意的吸啜 sucking になっていると考えられる．これは，Newman らのような6カ月以下の反射的吸啜 suckling を基本としたものではないと考えられるので単純に比較することはできないが，次のような仮説が考えられる．すなわち生後6カ月ごろまでの反射的吸啜では嚥下パターンが一定であるが，それ以降随意的吸啜に切り替わると本症例のように同一個体が2つの嚥下パターンを示すようになる場合もあるのかもしれない．あるいは反射的吸啜，随意的吸啜がともに2つの嚥下パターンをもっていて，個体によってどちらかが優勢になっているだけなのかもしれない．

症例4：2歳児．半固形食およびストローによる液体の嚥下動作（図3-3-11）

スプーンによる半固形食摂取では口腔期に一部が喉頭蓋谷に流入するが，大部分の食塊は口腔内に残っている．咽頭期が始まると食塊は一気に咽頭，食道へと流れていくので，基本的には one step motion と考えられる．これに対してストローによる液体摂取では，口腔期が始まると喉頭蓋谷から梨状陥凹へと流入が始まり，大部分の液体は喉頭蓋谷と梨状陥凹に貯留する．そして梨状陥凹が液体でほぼ満たされるとすぐに嚥下反射が誘発されて，食道へと流れ込んでいく．液体については典型的な two step motion と考えられる．

症例5：7歳児．半固形食およびシリンジによ

172　第3章　摂食機能の評価と診断

＜半固形食＞One step motion

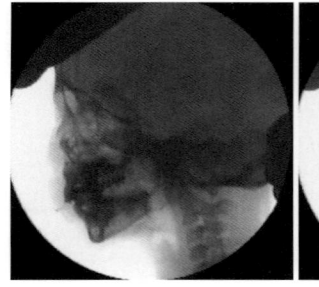

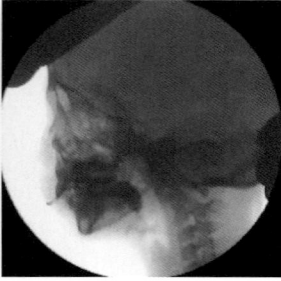

①口腔期開始　　②食塊が咽頭に移動　　③嚥下反射開始直前　　④食道に入るところ

図 3-3-12a　症例5：7歳児，正常嚥下

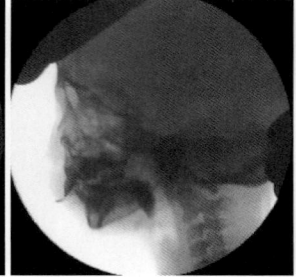

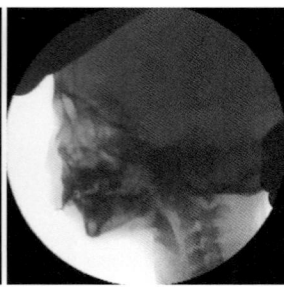

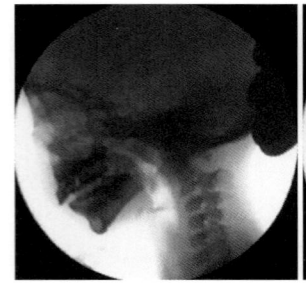

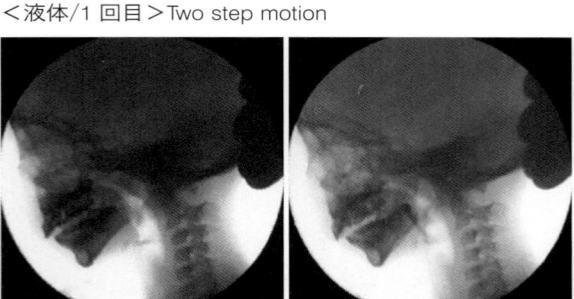

＜液体/1回目＞Two step motion

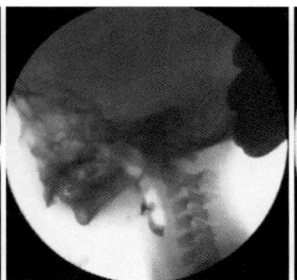

①口腔期開始　　②咽頭へ流入　　③嚥下反射開始直前（大部分が喉頭蓋谷と梨状陥凹に貯留）　　④食道に入るところ

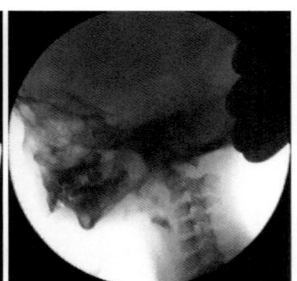

＜液体/2回目＞Two step motion

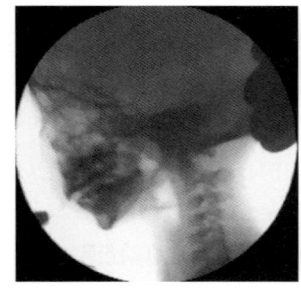

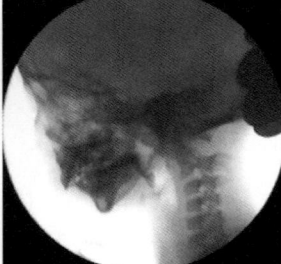

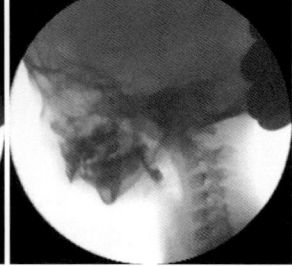

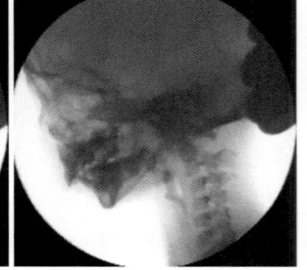

（大部分が喉頭蓋谷のみに貯留）

図 3-3-12b　症例5：7歳児，正常嚥下

る液体の嚥下動作（図3-3-12a，b）

　スプーンによる半固形食摂取では，口腔期が始まると食塊は一塊りとなって咽頭に移動し，食塊頭部が喉頭蓋谷に近づいたところで嚥下反射が誘発されて食道に流れ込んでいく．成人でよくみられる one step motion とほぼ同じであるが，成人に比べて嚥下反射誘発時の食塊頭部の位置はかなり低く，喉頭蓋谷付近である．一方，シリンジによる液体の複数回嚥下を行ったところ，1回目では口腔内に液体が入り，口腔期が始まると同時に喉頭蓋谷から梨状陥凹へ流入し，大部分は喉頭蓋谷と梨状陥凹に貯留する．そして，その直後に嚥下反射が誘発されて，食道へと流れ込んでいく．これは症例2の液体の場合とほぼ同じで，two step

第 3 節　検査機器を用いた評価　173

<半固形食>One step motion

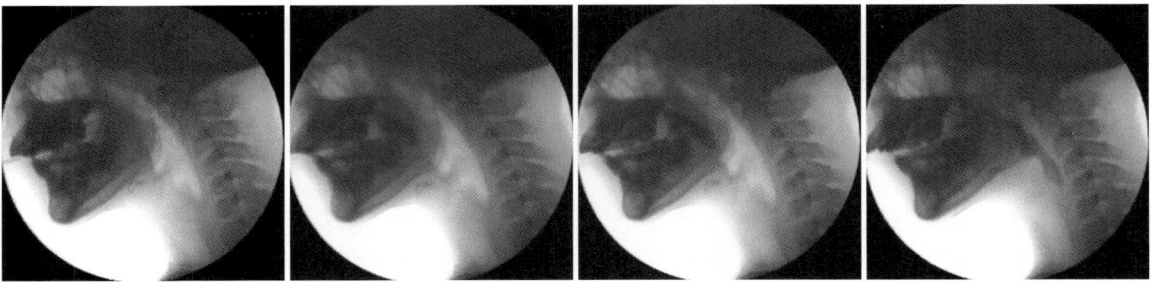

① 口腔期開始　② 食塊が咽頭に移動　③ 嚥下反射開始直前　④ 食道に入るところ

図 3-3-13a　症例 6：11 歳児，正常嚥下

<液体/1 回目>One step motion

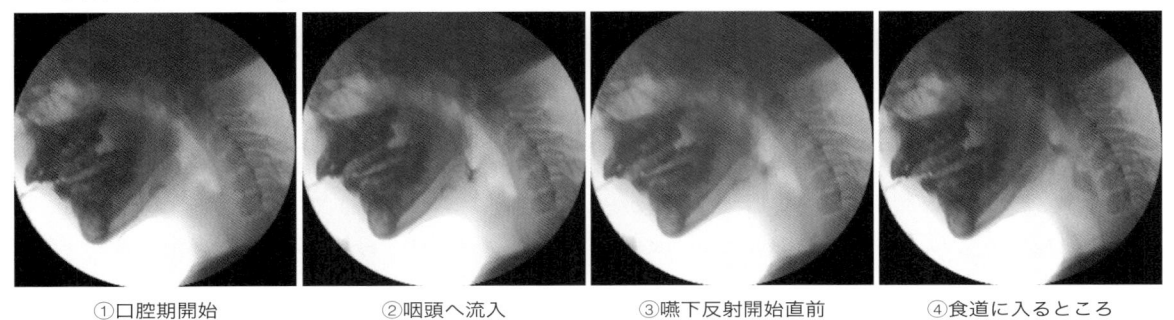

① 口腔期開始　② 咽頭へ流入　③ 嚥下反射開始直前（一部が喉頭蓋谷に貯留）　④ 食道に入るところ

<液体/2 回目>Two step motion

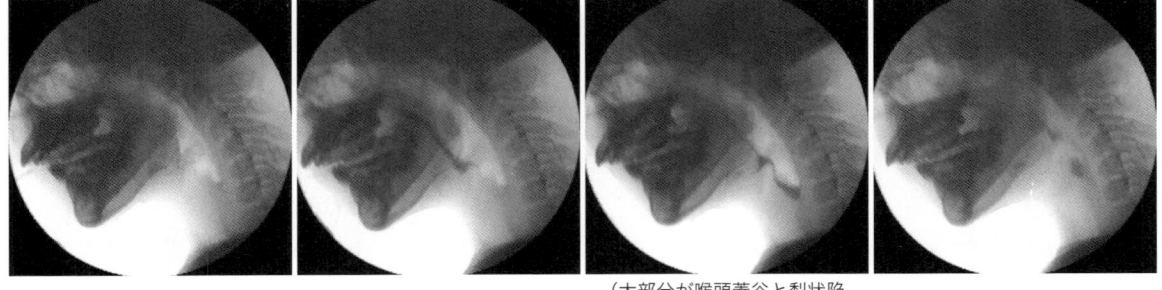

（大部分が喉頭蓋谷と梨状陥凹に貯留）

図 3-3-13b　症例 6：11 歳児，正常嚥下

症例 6：11 歳児．半固形食およびシリンジによる液体の嚥下動作（**図 3-3-13a，b**）

スプーンによる半固形食摂取では，口腔期では食塊は軟口蓋に移動し，食塊頭部が舌根部にさしかかったところで嚥下反射が誘発されて一気に食道に流れ込んでいく one step motion である．一方，シリンジによる液体の複数回嚥下を行ったと motion である．ところが 2 回目では，口腔期が始まると 1 回目とは異なり液体は舌根部と喉頭蓋谷にのみ流入し，梨状陥凹には流入せず，大部分は舌根部と喉頭蓋谷に貯留する．そして，1 回目と同様に貯留した直後に嚥下反射が誘発されて食道へと流れ込んでいくが，これもやはり two step motion である．

ころ，1回目では口腔に液体が入り，口腔期が始まると一部の液体が喉頭蓋谷に流入して貯留する．その後，嚥下反射が誘発されると，口腔内の大部分の液体と喉頭蓋谷の液体が一緒になって食道に流れ込んでいく．これは基本的には one step motion と考えられる．しかし 2 回目では，口腔期が始まると大部分の液体が喉頭蓋谷と梨状陥凹に流入し，その直後に嚥下反射が誘発されて，口腔内の一部の液体と一緒になって食道に流れ込んでいく．これは two step motion と考えられる．

以上，症例 4～6 の 3 名の摂食動作の結果をまとめると，半固形食ではすべて one step motion であったが，症例 4 では少量の流入が認められた．しかし液体では同一個体で少し様相の異なる嚥下パターンが認められた．症例 4 と症例 5 では基本的には two step motion であるが，流入する範囲が喉頭蓋谷までの場合と梨状陥凹まで広がる場合があった．症例 6 では one step motion と two step motion の 2 つのタイプが認められた．嚥下機能の発達についてはほとんど明らかになっておらず，今回のわずか 4 例をもってそれを論ずることはもちろん難しいが，液体嚥下については増齢とともに two step motion から one step motion に移行していく可能性が考えられる．そして発達途上では，同一個体において異なる嚥下パターンが混在している可能性もあるのではないかと考えられる．

(2) 小児の嚥下障害
① 吸啜パターン sucking patterns
Arvedson ら[32]によれば，乳児が吸啜している場合にみられる障害には，吸啜の弱さ，原始性，異常性などがある．吸啜の弱さには，舌による乳首の絞り込みの弱さや，舌の蠕動様運動の低下などがある．原始性には，生後 6 カ月以降に随意的吸啜 sucking が出現する時期にもかかわらず反射的吸啜 suckling がみられる場合や，舌突出などが含まれる．異常性には，吸啜の遅延や吸啜間隔が短いことなどがある．しかし，実際の VF 画像上ではこれらの違いを明確に区別できないことも多いと考えられる．

Newman ら[52]によれば，乳児の嚥下評価をしていく場合には，最初の 1～2 回の嚥下だけでは誤嚥が誘発されなくても，何度も嚥下していると誤嚥が認められるようになるので，複数回嚥下 multiple swallows させたうえで評価することが重要であるという．

このことは，筆者が他の病院で撮影された 9 カ月児の上部消化管造影ビデオでも確認している．上部消化管造影は VF 検査と異なり水平仰臥位ないし側臥位の姿勢で検査を行うので，通常の哺乳姿勢での吸啜動作と同じか否かはわからないが，この症例の画像をみるかぎりにおいてはほぼ通常の吸啜動作とリズムが認められた．

本症例の吸啜動作の特徴は以下のとおりである．検査時の詳細は不明であるが，患児は生後 9 カ月，水平側臥位で哺乳瓶による造影剤の吸啜が開始して約 28 秒までは誤嚥がみられないが，28 秒ごろに 1 回だけかなりの量の造影剤が気管に誤嚥される．しかし，誤嚥された造影剤はすぐに咽頭に戻って食道へと流れていった．さらに 21 秒後に，同じようなかなりの量の誤嚥が 1 回，少量の誤嚥が 3 回続いたが，いずれも初回の誤嚥と同様にすぐに咽頭に戻っていった．さらに 15 秒後には連続して 10 回以上，しかも誤嚥量は少量から多量まで見られたがいずれも咽頭に戻っていった．すなわち，いったんは誤嚥して第 4 頸椎の下端あたりまで貯留するが，すぐに排出されてしまい，最終的には誤嚥にはいたっていない．吸啜動作の基本は one step motion であるが，ときどき two step motion も認められた．

前述した症例 3 の場合は two step motion を基本としながらも，ときどき one step motion が認められたが，はたして吸啜動作では同一個体において 2 つの嚥下パターンが混在するのか否かについては不明である．Newman ら[57]は，少なくとも同一個体においては一つの嚥下パターンとして分類しているが，今後のさらなる研究によって明らかにされるだろう．

② 舌運動不良 problems with tongue action
食塊形成不良や食塊を後方に移動できないなど

の舌運動不良は，著しい舌突出や乳児嚥下による吸啜パターンの残存によって引き起こされることが多い．舌突出などがある場合には，舌が繰り返し動いているにもかかわらず食塊が咽頭になかなか送り込まれず，結果的に分割嚥下になりがちである．また口腔内に食塊が残留することもある．食塊の残留は固有口腔よりも口腔前庭（口唇や頬粘膜と歯肉との間の隙間）にみられることが多いが，VF画像上では確認しにくい場合も多く，さらにArvedsonら[32]によれば，舌挙上が制限された舌の上で食塊が長い間どどまるのにつれて誤嚥の危険性は増加するという．

③ 舌の送り込み不良 poor posterior tongue thrust

舌の送り込み不良は，特に舌根部の送り込み動作がない場合をいうが，その結果液体などが急に舌根を越えて早期咽頭流入してしまうために，嚥下前の誤嚥を引き起こしやすい（Arvedson[51]）．結果的に，喉頭蓋谷や梨状陥凹の貯留を引き起こすかもしれない．

④ 分割嚥下 piecemeal deglutition

分割嚥下は，一つの食塊を少量に分割して何回かに分けて嚥下することをいうが，その原因は成人と小児とでは異なることがある．小児では舌運動が未熟なために食塊形成が十分できず，さらに食塊を咽頭に送るための舌の送り込みが不良なために起こることが多い．ただし，舌の送り込み不良による分割嚥下では，必ずしも咽頭期嚥下が誘発されず，口腔期嚥下だけが繰り返される場合がよくみられるので，成人のように毎回咽頭期嚥下がみられる場合とは様相が異なると考えられる．

⑤ 早期咽頭流入 premature spillage

早期咽頭流入は，咽頭期嚥下が開始する前に食塊が咽頭などに流入することであるが，能動的な舌運動によって引き起こされるのではなく，むしろ受動的に流れ込んでしまった場合をいう．その原因は舌根部と軟口蓋による閉鎖が不十分な場合が多く，嚥下前の誤嚥を引き起こしやすい．

Langmore[53]によれば，喉頭蓋谷への早期咽頭流入は成人の正常嚥下でもみられ，本書でも図3-3-9c〜3-3-10bにおいて確認したように，喉頭蓋谷だけでなく梨状陥凹への早期咽頭流入も認められた．さらにLangmoreは，小児患者における早期咽頭流入は病的な嚥下を示していないとも述べている．これらのことから，早期咽頭流入自体は正常であるが，問題はその後に誤嚥に結びつくと異常と判断されることになると考えられる．

早期咽頭流入については今後の研究によってさらに明らかにされていくと考えられるが，少なくとも以下のことを考慮する必要があると考えられる．

a．流入する量が食塊の一部なのか大部分なのか．

b．流入が終わった直後に嚥下反射が誘発されるのか，しばらくたってから誘発されるのか．

c．同一個人でも流入する部位は毎回同じではなく，喉頭蓋谷までの場合と梨状陥凹までの場合がある．

⑥ 咽頭期嚥下の遅れによる咽頭流入 delay in the onset of the pharyngeal swallowing

食塊頭部が咽頭に到達しても咽頭期が誘発されない状態をいうが，臨床的には早期咽頭流入と同じように喉頭蓋谷や梨状陥凹に食塊が咽頭に流入するので，鑑別が難しいことがある．早期咽頭流入との違いは，口腔期がすでに終了していることと，舌の能動的な運動によって食塊が口腔から咽頭に送られていることなどである．

Logemann[45]によれば，乳幼児では咽頭期が誘発される前に食塊が喉頭蓋谷に貯留するので，咽頭期の誘発を成人と同様に考えることはできない．そして乳幼児では，舌の最後の送り込み運動から咽頭期嚥下開始までに1秒以上かかる場合を異常とみなしている．Kramer[66]によれば，早期咽頭流入 premature leakageと咽頭期嚥下の遅れとを鑑別することは難しいという．前者は，舌が能動的に動いて食塊を後方に移動させることはなく，軟口蓋の機能が異常なためにバリウムは舌根を越えて受動的に流入してしまう．一方後者では，口腔相は正常であるが，口腔相の終了と咽頭相の開始に時間的なずれが生じているため，バリウムが

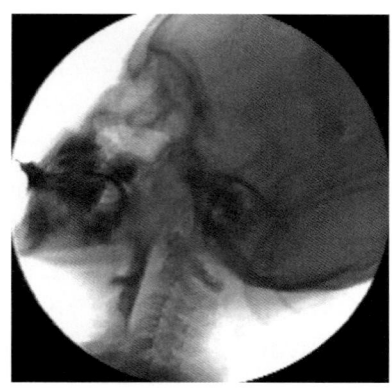

①口腔内の食塊を，繰り返し舌を動かしながら咽頭に送っている

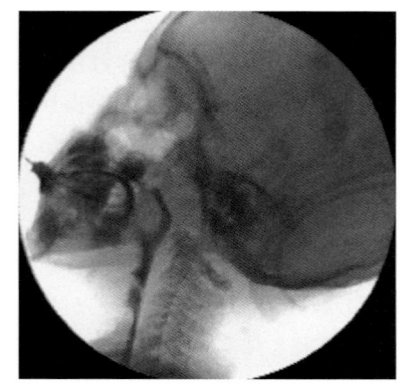

②嚥下反射が誘発されると，咽頭に貯留していた食塊が食道と鼻咽腔に同時に送られる

図 3-3-14　症例 7：半固形食/嚥下時の鼻咽腔への逆流

咽頭に停滞したままで気道が開いてしまうという．

⑦ 鼻咽腔への逆流 nasopharyngeal reflux

鼻咽腔への逆流は，口腔相と咽頭相の間で引き起こされるので，両相にまたがる異常と見なされている（Arvedson[32]）．口腔相で起こる唯一の原因は口蓋裂であるが，多くの場合は軟口蓋と咽頭後壁とがしっかりと閉鎖しないために起こる．健常の新生児では，早期産と満期産どちらにおいても少量の鼻咽腔への逆流は正常と見なされている（Kramer[54]）．しかし，鼻咽腔への逆流が多量であったり，逆流が繰り返し起こったりすると，鼻呼吸を困難にさせてしまう危険性があるので問題になる．鼻咽腔への逆流は液体のほうが他の食形態よりも起こりやすく，また乳児の姿勢が直立位よりも半傾斜姿勢のほうが起こりやすい（Arvedson[32]）．年長児ではアデノイド切除後に起こることがある．口蓋裂や軟口蓋麻痺では，多量の鼻咽腔への逆流が頻繁にみられる（Kramer[66]）．

症例 7（図 3-3-14）では，半固形食を与えたところ繰り返し食塊を咽頭に送り込むが，舌の送り込み不良があるために，嚥下反射が誘発されると食塊は食道と鼻咽腔へ同時に流れ込んでいく．また，このとき口腔内にはまだ食塊が残っている．

⑧ 咽頭への貯留 pooling

嚥下反射が誘発される前に食塊が喉頭蓋谷や梨状陥凹などにみられる場合をいうが，これは早期咽頭流入による場合や two step motion では舌運動によって積極的に咽頭に貯留させる場合があると考えられる．咽頭へ貯留したあとにいつまでも嚥下反射が誘発されない場合に，誤嚥を引き起こす危険性があるので問題となる．障害児では貯留が多く認められるが，その原因は，舌の送り込みの不良，咽頭収縮，食道上部括約筋の異常などに関連していると考えられている（Arvedson[32]）．

乳児で，反射的吸啜時に喉頭蓋谷にミルクが貯留するのは正常とみなされている．こうした動きは，舌根を越えて受動的に早期咽頭流入するのとは異なり，乳児は食塊を（能動的に）喉頭蓋谷に送り込んでいると Arvedson は述べている．

⑨ 咽頭への残留 post-swallow residue

嚥下反射が誘発されたあとに食塊が喉頭蓋谷や梨状陥凹に停滞している場合をいうが，正常嚥下の場合でも少量の残留は認められることがある．特に硫酸バリウムを使った場合に残留が多くみられるが，これは硫酸バリウム自体が粘膜との親和性がよいためである（表 3-3-4）．しかし，明らかに残留が認められる場合には，嚥下後の誤嚥につながるので異常とみなされる．Logemann[37]によれば，咽頭への残留の原因は咽頭収縮が弱いためであるという．咽頭への残留が認められている間は気道が開いたままなので，食塊が梨状陥凹に長

表 3-3-10 喉頭侵入/誤嚥の起こる時期と VF 所見

喉頭侵入/ 誤嚥の時期	VF 画像上の異常所見
嚥下前	舌運動の制限（舌コントロール不良） 下顎運動の制限 舌根と軟口蓋の閉鎖不全 咽頭期嚥下開始の遅れ 早期咽頭流入 喉頭蓋谷や梨状陥凹への貯留 咽頭収縮の不良
嚥下中	声帯麻痺 喉頭挙上不良 咽頭の協調障害
嚥下後	舌根による食塊移送低下 喉頭蓋谷や梨状陥凹への残留 喉頭前庭への侵入 鼻咽腔への逆流 咽頭収縮の不良 喉頭挙上不良 輪状咽頭の機能不良

(Arvedson JC, Lefton-Greif MA, 1998[32])

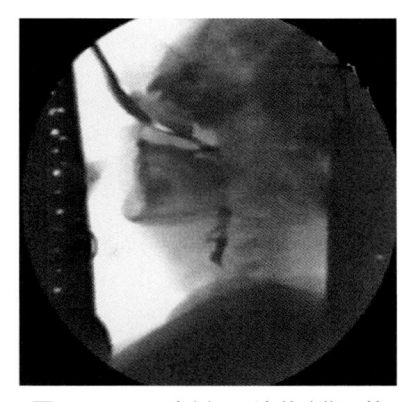

図 3-3-15 症例 8：液体/嚥下前の喉頭侵入
口腔内に液体を入れているとき早期咽頭流入し，さらに喉頭へ侵入している

く残留すればするほど，嚥下後の誤嚥の危険性が高くなる（Arvedson[32]）．

⑩ **喉頭侵入 laryngeal penetration**

一般に喉頭内に流入した食物などが声帯よりも上にある場合をいうが，Arvedson ら[32]はこれをさらに，喉頭蓋下面への付着 epiglottic undercoating と喉頭前庭への侵入 penetration to laryngeal vestibule に分けている．喉頭蓋下面への付着は，乳首による吸啜の際に最初の 1〜2 回の嚥下で認められるのは正常の範囲であるとしている．Kramer ら[66]も，健常乳児では少量のバリウムが一時的に声帯より上の喉頭口に入るだろうが，咽頭収縮している間にすぐに排出されると述べている．

Robbins ら[49]によれば，95 名の健常成人の第 1 回目の嚥下で 20% に喉頭侵入が認められたが，残留は認められなかったという．Logemann[37]は，喉頭前庭へ侵入した造影剤は喉頭挙上と声帯の内転を伴った閉鎖によって上気道から排出されるだろうとしている．喉頭侵入や誤嚥が起こる時期と VF 画像上の所見との関係は，表 3-3-10 に示したとおりである．

症例 8（図 3-3-15）は，スプーンで液体を口腔内に入れているときに早期咽頭流入が起こり，喉頭蓋谷と梨状陥凹に貯留した直後に嚥下前の喉頭侵入を引き起こしている場面である．

⑪ **誤嚥 aspiration to trachea**

Arvedson ら[32]は，乳児や年少小児では少量の誤嚥では気管の後壁に造影剤が付着するが，年長小児や成人では気管の前壁に造影剤が付着すると述べている．しかし，多量の誤嚥では乳児や年少小児では気管の前壁と後壁に付着するという．年齢によってこのような造影剤の付着部位が異なる原因については，咽頭や喉頭の解剖学的な違いによるのではないかと推察している．また，嚥下後の誤嚥は液体よりもピューレ状のほうが起こりやすいとも述べている．

症例 9（図 3-3-16a）では，半固形食を与えたところ早期咽頭流入した食塊は喉頭蓋谷と梨状陥凹に貯留したままで，嚥下中に一部が喉頭口に流入するが，嚥下が終わると咽頭腔に排出されていった．しかし同一患児に同じ半固形食を続けて与えたところ，図 3-3-16b に示したように，早期咽頭流入した瞬間に嚥下前の誤嚥が認められた．

（尾本和彦）

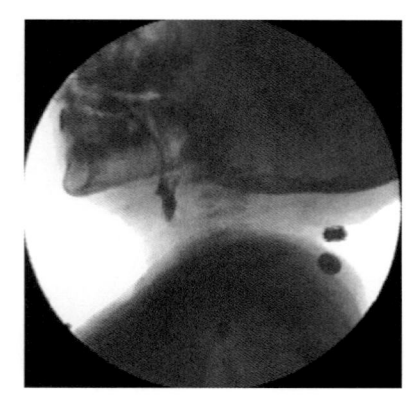

①口腔内の食塊は早期咽頭流入して貯留している

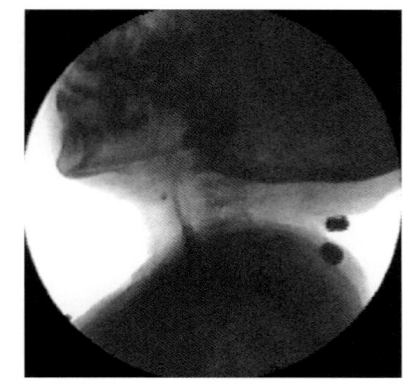

②嚥下反射が誘発されると少量が喉頭侵入するが嚥下が終了すると再び咽頭に排出された

図 3-3-16a 症例9：半固形食/嚥下中の喉頭侵入

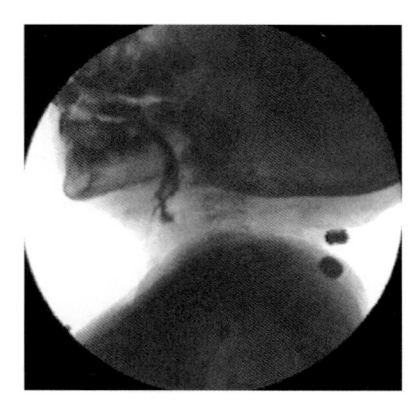

①口腔内の食塊は早期咽頭流入して喉頭侵入している

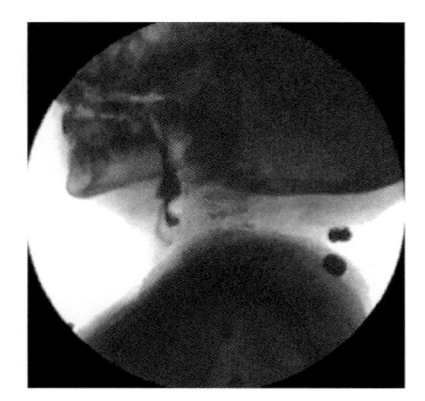

②喉頭侵入からさらに誤嚥に移行している

図 3-3-16b 症例9：半固形食/嚥下前の誤嚥

2. ビデオ内視鏡検査　Videoendscope examination of swallowing：VE

1）ビデオ内視鏡検査の長所と短所

　嚥下に対するアプローチが必要な小児では，生下時より喘鳴が認められることも多く，上気道を中心とした喘鳴の原因検索にファイバースコープが用いられることがある．摂食・嚥下障害者に対し，鼻咽腔喉頭ファイバーを用いた検査は，耳鼻咽喉科領域では一般的に行われている．ファイバースコープを用いることで，鼻腔から声門上までの構造やその機能，また唾液や分泌物，実際の食物などを使用しての食塊の移送などを直視下に観察が可能となる．

　現在，VEよりも広く行われている嚥下障害の検査には，ビデオ嚥下造影（videofluoroscopic examination of swallowing：VF）がある．VFでは，透視下に口腔から食道までの嚥下全般を視覚的に観察し，その動態の異常，誤嚥の有無，誤嚥の程度を把握することができ診断的価値が高いとされている．それに対しVEでは，①嚥下時の軟口蓋や舌骨の挙上，咽喉頭腔の絞扼に伴い，ファイバーが咽頭壁に押しつけられ，画面が一瞬真っ白になり嚥下の瞬間が見えない，②鼻孔から中咽頭を経て下咽頭までの挿入・観察となるため，口腔期，咽頭期後半，食道期の観察が不可能，③挿入時に不快感があるため拒否的な反応がときにみられ

る，などの不利な点がある．しかし，① 被爆がないため繰り返し検査を行うことが可能，② ベッドサイドでも簡便に施行可能，③ 直視下での食物移動の観察が可能，などの利点もある．また，VFと異なり造影剤を使用せず普段の食物を使った評価が行えるため，経口摂取開始時や，食形態を変えてゆく際に有用である．ここでは，一般的なファイバースコープでの観察方法やその所見，嚥下障害者で認められる異常所見等について述べてゆくことにする．

2）使用装置

一般には，外径3～4 mm，有効実長30～40 cm程度の鼻咽喉用の内視鏡が用いられ，最近では電子内視鏡のようにより鮮明な画像を記録できるようにもなっている．当院（弘前大学医学部附属病院）リハビリテーション部では，小児へ使用することを考慮し，挿入時の苦痛を和らげ，嚥下動態を邪魔しないように，外径の細いもの（OLYMPUS社，ENF Type XP，直径1.8 mm）を使用している．

3）検査手順

(1) 検査対象となる小児では，自力座位が保持できることは少ない．リラックスした体位がとれるよう，通常使用している車いすや座位保持装置，クッションチェア等を用いて姿勢を保持させる．座位が困難な場合はベッドサイドで検査を行ったり，保護者に抱いてもらい，姿勢を整えることもある．特に抱かれての座位は，日常の食事状態を再現するうえで有用である．

(2) キシロカインスプレーを使用し，鼻腔のみを局所麻酔する．多量の局所麻酔薬を用いると，咽頭まで薬液が流入し，咽頭の知覚低下を招くことがある．普段の嚥下動態が反映されない可能性もあるため，薬液の量を調節して鼻腔のみを麻酔するよう注意する．ただし，ファイバースコープの不快感が強いと検査自体を拒否してしまうことがあるので，鼻腔は十分麻酔をする必要がある．

(3) 鼻孔よりファイバースコープを挿入し，中咽頭，下咽頭，喉頭腔を順番に観察してゆく．以下にそれらから得られる所見をまとめてみた．

4）所　見

小児では，意識的な発声や息こらえ，から嚥下，頭位の変換などの指示に従える者は少ないため，観察を主体としてその所見をとる．ビデオに画像を残すことで，その場で気がつかなかった所見が明らかになったり，コマ送りを使うことによって，詳細な観察も可能となる．また，咳嗽や発声，喘鳴が認められる場合など，画像を録るだけでなく，同時にマイクロフォンを使用して検査時の音声も残しておくと有用である．

(1) 基本的な観察

① 中咽頭（図3-3-17）

鼻孔よりファイバーを挿入し上咽頭に到達した後，ファイバー先端を下方へ向けて中咽頭方向を見ると，軟口蓋と咽頭後壁，そしてそれで囲まれる空間が観察される．発声や嚥下時には，軟口蓋が挙上し咽頭後壁と接し，空間は消失する．軟口蓋の麻痺があれば，この空間は消失せず，一側性の麻痺であれば軟口蓋の挙上が左右非対称になる．

② 下咽頭（図3-3-18）

軟口蓋を越えてファイバーを進めると，下咽頭・喉頭が観察される．乳児では，軟口蓋の下端部と喉頭蓋の上端部が近接し，中咽頭が成人に比較し短い．しかし，生後9カ月ごろには中咽頭から下咽頭にかけての径はほとんど成人と差がなくなるという報告もあり，下咽頭のファイバースコープでの観察は成人と同じく小児でも可能である．ここでは，喉頭蓋谷や梨状陥凹，披裂部などへの唾液貯留の有無が確認される．随意的な唾液の嚥下が可能な場合や，観察中に唾液の嚥下が認められれば，嚥下でどの程度の唾液が食道へクリアされているかを知ることができる（図3-3-19）．

③ 喉頭腔

喉頭蓋を越えてさらにファイバースコープを進めると，声帯や気管が観察される．ここではまず

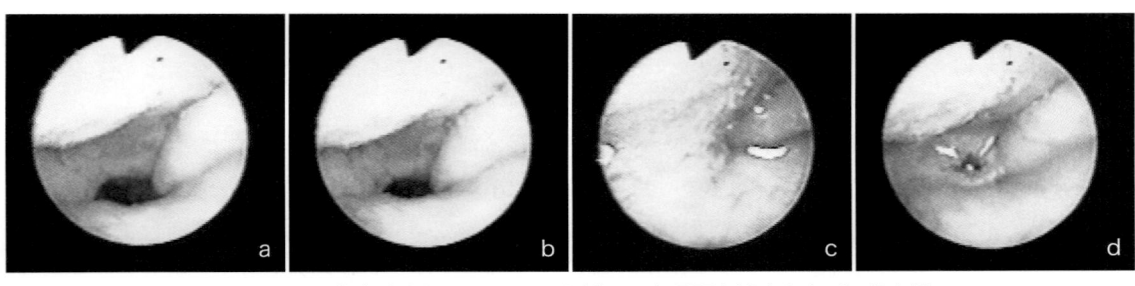

図 3-3-17 右鼻孔よりファイバーを挿入，中咽頭を観察した（5 歳女児，てんかん後遺症）左鼻孔よりチューブ挿入中
手前が軟口蓋，後方が咽頭後壁．嚥下運動に伴い，軟口蓋が挙上し，咽頭後壁と接している

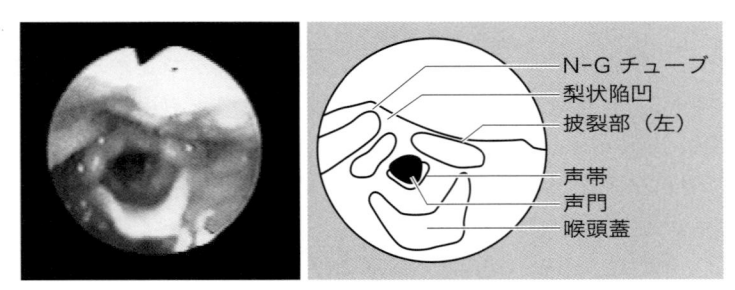

図 3-3-18 ファイバーによる下咽頭・喉頭の像
N-G チューブが右の梨状窩より食道へと挿入されている

（N-G チューブ／梨状陥凹／披裂部（左）／声帯／声門／喉頭蓋）

呼吸時，または発声時の声門の開大・閉鎖などの声帯運動を観察し，声帯麻痺の有無を確認する．また，喉頭蓋喉頭面や披裂部をファイバー先端で刺激すると嚥下反射が起こり，嚥下運動がみられる．

安静呼吸時に喘鳴がみられる児では，喉頭腔に唾液の貯留があり，吸気時には声門下へ流入し，呼気に合わせて唾液が喀出される所見が認められることがある（図 3-3-20）．知覚入力が正常ならば，随意的な嚥下，咳等で貯留した唾液を喀出しようとするはずである．しかし，知覚低下があると唾液の貯留を自覚できない．このため流入した唾液が排出されることなく，呼吸に合わせ声門上・下を移動することになる．また，唾液嚥下後，明らかな咳嗽がなくても，声門下より呼気とともに唾液が喀出されることがあり，これも唾液誤嚥の所見と思われる（図 3-3-21）．

(2) 食物を使用した観察

次に，実際に食べている食物を用いて検査を行う．食物としては，粘膜とコントラストが明らかで，さらにファイバースコープの汚染があまりないものを選ぶ必要がある．実際にはピオクタニン等で着色した水や，ミルクやコーヒーゼリー，プリンなどを使用することが多い．

具体的な食物を使用するのは，食形態や一口量を変化させながら安全に食べられるレベルを確認し，また必要に応じ姿勢の調整も行うためである．食形態は，食塊形成が不十分であっても安全なまとまりのよいものから検査を施行する．水分を試す場合は増粘剤などを使用してとろみをつける工夫をし，安全であれば少しずつとろみを緩くしてゆく．一口量は，まず少量から始め，必要に応じて徐々に経口摂取させる量を増やしていくとよい．

① 軟口蓋レベルでの観察

軟口蓋の挙上に問題がある場合は，鼻咽腔閉鎖が十分でないため，食物の逆流が観察されることがある．

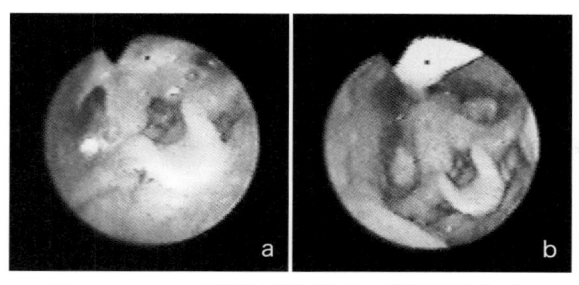

第 3 節　検査機器を用いた評価　　181

図 3-3-19　1 回唾液嚥下前後の喉頭周囲（4 歳女児，てんかん後遺症）
　a：唾液嚥下前，b：唾液嚥下後．嚥下前，両側の梨状窩，披裂部，喉頭蓋谷に唾液の貯留が認められる．嚥下後，梨状窩，喉頭蓋谷の唾液は嚥下されているが，披裂部には唾液が残存している

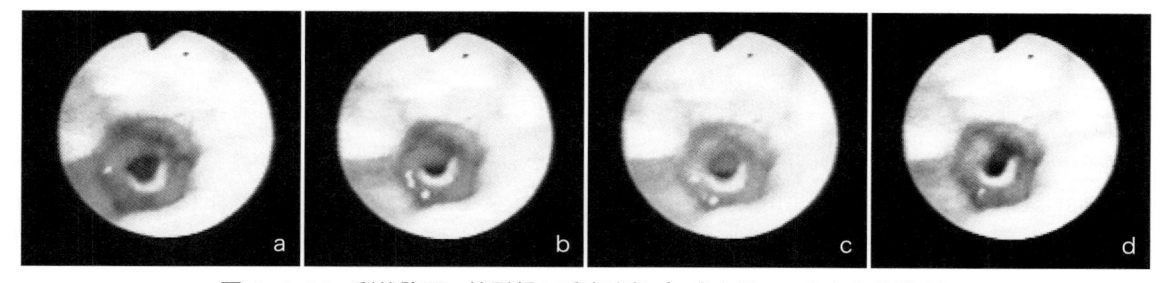

図 3-3-20　梨状陥凹，披裂部の唾液貯留（5 歳女児，てんかん後遺症）
　右の梨状陥凹よりチューブが挿入されており，呼吸時喘鳴あり．
　a：右の梨状陥凹から披裂部にかけて唾液の貯留が認められている．b，c：吸気時，唾液が声門下に流入し，d：呼気時に喀出されている

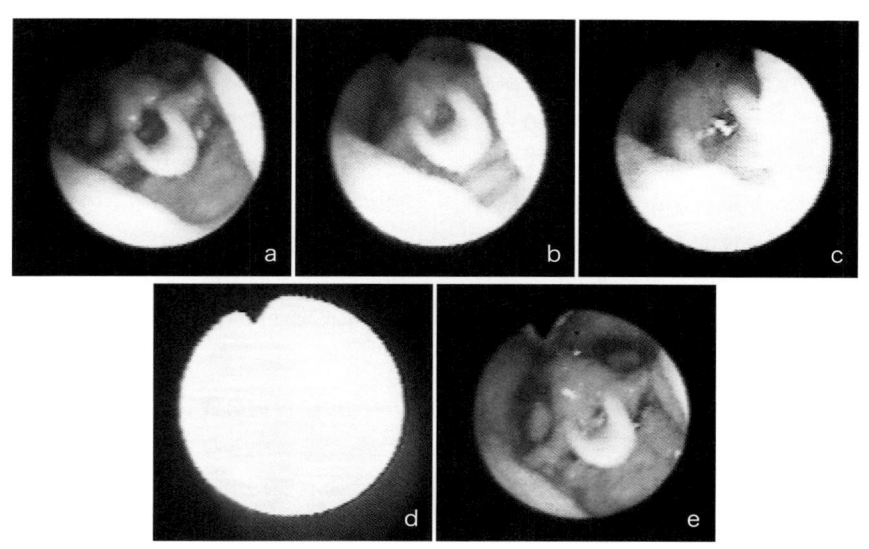

図 3-3-21　嚥下動作中の喉頭前庭に貯留した唾液の喀出
　a：安静時．その後，嚥下が始まり，b：両側の披裂部・声門が内側へ寄っている．c：嚥下直前に，喉頭前庭に貯留した唾液が喀出された．d：嚥下の瞬間．e：嚥下後，声門下より唾液が呼気に合わせ喀出されている

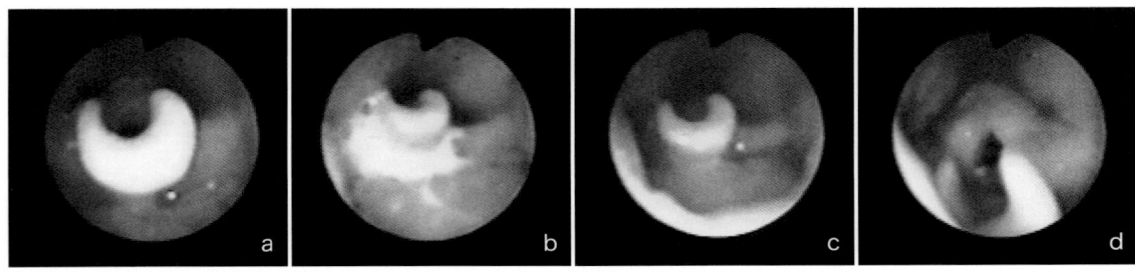

図 3-3-22　ミルクの嚥下（生後修正 7 カ月，男児，運動発達遅滞）
a：嚥下前，b：ミルクが喉頭蓋谷に貯留，その後嚥下反射が誘発され嚥下.
c，d：嚥下後には，喉頭蓋谷への残留や声門下へのミルクの流入は認めない

② 咽頭レベルでの観察

a．口腔での咀嚼・食塊形成

ファイバースコープは，口腔での食物の操作，食塊の形成，口腔から咽頭への食塊の送り込みを直接確認することができない．しかし，口に入った食物が咽頭へ流入するまでの時間で送り込みにかかる時間を判断でき，また，咽頭へどのような形態で送り込まれてくるか（食塊形成がなされずバラバラの状態か，また，咀嚼がなされているかなど）により，口腔機能を間接的に推測することも可能である．

b．嚥下反射の惹起

乳児では，その嚥下の特徴として，食塊が口腔・咽頭境を通過し，咽頭食道接合部にまで達してもなかなか嚥下運動が認められないという報告がある．つまり，口腔より咽頭へ食塊流入が認められた直後に嚥下が起こらなかったとしても，嚥下反射の惹起遅延といえない場合がある．通常，成人の嚥下では，水が舌根に達するとほぼ同時に嚥下反射が起こる．このため咽頭へ水が流入した後に嚥下が認められれば嚥下反射の遅延が疑われる．それに対し，咀嚼が必要な食材では，咀嚼中に食塊の一部が喉頭蓋谷や梨状陥凹まで流入してくることもある．そのためそれを嚥下反射遅延とはいわない．しかし，流入した食塊が，披裂喉頭蓋ヒダを越えて声門上まで流入する所見が認められれば，嚥下反射の遅延があると判断してよい．

図 3-3-22 に示したのは修正 7 カ月の児の VE 所見であるが，喉頭蓋谷までミルクが流入した後に嚥下反射が起こり，梨状陥凹，喉頭蓋谷に残留なく，また声門下にもミルクが流入することなく嚥下されている．

c．誤嚥の有無・咽頭のクリアランス

ファイバースコープでは，嚥下の瞬間には画面が真っ白になるため観察が難しい．しかし嚥下後に，喉頭蓋谷・梨状陥凹・喉頭腔内の残留の有無やその程度を見ることにより，咽頭期の嚥下動態をある程度推測できる．嚥下後に，喉頭蓋谷に残留を認める場合は，舌骨の運動や喉頭蓋の反転にも障害がある可能性が示唆される．また喉頭，咽頭の収縮が十分でなく，嚥下時の圧が高まらない場合や，舌骨，喉頭の挙上が十分でない場合には食道入口部の開大が不十分となり，梨状陥凹に残留を認めやすくなる．

また，咽頭へ流入してきた食塊を，1 回の嚥下でどの程度食道へ送り込むことができるか，もし 1 回の嚥下で残留を認めるのであれば何回の嚥下でクリアすることができるかを観察することで，咽頭での処理能力の評価ができる．

誤嚥の瞬間に咳反射を認めないこともあり，その場合は喉頭腔までファイバースコープを進め，声門下に食物を確認することができれば，誤嚥の明らかな証拠となる．嚥下後に咳反射が認められ声門より食物が喀出されたり，呼気に合わせて食物が声門上へと押し出される所見も誤嚥を示している．

以上，一般に嚥下障害で認められやすい所見について説明した．それでは，小児と成人の嚥下障

害者を比較すると，その所見にどのような差異が認められるだろうか．小児と成人は，その嚥下障害の発生要因が異なり，成人の嚥下障害例は，脳卒中後や神経疾患のように機能的な，あるいは口腔外科，耳鼻咽喉科的手術後のように構造的な嚥下障害の原因が認められる症例が多い．そのため，VE上明らかに正常と異なる所見がしばしば認められる．それに対し，小児では，生下時より構造的な問題のある児を除き，頭部外傷，脳外科手術後などのような，機能的に嚥下障害を引き起こす要因の明らかな患者は少ない．ほとんどは脳性麻痺やてんかん発作などで，運動発達の経過観察中に哺乳不足を指摘される者，あるいは肺炎などを契機に経口摂取を中断し，経管栄養となった者が多い．

このような児を対象にVEを行った結果，観察されることが多かった所見は，嚥下前に喉頭腔に唾液が貯留し，呼吸時に声門上・下を移動していたり，唾液嚥下後に呼気とともに唾液の喀出が認められるというものであった．これらの所見のある児は，同時期に行ったVFで誤嚥が認められることも多かった．検査時，経口摂取をする前に喉頭前庭に分泌物の貯留がある患者は，食物を与えて検査を行うと気管内への侵入が認められる確率が高いという報告がある．このことより，あまり長時間の検査に耐えられない小児で効果的にVE評価を利用するため，声門周囲の分泌物の貯留や，その嚥下状態について観察し，VF等の次の検査を行うかのスクリーニング的な指標として用いることもできると思われる．

（細川賀乃子）

3．超音波検査

超音波診断装置の口腔咽頭領域での機能診断への応用は，発声時や哺乳時，摂食時の舌の運動機能の評価や声帯の観察などがあるが，その診断手技等はまだ確立されていないのが実状である．ここでは主として，吸啜・咀嚼・嚥下時における舌の運動評価への応用について概要を述べる．

1）検査の目的と適応

超音波検査は準備期および口腔期嚥下の評価に適しているが，特に舌運動の評価に最も適した方法である．超音波検査の利点は，VF検査のようなX線被爆の心配がないこと，通常の食物がそのまま使えること，ベッドサイドでも行えることなどである．一方，最大の欠点は誤嚥の評価ができないことであり，通常の食物が使えるとはいえ，食物そのものは画像上で確認することが難しく，得られる画像は検査者の習熟度によって異なり，さらに個体によって得られる画像の内容や鮮明度が違う．したがって，これらの特徴を踏まえたうえで適応症を選択することが大切である．

主な適応症は，以下のとおりである．

一般に舌運動に何らかの問題があると考えられる場合に行うが，

① 乳幼児の吸啜力が弱い場合の舌運動を評価する．

② 咀嚼運動時の舌運動の左右差を評価する．

③ 口腔期嚥下の舌運動評価をしたりする場合に用いられる．

④ 食形態が患児の舌運動に対して適切なものであるかを判断する場合（増粘剤が嚥下に与える効果をみる場合など）．

⑤ 意志の疎通が可能な場合には，バイオフィードバックとして舌運動訓練に応用する．上記以外にもSoniesら[67]は，喉頭蓋谷や梨状陥凹，甲状軟骨，気管，さらに喉頭内の声帯なども識別できると述べているが，筆者自身はそこまでの評価を行ったことはない．

2）検査器具，食物

超音波診断装置，プローブ，ビデオ機器，マイクロホンのほか，ビデオタイマー，ビデオプリンタなどもあるとよい．プローブの周波数については，Soniesら[67]は3.5～7.5 MHzの範囲が口腔咽頭領域では適していると述べている．一般に周波数が高いと解像度は向上するが，解析できる深さは浅くなり，周波数が低くなるとその逆になる．小児では一般に5 MHzを使うことが多い．口腔領域

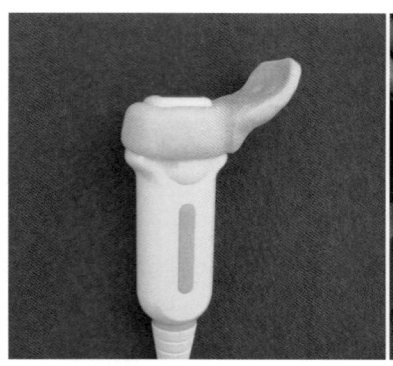

歯科用即時重合レジンで作製したガイドをプローブに取り付けたところ 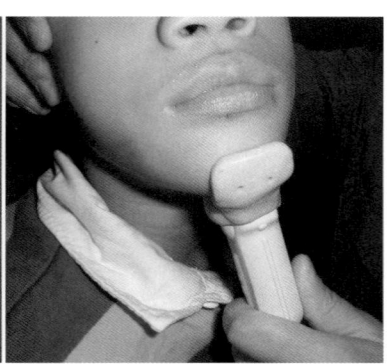　　患児が動いてもプローブを常にオトガイ下部の一定部位に固定できる

図 3-3-23　プローブ固定用のガイドの工夫

をみるには，セクター方式のコンベックス型プローブが用いられることが多い．視野はたいてい60〜120°である．セクター方式のほうがリニア方式に比べて解像度は落ちるが，視野が広くとれる利点があるので，特に矢状断面で舌尖から舌根までをみる場合に有利である．しかし Sonies ら[67]によれば，喉頭部をみる場合には 5 MHz リニア方式がよいという．

　検査食物は通常の食物をそのまま用いることが可能であるが，超音波画像では基本的には食塊は写りにくい．しかし，舌背と口蓋が明瞭に確認できれば，食塊の位置や状態をある程度把握することもできる．超音波用の造影剤も静注用などが一部開発されているが，まだ普及しておらず，経口に応用可能かどうかは不明である（片山ら[68]）．しかし，超音波用造影剤には必ず気泡が含まれているので，炭酸飲料など空気が混ざった食品を用いることで造影性をもたせることは可能である（金子ら[69]）．

　検査食は患児の好みに合うものであれば何でもよいが，たとえば嚥下動作をみる場合はヨーグルトなどの半固形食やジュースなどの液体を用いたり，咀嚼をみるのであればビスケットなどの固形食を用いたりする．食塊をはっきり画像で確認したい場合は，炭酸飲料をそのまま用いたり，これに増粘剤を混ぜて半固形食にして用いたりする．

3）検査方法

　咀嚼動作を評価する場合には，主に前額断面，嚥下動作の場合は前額断面と矢状断面で行い，吸啜動作を評価する場合には前額断面と矢状断面に加えて横断面で行う場合もある．定性分析が主体の場合や，大きさや面積などの定量は通常 B モードで行うが，時間の計測などの定量分析をする場合には B モードと M モードを併用することが多い．

（1）矢状断面

　プローブをオトガイ下部ないし顎下三角部から上方に向けて接触させ，舌背面が明瞭に写る位置を探して矢状方向から観察する．プローブの大きさや形によってもプローブの接触する部位に制約があるが，顎下三角部に当てた場合には舌を斜めに切った断面になるので，オトガイ下部のような正中矢状断面にはならない．顎下三角部に当てた場合には舌骨の音響陰影はとらえられないが，それ以外の画像は両者でそれほどの違いはみられない．オトガイ下部にプローブを当てると下顎の動きをプローブが抑制するので嚥下動作の観察にはよいが，咀嚼動作の観察では顎下三角部のほうがよい．検査目的やプローブの大きさ，形態によって両者を使い分けるとよいであろう．Sonies ら[67]は，プローブをオトガイ下部におき，約 10°後方に傾けると舌背表面から舌骨の音響陰影をみるのによいと述べている．

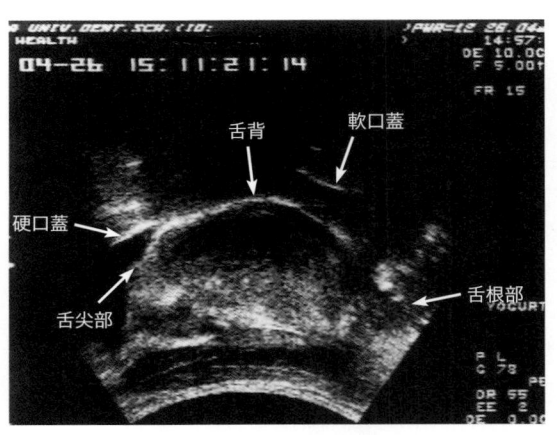

図 3-3-24　安静時の超音波断層像（矢状断面）

表 3-3-11　口腔期嚥下の 4 段階

第Ⅰ期	舌尖が口蓋に押しつけられ，口腔期が開始したとき
第Ⅱ期	食塊を舌で口蓋に押しつけながら，後方に移動するとき
第Ⅲ期	食塊を咽頭に送り始めたとき
第Ⅳ期	食塊を咽頭に送り終わったとき

図 3-3-23 は，小型のコンベックス型のプローブに，プローブを安定させるためのガイドを作製して取り付けて，オトガイ下部から観察しているところである．このガイドは，歯科で義歯の修理などに用いる即時重合レジンで簡単に作ることができる．小児患者では静止状態を保つことができず，プローブを常に一定部位に接触させておくことが難しい．しかも術者は，モニター画面を見ながら同時にプローブを適切な位置に固定しなければならない．このガイドを用いることで，プローブが安定しモニター画面に集中しやすくなる．さらに，日を変えて検査する場合でも，常に同一部位の評価が可能というメリットもある．対象児の下顎の大きさによっていくつかのガイドを作製しておいたり，またガイドと皮膚接触面との間に歯科用印象材などを用いたスペーサーを入れたりすることで，ガイドをより適切な位置に安定させることができる．

食物を摂取していない安静時の状態では，図 3-3-24 のように舌背面をエコーレベルの高い像としてとらえることができる場合が多い．舌尖部，硬口蓋，軟口蓋などは食物の介在の有無や個体差によってエコーレベルが異なり，ほとんど観察できないこともある．また口腔の前方部には空気層があるため，食物が口腔内に存在しない状態で舌尖部を描出するのは難しい．

(2) 前額断面

プローブはオトガイ下部に接触させるが，矢状断面の評価のときから 90°回転させる．やはり舌背面が明瞭に見える位置を探す．舌尖部から舌根部に移動させることでさまざまな断面をみることができるが，一定位置の断面を見る場合は前述したガイドを用いるとよい．

(3) 横断面

吸啜動作をみる場合，一般的には矢状断面が多いが，Bosma[70]によれば，横断面で乳児の吸啜動作をみる場合はプローブを頰部に接触させて，乳首が明瞭に写るように位置を決めることもできる．

4) 検査結果の評価

(1) 成人の正常嚥下

食物を嚥下する状態をビデオに記録し，ノーマルおよびスローモーション再生しながら観察することで，口腔期嚥下の舌の動きの特徴をみることができる．B モードを用いた矢状断面画像では，舌背，硬口蓋，軟口蓋，さらに状況によっては舌尖部や食塊の一部を観察できるが，常に明瞭に観察できるのは舌である．口腔期嚥下，すなわち食塊を口腔から咽頭に送る動作は舌運動が主体となっており，咽頭期嚥下以降の反射動作を引き起こすための引き金として重要である．摂食・嚥下障害児の多くは口腔期嚥下に問題をもっており，特に舌尖部を随意的に動かせないことが，嚥下のみならず咀嚼が上手に営めない原因の一つと考えられる．

舌運動の詳細な特徴をみる場合には，口腔期嚥下の開始時点，すなわち舌尖を口蓋に押しつけ始

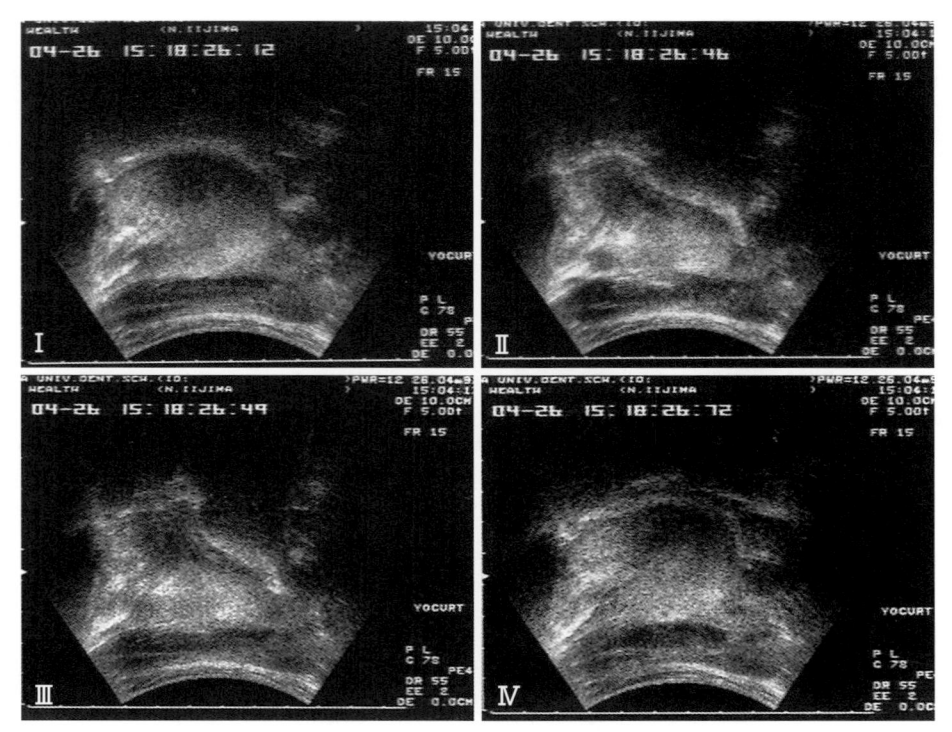

図 3-3-25 症例 1：成人 1，正常嚥下/半固形食

めたときから食塊を咽頭に送り終わるまでの流れのなかの，おおよそ4つの時点で画面をフリーズさせ，舌背の形態，軟口蓋との位置関係，舌と口蓋で囲まれた食塊の大きさなどを評価することができる．このように，正常な口腔期嚥下を4期に分けて評価することもできる（表3-3-11）．以下の症例は，いずれも顎下三角部にプローブを当て，ヨーグルトを嚥下しているときのものである．

症例 1：成人 1（図 3-3-25）

第Ⅰ期では舌尖部で硬口蓋が舌背よりも高エコーレベルで描出されているが，硬口蓋の描出範囲が狭いので食塊の存在ははっきりしない．第Ⅱ期では舌背の中央部がやや窪んでいるが，ビデオ画像上ではこの部位に食塊が存在しているのが確認できる．しかし軟口蓋が描出されていないので，この静止画像上では食塊は確認しにくい．第Ⅲ期は舌背中央から後方にかけての部位が最も大きく前下方に窪んだときで，食塊を咽頭に送り込み始めている．第Ⅳ期は食塊を咽頭に送り終わった瞬間であるが，舌根部が後上方に挙上しており，硬口蓋と軟口蓋がはっきり描出されている．

症例 2：成人 2（図 3-3-26）

第Ⅰ期では舌尖と硬口蓋が明瞭に描出されており，その間に食塊が介在している．第Ⅱ期では食塊が舌背と硬口蓋の間で徐々に後方に移動している．ビデオ画像上では食塊の移動に伴って描出される口蓋が移動していく様子が観察された．また食塊が認められる部位の舌背のエコーレベルが他の部位より高くなっている．第Ⅲ期では前症例のような舌背中央から後方にかけての前下方への窪みは全く認められなかった．第Ⅳ期では前症例と同様に舌根部が後上方に挙上していた．

健常成人10名（男5名，女5名）について上記と同様の分析を行ったところ，症例1：成人1のように第Ⅲ期において舌根部が前下方に窪む特徴を示した者が9名で，症例2：成人2のみがそうした特徴を示さなかった（金子ら[69]）．

(2) 小児の嚥下障害

摂食・嚥下障害児では口腔期嚥下における舌運動はほぼ正常に近い場合もあるが，舌突出などの

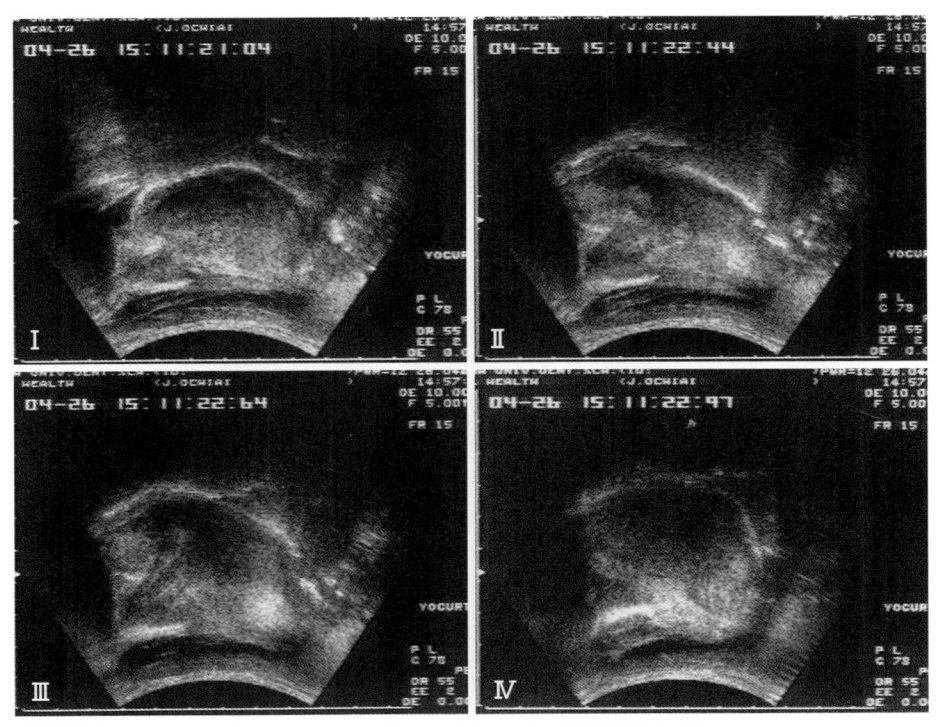

図 3-3-26 症例2：成人2, 正常嚥下/半固形食

異常パターン動作を示す場合にはかなり異なる動きが認められる．そこで，正常嚥下における4段階の動きとどのような点で違いがみられるかを比較したところ，**表3-3-12**に示すような舌突出型と押しつけ不全型の2つのタイプに分けることができた．

症例3：小児1：舌突出型（**図3-3-27**）

実際の摂食場面では，捕食時の口唇閉鎖ができず，食物処理時，嚥下時ともに口唇がわずかに動く程度で，ときどき舌を前後に突出させながらリズミカルな吸啜動作が認められる．舌突出の程度は口唇より少し外に出るくらいで，著明な突出は認められない．超音波画像上では舌尖部がほとんど動かず，正常嚥下における第Ⅰ〜Ⅱ期がほぼ欠如した動きのため，舌中央部から舌根部が上下に繰り返し動かしてはいるが，空回りしている状態のため効率よく食塊を咽頭に送れない．

舌突出型では，さらに外部から観察すると舌下部をリズミカルに膨らませたり，へこませたりしている場合があるが，これを超音波画像上で見る

表 3-3-12 舌運動障害のタイプとその特徴

舌突出型	・正常嚥下における第Ⅰ〜Ⅱ期がほぼ欠如している ・舌尖部がほとんど活動していない ・主として第Ⅲ〜Ⅳ期を繰り返す動き
押しつけ不全型	・嚥下動作はほぼ正常に近い ・主に第Ⅱ期での口蓋への押しつけが不十分 ・第Ⅰ〜Ⅲ期が正常に比べて長く，嚥下に時間がかかる

と，舌根部がリズミカルに上下に動いているためであることがわかる．

症例4：小児2：押しつけ不全型（**図3-2-28**）

実際の摂食場面では，スプーン上の食物を捕食可能であり，食物処理時や嚥下時においてもだいたい口唇は閉じている．超音波画像上では，嚥下動作はほぼ正常に近いが，舌尖を口蓋に押しつける力が弱く，食塊がなかなか咽頭へ送れない．

舌突出型との大きな違いは，舌尖部の動きが認められる点である．そして食塊を舌根部に移動するまでに舌を何度かくねらせながら，反動をつけるようにして咽頭に送り込んでいるという点で，

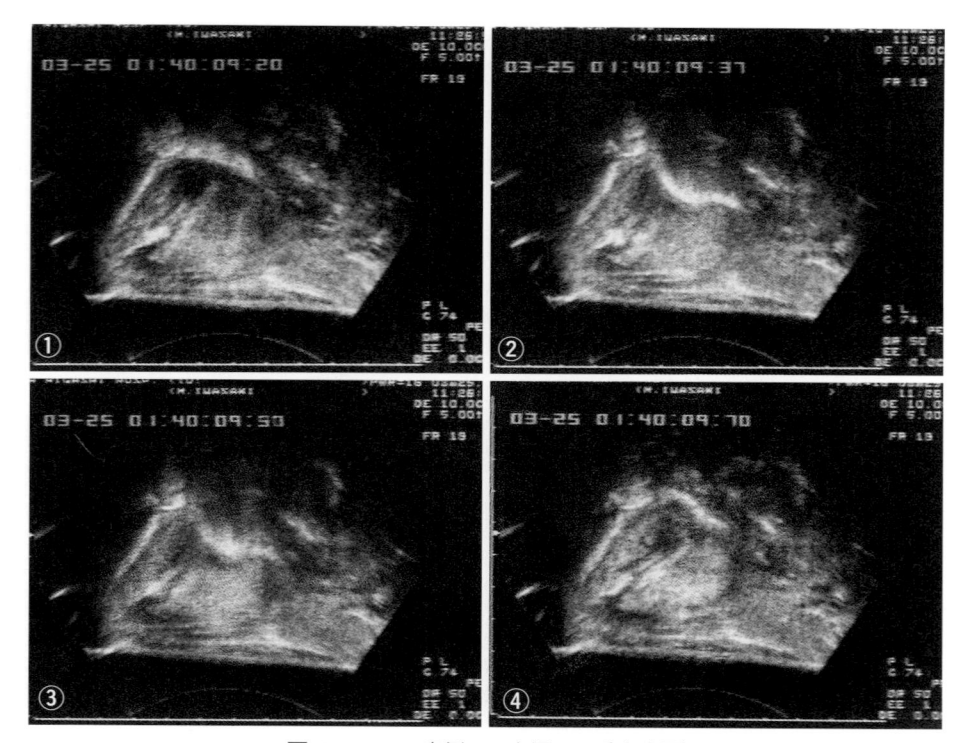

図 3-3-27　症例 3：小児 1，舌突出型

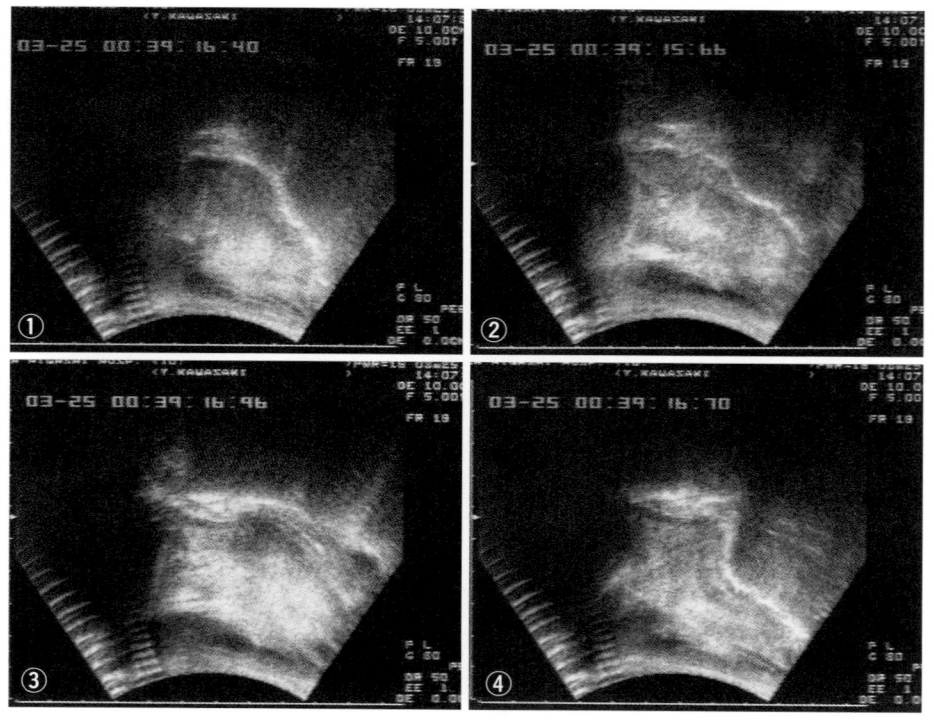

図 3-3-28　症例 4：小児 2，押しつけ不全型

正常嚥下に比べ舌前方部の使い方が未熟である．
押しつけ不全型ではさらに，食形態を中期食にレベルアップすると食塊が舌背と口蓋の間で停滞していて，なかなか舌根部に送り込めない様子を確認することができる．

（3）増粘剤が嚥下に与える影響

増粘剤を食物に加えることで，口腔期嚥下の舌運動に与える影響をみることができる．したがって患者やその家族に増粘剤の必要性を理解してもらう場合に，超音波検査を行うことで比較的容易に舌の動きの違いを説明することが可能である．

今後，さらに超音波診断装置の解像度の向上によって識別可能な範囲は広がっていくものと考えられる．また Sonies ら[67]によれば，通常の装置は2次元画像であるが，3次元に合成したり，超音波画像に筋電図を取り入れたりするなど，さまざまな応用がなされている．

4. 頸部聴診

頸部聴診は，聴診器を用いる場合と，マイクロホンや加速度計を用いてテープ録音し音声波形等を分析したりする場合とがあるが，臨床的には聴診器による方法が一般的であるので，ここではその概要を述べる．

Vice ら[71]によれば，聴診器を用いた頸部聴診は Hertz ら（1907）によって摂食や上気道の臨床評価にときどき用いられていたという．さらに Scott（1953）や Russell ら（1956）によって，ポリオ患者の咽頭期嚥下や分泌物の貯留を評価するのに用いられていた．最近では，小児・成人を問わず咽頭期に障害をもつ患者にかかわる臨床家によって用いられているという（Bosma, 1976）．成人を対象とした頸部聴診については高橋[72]が詳細に述べているが，小児については断片的に記載されているものがほとんどである（Arvedson[7]，Hall[73]，Morris[28]，Tuchman[74]）．Arvedson ら[7]は，頸部聴診はせいぜいスクリーニング検査としては役に立つ程度で，確定診断に用いるには適切ではないことを強調している．

1）目的と適応

頸部聴診は，頸部の喉頭上に聴診器を当てて，嚥下音や呼吸音を聴くことで臨床評価の一助とする方法である．一般的に頸部聴診では，嚥下音と呼吸音に分けて評価している．Morris ら[28]によれば，乳児の呼吸や嚥下の音は成人とは異なるので，検査者は小児グループの頸部聴診を使って特別にトレーニングする必要があるという．Murray[75]によれば，嚥下音は，食塊が咽頭を通過して上部食道括約筋（UES）が開閉するときに，圧力の変化に伴って多くの音が聞こえるのだろうと述べている．そしてこれらの音が発生しているときに食塊の位置を正確に判断することは難しいという（Hamlet, Nelson, & Patterson, 1990）．さらに，嚥下音が健常者と摂食・嚥下障害患者で異なることを示すデータはないとも述べている．

頸部聴診はほとんどすべての摂食・嚥下障害に適応できるが，とりわけ呼吸障害を有する患児の嚥下状態の臨床評価をする際には重要である．また，VF 検査や VE 検査の適応症を決める場合のスクリーニング検査としても用いられる．前述したように，頸部聴診単独で誤嚥の確定診断をすることは難しいが，VF 検査や VE 検査の際に同時に嚥下音や呼吸音を録音することで，画像と音声との関連がより明確になり，頸部聴診の判定精度を高めることができると考えられる．

2）検査方法

小児を対象とする場合，成人に比べて小児は首が短いので，聴診器が嚥下の妨げとならないようにチェストピースは新生児用の最も小さいものを用いるとよい．金子[48]は，成人では聴診器を当てる部位は，甲状軟骨部で正中に近い側面，あるいはもう少し下の輪状軟骨部でもよいとしている．正中から離れて側方に行き過ぎると頸動脈の脈拍が大きく聞こえ，聴診に適さないという．乳幼児では首が短いうえに，頭部が前傾している場合には甲状軟骨付近に当てられないことがあり，その際はオトガイ下部や顎下三角部に当てる．食事前に呼吸雑音が著しい場合は，吸痰してから行うと

よい.

3）評価の実際

高橋[72]によれば，成人の場合は以下のような評価を行うという．いずれの場合においても，嚥下後の呼気音を聴取する際には，検査前に咳嗽や吸引を行った状態で確認した"澄んだ"呼気音と比較することが重要であるとしている．

① 長い嚥下音や弱い嚥下音，複数回の嚥下音が聴取された場合：舌による送り込みの障害，咽頭収縮の減弱，喉頭挙上障害，食道入口部の弛緩障害などが疑われる．

② 嚥下時に泡立ち音（bubbling sound）やむせに伴う喀出音が聴取された場合：誤嚥が強く疑われる．

③ 嚥下直後の呼吸音に，"濁った"湿性音（wet sound），嗽音（gurgling sound），あるいは液体の振動音が聴取された場合：誤嚥や喉頭あるいは咽頭部における液体の貯留が疑われる．

Hall[73]によれば，Vice（1994）らは嚥下障害のある新生児の哺乳瓶による吸啜時の頸部聴診を行ったところ，呼吸や咳あるいは喘鳴と泡立ち音（bubbling sounds）が一致していることを認めたという．

Viceら[76]は，音響分析を健常児に応用した結果から，3～4歳の小児の音響特性は新生児の吸啜時にみられる安定したリズミカルなパターンとは異なるだろうと述べている．そして，食物や液体の量によって同一個体内や個体間で違いがみられるだろうとも述べている．

筆者は小児を対象に，呼吸音や嚥下音を以下のような項目について評価しているが，さらなる検討が必要と思われる．脳性麻痺児などでは，呼吸音や嚥下音が姿勢や筋緊張などによってどのような影響を受けるかについても調べるとよいであろう．金子[48]はさらに，咀嚼音について呼吸との関連を評価している．

① 呼吸音

食事前，食事中，食事後の吸気，呼気の雑音を比較する．特に嚥下の直前と直後の変化を聞く．また，声を出せる患児では嚥下後に声の質が変わるか否かを確認する．声が震えるような場合は，声帯に食物が付着している可能性がある．

食事中に呼吸雑音が増える場合は，咽頭への貯留や残留が考えられるので，食事を中断してみて，何分くらいで雑音が消失するかを調べる．このような場合は連続して食べさせるのではなく，スプーンで何口か与えたら，雑音が消えるまでしばらく休みを入れる場合もある．さらに，必要に応じてVE検査やVF検査を実施する．

② 嚥下音

金子[48]は，嚥下音ははっきりとした特徴的な2つのクリック音（double click），すなわちIDS（initial discrete sound：最初のクリック音）と，FDS（final discrete sound：最後のクリック音），およびその間の食塊の流れの音（bolus transit sound）から成り立つが，この3つの音がきわめて短時間に発生するので，1つの音に聞こえることが多いと述べている．さらに嚥下音は，食塊の種類によってかなりの変異があるという．乳幼児では頸部の観察だけでは嚥下の確認が難しいことがあるので，その場合は頸部聴診で確認する．また，嚥下反射が誘発されない場合には，精製水0.5～1mlくらいをシリンジで口腔内に注入し，頸部聴診しながら嚥下反射の有無を調べる．固形食，半固形食，液体の，食物内容による音の違いについても検討するとよい．

（尾本和彦）

引用文献

1) 伊藤直樹, 木下憲治ほか：急性脳症後遺症による小児摂食・嚥下障害の一症例. 第21回日本障害者歯科学会学術大会, **25**（3）：426, 2004.
2) Culbert TP et al：Hypnobehavioral approaches for school-age children with dysphagia and food aversion. *J Dev Behav Pediatr*, **17**：335-341, 1996.
3) Sheppard JJ：Pediatric dysphagia and related medical, behavioral, and developmental issues. *In*：Dysphagia：A Continuum of Care. Sonies BC（Ed.）, Aspen Publishers Inc, Maryland, 1997.
4) Kedesdy JH, Budd KS：Childhood Feeding Disorders ─ Biobehavioral Assessment and Intervention. Paul H Brookes Publishing Co, Inc, Baltimore, Maryland, 1998.

5) Illingworth RS：The critical or sensitive period, with special reference to certain feeding problems in infants and children. *J Pediatr*, **65**（6）：839-848, 1964.
6) Cherney LR（ed）：Clinical Management of Dysphagia in Adults and Children（2nd ed）. Aspen Publishers, Inc, Maryland, 1994.
7) Arvedson JC, Brodsky L：Pediatric Swallowing and Feeding-Assessment and Management-（2nd ed）. Singular Thomson Learning, San Diego, California, 2002.
8) Sullivan PB, Rosenbloom L（eds）：Feeding the Disabled Child（1st ed）. Mac Keith Press, London, 1996.
9) Gisel EG：Eating skills：a review of current assessment practices. *Occupational Therapy Journal of Research*, **8**（1）：38-51, 1989.
10) 金子芳洋：摂食・嚥下リハビリテーションセミナー／講義録 II 機能障害とその対応. 医学情報社, 東京, 2002.
11) 金子芳洋, 向井美惠ほか：心身障害児の口腔発達・機能ならびに口腔衛生管理に関する基礎研究 No. 課題番号 00548331. 昭和56年度科学研究費補助金（一般B）, 1981.
12) 尾本和彦, 向井美惠ほか：摂食障害児の口腔機能評価. 小児歯誌, **24**（1）：138-145, 1986.
13) Arvedson JC, Brodsky L：Pediatric Swallowing and Feeding-Assessment and Management-. Singular Publishing Group, Inc, San Diego, California, 1993.
14) 篠崎昌子, 川崎葉子ほか：摂食指導に難渋した発達障害児の検討. 日本摂食・嚥下リハ会誌, **8**（1）：55-63, 2004.
15) 山田好秋：よくわかる摂食・嚥下のしくみ. 医歯薬出版, 東京, 1999.
16) Lowman DK, Murphy SM（eds）：The Educator's Guide to Feeding Children with Disabilities. Paul H. Brookes Publishing Co, Inc, Baltimore, 1999.
17) Leder SB：Videofluoroscopic Evaluation of Aspiration with Visual Examination of the Gag Reflex and Velar Movement. *Dysphagia*, **12**（1）：21-23, 1997.
18) Gisel EG：Effect of food texture on the development of chewing of children between six months and two years of age. *Developmental Medicine and Child Neurology*, **33**：69-79, 1991.
19) Kuhlemeier KV, Palmer JB, and Rosenberg D：Effect of liquid bolus consistency and delivery method on aspiration and pharyngeal retention in dysphagia patients. *Dysphagia*, **16**：119-122, 2001.
20) Arvedson JC：Aspiration by Children with Dysphagia. *In*：The American Academy for Cerebral Palsy & Developmental Medicine, 34, 1992, 37.
21) 尾本和彦, 向井美惠, 金子芳洋：未熟児の口蓋形態について. 第40回日本小児保健学会学術大会, 金沢, 1993.
22) Sleight D, Neman C：Gross Motor & Oral Motor Development in Children with Down Syndrome. St Louis Association for Retarded Citizens, Inc, St Louis, 1984.
23) 日本小児歯科学会：日本人小児における乳歯・永久歯の萌出時期に関する調査研究. 小児歯科学雑誌, **26**（1）：1-18, 1988.
24) Stevenson RD, Allaire JH：The development of normal feeding and swallowing. *Pediatr Clin North Am*, **38**（6）：1439-1453, 1991.
25) 尾本和彦：乳幼児の摂食機能発達 第1報：行動観察による口唇・舌・顎運動の経時変化. 小児保健研究, **51**（1）：56-66, 1992.
26) Pridham KF：Feeding behavior of 6-to 12-month-old infants：Assessment and sources of parental information. *J Pediatr*, **117**（2）：S174-S180, 1990.
27) Schwartz JL：Tongue movements in normal preschool children during eating. *AJOT*, **38**（2）：87-93, 1984.
28) Morris SE, Klein MD：Pre-Feeding Skills-A Comprehensive Resource for Mealtime Development（2nd ed）. Therapy Skill Builders, Tucson, Arizona, 2000.
29) Sauvegrain J：The technique of upper gastro-intestinal investigation in infants and children. *Progress in Pediatric Radiology*, **2**：26-51. 1969.
30) Lefton-Greif MA et al：Specialized studies in pediatric dysphagia. *Semin Speech Lang*, **17**（4）：311-29；quiz330, 1996.
31) Colodny N：Interjudge and intrajudge reliabilities in fiberoptic endoscopic evaluation of swallowing（Fees）using the penetration-aspiration scale：A replication study. *Dysphagia*, **17**：308-315, 2002.
32) Arvedson JC, Lefton-Greif MA：Pediatric Videofluoroscopic Swallow Studies. Communication Skill Builders, San Antonio, Texas, 1998.
33) Helfrich-Miller KR, Rector KL, Straka JA：Dysphagia：Its treatment in the profoundly retarded patient with cerebral palsy. *Arch Phys Med Rehabil*, **67**：520-525, 1986.
34) Griggs C A, Jones PM, and Lee RE：Videofluoroscopic investigation of feeding disorders of children with multiple handicap. *Developmental Medicine and Child Neurology*, **31**：303-308, 1989.
35) Mirrett PL, Riski JE, Glascott J, Johnson V：Videofluoroscopic assessment of dysphagia in children with severe spastic cerebral palsy. *Dysphagia*, **9**：174-179, 1994.
36) Gonzalez AB, & Darby S：Risk of cancer from diagnostic X-rays：estimates for the UK and 14 other countries. *Lancet*, **363**（9406）：345-351, 2004.
37) Logemann JA：Manual for the Videofluorographic Study of Swallowing（2nd ed）. Pro-ed, Inc, Austin, Texas, 1993.
38) Bosma JF：Functional anatomy of the upper airway during development. *In*：Respiratory Function of the Upper Airway（Mathew O P, Saint'Ambrogio G（eds））. Marcel Dekker, Inc, New York, 1988.
39) 北住映二：脳障害児における摂食障害, 嚥下障害への対応―誤嚥への対応を中心に―. 小児内科, **33**（8）：1139-1143, 2001.
40) 北住映二：嚥下造影の標準的検査法（詳細版）―小児の場合の注意と手順―. 日本摂食・嚥下リハ学会雑誌, **7**（1）：65-67, 2003.
41) 大前由起雄：評価と診断. よくわかる嚥下障害（藤島一郎編）, 永井書店, 大阪, 2000, 86-113.
42) 藤島一郎：脳卒中の摂食・嚥下障害 第2版. 医歯薬出版, 東京, 1998.

43) 藤島一郎ほか：よくわかる嚥下障害．永井書店，大阪，2001．
44) Logemann JA：Evaluation and Treatment of Swallowing Disorders（1st ed）．College Hill Press, San Diego, 1983.
45) Logemann JA：Evaluation and Treatment of Swallowing Disorders（2nd ed）．Pro-ed, Inc, Austin, Texas, 1998.
46) Gisel E G：Effect of oral sensorimotor treatment on measures of growth and efficiency of eating in the moderately eating-impaired child with cerebral palsy. Dysphagia, 11（1）：48-58, 1996.
47) Feinberg MJ：Radiographic techniques and interpretation of abnormal swallowing in adult and elderly patients. Dysphagia, 8：356-358, 1993.
48) 金子芳洋，加藤武彦，米山武義編：歯界展望別冊／食べる機能を回復する口腔ケア．医歯薬出版，東京，2003．
49) Robbins J, Coyle J, Rosenbek J, Roecker E, Wood J.：Differentiation of normal and abnormal airway protection during swallowing using the penetration-aspiration scale. Dysphagia, 14（4）：228-232, 1999.
50) Rosenbeck JC, Robbins J, Roecker EB, Coyle JL, Wood JL：A penetration-aspiration scale. Dysphagia, 11：93-98, 1996.
51) Arvedson JC et al：Silent aspiration prominent in children with dysphagia. International Journal of Pediatric Otorhinolaryngology, 28（2-3）：173-181, 1994.
52) Newman LA：Swallowing function and medical diagnoses in infants suspected of dysphagia. Pediatrics, 108（6）：E106, 2001.
53) Langmore SE：Endoscopic Evaluation and Treatment of Swallowing Disorders. Thieme Medical Publishers, Inc, New York, 2001.
54) Kramer SS：Special swallowing problems in children. Gastrointestinal Radiology, 10：241-250, 1985.
55) Kuhlemeier KV, Yates P, Palmer JB：Intra-and interrater variation in the evaluation of videofluorographic swallowing studies. Dysphagia, 13：142-147, 1998.
56) Stoeckli SJ：Interrater reliability of videofluoroscopic swallow evaluation. Dysphagia, 18（1）：53-57, 2003.
57) Newman L A et al：Videofluoroscopic analysis of the infant swallow. Invest Radiol, 26（10）：870-873, 1991.
58) Logemann JA：Do we know what is normal and abnormal airway protection？ Dysphagia, 14（4）：233-234, 1999.
59) Robbins J et al：Swallowing after unilateral stroke of the cerebral cortex. Arch Phys Med Rehabil, 74：1295-1300, 1993.
60) Palmer JB：Integration of oral and pharyngeal bolus propulsion：A new model for the physiology of swallowing. The Japanese Journal of Dysphagia Rehabilitation, 1：15-30, 1997.
61) Jones B：Normal and Abnormal Swallowing：Imaging in Diagnosis and Therapy（2nd ed）．Springer-Verlag, New York, 2003.
62) Daniels SK, Foundas AL：Swallowing physiology of sequential straw drinking. Dysphagia, 16：176-182, 2001.
63) Dua KW et al：Coordination of deglutitive glottal function and pharyngeal bolus transit during normal eating. Gastroenterology, 112：73-83, 1997.
64) Pouderoux P, Logemann JA, Kahrihas PJ：Pharyngeal swallowing elicited by fluid infusion：role of volition and vallecular containment. Am J Physiol, 270：G347-G354, 1996.
65) Palmer JB et al：Coordination of mastication and swallowing. Dysphagia, 7（4）：187-200, 1992.
66) Kramer SS, Eicher PS：Swallowing in children. In：Normal and Abnormal Swallowing（Jones B（ed）），Springer-Verlag New York, Inc, New York, 2003.
67) Sonies BC, Chi-Fishman G, and Miller JL：Ultrasound imaging and swallowing. In：Normal and Abnormal Swallowing（Jones B（Ed）），Springer-Verlag New York, Inc, New York, 2003, 119-138.
68) 片山　仁，山口　昴：造影剤マニュアル（第1版）．金原出版，東京，1991．
69) 金子芳洋，向井美恵，尾本和彦：超音波断層法による吸啜・咀嚼・嚥下時の口腔諸器官の運動解析 No. 課題番号 02454475．平成4年度科学研究費補助金（一般研究B），1993．
70) Bosma JF：Development and impairments of feeding in infancy and childhood. In：Dysphagia：Diagnosis and Management（Groher ME（ed）），Butterworth-Heinemann, Boston, 1997, 131-167.
71) Vice FL, Heinz JM, Giuriati G, Hood M, and Bosma JF：Cervical auscultation of suckle feeding in newborn infants. Developmental Medicine and Child Neurology, 32：760-768, 1990.
72) 高橋浩二：頸部聴診法．摂食・嚥下リハビリテーション（金子芳洋，千野直一監修）．医歯薬出版，東京，1998, 171-175．
73) Hall KD：Pediatric Dysphagia Resource Guide. Singular Thomson Learning, San Diego, California, 2001.
74) Tuchman DN, Walter RS（Eds）：Disorders of Feeding and Swallowing in Infants and Children（1st ed）．Singular Publishing Group, Inc, San Diego, California, 1994.
75) Murray J：Manual of Dysphagia Assessment in Adults（1st ed）．Singular Publishing Group, Inc, San Diego, London, 1999.
76) Vice F, Heinz JM et al：The use of cervical auscultation in evaluation and therapy of oral and pharyngeal dysphagia. In：The Year in Cervical Auscultation, 1995.

第4章
重症児者の高齢化に伴う摂食・嚥下障害

第1節
摂食・嚥下機能の加齢変化

ヒトの加齢現象にはいわゆる「生理的老化」と「病的老化」があり，それを区別して考えることが必要である，といわれる．加齢的変化，すなわち老化は個体全体として，またそれぞれの細胞，組織，臓器，器官において進行する．また，病的加齢変化と，純粋に生理的な加齢変化を区別することは必ずしも容易なことではない．特に高齢者や障害児者では複数の疾病罹患や服薬歴をもつ者が多く，それらの輻輳した影響が重なって，より複雑な変化をきたし，どこまでが生理的なものであって，どこまでが疾病や薬の影響によるものかの判断が難しい．また，ヒトはさまざまな環境要因の影響を受け，その個体差も大きく，したがって生理的な老化にもかなりの幅や個体差があると考えられる．

摂食・嚥下に関係する組織，臓器やその機能にも，いわゆる加齢変化が認められるが，その生理的老化と病的老化の区別にはやはり判然としない面もあり，それが従来の調査，研究の結果に不一致がみられる原因の一つになっている．

ここでは，そうした従来の研究・調査のなかから，比較的いわゆる生理的加齢変化・老化に近いと思われるものについて紹介する．

1．嗅覚と味覚

松岡らはその総説[1]のなかで，味覚に関しては加齢により4基本味の認知閾値はすべて上昇するが，甘味，酸味に比して塩味，苦味で上昇が著しいと述べている．また嗅覚に関しては浅賀の論文[2]を引用し，老年者に基準検査を施行した成績では，嗅力損失率は検知閾値で約1.5，認知閾値で約1.3で，この生理的老化の範囲は嗅力損失としては大きな値ではなく，日常生活では何ら支障がない範囲であると述べている．これらのことから，加齢変化の考え方として，老年者の味覚，嗅覚障害で，認識すべき加齢変化だけで日常生活に支障をきたすほどの機能低下をきたすことは少ないと考えられ，老年者にみられる障害の増加は種々の障害因子の影響を受けやすいためと理解すべきであろうとしている．

1）嗅 覚

Dotyら[3]はUPSIT（University of Pennsylvania Smell Identification Test）と名づけた嗅覚テスト法（scratch-and-sniff法）を開発し，この方法を用いてそれぞれミニカプセルに封入してある40種類の"におい"を嗅ぎ当てるテストを実施した．その結果，その能力減退が60歳代以降で急激で，しかもかなり著しいことを示した（図4-1-1）．

また，Schiffmannら[4]は若年群（19〜25歳の学生16名）と高齢群（72〜78歳の健康老人16名）を被検者として，14種類の市販の香味料（ライム，リンゴ，ポテト，ベーコン，バターなど）をペア（合計91組）で示してそれぞれを嗅ぎ分けるテストを行った．その結果，高齢群では香味料を嗅ぎ

分ける能力がかなり減退していたことを報告している.

2) 味 覚

加齢による生理的な味覚機能の低下は4基本味溶液を用いた研究においても,また電気味覚検査を用いた報告[5]でも,その存在はまず間違いないこと[6]とされている.しかし以下に示す文献にみられるように,その内容はどうもそう簡単ではなさそうである.また,高齢者にみられる味覚障害の増加は,単純な加齢による障害以外に,背景として存在する他疾患およびそれらに対する服用薬剤や食習慣など,いくつかの原因が加重されて引き起こされるものと考える[6]べきであろう.

Weiffenbachら[7]が23～88歳の成人81名について実施した4つの味覚の閾値検査(全口腔法)の結果では,塩味(食塩)閾値がわずかではあるが年齢に相関して有意に上昇したのが認められた.また,塩味ほどではないが,苦味(硫酸キニーネ)閾値の上昇もわずかに認められたが,酸味(クエン酸)と甘味(ショ糖)の閾値には加齢に伴う上昇は認められなかった.

Grzegorczykら[8]は20～92歳の成人76名について塩味閾値の検査(全口腔法)を行い,加齢に伴う閾値の上昇を認めた以外に,高齢者群(65～92歳,32名)では個体差が大きくなる(0.5～14.0 mM)特徴がみられた.若年者群(20～39歳,21名)と高齢者群の平均値はそれぞれ3.5 mMと7.8 mMで,2.2倍の増加であった.

伊藤ら[9]は,加齢による味覚閾値の上昇は塩味が最も顕著であるとされることから,食塩味覚閾値に及ぼす各種要因の影響を濾紙法を用い,10～80歳代280名(男100名,女180名)について舌の先端部分で測定した.その結果,各年代による食塩味覚閾値の有意差は認められなかった.そこで成年群(20～30歳代,61名),中年群(40～50歳代,100名),高齢群(60～80歳代,94名)にまとめて比較したところ,その平均値は成年群0.86±0.36(M±SD %),中年群1.05±0.47,高齢群0.99±0.41で,高齢群では成年群に対し,中年

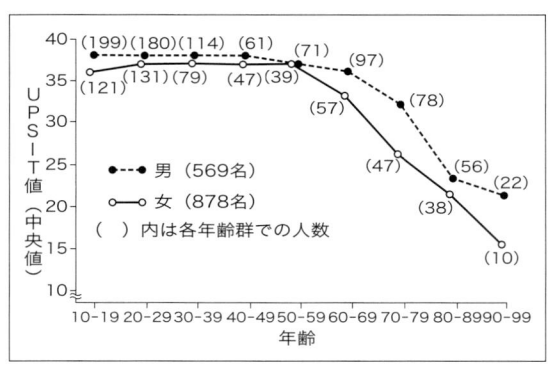

図 4-1-1 加齢による嗅覚値(UPSIT)の変化
(Doty RL et al, 1984[3] より一部改変)

群も成年群に対しそれぞれ有意に閾値が上昇していたが,中年群と高齢群には有意差は認められず,しかも中年群の平均値のほうが高値を示していた.

久木野ら[10]は20～79歳の女性308名について,同様に濾紙ディスク法(径6 mm)を用いて舌尖部の味覚認知閾値を測定した.味覚物質としてはショ糖(甘味),塩化ナトリウム(塩味),酒石酸(酸味),塩酸キニーネ(苦味)が使われた.その成績では,味覚感覚はどの味質に対しても加齢に伴って低下することが明らかになったが,低下の程度は苦味で最も顕著であり,次いで酸味,甘味であり,塩味の低下は比較的緩やかであったことを報告している.

4つの味覚は舌だけでなく,口蓋,咽頭部でも広く知覚されている[11].その意味からすれば,摂食・嚥下機能との関連で味覚の加齢変化を検討する場合,舌局所での検査よりも全口腔法のほうが適していると考えられる.そのような観点からの日本の近年における研究としては,山内らの論文がある[12].すなわち,10～70歳代670名(男314名,女356名)のうちの非喫煙者554名(男229名,女325名)について全口腔法による調査・解析が行われた.

4味覚物質としては,ショ糖(甘味),食塩(塩味),酒石酸(酸味),塩酸キニーネ(苦味)が用いられ,検査液濃度は倍数希釈列,味質提示は上昇法で実施された.その結果の多重比較成績では,70歳代

で塩味，酸味，苦味では明らかな閾値の上昇を認めたが，甘味ではほとんど認められなかった．

上述した味覚に関する研究は，いずれもそれぞれ単独の味物質を用いて検査が行われている．しかし，われわれが実際に摂取する食物では，通常はさまざまな味物質が混合した状態で口腔に取り込まれる．また，同じ味に分類されるものでも化学組成が異なるものが多く存在する．近年，そのような違いによる加齢変化についても報告がみられるようになってきた．

Cowartら[13]は，同一被検者群に苦味物質として硫酸キニーネと尿素を用いて，それぞれの閾値について加齢変化を調べた．その結果，硫酸キニーネでは高齢者群における感度の低下が認められたが，尿素の苦味では，高齢者群と若年者群の間に感度の差は観察されなかった．

Easterby-Smithら[14]は3種類の異なる甘味物質（ショ糖，アスパルテーム，サッカリン）の認知閾値の加齢変化について報告している．その成績では，若年群（18～30歳，16名）と高齢群（60～85歳，16名）の比較ではいずれも高齢群で平均値が高く，特にショ糖とサッカリンでは有意な差が認められた．ただおもしろいことにこの差は，非常に閾値の低い被検者群のすべてが若年群に属していたことに起因していた．高齢群では高値を示す被検者が多く分布していたが，それでも高齢者の閾値は1例を除きすべて，若年群の分布範囲内にあった．これら甘味味覚の加齢変化は，通常みられる視覚や聴覚の加齢変化に較べればそんなに大きなものではないと著者らは述べている．

Stevensら[15]は，水中のNaClの閾値よりも，トマトジュース中のNaClの閾値のほうが数倍高く，しかも若年者群と高齢者群間の閾値の差はトマトジュースの場合にも保たれているという，大変興味深いことを述べている．

2．唾液流量

唾液は口腔内を常に潤してその健康を保つと同時に，咀嚼を助け，食塊形成とその後に続く嚥下を容易にしている．実際に唾液の分泌が極端に減少（口腔乾燥症）すれば，固形物の咀嚼や嚥下が困難になるばかりではなく，発声困難，味覚異常や，軟組織部の乾燥，裂溝形成，疼痛等，さまざまな臨床症状を呈するようになる．また唾液の絶えざる嚥下によって，咽頭や食道の粘膜も保護されている．

1日24時間の唾液流量は，従来教科書的に示されてきた量（1,000～1,500 ml/24 hours）よりもかなり少ない可能性がある．最近の文献から考えると，だいたい600～800 mlくらいが妥当な線ではないかと思われる[16]．

一般には加齢により唾液流量が減少すると考えられてきたが，近年の研究結果からみると，どうもそうではない可能性が高い．

Baum[17]は，23～88歳の成人208名（男123名，女85名）について耳下腺刺激唾液流量を検査し，薬物投与を受けていない被検者では年齢の増加による流量の低下を認めなかった．しかし，薬物投与を受けている被検者では有意に低い流量が認められた．

Tylendaら[18]は，26～93歳の投薬を受けていない健康成人89名（男49名，女40名）の唾液流量を検査し，顎下腺では安静唾液および2％クエン酸刺激唾液で，また耳下腺刺激唾液（2％クエン酸）で，いずれも高齢者群（60～93歳）における流量の減少を認めなかった．

一方，Pedersonら[19]は，健康な高齢者群（70～91歳，28名）と若年成人群（18～39歳，30名）について顎下腺安静唾液と刺激唾液の流量をそれぞれ比較し，いずれも高齢者群での著しい流量の減少を認めている．すなわち，高齢者群での安静唾液平均流量は若年者群値の22％，刺激唾液流量では若年者群値の39％にしかすぎなかった．

Percivalら[20]は，健康成人116名を年齢により4群（20～39歳；29名，40～59歳；30名，60～79歳；28名，80歳以上；29名）に分け，安静時全唾液流量と刺激耳下腺唾液流量を測定した．その結果，安静時全唾液流量には年齢に相関する有意な減少が認められたが，刺激耳下腺唾液流量で

表 4-1-1 耳下腺唾液流量の加齢変化に関する研究結果の比較

研究者（報告年）	刺激唾液	安静時唾液
Ericson（1968）	有意差なし	減少
Mason ら（1975）	減少（女性のみ）	有意差なし
Baum（1981）	有意差なし	―
Cauncey ら（1981）	有意差なし	―
Heft ら（1984）	有意差なし	有意差なし
Gandara ら（1985）	有意差なし	―
Percival ら（1994）	有意差なし	―

表 4-1-2 全唾液流量の加齢変化に関する研究結果の比較

研究者（報告年）	刺激唾液	安静時唾液
Bartram（1967）	―	減少
Gutman（1974）	―	減少
Parvinen ら（1982）	有意差なし	―
Ben-Aryeh ら（1984）	有意差なし	減少
Gandara ら（1985）	有意差なし	有意差なし
Osterberg ら（1992）	有意差なし	―
Percival ら（1994）	―	減少

は 4 年齢群にそのような有意な流量の減少は認められなかった．

全唾液に関しては，Ben-Aryeh ら[21]が，対照群（平均年齢 26±2 歳，男 16 名，女 15 名）と高齢男子群（平均年齢 68±3 歳，15 名），高齢女子群（平均年齢 69±5 歳，15 名）についてその流量を比較し，安静時唾液では男女ともに高齢群で有意な流量の減少を認めたが，刺激唾液では差がなかったことを報告している．

一方で Heintze ら[22]は，男女 4 年齢群（15〜29 歳，30〜44 歳，45〜59 歳，60〜74 歳）の成人 629 名（男 286 名，女 343 名）について，安静時全唾液と刺激時全唾液の流量を測定した．その結果では，女子の安静時全唾液流量で加齢による弱い有意の低下が認められたが，刺激時全唾液では男女ともに加齢に伴う有意な流量低下は認められなかった．

表 4-1-1，4-1-2 には，従来の主な研究成績を耳下腺唾液流量，全唾液流量別に示した．このように，近年の研究報告からみて，耳下腺唾液（刺激・安静）および刺激全唾液では流量の減少は認められていないが，安静時全唾液には加齢による流量の有意な低下がありそうだと考えて差し支えないであろう．

Sreebny[23]は，このような現状を踏まえて次のように述べている．すなわち「われわれは歳をとると口が渇く（dry up）ということが広く信じられている．確かに，病理組織学的な研究では唾液腺の腺組織は年齢を重ねるに従って徐々に脂肪や結合組織，あるいはオンコサイトに入れ替わっていくことが示されている．しかし，生体での機能検査からでは，加齢それ自体は唾液腺が唾液を作り出す能力を減退させないことが示されている．生体の多くの臓器には，ある程度の障害ならばそれを補償する能力があるという事実からすれば，このことは特に驚くべきことではない．いくつかの研究（そのうちの一つは 10 年間に及ぶ縦断研究であるが）によれば，健康で何も投薬を受けていない被検者では，全唾液あるいは耳下腺唾液の加齢による流量減少は認められていない．一方，顎下腺唾液流量は，わずかではあるが加齢に伴って徐々に減少する可能性がありそうである．高齢者では，若年者に比較すると病気をもっていたり，薬を飲んでいたりする率が高い．高齢者にしばしば観察される口腔乾燥（dryness）は加齢変化というよりも，むしろこれらの事実，すなわち疾病や投薬によるものと考えられそうである．」

上記の引用文にもあるように，唾液流量に影響する因子の一つとして薬物の影響を忘れることはできない．しかも高齢者に投与される可能性の高い多くの薬剤が，副作用として唾液分泌を阻害するといわれている[24]．

3. 知　覚

嗅覚や味覚以外の口腔内や咽頭の各種知覚の加齢変化については報告も極端に少なく，まだほとんど明らかにされていないといっても過言ではな

表 4-1-3　静的2点識別閾値

	Mean±SD (mm)
舌尖部	2.59±0.58
左右舌背側縁部	4.47±1.38
左右舌下面側縁部	6.39±1.99
左右前方口腔底部	7.32±2.32

(Aviv JE et al, 1992[26])

表 4-1-4　動的2点識別閾値

	Mean±SD (mm)
舌尖部	2.36±0.45
左右舌背側縁部	3.67±1.06
左右舌下面側縁部	4.85±1.62
左右前方口腔底部	6.57±1.58

(Aviv JE et al, 1992[26])

表 4-1-5　年齢群別静的2点識別閾値 (mm)

	20-40 years	41-60 years	61-80 years
舌尖部	2.52	2.59	2.72
左右舌背側縁部	4.08*	4.53	4.97
左右舌下面側縁部	6.01*	6.17*	7.17
左右前方口腔底部	6.40*	7.65	7.98

*$p<0.05$　(Aviv JE et al, 1992[26])

表 4-1-6　年齢群別動的2点識別閾値 (mm)

	20-40 years	41-60 years	61-80 years
舌尖部	2.42	2.29	2.40
左右舌背側縁部	3.17*	3.83	4.22
左右舌下面側縁部	4.48*	4.80*	5.45
左右前方口腔底部	6.08*	6.75	6.98

*$p<0.05$　(Aviv JE et al, 1992[26])

表 4-1-7　年齢群構成

年齢群	年齢	人数	性 (女/男)	平均年齢 (M±SD)
I	20〜34	10	6/4	28.4±4.2
II	35〜49	11	4/7	40.4±4.2
III	50〜64	13	10/3	55.7±4.4
IV	65〜79	14	6/8	73.0±3.2
V	80+	12	7/5	86.5±4.8

(Calhoun KH et al, 1992[27])

いであろう．事実 Baum らは，1991 年発行の"Geriatric Dentistry-aging and oral health-"のなかで，口腔内の触覚，温度感覚，食物の質感覚などと加齢との関係についての研究は皆無であると述べている[25]．

1) 口　腔

Aviv ら[26]は，口腔用に改造した modified Mackinnon-Dellon DISK-CRIMINATOR を用いて，2点識別法（2PD：two-point discrimination test）により舌と口腔底部の静的2PD（static two-point discrimination）と動的2PD（moving two-point discrimination）を測定した．測定部位は舌尖部，左右舌背側縁部，左右舌下面側縁部，左右前方口腔底部の4カ所である．被検者は3年齢群（20〜40歳，41〜60歳，60〜80歳）に等分に分けられた健康成人90名（男52名，女38名，平均年齢48歳）である．

被検者は次の条件をすべて満たしている．
・非喫煙
・非アルコール飲用
・口腔の外科処置やX線療法を受けたことがない
・糖尿病，脳卒中の既往なし
・服薬なし

その結果，全被検者の平均値では静的2PD，動的2PD ともに舌尖部が最も敏感で，続いて舌背側縁部，舌下面側縁部，口腔底部の順であった（**表 4-1-3，4-1-4**）．年齢による差では，舌尖部では静的2PD，動的2PD ともに加齢による有意な差は認められなかったが，その他の部位では20〜40歳群に比較して61〜80歳群で閾値の有意な上昇が認められた（**表 4-1-5，4-1-6**）．

Calhoun ら[27]は顔面口腔の種々の知覚の加齢変化を追求した．被検者は60名（23〜96歳）で，

表 4-1-8 2点識別閾値（M±SD）（mm）

年齢群	I	II	III	IV	V
上唇*	2.1±1.0	2.4±1.4	3.2±1.4	2.5±1.4	4.3±1.8
下唇‡	2.8±1.1	3.0±0.9	3.8±1.7	3.5±1.8	4.8±2.8
左頬†	12.0±3.9	12.0±2.9	14.0±2.9	13.0±4.0	17.0±4.2
右頬*	11.0±4.1	12.0±2.2	14.0±4.4	13.0±3.3	18.0±4.3
口蓋	3.6±2.2	3.8±2.9	4.9±3.9	5.9±4.6	2.6±3.9
舌	2.2±1.6	2.0±1.1	2.7±1.8	2.5±1.9	2.7±1.3

*$p<0.01$　†$p<0.03$　‡$p<0.06$　　　　　　　　　　　（Calhoun KH et al, 1992[27]）

その年齢群別構成は**表 4-1-7**に示した．

被検者は次の状態がないことが条件である．
- 脳卒中あるいはその他の神経筋系機能不全
- 頭頸部外科手術の既往
- 嚥下障害の既往
- 明らかな視聴覚障害
- インスリン依存性糖尿病，膠原血管病
- 過去1年以内の喫煙
- 大量アルコール飲用またはアルコール中毒症

なお，無歯顎者は，適合状態の良好な義歯を過去1年以上使用している場合には被検者とした．またすべての検査は特に必要のないかぎり「閉眼状態」で行われた．

検査した知覚は次の6種類である．
(1) 鋭・鈍識別能（sharp versus soft sensation）
(2) 2点識別（two-point discrimination）
(3) 舌の固有感覚（proprioception）
(4) 口腔の立体認知能（oral stereognosis）
(5) 触・振動識別能（vibratory sensation；vibrotactile detection）
(6) 温度感覚（thermal sensation）

(1) 鋭・鈍識別能

先端が鋭利なもの（製図用コンパス針；drafting compass needle）と鈍なもの（綿棒；cotton-tipped applicator）を使って前舌部と口蓋中央部に触れ，鋭と感じるか鈍と感じるかを識別させる．

その成績では，鋭と鈍を識別する能力は舌で平均正答率99%，口蓋で95%を示し，いずれも非常に正確なものであり，加齢による低下傾向は認められなかった．

なお，上顎総義歯装着者では義歯を外して検査したが，義歯装着による口蓋知覚の変化は認められなかった．このことは，他の各検査項目にも当てはまっていたということで，大変興味深い．

(2) 2点識別

2点識別には製図用カリパス（drafting caliper）が使われた．

検査部位は
- 左右の頬部：鼻唇溝上端のレベルで瞳孔中央線上
- 上唇赤唇部正中
- 下唇赤唇部正中
- 前舌部正中
- 口蓋中央部

であり，測定はカリパスを水平方向（床面に平行）に使って行われた．

その結果は**表 4-1-8**に示したが，顔面に属する頬と口唇では有意な加齢による2点識別能力の低下が認められたが，口腔内である舌と口蓋ではそのような低下は認められなかった．

(3) 舌の固有感覚

舌の固有感覚検査は次のような手順で行われた．すなわち，被検者にできるだけ大きく口を開けさせる．検査者は拇指と示指を用い，ガーゼを介して舌尖部を軽く保持する．そして舌が口唇や口腔粘膜に触れないように注意しながら上下左右に約1cm動かす．そして，そのつど，その動いた方向を尋ねる．その結果では，I〜IV年齢群ではその正答率は100%であった．一方，V年齢群での正答率は91.7%を示したが，これは有意な低

表 4-1-9 立体認知能（正解率%）

年齢群 形態	I	II	III	IV	V
形態1	90	100	100	100	100
形態2	100	90.1	100	100	91.7
形態3	100	100	100	100	83.3
形態4	100	90.9	84.6	100	66.7
形態5	80	36.4	69.2	64.6	50
形態6	100	90.9	84.6	85.7	58.3
形態7	100	81.4	84.6	64.3	41.7
形態8	90	63.6	61.5	64.3	50
形態9	90	63.6	61.5	71.4	75

（Calhoun KH et al, 1992[27]）

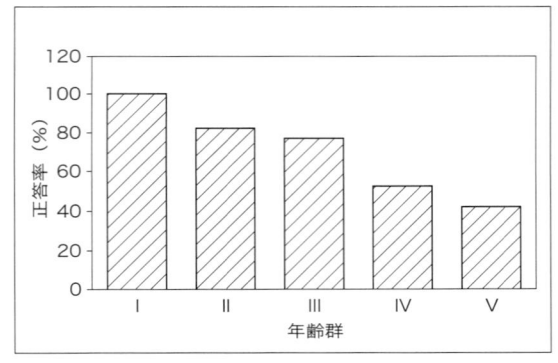

図 4-1-2 振動接触と非振動接触を区別する能力の年齢群別正答率（Calhoun KH et al, 1992[27]）

下ではなかった.

（4）口腔の立体認知能

立体認知能検査には9種類の異なった形態をしたプラスチック小片が使われた. すなわち, 形態1（ドーナツ型；donut）, 形態2（C型；C）, 形態3（星型；star）, 形態4（三角型；triangle）, 形態5（ダンベル型；straight dumbbell）, 形態6（四角形の一辺にV字形切れ込みのある型；notch）, 形態7（ボーリング・ピン型；bowling pin）, 形態8（十字型；cross）, 形態9（彎曲ダンベル型；curved dumbbell）の9種類である. これらのプラスチック小片の一つを形態を被検者に知らせずに口腔内におく. そして, これら9形態を書いたカード一覧を見せながら, 今自分の口の中にある物体がどの形態かを15秒以内に当てさせる.

その成績は表4-1-9に示してある. 形態1, 2および3はその判別が容易で, 全体で90%以上の正答率であった. 全年齢群を通しての加齢変化の分析では, 形態7（ボーリング・ピン型）のみに加齢による有意な低下（$p<0.02$）が認められた. また, I～IV年齢群とV年齢群で比較すると, V年齢群では, 形態3（星型）, 形態4（三角形）, 形態6（四角形の一辺にV字型切れ込みのある型）, および形態7（ボーリング・ピン型）で, 有意（$p<0.01$）な正答率の低下が認められた.

（5）触・振動識別能

触・振動識別能は音叉（256 Hz）を用いて下唇を対象部位として行われた. 音叉の接触強度は, 振動を感じる程度の強さではあるが, 聴覚で感じるほどではない強さとした. 下唇への接触は振動状態または非振動状態で実施し, その接触がどちらかを回答する方式とした.

その成績は図4-1-2に示したが, 図にみられるように, 単なる圧接触と振動接触とを区別する能力には明らかな加齢による低下（$p<0.016$）が認められた.

（6）温度感覚

温度感覚は喉頭鏡（径3 mm）を用いて5℃と50℃で検査された. 検査部位は前舌部と硬軟口蓋境界部である. 被検者は喉頭鏡が触れたとき, 温かく感じるか冷たく感じるかを答える.

その結果では, 年齢の増加に伴う温・冷を識別する能力の低下はみられなかった. 事実, I～IV年齢群での正答率は100%であった. 80歳を超えるV年齢群での正答率は87.5%で, また, 口蓋よりも舌での正答率がいくぶん高かったが, いずれにしても統計学的に有意な低下ではなかった.

彼らはこの幅の広い種々の口腔知覚についての研究をパイロットスタディと位置づけているが, 今後の発展と, このような加齢による口腔知覚系の変化が, 高齢者における捕食, 咀嚼や食塊の移送, 嚥下などにどのように影響しているのかをさらに追求することへの展開が期待される.

2）咽喉頭

Avivら[28]は, 過去に上喉頭神経（SLN：supper

表 4-1-10 声門上部の知覚（空気吹きつけ）閾値

年齢（歳）	人数	Mean±SD（mmHg）
20-30	5	2.03±0.14
31-40	7	2.06±0.10
41-50	1	2.10±0.80
Mean		**2.06±0.11***
51-60	0	
61-70	2	2.25±0.08
71-80	5	2.40±0.04
Mean		**2.34±0.07**

*$p<0.0001$　　　　　（Aviv JE et al, 1993[28]）

表 4-1-11 年齢群別知覚閾値

年齢（歳）	人数	Mean±SD（mmHg）
20-30	11	2.06±0.29
31-40	17	2.08±0.12
41-50	7	2.08±0.13
51-60	2	2.70±0.48
Mean（20-60）		**2.11±0.24**
61-70	8	2.61±0.49
71-80	7	2.49±0.28
81-90	4	3.16±1.15
Mean（61＋）		**2.68±0.63***

*$p<0.001$　　　　　（Aviv JE et al, 1994[29]）

laryngeal nerve）支配領域である咽頭（pharynx），喉頭前庭領域（supraglottic larynx）の知覚に関する情報がないことを受けて，この部位の知覚を測定する方法を新しく開発した．この部位の知覚低下や麻痺は，摂食・嚥下障害や誤嚥の危険があり，この部位の知覚測定は非常に重要である．

方法は，通常の喉頭内視鏡（standard flexible fiberoptic laryngoscope）内に装備されたチューブを通して，加圧と吹き付け時間を自由にコントロールした微少空気を測定部位（左右咽頭・喉頭前庭壁）に吹き付け（puff of air）て，それが知覚されたか否かを検査するものである．吹き付け時間は一定（50 msec）に設定した．

被検者は健常成人 20 名（男 12 名，女 8 名，24～78 歳，平均年齢 44 歳）である．その感覚閾値成績は表 4-1-10 に示したが，20～50 歳の平均値（2.06±0.01 mmHg）に較べ，60～80 歳代の平均値（2.34±0.07 mmHg）は有意（$p<0.0001$）に高かった．なお，大部分の被検者では，閾値以上の圧の空気を吹き付けると嘔吐反射が誘発された．

Aviv ら[29]は，この方法を用いてさらに咽喉頭知覚の加齢変化を追求している．彼らが調べようとしているのは上喉頭神経支配領域の知覚である．上喉頭神経は迷走神経の枝で，上喉頭神経内枝（知覚神経）が下咽頭の喉頭部前壁粘膜に分布し，また喉頭内側壁を下行，声門裂までに分布している．そこで，air puff stimulation の部位として，梨状窩前壁を用いている．

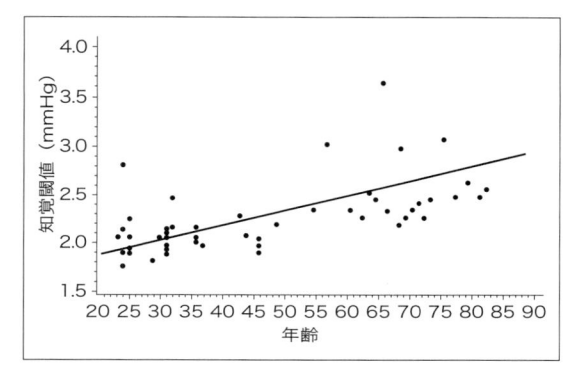

図 4-1-3 年齢と咽喉頭部の知覚閾値の相関関係（Aviv JE et al, 1994[29]）

被検者は健常成人 56 名（男 43 名，女 13 名，23～87 歳，平均年齢 47±20 歳）で，61 歳以上群の知覚圧閾値（2.68±0.63 mmHg）は 60 歳以下群（2.11±0.24 mmHg）に比較して有意に高値を示していた（表 4-1-11）．また，年齢と知覚圧閾値の相関関係では，有意なプラスの相関関係（r=0.62，$p<0.0001$）が認められた（図 4-1-3）．なお，閾値の有意な男女差は認められなかった．

この報告は，咽喉頭領域の知覚が加齢により進行的に低下することを示した最初の論文と考えられる．

4. 運動機能

Shaker らは最近（2001）の総説[30]のなかで，加齢そのものによって摂食・嚥下機能のさまざまな

局面に変化がみられるものの，これらの変化がいわゆる摂食・嚥下障害の症状として表れることはないと述べている．そして，高齢者にみられる大部分の摂食・嚥下障害は，高齢者にみられる種々の疾患のせいで起こっているとしている．高齢者で摂食・嚥下障害の有病率がどのくらいあるかは不明であるが，ある nursing home での調査報告によれば，その有病率は 50～60% を示している．また，摂食・嚥下機能の加齢変化は，程度の差はあるにしても準備期から食道期の 4 期のいずれにも認められている．しかし，これに関する過去の研究結果は必ずしも一致するものばかりではなく，むしろまだ結論的なことが言えない面，あるいは不明なことが多々あるのが現状であろう．

Ekberg ら[31]は嚥下造影（VF）により，高齢者の摂食・嚥下機能に何らかの異常が認められるかどうかを調べた．被検者は摂食・嚥下障害の症状のない高齢者（ただし上部消化管 X 線検査のために紹介されてきた患者）56 名（男 22 名，女 34 名，72～93 歳，平均年齢 83 歳）である．検査食はバリウム液（一口量は決めずに，本人の普段の量）とティースプーン一杯のバリウムペーストで，嚥下は指示嚥下（on command）とした．

その成績では，口腔，咽頭，PE segment（咽頭食道接合部），食道の機能のいずれにも異常が認められなかったのはわずかに 16%（9 名）にすぎなかった．

最も多い機能異常は口腔（期）に認められた．すなわち，感覚運動失調的な動きとしては，食塊保持位置の異常，嚥下前の処理時間の延長などが認められ（16%），また，異常に大きな食塊を摂取したり，急いで嚥下しようとする者が認められた（14%）．また，口腔期と咽頭期の動きの移行・協調の乱れが大変多く認められている（36%）．筋力の不足または求心性神経系の機能低下に起因すると考えられる舌背上食塊の咽頭への早期流入も，13% に認められている．

咽頭期の異常では，PE segment の機能不全としての食道入口部開大不全が最も多かった（23%）．また，食塊の咽頭残留が 20% に認められた．

36 名（64%）には一部の食塊の喉頭腔への侵入が認められた．その内訳は，喉頭前庭の喉頭蓋下部への食塊侵入（20%），少量食塊の喉頭前庭声門上部または気管への侵入（25%）などであった．

食道の機能不全が 20 名（36%）に認められた．12 名には裂孔ヘルニア，そのうちの 3 名に胃食道逆流による食道炎が認められた．

1）口腔の運動機能

加齢による口腔領域の形態学的な変化や，神経筋系の生化学的な機能変化などに関しては多くの報告があるが，摂食機能に関係するような口唇や舌の動作，あるいは咀嚼能力や嚥下動作などにどのような加齢変化があるのかについての研究は少ない．一般論的には，全身の筋肉系の加齢による筋力低下や協調運動能力の低下と同様に，口腔における摂食機能に関係する各種の筋機能にも加齢による低下が考えられる．

Feldman ら[32]は，863 名（天然歯列のみの者，および天然歯列＋固定性ブリッジ装着の者）の成人被検者を年齢で 3 群（39 歳以下群，40～49 歳群，50 歳以上群）に，また保有歯数で 3 グループ（左右側にそれぞれ 10～13 歯保有する群，片側に 10～13 歯，反対側に 14～16 歯保有する群，左右側にそれぞれ 14～16 歯保有する群）に分けて，咀嚼能力（3 g のニンジンを 40 回咀嚼したときに一定の粒度以下になっている率）および嚥下閾値（3 g のニンジンを嚥下直前まで咀嚼したときに一定の粒度以下になっている率）を検査した．その成績の一部として，左右側にそれぞれ 14～16 歯をもつ群（全歯保有群）では咀嚼能力，嚥下閾値ともに加齢による有意な変化は認められなかった．しかし，おもしろいことに，嚥下するまでに必要な咀嚼の"ストローク数"と"時間（秒）"および"ストローク数/秒"には加齢による有意な増加がみられた．

Baum ら[33]は，23～83 歳の健康な成人 257 名（75% は無投薬者，男 143 名，女 114 名）について，口腔の運動機能検査（ただし主観的指標）を実施した．ほとんどの被検者は有歯顎者（約 3%

は無歯顎者）であり，特に60歳以上の男で平均20歯，女では平均23歯を有していた．

検査は口唇機能（流涎の経験，口笛を吹くように口唇を左右対称性にすぼめる能力，など5項目），咀嚼筋機能（歯を食いしばったときの咬筋，側頭筋塊の触知度，下顎の片側咬合面を検査者が親指で少し押し下げるのに抵抗して持ち上げる力，など5項目），舌機能（検査者が親指で押さえようとするのに抵抗して突出させる力，など7項目）および嚥下機能（5 mlの水を一塊として飲み込む能力，頻回な嚥下困難の経験，など6項目）で，結果は機能の変化（減退）した者の率で表した．

口唇機能では，男で加齢による機能の減退している者の占める率の有意な上昇，女でも有意ではなかったがやはり上昇が認められた．咀嚼筋機能では，男女ともに年齢の上昇に伴う有意な率の上昇がみられた．舌機能では，男だけに有意な率の上昇があった．

嚥下機能は興味ある成績を示した．すなわち，男女ともに加齢による率の上昇は認められなかったが，80歳以上群（男のみ．女では80歳以上の群がない）のみに有意に高い率の上昇がみられた．そこでなお詳細に検討したところ，全年齢群で機能に変化があった者のうちの75％が何らかの投薬を受けており，特に80歳以上群では機能に変化がみられた者は全員が投薬を受けていた．

Soniesら[34]は超音波断層法を用いて，舌骨の運動時間と加齢の関係を追求している．すなわち，10 mlの水を嚥下したとき，舌骨が動く全時間は男女ともに，若年齢者群〔18～34歳：女1.30±0.30秒（n=8），男1.39±0.21秒（n=7）〕に比べて高齢者群〔55～74歳：女2.43±1.05秒（n=10），男2.47±1.00秒（n=9）〕で有意に延長していた．しかし，これらの高齢者で嚥下困難を訴える者は皆無であった．

最近，Chi-Fishmanら[35]は食塊の形態（粘性），量，および年齢が嚥下時の舌骨の運動に及ぼす影響を超音波断層法を用いて測定，分析した．被検者は健康成人31名（男16名，女15名）で，3年齢群に分けた．それぞれ

・若年齢群（20～39歳，平均年齢28.99±5.01，13名：男7名，女6名）
・中年齢群（40～59歳，平均年齢50.78±5.60，11名：男5名，女6名）
・高年齢群（60～79歳．平均年齢66.85±4.67，7名：男4名，女3名）

である．食塊形態は4種（thin juice-like, nectar-like, honey-like, spoon-thick），食塊量も4種（5, 10, 20, 30 ml）で実施し，口腔内へはシリンジで投与，指示嚥下させた．その際，口腔内の食塊を1回の嚥下でクリアするように指示し，そのようにできたものだけを分析資料とした．

その結果，高年齢群では
・垂直方向の最大運動振幅（距離）が大きくなる
・しかし，水平方向の最大運動振幅（距離）には若・中年齢群との差が認められない
・高年齢群では舌骨の動き始めから，前方移動の最大値に達するまでの時間が長い．しかし，舌骨が原位置に戻るときの後方移動速度は若年齢群より速く，嚥下の指示から舌骨が最も後方の位置に戻るまでの総時間は若・中年齢群よりも短い

などの成績が得られている．この調査における高年齢群では，嚥下指示から舌骨が動き出すまでの時間（preswallow gesture）が短く，それが舌骨総運動時間（total movement duration）が若・中年齢群より短くなった原因となっている．

指示嚥下の場合に，嚥下の第1相（口腔相）における舌の運動に関して興味ある報告がある．すなわち，Doddsら[36]は，258名の成人（男94名，女164名）についてVFを用いて10 mlのバリウム液（40％wt/vol）を嚥下したときの嚥下第1相の舌の動きを解析し，その動きに彼らがtipper typeとdipper typeと名づけた2種類の動きがあることを見出した．Tipper typeはどの年齢群でもその主要な動きとして認められたが，dipper typeもどの年齢群にでもみられた．そして，高齢者群ではdipper typeを示す者の割合が増加していた．

最近，冨田ら[37]は，口唇圧の加齢変化を圧力センサーを用いて，客観的な数値として追求してい

図 4-1-4 最大口唇圧と嚥下時口唇圧の比較
―口角部―（富田かをりほか，2002[37]）

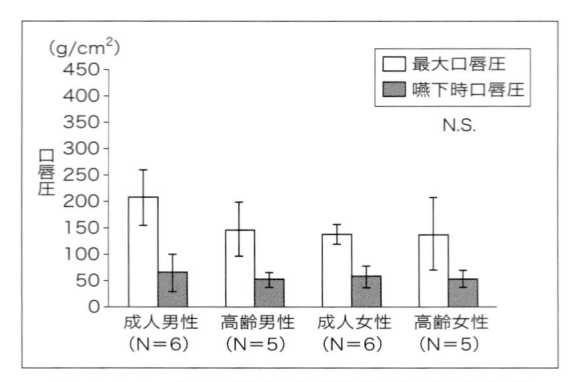

図 4-1-5 最大口唇圧と嚥下時口唇圧の比較
―口唇中央部―（富田かをりほか，2002[37]）

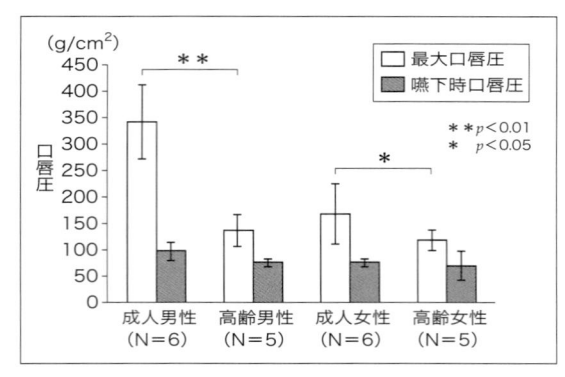

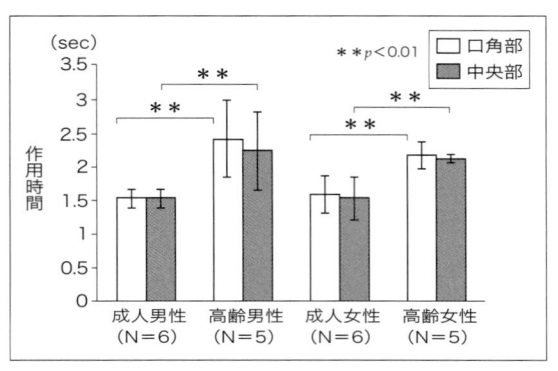

図 4-1-6 嚥下時口唇圧作用時間
（富田かをりほか，2002[37]）

る．すなわち，厚さ 2 mm のプラスチック平面板の口角部および口唇中央部の 2 カ所に圧力センサー（防水加工を施した直径 6 mm, 厚さ 0.6 mm の PS 型超小型圧力変換器：共和電業製，PS-2KA）を埋め込み，口唇中央部と口角部の最大口唇圧（最大努力下での口唇閉鎖圧）と嚥下時口唇圧を測定した．被検者は健常若年成人 12 名（男 6 名；22〜35 歳，平均年齢 28.5 歳．女 6 名；21〜26 歳，平均年齢 23 歳）と特記すべき疾患・服薬がなく，普通食を摂取している高齢者 10 名（男 5 名；68〜85 歳，平均年齢 74.8 歳．女 5 名；69〜80 歳，平均年齢 75.2 歳）である．

その結果の一部を図 4-1-4〜4-1-6 に示した．また，主に下記のような成績が得られた．

・最大口唇圧（特に口角部）は高齢者群で有意に低下していた．
・しかるに嚥下時口唇圧では高齢者群での低下は認められなかった．
・高齢者群では予備力（最大口唇圧と嚥下時口唇圧）の低下が顕著に認められた．
・高齢者群では嚥下時の口唇圧作用時間が有意に延長しているのが認められた．

2）舌圧・嚥下圧

Crow ら[38]は，加齢による舌圧とその持久力の変化を，握力の加齢変化と比較している．被検者数は 99 名（男 52 名，女 47 名，19〜96 歳）で，次の 4 年齢群に区分した．

・19〜39 歳群　16 名（男 7 名，女 9 名）
・40〜59 歳群　27 名（男 14 名，女 13 名）
・60〜79 歳群　43 名（男 25 名，女 18 名）
・80〜96 歳群　13 名（男 6 名，女 7 名）

測定法には IOPI (Iowa Oral Performance Instrument) が使用された．IOPI は rubber bulb に加わった圧を圧トランスデューサーで測定し，kPa (kilopascals) で表示する方法である．また，feedback system を使って最大圧以下の任意の圧で LED display（発光ダイオード）が発光するようになっている．これにより，指示された圧を持続するように被検者に指示できる．

・利き手の握力と持久力を測定
・最大舌圧と持久力を測定
・持久力は最大圧の 50％の力を持続する時間長（秒）で測定

表 4-1-12 年齢群別握力の強さと持久力
(mean±SD)

年齢群（歳）	人数	握力（kPa）	持久力（秒）
19-30	16	165.0±43.8	72.3±44.3
40-59	27	157.7±34.1	88.5±39.6
60-79	43	129.0±35.3	84.2±46.6
80-96	13	110.0±33.2	72.6±50.5

(Crow HC and Ship JA, 1996[38])

表 4-1-13 年齢群別舌圧の強さと持久力
(mean±SD)

年齢群（歳）	人数	舌圧（kPa）	持久力（秒）
19-30	16	75.7±17.3	43.9±21.3
40-59	27	75.2±23.6	41.9±24.3
60-79	43	69.5±17.3	48.0±40.8
80-96	13	53.7±13.3	45.2±25.5

(Crow HC and Ship JA, 1996[38])

・舌圧を測るための bulb は口蓋前方部に貼付．それを舌尖で圧することによって舌圧とその持久力を測定

その年齢群別成績を表 4-1-12, 4-1-13 に示した．

最大握力の回帰分析の成績では，握力は男女とも年齢の増加とともに有意に低下していた〔男（r=−0.58），女（r=−0.59），ともに有意（$p<0.001$）〕．また，男女差も有意であった〔男（155.1±44.6 kPa），女（123.6±27.2 kPa），$p<0.001$〕．60 歳以上群の握力はそれ以下の若年者群に比べて有意低下が認められた（$p<0.001$）．握力持久性には男女ともに年齢による有意差は認められず，男女差もなかった〔男（74.2±38.3 sec），女（90.3±49.8 sec）〕．

舌最大圧の回帰分析の結果では，男では加齢による有意な低下（r=−0.38，$p<0.001$）が認められたが，女では有意な低下はなかった（r=−0.27，$p=0.07$）．また，80 歳以上群は，それより若年の群に比べて有意に低値を示した（$p<0.001$）．男女差も有意であった〔男（74.8±18.9 kPa），女（64.7±19.6 kPa），$p<0.01$〕．舌圧の持久性には年齢による有意な低下も，男女差も認められなかった．

これらの成績から，彼らは次のように考察している．

・舌最大圧の加齢に伴う低下は，握力の低下ほど顕著なものではなかった．
・そして，舌最大圧の有意な低下は 80 歳以上の最高年齢群だけに認められた．
・この程度の低下は，正常な加齢では特に臨床的に問題になる程度ではなく，他の疾患と重なったとき初めて問題になると考えられる．

興味深いのは，最大圧の 50％の強さでの握力の持久性，舌圧の持久性ともに，加齢による低下が認められなかったことである．それは，通常の手の動きや摂食・嚥下では最大圧以下の強さで動いていると考えられるからである．

Robbins ら[39]は，同じく IOPI を用いて口蓋に対する舌圧（最大等長性舌圧：maximal lingual isometric pressures）と唾液嚥下時の舌圧を測定し，その加齢変化を追求した．なお，測定に使われた bulb は，容量はちょうど 3 ml bolus に相当し，ほぼ半固形食（semisolid bolus）の硬さに相当するとしている．

測定部位は舌正中線上の次の部位である．

・舌尖部………舌尖から 10 mm 後方
・舌後部………最後部有郭乳頭の前方 10 mm
・舌中部………舌尖部と舌後部の中間

被検者は健康男子 24 名で，次の 2 群よりなる．

・高齢者群　14 名（67〜83 歳，平均年齢 75 歳）
・若年者群　10 名（22〜33 歳，平均年齢 25 歳）

その結果を図 4-1-7〜4-1-9 に示した．

最大等長性舌圧の平均値は各部位で，若年者群＞高齢者群であったが，有意差が認められたのは舌中部のみであった（$p=0.002$）．

これに反して，唾液嚥下時の最大舌圧（peak pressure during swallowing）の平均値は若年者群≒高齢者群で，差がなかった．

この成績では，健康成人では年齢に関係なしに，嚥下時に使われる舌圧は最大等長性舌圧より常に低い．だから，健康高齢者でも依然として嚥下に必要な十分な圧力が出せると考えられる．

Shaker ら[40]は，嚥下第 1 相の舌圧には被検者内および被検者間の変動が著しいことを強調してい

図 4-1-7 舌尖部舌圧
(Robbins J et al, 1995[39])

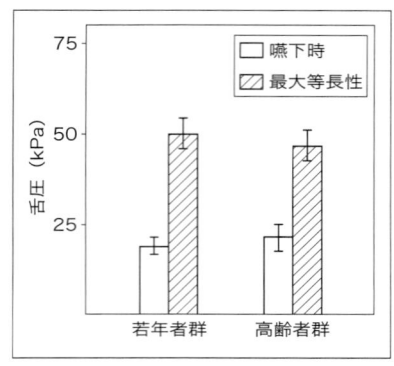

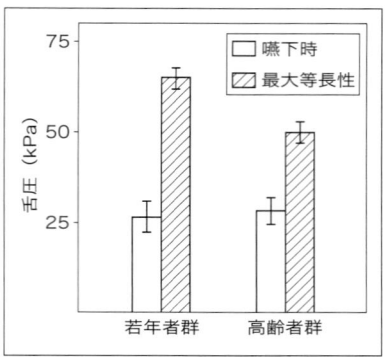

図 4-1-8 舌中部舌圧
(Robbins J et al, 1995[39])

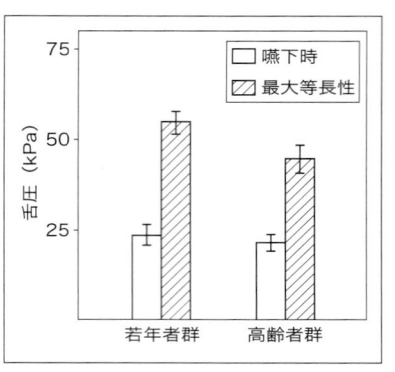

図 4-1-9 舌後部舌圧
(Robbins J et al, 1995[39])

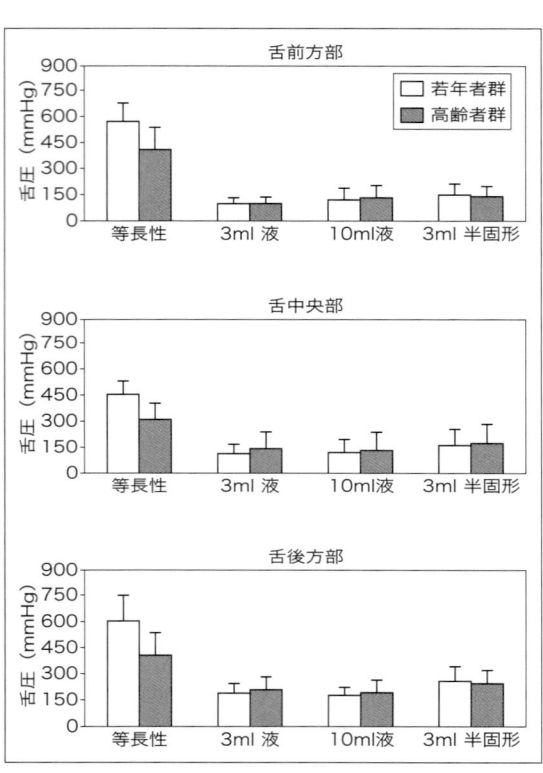

図 4-1-10 若年者群と高齢者群における最大等長性舌圧と3種類のボーラスを嚥下したときの舌圧 (Nicosia MA et al, 2000[41])

Nicosiaら[41]は,前述したRobbinsら[39]の結果と同様な成績を報告している.測定は口蓋正中線上(後縁は硬軟口蓋境界部)に並べた3つの円形bulb (three air-filled bulbs:直径13 mm,間隔8 mm)と外部トラスデューサーを連結して行われた.被検者は若年者群10名(48〜55歳,男5名,女5名)と高齢者群10名(69〜91歳,男5名,女5名)である.最大等長性舌圧は被検者に"舌をできるだけ強く上あごに押しつけてください(press your tongue against the roof of your mouth as hard as possible)"と指示して,各bulbに3回ずつ行われた.嚥下時舌圧の測定には3種類のbolus (3 ml semisolid, 3 ml liquid, 10 ml liquid)が使われ,同時に側方位嚥下造影(VF)が実施された.その成績の一部を図 4-1-10 に示した.

最大等長性舌圧はどの測定部位においても若年者群>高齢者群で,その差は有意($p<0.001$)であった.一方,嚥下時舌圧は若年者群≒高齢者群で,有意差はなかった.また,等長性舌圧にも嚥下時舌圧にも有意な性差は認められなかった.

最大圧に達する時間は,等長性では若年者群<高齢者群で,その差は有意($p<0.05$)であった.一方,嚥下時圧では,liquid bolusの場合に若年者群<高齢者群で,その差は有意($p<0.05$)であったが,semisolidでは若年者群<高齢者群だが,その差は有意ではなかった.

彼らはこれらの成績を考察し,「舌筋にも四肢筋にみられる変化と同様な変化が起こっていると考

る.Shakerらの予備的研究では高齢者群における舌圧に有意な低下が認められたが,それ以後の研究では,そのような差を認めることができなかった.この矛盾の理由はやはり,被検者内および被検者間の変動が大きいことにあると思われると述べている.

図 4-1-11　各測定項目の定義
（Cook IJ et al, 1994[42]）

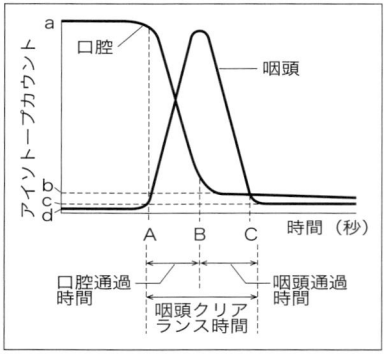

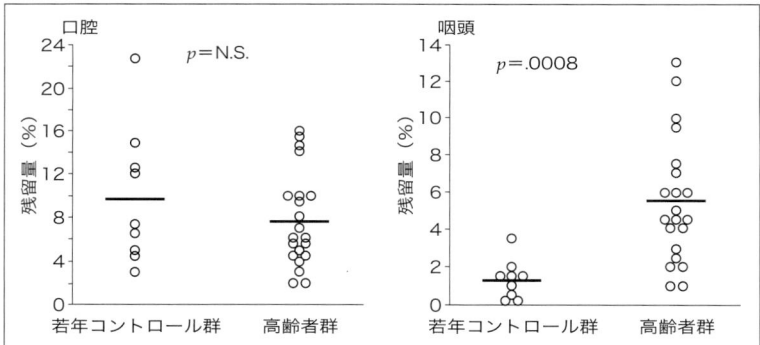

図 4-1-12　口腔および咽頭における嚥下（水 5 ml）後のアイソトープ・カウント残留量（％）（Cook IJ et al, 1994[42]）

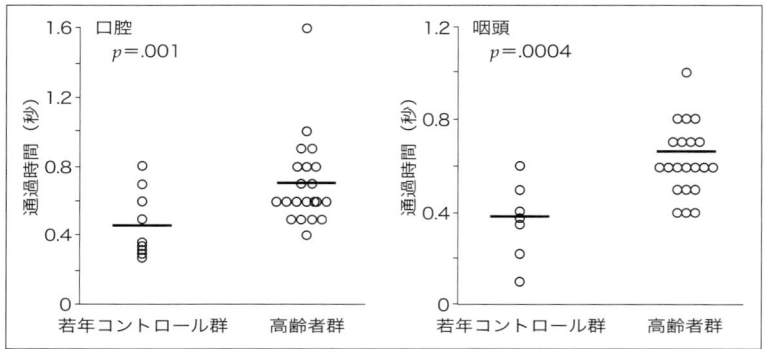

図 4-1-13　水 5 ml を嚥下したときの口腔通過時間と咽頭通過時間
（Cook IJ et al, 1994[42]）

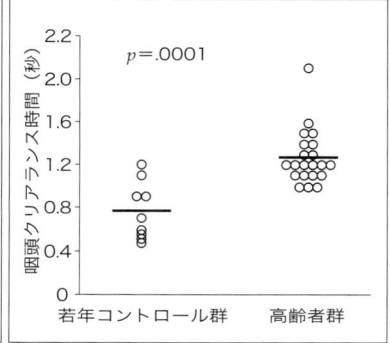

図 4-1-14　咽頭クリアランス時間（通過する食塊が咽頭に存在している時間；口腔通過時間＋咽頭通過時間）
（Cook IJ et al, 1994[42]）

えられる．一般に骨格筋には加齢による筋力の低下が認められる．その理由は，①筋線維数とサイズの減少と，②非収縮性組織の増加である．舌筋では加齢によるアミロイドの沈着が報告されている」としている．

3）食塊の移送効率

Cook ら[42]は，シンチグラフィを用いて嚥下時の口腔，咽頭における食塊の移送効率の加齢変化を追求した．被検者は健康成人で，高齢者群 21 名（男 11 名，女 10 名，平均年齢 68 歳：55〜83 歳）と若年コントロール群 9 名（男 7 名，女 2 名，平均年齢 28 歳：19〜37 歳）である．

シンチグラフィには，99 mTc（テクネチウム 99 m）30 Mbq で標識した bolus（5，10 ml water）が用いられた．測定項目は，嚥下直後の①口腔残留量（％），②咽頭残留量（％），③口腔通過時間（秒），④咽頭通過時間（秒），⑤咽頭クリアランス時間（秒）の 5 項目である．

各測定項目の定義を図 4-1-11 に，口腔・咽頭残留量の測定結果は図 4-1-12 に，口腔・咽頭通過時間のそれは図 4-1-13 に，咽頭クリアランス時間は図 4-1-14 に，それぞれ示した．口腔残留量は，bolus が 5 ml の場合にも，10 ml の場合でも年齢群による有意差は認められなかった．これに反して咽頭残留量では，5 ml，10 ml のいずれにおいても高齢者群で有意に高値を示した．口腔通過時間，咽頭通過時間，咽頭クリアランス時間はすべて高齢者群で有意に延長していた．

食塊の口腔通過時間と咽頭通過時間に関して

表 4-1-14 口腔・咽頭通過時間（秒：means±SE）

食塊量 (ml)	口腔通過時間		咽頭通過時間	
	若年者群	高齢者群	若年者群	高齢者群
2	0.48±0.03	0.60±0.05	0.62±0.02	0.63±0.03
5	0.41±0.02	0.64±0.05	0.66±0.03	0.64±0.03
10	0.45±0.04	0.61±0.07	0.66±0.03	0.62±0.03
20	0.49±0.06	0.67±0.05	0.62±0.04	0.53±0.03
年齢効果	$p=0.01$		NS	
量効果	NS		NS	

（Shaw DW et al, 1995[43]）

は，Shaw ら[43]が興味ある成績を報告している．被検者は健常成人でコントロール群 11 名（男，平均年齢 21 歳：18〜24 歳）と高齢者群 12 名（男 5 名，女 7 名，平均年齢 75 歳：63〜85 歳）である．測定は VF と咽頭マノメトリーを同時に実施して口腔，咽頭，食道上部の運動と咽頭内圧を同時に測定している．嚥下物質はバリウム高濃度懸濁液（250%/wt/vol.）で，分量は 2，5，10，20 ml の 4 種類である．

彼らの測定で興味深い点は，食塊の口腔・咽頭通過時間の定義である．従来の VF 上での測定では食塊頭部（bolus head）の動きを出発点としているが，彼らは食塊尾部（bolus tail）の動きで追っている．すなわち，口腔通過時間を「嚥下口腔相の始まり（上顎切歯部口蓋側に固定された舌尖部が動き始める時点：すなわち食塊尾部が動き始める時点）から，食塊尾部が後口蓋弓（咽頭口蓋弓）に達するまでの時間」とし，また，咽頭通過時間を「食塊尾部が後口蓋弓に到達した時点から，その食塊尾部が食道に入って UES が閉じるまでの時間」と定義した．

その成績を表 4-1-14 に示した．表にみられるように，口腔・咽頭通過時間ともに，高齢者群においても若年者群においても食塊量の増加による通過時間の有意な延長は全く認められなかった．唯一有意差（$p=0.01$）が認められたのは口腔通過時間の若年者群と高齢者群間であった．口腔通過時間は，平均値が若年者群で 0.4 秒台，高齢者群で 0.6 秒台くらいである．また，咽頭通過時間の平均値は，若年者群でも高齢者群でも同様に約 0.6 秒台くらいといえそうである．

4）UES・咽頭部内圧など

嚥下時の咽頭部内圧や UES 部（upper esophageal sphincter：上食道括約筋）圧の加齢との関係について，いくつかの報告がみられる．

Fulp ら[44]は，5 cm 間隔で 3 カ所に圧トランスデューサをもつ外径 4.5 mm の内圧測定カテーテルを用いて，安静時 UES 圧を測定した．被検者は高齢者群 10 名（男 4 名，女 6 名，平均年齢 66 歳：62〜79 歳）と若年者群 10 名（男 5 名，女 5 名，平均年齢 37 歳：24〜59 歳）である．その成績では，若年者群（72±5 mmHg）に比して高齢者群（52±6 mmHg）では平均安静時 UES 圧が有意（$p=0.03$）に低値を示していた．

Ribeiro ら[45]は，食道マノメトリーを用いて安静時 UES 圧，安静時 LES（lower esophageal sphincter）圧，食道蠕動波圧などの加齢変化について追求した．被検者は彼らの臨床でマノメトリーを実施した患者 470 症例から検討，抽出された 75 歳以上の者（高齢者群：66 名，女 68%）と 50 歳以下の者（若年者群：122 名，女 61%）である．その成績では，安静時 UES 圧には若年者群（平均 77.4 mmHg）と高齢者群（平均 49.6 mmHg）間に有意差が認められ（$p=0.002$），高齢者群で低値を示した．この結果は前述の Fulp らの成績と近似している．一方，安静時 LES 圧は若年者群（平均 27.2 mmHg）と高齢者群（平均 28.6 mmHg）間に有意

な差は認められなかった．また，食道蠕動波圧と持続時間も高齢者群（5.3秒，89.6 mmHg）と若年者群（6.4秒，87.0 mmHg）間に有意差はみられなかった．

彼らは，この研究で行われた他の分析結果も含め，次のように考察している．

(1) いわゆる古典的な研究からは，高齢者には"presbyesophagus"（老年性食道），すなわち，各種の食道内圧の異常，通過障害がみられるといわれてきた．その原因として，① 食塊非推進性第3次蠕動波（nonpropulsive tertiary contraction），② 括約筋弛緩不全，③ 食道拡張，などがあげられる．

(2) しかし，近年の研究からはこのような既成概念を支持する成績は得られておらず，加齢そのものによる食道機能の変化はそれほど大きなものではないことを示唆している．

McKeeら[46]は，4つの圧センサーを装備した咽頭マノメトリー・カテーテルを用いて，食塊（12℃の水道水5 mlの7回の指示嚥下）通過による咽頭波圧とUOS（upper oesophageal sphincter：UESと同義）圧の推移の加齢変化を追求した．被検者は健常成人73名（男51名，女22名，平均年齢50歳：21～85歳）で，若年者群36名（平均年齢33歳：21～40歳，男性率70％）と高齢者群37名（平均年齢66歳：60～85歳，男性率68％）から成り立つ．

その成績では，安静時UOS圧は若年者群（70.1±4.6 mmHg）に比較して高齢者群（43.6±3.6 mmHg）では著しく減少していた（$p<0.001$）．この結果は，前の2つの報告とよく一致している．また，彼らは食塊通過に伴うUOS弛緩時の陰圧（吸引圧）も測定しているが，若年者群（−5.00±0.7 mmHg）に比較して高齢者群（−2.11±0.6 mmHg）では有意に低い（$p=0.002$）吸引圧を示した．一方，UOS食塊通過時の食塊尾部内圧は若年者群では2.8±0.7 mmHg，高齢者群では4.9±0.7 mmHgで，高齢者群で有意に高い（$p=0.04$）内圧がみられた．この成績は，次に紹介するShawらの成績とも矛盾しないもので，大変に興味深い．McKeeらは，同報告中の他の測定結果も含めて，次のように考察している．

(1) 高齢者では咽頭中の食塊移送はゆっくりになり，そのクリアランス時間は延長するが，その伝搬の速度が低下しているのかどうかについては不明である．

(2) 加齢が咽頭収縮の大きさにどのように影響しているかは，さらに不明確である．高齢者では咽頭収縮の大きさは減少しているかもしれないし，変化しないのかもしれないし，あるいは，もしかしたら増加しているかもしれない．

Shawら[43]は，すでに紹介した食塊の口腔・咽頭通過時間に関する報告のなかで，下咽頭における食塊内圧と，食塊の量によるUES面積（食道入口部開大面積）の変化に関する加齢変化についても報告している．その成績を図4-1-15，4-1-16に示した．なおUES面積は，前後方向・側方VF上の食塊通過時の食道入口部の開大径をそれぞれ測定し，その形態が"楕円形"と仮定して面積を計算したものである．

図4-1-15にみるように，若年者群でも高齢者群でも食塊量の増加に従って食塊内圧の上昇がみられる．ただし，高齢者群では食塊量が5 mlを超えると若年者群に比べて食塊内圧の上昇が著しくなっている．一方，図4-1-16をみると，食塊量が増加すると若年者群では食塊内圧とバランスのとれた食道入口部の開大がみられる．これに反して高齢者群では，UES面積が約150 mm^{2}のところで急激に頭打ちになって，食塊量がさらに10 ml，20 mlに増加しても，面積はこれ以上には広がらないで，下咽頭の食塊内圧が著しく上昇している．

このことは，高齢者では食道入口部の開大伸縮性が若年時よりも低下し，ある面積以上には若いときのようには広がらない．しかし，咽頭通過時間が若年者群と高齢者群で差がないとすると，同じ時間内で食塊を食道に送り込むためには食塊の内圧を高める必要がある，と解釈できる．

5．まとめ

従来，特にここに紹介した近年における報告な

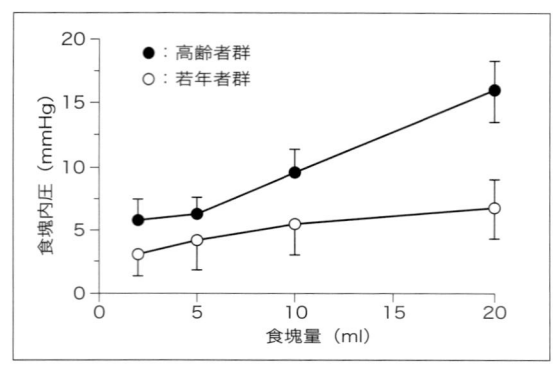

図 4-1-15 下咽頭における食塊内圧と食塊量との関係（Shaw DW et al, 1995[43]）

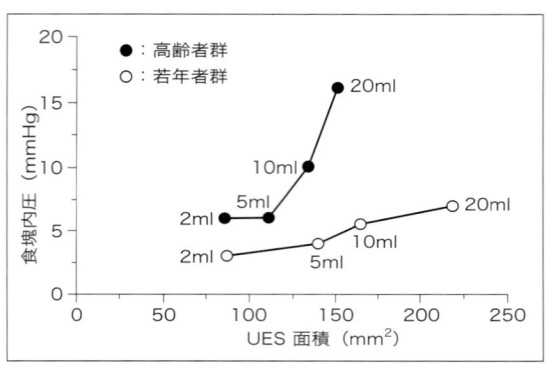

図 4-1-16 下咽頭における食塊内圧と UES 開大面積との関係（Shaw DW et al, 1995[43]）

どから考えられる摂食・嚥下機能に関係する口腔・咽頭・食道機能の加齢変化は，おおよそ次のように考えられる．しかし確実といえるものは少なく，まだまだ多くの研究が必要な分野であろう．

(1) 口腔機能

① 嗅覚の低下

② 味覚の低下．塩味閾値の上昇は確実と考えられるが，それ以外については報告による差がかなりあり，決定的とは考えにくい．同じ味覚でも，化学組成の違いによる差が考えられる．

③ 口腔内感覚については，触覚，温度感覚，食物の質感覚など，まだまだはっきりしない点が多い．

④ 唾液流量では，刺激全唾液では流量の有意な減少は認められない．一方，安静時全唾液には加齢による減少傾向がみられる．

⑤ 高齢者に認められる唾液流量の減少あるいは口腔乾燥症は，加齢の影響というよりはむしろ疾病や投与薬物の影響と考えるべきである．

⑥ 口腔の運動機能には多かれ少なかれ，神経筋系機能の減退が考えられるが，摂食・嚥下に用いられる機能範囲での加齢変化についてはまだまだ研究不足の感がある．

(2) 咽頭・食道部機能

咽頭・食道部運動機能についても口腔同様，その加齢変化については情報が少ない．また，運動測定のための基準点の決め方が報告によって一定していないために，成績の比較が困難な場合が少なくない．

① 70 歳ごろから安静時の喉頭の位置が下垂し始め，第 7 頸椎相当部分まで近づくといわれる．すなわち，成人期に比べて約 1 錐体相当分くらい下降することになる．

② 嚥下時の舌骨や喉頭の挙上量に制限が出てきて，食塊量の増加による挙上量の増加がみられなくなってくる．

③ 嚥下第 1 相に要する時間が延長する．

④ 上食道括約筋の安静時圧の減少．

⑤ 食道入口部の開大面積は，若年者では食塊の量に応じて増加するが，高齢者では食塊がある量を超えると，ある一定の制限面積以上には開大しなくなる．

⑥ 食塊内圧の上昇．

⑦ 60 歳を超えるころから，口腔や咽頭に食塊が残留する頻度と量がわずかに増える．

⑧ 食塊の一部の喉頭前庭への侵入（penetration）の頻度が増えるが，誤嚥（aspiration）の増加は認められない．

⑨ 食塊の早期咽頭流入（口腔での食塊の保持能力の低下）．

⑩ 嚥下咽頭期開始（嚥下反射）の遅れ．

⑪ 咽頭分割嚥下の増加（若年者に比べて食塊を 1 回の嚥下で処理できず，咽頭に残留した食塊の一部をもう一度嚥下する）．

⑫ 食道期の運動もより緩徐になり，移送の効率が悪くなる．

これらの変化は，加齢による摂食・嚥下機能に

関係する神経・筋機構の柔軟性や予備能力の低下によるものと解釈される．

なお近年，この分野に関する総説[30,55〜58]がかなりみられるようになってきた．

6. 重度障害者の加齢変化（いわゆる早期老化現象）

従来，知的障害者には早期老化現象が認められ，「知的障害者は青年期から一足跳びに老年期に移行する」と言われるように，老年期の到来が早いと考えられてきた[47]．また，知的障害者群では同年齢層の一般群に比較して10年前後老化が早く，特にダウン症群では，非ダウン症群よりもさらに老化が早いことが認められている[47]．

大隈ら[48]は，重度知的障害者の早期老化現象を解明することを目的として，最重度・重度知的障害者（30〜46歳の患者31名；男25名，女6名，平均年齢34.7歳）について性別と年齢をマッチさせた健常者コントロール群と老化度の比較を行っている．その結果，患者群では外見上の老化度（改訂尼子式老化尺度による）が高い傾向があり，特に眼の窪みと脊柱前屈で有意な老化現象が認められた．また，重症心身障害児者病棟に入院中の全患者71名（男49名，女22名，9〜46歳；平均年齢29歳）について，患者の年齢による老化分岐点を調査したところ，知的障害者の外見上の老化は25.7歳と早期に生ずることが示唆された．背景要因（性別，主診断名，抗てんかん抗精神病薬の有無，入院期間，大島分類など）による老化度のクロス分析からは，抗てんかん薬の使用群に外見上の老化度が高い傾向が認められ，また，向精神病薬使用群と大島分類の17（走る）群に身体的老化が進行しているという結果が得られている．

ダウン症における加齢に伴う聴覚障害・喪失と視覚障害の増加が多く報告され[49,50]，また，ダウン症を含めた知的障害者における加齢に伴う視覚・聴覚障害の問題が論議されている[51,52]．

障害児者における摂食・嚥下機能の加齢変化については，ほとんど報告がない．障害児者では，もっている疾病・障害あるいはさまざまな環境要因の影響から免れることができず，健常者でみてきたような生理学的な加齢変化を追求することは困難である．

直接の摂食・嚥下機能の加齢変化ではないが，知的障害者におけるある調査では，35〜60％の死亡が非結核性呼吸器感染症によるものであり，この率は一般人のそれの4倍から10倍高いものであった．これには，抵抗菌種の存在，咳反射やくしゃみ反射の減弱などが関係しているのではないか，などということが報告され，論議されている[50]．また，高齢知的障害者における食道・胃腸系障害の高率発生の問題と胃食道逆流との関連などについても論議されている[53,54]．

最近，知的障害者の高齢化と健康問題に関する優れた総説・解説が散見されるようになった[59〜62]．知的障害者の平均余命は国際的にも国内的にもこの20〜30年間で着実に延びて，著しい高齢化をみせている[59,62]．加齢の研究は過去20年間にドラマチックなほどに増えているにもかかわらず，高齢知的障害者に関するものは一握りもない状態に等しい[59]か，あるいはほとんどないといわれる[61]．

知的障害をもつ人びとは50歳台に行動能力が低下し，一般の人口よりも平均寿命が短いなどの理由から，高齢化が10年ほど早く進み，55歳からを高齢知的障害者と定義する説もある[59]．高齢知的障害者は一般の高齢者に比較して心身に障害や合併症を有することが多いが，そのなかで口腔ケア，摂食・嚥下関係としては齲蝕，歯周疾患，口腔清掃，口臭，咀嚼・嚥下機能，誤嚥性肺炎・窒息などの問題があげられている[62]．

重度知的障害者における窒息エピソードや誤嚥性肺炎の発生が一部で注目され始めてはいるものの，それが早期に到来する生理的加齢現象と，身体障害そのもの，および不適切な環境要因などとどのような相乗・相加作用を起こした結果なのか，解明が必要な領域であろう．

（金子芳洋）

第2節
加齢に伴う知的障害者の摂食・嚥下障害の特徴

1. 知的障害者の主訴

1）若年知的障害者の摂食に関する主訴

　知的障害児における発達過程での第一の難関は，離乳期のトレーニングの障害である．これに多動などの行動障害が加わることで，摂食障害に関する訴えが出現する．**表 4-2-1** は，筆者が所属する重度知的障害児者施設・埼玉県立嵐山郷（**表 4-2-2**）の利用者に認められた，食事介助にかかわる職員の観察による症状である．

　これらの症状（主訴）は，一人の障害児者に重複して認められる．知的障害児者の場合，離乳期のトレーニングが適切に行われず，咀嚼，食塊形成，咽頭への食物の送り込みの過程の障害が発生しやすい．成長過程で，それに多動，こだわり等の行動障害が加わる．このような状況が，落ち着いた食事環境や，本人を熟知した食事介助を得ることを困難にしている．この摂食機能障害と，知的障害による行動異常，およびそこから発生する本人の環境の問題が絡み合い，かき込み，丸呑み，反芻などの習癖が固定していくと推定される．

　このように，若年知的障害者の摂食・嚥下障害の特徴は，咽頭期の機能は比較的良好に維持されていて嚥下自体に明らかな異常は認めず，原因が広義の口腔期機能障害[註1]にある例が多い点にある．たとえば，哺食が下手で食物や水分が口から流れ出てしまう，咀嚼ができない，送り込みがうまくいかず口中に食物をためている等が認められる．その結果，かき込み，丸呑み，反芻により，食物の逆流，窒息，誤嚥などの事故が発生する．

　知的障害者に誤嚥性肺炎が発生した場合，重症心身障害者と比べて重症化しやすい．知的障害より重症である心身障害者の場合，生活を支える医療の守備範囲が広く，誤嚥に対する管理が行き届いている．ところが，知的障害は有していても運動機能障害があまり目立たず日常生活を維持できるケースの場合には，医療の介入が少なく，誤嚥に対する管理も厳しくないことから，周囲が誤嚥のリスクに気づかないことがよくある．本人にとって困難な食事形態で，介助もなしに食べている場合，風邪，眠気などで呼吸や嚥下機能が一過性に低下した際に厳しい誤嚥を生じてしまうものと推定される．

　誤嚥のリスクを平常から認識し，対応を考えることで，誤嚥性肺炎が防止されるだけでなく，呼吸機能を良好に維持することにより生命予後も良好となる．ケースによっては，食形態の調整までしなくとも，部分介助で摂食障害の症状が改善することもある．たとえば，むせ，鼻への逆流などの大半は，器質的な機能障害よりも，自力摂取に

註1：この章における「口腔期」は，いわゆる"口腔準備期"と嚥下第1相である"狭義の口腔期"を合わせた「広義の口腔期」として表現している．知的障害者に認められる摂食・嚥下障害は随意期でもあるこの「広義の口腔期」が障害されており，咽頭期障害とは明らかに相違がある．

表 4-2-1　知的障害者の摂食障害に関する主訴

1	主訴
①	かき込み
②	丸呑み
③	食物を喉につまらせる
④	口から水分や食物を吹き出す
⑤	水分摂取困難，口から流れ出てしまう
⑥	咀嚼しない
⑦	口の中に食物をためたままにしている
⑧	反芻・食道からの逆流
⑨	鼻からの食物逆流
⑩	食事中に前のめりになる
⑪	多動により食事が進まない
⑫	食事時間が長い
2	加齢に伴って目立ってくる主訴
①	食事中のむせ・咳嗽（水分のみ・固形物でも）
②	食後の嗄声・むせ・咳嗽
③	嚥下に手間取る，反復嚥下
④	食事中・直後の疲労

表 4-2-2　嵐山郷施設の概略

嵐山郷は1976年に開設された，重度知的障害児施設（25名），知的障害者更生施設（329名），重症心身障害児者施設（60名）の複合施設で，合計414名が入所している．知的障害児者354名は15寮に分かれ，指導員と保育士の介助援助を受けて集団生活を送っている．医療部門は病院である重症心身障害児施設を中心に，歯科，医科診療棟が入所利用者と在宅の障害者対象に併設されている．
利用者の平均年齢は重度知的障害児施設30歳，知的障害者更生施設47歳，重症心身障害児病棟41歳であり，全体で15歳以下は3名である．創立25年以上を経て利用者の加齢化が進んでいるが，こうした利用者のケアが大きな課題となってきた．摂食障害もそのひとつである．食事が円滑に進まない，誤嚥の危険が感じられた際に，医療相談が設けられ，摂食指導が開始される．

よるかき込みなどで食事速度が速すぎることに起因している．これらの症状は適切な食事介助により改善が可能である．

2）加齢による摂食に関する主訴の変化[註2)]

加齢による機能低下が生じてくると，咽頭期障害，つまり嚥下障害の症状が目立ってくる．老齢の知的障害者では，咽頭期障害によるむせ，咳嗽，食後の嗄声，呼吸障害，疲労が認められるようになる．これらの症状は食事介助のみでは改善されず，食形態の調整が必要になる．また，嚥下造影検査（VF）を行うと水分の誤嚥が認められる．

同じ老化でも健常者と異なるのは，本人の理解と協力を得ることが非常に困難な点であり，その分，周囲のサポート（食事介助や食形態の調整）に重点をおく必要がある．また，誤嚥のリスクも高く医療的ケアが必要になる．軽度の誤嚥の場合は半日程度の熱発で治まるが，これを反復することで，致命的な肺炎に移行することもある．

われわれの施設では，定時検温を行い，月単位でまとめた体温表を介護職員と医療スタッフで検討し，誤嚥を早期に発見するようにしている．

3）誤嚥性肺炎に関連する主訴と対応

本人が訴えることができない知的障害者の場合，周囲の介助者の注意深い観察がそれに代わる．これは小児科診療の親子関係に類似している．

むせなど食事と関連する訴えは，誤嚥の可能性のある摂食障害として早期に対応できるが，軽度で紛らわしい症状や行動障害の絡んだ状況は明らかな異常として認識できないことがある．特に不顕性誤嚥の場合，食事中の主訴よりも食欲低下，活気の低下，体重減少といった全身状態の変化で発見されることのほうが多い．訴え前後の数カ月の体温表を検討すると，半日から一晩の軽度の熱発が反復して認められる．このような場合は，治療対象の肺炎には至らなくとも，誤嚥が反復して生じている可能性が示唆される．体温の経時的観察により誤嚥の早期発見に務める必要がある．また，誤嚥の疑いのある利用者には，食事場面の入念な点検も不可欠である．

註2：第4章1節に記載されているように，「重症児者の高齢化に伴う摂食・嚥下障害」に関する文献は現時点では皆無である．第4章2節・3節の内容は，参考資料のない条件下で，スーパーバイザーの指導をもとにわれわれの施設で実践しながら考察してきたことである．知的障害者で身体障害がない，あっても軽度な場合，認知能力と身体機能の不均衡から生じる危険が存在する．そこに焦点を当てたチームアプローチの記録である．

表 4-2-3 誤嚥性肺炎に関連する主訴

1	食事中または直後の症状
①	声の変化（湿性嗄声）
②	呼吸障害（喘鳴，息切れ，チアノーゼ）
③	食物の逆流
④	食後の強い疲労
2	就眠中の症状
①	むせ，咳（胃食道逆流物や唾液の誤嚥）
②	呼吸障害（喘鳴，息切れ，チアノーゼ）
3	長期にわたる症状
①	食欲低下
②	活気の低下
③	体重減少
④	繰り返す発熱

表 4-2-3 は，介護職員の観察による誤嚥性肺炎に関連する主訴内容である．

4）中枢（脳）に作用する薬剤で生じた摂食障害への対応

知的障害者の大半は行動障害やてんかんを有しており，向精神薬や抗痙攣剤などの治療薬を服用している．中枢神経に作用する薬剤は脳神経活動を部分的に抑制することで症状の改善をはかるため，副作用として眠気や舌の不随意運動が出現し，摂食障害を増長させてしまうことがある．

7章で，向精神薬の調整で摂食障害が軽快したケースを提示したが，ここで忘れてはならないことは「治療のバランス」である．行動障害やてんかん発作の増悪により日常生活に支障をきたせば，痛ましい結果が生じてしまう．また，保護者や介護職員が薬に対する警戒心から服薬の中止を望むこともある．しかし，こうしたときには「治療のバランス」を理解してもらい，医療スタッフとの十分な情報交換と話し合いを行うことが必要である．お互いの立場と思いを理解し合い十分に検討することで，本人にとってADLの向上が得られる有意義な方針を立てるように努力したい．

2. 摂食指導の方針を決める指標

「疾患の原因を探し適切な治療をする」という原則は，摂食障害の場合にも大切である．われわれの施設利用者の脳機能障害の原因は先天性疾患や周産期障害が大半であり，症状も固定化されやすい．しかし，摂食機能障害の治療はリハビリテーションが中心である．的確な機能評価ができれば適切な対応が可能であり，徐々に成果があがっていく．われわれは，摂食機能評価の指標を**表 4-2-4** のように定め施行している．

表 4-2-4 摂食指導の方針を決める指標

1	食事場面の観察（ビデオ撮影も利用）
2	歯科・内科的身体所見
3	頸部聴診法
4	嚥下造影検査（VF）
5	喉頭内視鏡検査

1）食事場面の観察

最も重要なことは食事場面の的確な把握であり，それがその後の仕事の流れを決定してしまう．症状だけでなく本人の環境の変化に対する許容度，可能な検査の選択，介助の仕方，食事環境の設定がどこまで可能か等を，食事場面の観察を通して把握する．できるだけ「平常どおり」を観察することを心がけても，本人自身が注目されていることで緊張してしまい，平常とは違ってくる．これは，観察されている介助者も同様である．こうした点に配慮しながら，ビデオ撮影も加えて多角的に評価していく．

食事場面の観察のポイントとビデオ撮影のポイントを以下にまとめる．

（1）**食事場面の観察ポイント**

① 食事環境
・食堂の環境，食事に集中できるか，他利用者との関係
・食卓といすの調整，食器の調整，スプーンの大きさ

② 介助について
・介助者の姿勢．無理な姿勢で疲労しやすくないか
・食事速度と一口量，介助者が嚥下を確認して

いるか
・スプーンの扱い方，増粘剤の調整具合，食事時間の調整
③ 本人について
・誤嚥と疲労を招かない姿勢
・意識状態，しっかり覚醒しているか
・てんかん発作はコントロールされているか
・感冒，鼻閉などの呼吸障害はないか，鼻呼吸が可能か
・食事中に適正な姿勢が維持されるか
・固形物と水分の摂食時の状態
・口唇と舌の動き
・嚥下と呼吸状態のバランス
・胃，食道からの食物逆流の有無
・食事中の集中度，食後の疲労状態
・歯磨き，拒絶・過敏の有無，口腔内の食物残留

食事場面の観察は複数で行う．介護職員側で作成した食事状況チェック表（表4-2-5）を利用して，観察項目の漏れがないようにしている．その後，医療側の観察や検査結果を合わせて一緒に検討していく．

(2) 食事場面のビデオ撮影のポイント

的確な指導を受けるためには，平常の食事場面を再現することである．現場で確認できれば理想的だが，それが困難な場合はビデオ撮影された食事場面で評価する．カメラのアングルを変えながら多角的な撮影を行うことが必要である．

① 食事中の姿勢とその変化を追うために，正面と側面撮影で評価できるようにする．食事中の姿勢のくずれなどの経時的変化をとらえる．また，いす，テーブルと本人の姿勢の位置も評価できるような被写範囲を設定する．

② テーブル上の食事内容をアップで撮影する．食材の性状が確認できるように記録する．たとえば，水分や増粘剤のとろみの程度が判定できるようにスプーンで滴らせる．

③ 歯磨きの状況も撮影したい．開口状態，口腔内・顔面の過敏性，口腔内の食物残留などさまざまな情報が含まれている．

2) 身体所見
(1) 内科的所見

摂食機能を反映する所見としての栄養状態，摂食の安全性を維持する意識状態，呼吸状態，運動機能などは必須項目である．以下に，主な診察項目を列記する．

なお，重症心身障害児者の場合，定頸の有無が経口摂取の可能性を決定する重要な因子であるが，この章で扱うのは，主に運動障害が軽度で，定頸の確立はもちろんのこと歩行も可能なケースである．そのため，診察項目には加えていない．

① 栄養状態（体重と身長，肥満指数，貧血，低タンパク血症，ビタミン微量元素欠乏など）
② 意識レベル，覚醒状態，興奮状態
③ 呼吸状態，鼻呼吸と口呼吸のチェック，胸郭の動きや変形
④ 運動機能，四肢の麻痺，筋トーヌス，変形，拘縮
⑤ 服用している薬剤の副作用
⑥ 口腔内の衛生状態，口腔内の奇形の有無，口腔内と咽頭の炎症の有無

(2) 歯科的所見
① 歯牙の萌出状態（むし歯，動揺歯，欠損歯，入れ歯の有無）
② 咬合状態（過蓋，開口，反対）
③ 抗てんかん薬の副作用による歯肉増殖，流涎（量，時期）
④ 口唇の閉鎖状態，口蓋形態
⑤ 舌（舌苔，汚れ，ジスキネジア，過敏，舌癖）
⑥ 反芻，胃食道逆流による酸蝕症，異食
⑦ 口腔粘膜（咬傷，過敏），口腔周囲筋（筋緊張）
⑧ 捕食時の協調運動

3) 頸部聴診法

検査自体の被検者へのリスクが低く，聴診器さえあれば手軽に施行できる．反面，聴診音の評価と判定には熟練が必要である．生体から発せられる厖大な情報音から的確な判断を導くのは容易なことではない．われわれも「個別のケースをさま

表 4-2-5 介護職員で作成した食事状況チェック表

```
1. ケースプロフィール
   ① 氏名_____  ② 生年月日___年___月___日  ③ 年齢___歳  ④ 性別 男・女
   ⑤ 在籍年数_____年___カ月  ⑥ 身長___cm・体重___kg
   ⑦ 障害状況・傷害の有無（障害名）_____
   ⑧ 服薬の  ・有  ・無（薬名）_____
   ⑨ 過去肺炎の  ・有  ・無
2. 食事状態
   ① 常食
   ② 常食汁かけ飯
   ③ 常食＋寮にて副食    ・ひと口大カット  ・キザミ  ・フープロカット
   ④ 常食＋副食のみ移行食
   ⑤ 粥食＋副食のみ寮でキザミ
   ⑥ 白飯＋移行食
   ⑦ 増粘剤使用  ・有  ・無
   ⑧ その他【_____】
3. 食事摂取状況
   ① 口唇の動き
      ・安静時閉じているか              ・閉じている  ・閉じていない
      ・食べ物を口に入れるとき          ・閉じている  ・閉じていない
      ・口の中の物を噛んでいるとき      ・閉じている  ・閉じていない
      ・物を噛んでいるときの頬の動き    ・ある  ・ない
   ② 器の形に唇が合わせられるか    ・合わせられる  ・合わせられない
   ③ 食事にかかる時間       約___分
   ④ 食欲  ・ある  ・ない
   ⑤ 食べ方  ・少し噛んでいる  ・水分と一緒に飲み込む  ・ほとんど噛んでいない
            ・噛まずに飲み込む  ・かき込んで食べる
   ⑥ 自力摂取可能    食べこぼし  ・ある  ・ない
   ⑦ 一部介助        食べこぼし  ・ある  ・ない
   ⑧ 全介助          食べこぼし  ・ある  ・ない
   ⑨ リハ食器などの使用  ・有  ・無
4. 身体状況
   ① 残存している歯の本数    上___本・下___本
   ② 歯の咬み合わせ    ・良  ・不良
   ③ 舌の動き      前後  ・動く  ・動かない
                  左右  ・動く  ・動かない
                  上下  ・動く  ・動かない
   ④ よだれ    A  量      ・多い  ・少ない
              B  時間帯  ・食べ物を見ると出る  ・いつも出ている  ・ときどき出る
   ⑤ 痰の量  ・多い  ・少ない
   ⑥ 痰が自分で排出できる    ・できる  ・できない
   ⑦ 歯磨き  ・自分で磨ける  ・協力的である  ・頬と歯茎の間まで磨ける
            ・頬に力を入れて奥までは難しい
   ⑧ うがい  ・できる  ・できない
   ⑨ むせ  ・食事中に見られる  ・お茶・汁物を飲むときに見られる  ・食後に見られる
   ⑩ 体の緊張    ・ある  ・ない  ・わからない
   ⑪ 反芻癖の有無  ・有  ・無
特記事項
```

ざまな食事場面で聴診すること」でトレーニングを積んでいる段階である．この方法は，嚥下と呼吸との関連性を利用し誤嚥のリスク評価している．できるだけリラックスした状態で聴診しないと，嚥下と呼吸のバランスなど平常の状態と違ってしまう．聴診時の環境設定は重要である．聴診内容は以下のとおりである．

① 嚥下と呼吸のバランス，嚥下後の息こらえ．
② 嚥下後の呼吸相の確認（嚥下直後の吸気相は誤嚥を誘発することもあり，要経過観察）．

③ 固形物と水分摂取でのそれぞれの聴診音．
④ 咽頭喉頭食物残留と誤嚥で生じる湿性音．

4）嚥下造影検査（VF）

嚥下造影 videofluoroscopic examination of swallowing（VF）は，被爆のリスクはあるが，視診で観察できない透視下所見が得られ，摂食機能の評価，誤嚥のリスク評価ができる．知的障害者の摂食機能の特徴から，以下の項目に留意して所見の検討をしている．
① 舌を中心に口腔，咽頭の動きとその協調性．
② 嚥下状態と誤嚥の確認．
③ 咽頭・喉頭の動きと食物残留の確認．
④ 胃，食道の動きと逆流の確認．

5）喉頭内視鏡検査

この検査は，内視鏡を通して肉眼で生体の内側が観察できる重宝な方法である．知的障害者の場合，対象者の理解と協力がない場合は抑制しないと本人の安全が得られないことが大きな難点である．

われわれの施設で，摂食障害を有する利用者から検査の必要性の高いケースを選び施行したところ，耳鼻科領域所見の異常として，鼻腔，咽頭，耳管などの炎症を認めるケースが多かった．特に咽頭の炎症が顕著で，これに比べ，喉頭や声門の異常所見はわずかであった．これは食道，鼻腔への胃内容物の逆流の可能性，口呼吸による粘膜の刺激，上気道の反復感染などを示唆していると思われる．

鼻呼吸が確立せず口呼吸をする知的障害者は少なくない．鼻呼吸は，空気の加湿，加温，除塵を行い，生体内の粘膜部分の損傷を防いでいる．逆に，直接外気が生体内に入る口呼吸は上気道炎を誘発する．このような上気道の慢性炎症は，摂食機能の低下（嚥下困難，呼吸と嚥下のリズムの乱れ，嗅覚と味覚低下等）を惹起すると思われる．また，胃酸を含んだ食物の逆流，常時残留している食物の刺激も炎症を増強させる．

6）知的障害者に対する検査の意義と評価

知的障害者を対象とした検査は，指示による条件設定が困難である．また，検査中の事故の確率も高い．そのため，できるだけ侵襲の少ない検査を選び，必要最小限の施行回数に抑えたい．また，リラックスした自然な状態で施行した検査結果に評価価値があるので，環境設定等の準備を十分に行いたい．

指示による条件設定が困難な状態での検査で「何がわかるか」を，事前に検討したい．「何をどこまで知りたいか」を十分に吟味しないと，検査施行に費やす予想外のエネルギーに，本人も介助者も疲労してしまう．

3．嚥下造影検査（VF）の活用

1）知的障害者における VF 所見の特徴

知的障害者の大半に，何らかの摂食障害が認められる．特に誤嚥のリスクが高いケースでは，VF 所見を入手したいところであるが，予測できない本人の行動で照射野に収まらず検査を断念することも少なくない．職員のケアにより何とか VF が可能と思われるケースを選び，施行している．検査結果の評価には，VF 所見の記録表を用いている．

VF では，主訴と一致して，広義の口腔期，つまり準備期の捕食から口腔期の嚥下第 1 相までの異常が目立つ．咽頭期機能が維持されている割には口腔期異常が顕著なことがその特徴である（表 4-2-6）．

なかでも，舌運動の範囲が制限され，動きが稚拙な点が問題である．咀嚼，食塊形成，食物移送という一連の仕事は，自在な舌運動で食物を操作しなくてはできない．知的障害者の場合，舌運動は前後，上下が中心であり，回旋運動までこなすのはきわめて困難である．咽頭から食道へ絞り出す咽頭圧の低下は，口腔期の運動の経験不足にも起因していると考えられる．ときに向精神薬などの薬の副作用による舌運動障害も認められる．

知的障害児者にみられがちな VF 所見を，われ

表 4-2-6 知的障害者における摂食・嚥下障害の特徴

1	広義の口腔期の異常が多い
2	咽頭期機能が比較的良好に維持されている
3	舌運動の範囲が制限され稚拙である
4	3 に起因する咀嚼・食塊形成障害・食物移送遅延
5	咽頭から食道へ絞り出す咽頭圧の低下

表 4-2-7 知的障害者に出現しやすい VF 所見

1	**広義の口腔期（準備期-嚥下第1相）で認められる所見**
①	捕食：口唇閉鎖の不完全
②	咀嚼：咀嚼様の動きがないか，稚拙
③	舌運動：上下・前後運動が主で回旋運動は困難
④	向精神薬等による不随運動，ジスキネジア
⑤	舌と硬口蓋の接触不全，舌挙上の低下
⑥	食塊形成が不十分
⑦	嚥下開始前の咽頭流入
⑧	食塊移送速度が遅い
⑨	分割嚥下が認められる
2	**咽頭期で認められる所見**
①	咽頭の食物残留，嚥下圧の低下
②	喉頭蓋谷への食物貯留
③	喉頭前庭への食物侵入
④	喉頭前庭閉鎖不全
⑤	喉頭・気管侵入

われが利用している VF 所見記録表に沿って，**表 4-2-7** に列記する．また，一症例の VF 所見を記録表で具体的に提示する[注3]（**表 4-2-8**）．

2）知的障害者の VF を施行するために
（1）平常の食事状況の再現のための配慮

知的障害者は変化に順応しづらく，ささいな刺激にも過剰に反応しやすい．このような行動パターンにより，検査の施行には困難が伴い，開始しても中断することもまれではない．

そこで，本人がリラックスして検査を受けるための環境設定が必要になる．平常の食事状況を再現するために，われわれは以下のような配慮を行っている．

① 検査数日前から，検査が行われる放射線検査室に本人を何度か招き，慣れてもらう．

② 検査の際は日常慣れ親しんでいるもの，たとえばお気に入りの音楽テープや持参可能な愛玩物等を検査室に持ち込んでもらう．

③ 本人を熟知している介護職員が，検査時に付き添う．

多忙な職員の業務のなかにこれらを組み込むことは容易でないが，これらの配慮で本人が安定した状態で検査を受けられることを職員に理解してもらい，協力を得ている．

（2）知的障害者対象の VF 所見の評価
① 自然な動きを判定する

検査対象が知的障害者の場合，本人の理解と協力を得られず，「指示による条件設定」そのものが困難である．したがって，本人の自発的で自然な状態を記録して評価することになる．透視を行ってみると上半身を動かし照射野に収まらないことも多いのだが，介護職員のサポートを得ながら可能なかぎり安定した座位（車いすや背もたれいす）で数口の摂食を試みている．

頭部などの強制的な身体抑制は誤嚥を招くので禁忌である．抑制が必要な場合は検査を断念したほうがよい．透視下で確認したいことは，摂食時に視診で十分に観察できない舌そのものの運動や，それによる送り込み状況，口腔，咽頭，喉頭の食物残渣，嚥下時の舌骨や咽頭，喉頭の動きなどである．特に舌運動は，自然な状態で観察することで，視診では見つけられなかった軽度な不随意運動や麻痺が確認できることがある．

② 誤嚥の際の排出能力の評価

バリウム液を用いて水分の嚥下状態を観察していると，ときに誤嚥が認められ部分的な気管支造影になってしまうことがある．吸引などで完全に除去することが望ましいが，残存してしまい経時的に X 線写真で追跡しなければならないことがある．このような場合，バリウムの排出状態，それに要する時間が肺の自浄能力を表すことにな

注3：症例報告中の歯科所見は嵐山郷・内田淳歯科医師が，耳鼻科の所見は谷俊治医師，身体所見は高木晶子が記載した．

表 4-2-8　VF 所見の記録表と症例

検査施行日：2000 年 9 月 13 日 10：00
検査施行者：高木
被験者：34 歳女性
　　　　　　診断；重度知的障害，脊髄小脳変性症
使用した造影剤および食材：
・60％バリウム液 5 cc（コップから自力摂取）
・30％バリウム調整のゼラチンゼリー
　（スプーン介助）
・軟飯の主食と副食野菜のペースト
姿　勢：車いすで座位．背もたれ角度 80 度前後
上半身の動きがあり，背もたれの角度には常時保持できない．
準備期－口腔期（嚥下第 1 相）：
・捕食，口唇閉鎖あり
・口底部の食物残留あり
・咀嚼，咀嚼様の動きなし
・舌運動：上下，前後運動まであるが回旋運動なし
　舌異常運動なし
・舌と硬口蓋の接触不全，舌挙上の低下あり
・硬口蓋の食物付着なし
・食塊形成不良
・嚥下開始前の咽頭流入なし
・食塊移送速度遅い
・分割嚥下あり

咽頭期：
・咽頭の食物残留，嚥下圧の低下あり
・鼻への逆流　なし
・咽頭壁の食物付着なし
・喉頭蓋谷の食物貯留あり
・喉頭前庭の食物侵入なし
・喉頭前庭閉鎖不全
・喉頭侵入あり
・誤嚥（声門を越えて）　前，中，後　不明　なし
・梨状窩の食物貯留なし
・喉頭の前上方運動の低下なし
・食道入口部の開大不全なし
・食道から咽頭への食塊の逆流なし
・奇形なし
その他，検査施行時状況等：
　60％バリウム液 5 cc コップから自力摂取，スプーン介助による 30％バリウムゼリー，軟飯（主食）と副食野菜のペースト，60％バリウム液 5 cc，30％バリウムゼリーともに誤嚥なく対応できた．しかし，前回 1999 年 10 月 22 日のビデオ所見と比較すると，舌運動が弱く，舌と軟口蓋の接触不全が認められ，舌と咽頭に食物が少量だが残留する．嚥下圧も弱くなり嚥下反応が遅れ気味である．

る．自浄作用が維持されていれば強制的に経管栄養へ持ち込まず（現実として経管栄養施行不可能なケースは多い），誤嚥性肺炎を生じない程度の経口摂取を維持する．どちらを選択するにしても，QOL をできるだけ低下させずにすむように，チームで検討しながら治療方針を立てている．

3）被爆に関する管理

このように VF は本人の動きに任せることが多いので，指示による条件設定下の検査に比べ，検査に時間がかかり，被爆量も増える．被験者と付き添う職員の被爆量も必然的に高くなり，被爆に関する管理が必要である．

検査対象者には，次のような配慮をする．

① 被爆時間（透視時間）を短縮するため，に本人の緊張や不安が認められたら中断し，検査を強行しない．

② 検査頻度は極力低くする．VF 検査の適応に関して検討し，その後の経過観察は侵襲の少ない別の方法（頸部聴診法など）で代用する．

③ 保護者と職員への説明をていねいに行い，十分な同意を得る．被爆量自体が問題にならない程度であっても，「障害をもつ子供の親」としての思いは，心配や不安を大きくする．また，保護者の動揺が本人の不安を募らせる．介護職員は利用者の状態に関しては敏感である．医療従事者とよく情報交換し検討することで，保護者の安心と理解を得るようにチームワークを確立していく．

介助職員への注意事項は，次のごとくである．

放射線科では，プロテクターの着用はもちろんのことであるが，個人線量計（携帯線量計，ガラスバッチ）で 1 回の被爆量を測定し，集計している．この管理は検査技師が担当する．検査の所要時間は 15～30 分，透視時間は 10 分前後である．数回の検査施行の際は同一介護職員が連続して付き添わないようにして，特定の個人の被爆量の増加を避けている．検査開始以来，被爆量が測定数値で問題になることはなかったが，被爆に関する注意は，被験者，それに携わる職員の健康管理上，遵守したい．

4. 知的障害者への摂食指導内容

知的障害者のリハビリテーションでは，本人の自覚に基づく理解と協力が得られず，自主的機能訓練が非常に困難である．これを，周囲のサポートで代償する必要がある．具体的な支援方法は，食形態の調整と食事介助が主体となる．摂食障害によるQOLの低下（食事が苦痛になる，誤嚥により予後が悪化する等）を防止することが目的であるが，これらの工夫により食事場面で本人の笑顔がみられると，職員にとっては理屈抜きにうれしいものである．

1）食形態の調整

（1）栄養課による施設内調査

われわれの施設では段階食の準備の一環として，栄養課が介護職員を対象に，「食べやすく介助しやすい食材と調理」のアンケートを実施した（表4-2-9）．

「食べにくい」を要約すると，「すべる」「かみきれない」「ねばる」「ばらつく」ものである．こうした物性の食品は，咀嚼，送り込み，食塊形成，嚥下のどの段階が障害されても窒息や誤嚥を生じやすい．この対極にある物性，すなわち，咀嚼しやすく，口腔内でまとまりやすく，なめらかに飲み込みやすい食品で構成したメニューが，「安全に食べられる段階食」である．

（2）摂食機能に合わせた段階食メニュー

摂食機能に基づく段階食の設定を表4-2-10に示す．摂食機能のレベルにより大きく3段階に分けている．「嚥下食」は，嚥下障害が認められるケースを対象としている．できるだけ安全になめらかに嚥下できることを目的としており，ゼラチンゼリーでメニューが構成されている．「移行食」は，常食と嚥下食の移行段階，または中間的存在である．嚥下機能は維持されているが，咀嚼機能は低く舌や歯茎で押しつぶせる程度のケースに適用している．「常食」は，咀嚼が可能でも十分な機能ではない場合，食事習癖（丸呑み，かき込み，早食い）で窒息や誤嚥の事故が生じやすい知的障害児者を対象としており，安全性が高く楽に食べられる調理の工夫が施されている．

摂食機能に合わせた段階食メニューを，表4-2-11に紹介する．

（3）段階食メニューの主食

主食である米飯やパンが食べにくいケースは多い．米飯がねばる，口腔内でばらつく，パンがぱさついてうまくまとめられなく，喉につかえる等の訴えが多い．代わりにお粥を利用すると，これは「ねばって喉に貼り付く」「さめてくると水分が分離する」等の不都合がある．毎食欠かせない主食の課題は大きい．われわれの施設では，段階食主食のひとつとして，栄養価が高く，ねばらず嚥下しやすいパン粥とプディングを利用している．特にパン粥は，主食としてメニューに定着してきた．

そこで，主食としてのパン粥に関して検討を加えた．図4-2-1は，米飯の粥と比較してパン粥の特徴を表している．図4-2-2は栄養価の比較検討である．パン粥の利点を以下に記す．

① 栄養価の高い牛乳，卵，パンを材料にしているので，栄養バランスに優れている

② ねばらず喉越しがよく嚥下しやすいので，安全に食べられる

③ 香料（バニラ，ココア等）を利用して味に変化がつけられる

図4-2-3は，官能検査による「食べやすさ」に関するパン粥と米飯ペーストの比較検討結果である．パネラーはわれわれの施設の介護職員，栄養士，医師である．官能検査結果では「食べやすさ」に関するすべての項目でパン粥が優位であった．一方，テクスチャー検査で比較すると，固さ，凝集性，付着性の測定値からは軟飯ペーストのほうがパン粥より食べやすいことを示している．2つの検査結果の相違は，器機による測定値が実際の食感覚とは一致せず，器機では測定しえない生体の複雑な感覚の存在によると考えられる．この検討内容は，学会においてわれわれの施設の栄養課が報告した[63]．パン粥に関する図の内容を含め，

第2節 加齢に伴う知的障害者の摂食・嚥下障害の特徴

表 4-2-9 食べやすさに関する施設内調査結果

	主食類	肉類	魚介類	野菜類	果物類	調理加工品等
食べやすいもの	・ご飯 ・軟飯 ・中細麺（麺はスプーンに乗る長さ）	・挽肉料理（ハンバーグ，肉団子） ・グラタン	・煮魚（脂の多い魚） ・さしみ ・ムニエル ・唐揚げ（くずソースの工夫）	・ボイル野菜（ブロッコリー，カリーフラワー，キャベツ，ニンジン，トマト） ・軟らかく熟煮してあるもの（大根，かぶ，ニンジン）	・バナナ ・いちご ・フルーツ缶詰 ・キウイフルーツ	・煮込みハンバーグ ・煮込みメンチカツ ・カツ煮 ・天ぷら煮（イカ天は除く）
食べにくいもの	・餅米を使ったもの ・すき焼丼，牛丼 ・焼きそば，スパゲテイー ・メロンパン ・蒸しパン	・焼き肉 ・肉そぼろ ・ポーク，チキンカツ	・焼き魚（脂の少ない魚） ・タコ，イカ，エビ ・練り製品（かまぼこ，ナルト）	・タケノコの水煮 ・ごぼう ・れんこん ・山菜類 ・生野菜（レタス，きゅうり，サラダ菜）	・生パイナップル ・みかん ・グレープフルーツ ・ぶどう ・すいか	・こんにゃく，しらたき ・わかめ，焼きのり ・カット油揚げ ・大豆，ピーナッツ
食べやすい調理の工夫	・麺の長さは口に入るくらいに揃える ・麺スープはとろみをつける ・焼きそば，スパゲティーは麺の長さとソースの工夫で食べやすくできる	・肉そぼろはとろみつける ・料理により肉のカットを決める，あらびき肉，挽肉，二度挽肉，小間切り，一口サイズ ・とろみやソースの工夫，または軟らかく熟煮する	・煮魚は煮汁にとろみをつける ・唐揚げ，ムニエルは野菜くずあん，あんかけソースの工夫をする ・蒸しもの	・根菜類（タケノコ，ごぼう，れんこん）は切り方の工夫をする タケノコ→線切り ごぼう→薄い輪切り れんこん→線切り ・生野菜は細かくきざみドレッシングやソースでよくあえる	・リンゴとバナナはコンポートにする ・ヨーグルトや生クリームソースであえる	・揚げ物料理はだし汁やソース，くずあんなどのひたし方，かけ方，煮方で硬さの調整ができる ＊食べにくいものは取り除く

嵐山郷介護職員のアンケートより

表 4-2-10 嵐山郷の摂食機能に基づく段階食一覧

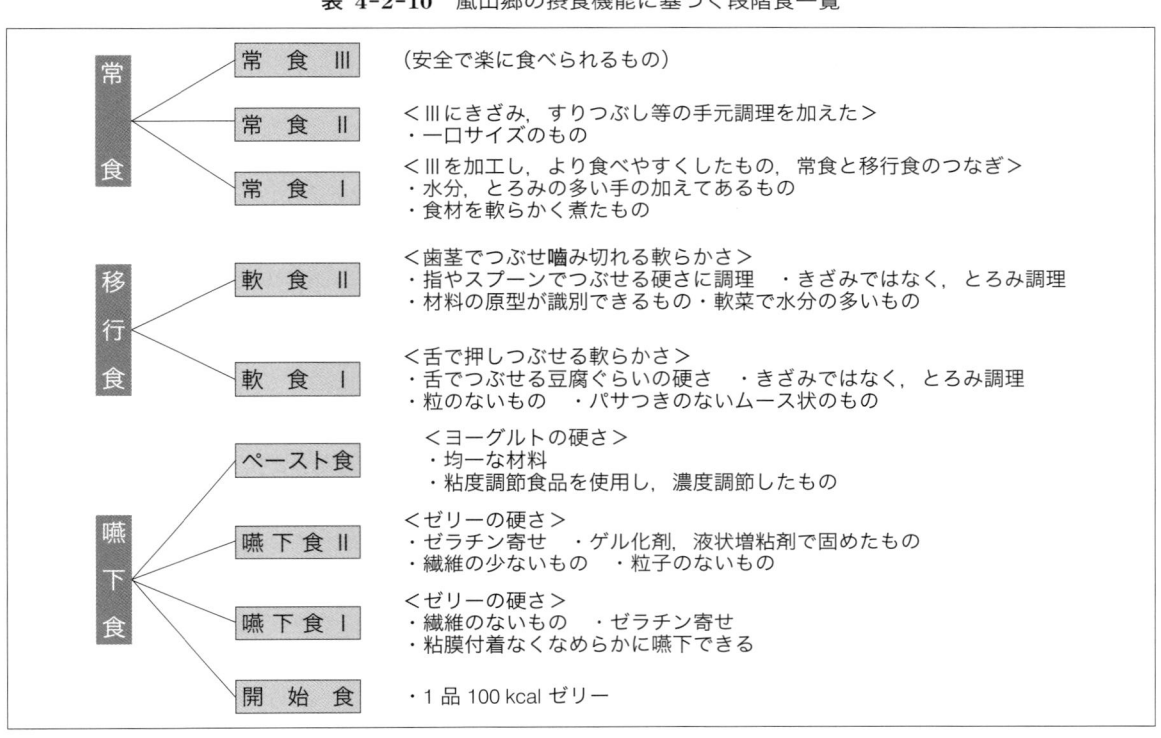

常食
- 常食 Ⅲ：（安全で楽に食べられるもの）
- 常食 Ⅱ：＜Ⅲにきざみ，すりつぶし等の手元調理を加えた＞
  ・一口サイズのもの
- 常食 Ⅰ：＜Ⅲを加工し，より食べやすくしたもの，常食と移行食のつなぎ＞
  ・水分，とろみの多い手の加えてあるもの
  ・食材を軟らかく煮たもの

移行食
- 軟食 Ⅱ：＜歯茎でつぶせ噛み切れる軟らかさ＞
  ・指やスプーンでつぶせる硬さに調理　・きざみではなく，とろみ調理
  ・材料の原型が識別できるもの・軟菜で水分の多いもの
- 軟食 Ⅰ：＜舌で押しつぶせる軟らかさ＞
  ・舌でつぶせる豆腐ぐらいの硬さ　・きざみではなく，とろみ調理
  ・粒のないもの　・パサつきのないムース状のもの

嚥下食
- ペースト食：＜ヨーグルトの硬さ＞
  ・均一な材料
  ・粘度調節食品を使用し，濃度調節したもの
- 嚥下食 Ⅱ：＜ゼリーの硬さ＞
  ・ゼラチン寄せ　・ゲル化剤，液状増粘剤で固めたもの
  ・繊維の少ないもの　・粒子のないもの
- 嚥下食 Ⅰ：＜ゼリーの硬さ＞
  ・繊維のないもの　・ゼラチン寄せ
  ・粘膜付着なくなめらかに嚥下できる
- 開始食：・1品 100 kcal ゼリー

表 4-2-11　嵐山郷の段階食の献立

開始食				軟食Ⅰ			
食形態特徴	咀嚼が必要なく食塊形成が容易，滑らかに嚥下できる，口腔，咽頭残留しにくい	主食		食形態特徴	<舌でつぶせる軟らかさ>粒，パサつきのないムース状スプーンでつぶせるふわふわ状の硬さ	主食	パン粥，煮込み麺軟飯，カステラプディング
栄養基準	1品 100 kcal	肉類		栄養基準	1,200～1,500 kcal/日（E）50～60 g/日（Pro）	肉類	ミートペーストムース（ポーク，チキン，ビーフ）
献立名	リンゴジュースゼリーぶどうジュースゼリー	魚介類		献立名	パン粥麦茶ゼリーミートムース人参マッシュ南瓜ムースホウレン草ゼリーコンポート入りゼリー	魚介類	ふんわりお魚蒸し，鰻寄せ，魚ムース（鮭，鱈，ホタテ），トロ鮪
		卵類				卵類	全卵蒸し（1:3），温泉卵
		豆類				豆類	絹ごし豆腐
		いも野菜				いも野菜	マッシュポテト，芋煮付け，マッシュの南瓜，すりおろしトマト
栄養補助食品	高カロリー栄養ゼリー（市販品）	果物類	ぶどうジュースゼリー	栄養補助食品	高カロリー栄養ゼリー市販品	果物類	バナナコンポートリンゴコンポートオレンジジュース
水分補給品	お茶ゼリースポーツドリンクゼリー	乳製品	牛乳ゼリー	水分補給品	お茶ゼリースポーツドリンクゼリー	乳製品	牛乳ゼリーヨーグルトゼリー

嚥下食Ⅰ				軟食Ⅱ			
食形態特徴	咀嚼が必要なく食塊形成が容易，滑らかに嚥下できる，口腔・咽頭残留しにくい	主食	重湯ゼリー	食形態特徴	<歯茎でつぶせ噛み切れる柔らかさ>ざらつきがあって丸飲み込みできる，軟らかいが咀嚼が必要，ソース・とろみ的なもので，からめて食べる形	主食	パン粥素麺寄せ軟飯
栄養基準	700～900 kcal/日（E）30～40 g/日（Pro）	肉類		栄養基準	1,200～1,500 kcal/日（E）50～60 g/日（Pro）	肉類	ミートペーストと挽肉の寄せ物，挽肉料理
献立名	重湯ゼリー南瓜ムースミートゼリーほうれん草ゼリー麦茶ゼリーリンゴジュースゼリー	魚介類		献立名	軟飯，麦茶ゼリーミートバーグソースかけニンジン甘煮ほうれん草浸し冬瓜くず煮南瓜マッシュリンゴコンポート	魚介類	魚屑煮（銀むつ，銀鱈，カレイ），トロ鮪
		卵類	全卵蒸し（1:4）			卵類	全卵蒸し（1:2），出し巻き卵，スクランブルエッグ
		豆類	豆腐ゼリー豆腐スープゼリー			豆類	豆腐
		いも野菜	トマトジュースゼリー			いも野菜	南瓜煮付け湯剥きトマトつぶし
栄養補助食品	高カロリー栄養ゼリー市販品	果物類	ぶどうジュースゼリーリンゴジュースゼリー	栄養補助食品	高カロリー栄養ゼリー市販品	果物類	バナナコンポートイチジクコンポート
水分補給品	お茶ゼリースポーツドリンクゼリー	乳製品	牛乳ゼリープリン	水分補給品	お茶ゼリースポーツドリンクゼリー	乳製品	牛乳ゼリー，プリン，ヨーグルト

嚥下食Ⅱ				常食			
食形態特徴	咀嚼が必要なく食塊形成が容易，滑らかに嚥下できる，口腔，咽頭残留しにくい，ゼラチンゼリー・ゲル化剤・増粘剤で固める	主食	パン粥素麺寄せ軟飯	食形態特徴	窒息・誤嚥等の危険性がない，安全で楽に食べられる，一口サイズの大きさのもの	主食	ご飯，麺，パン（硬いものは除く）
栄養基準	900～1,500 kcal/日（E）40～50 g/日（Pro）	肉類	ミートペーストゼリー（ポーク，チキン，ビーフ）	栄養基準	成人 1,800～2,000 kcal/日男子 60～70 g/日（Pro）成人 1,600～1,800 kcal/日女子 50～60 g/（Pro）	肉類	挽肉料理，フライ煮込み料理カツ（一口サイズ），煮る
献立名	カステラプディングミルクあんかけ麦茶ゼリーミートゼリーほうれん草ゼリー南瓜ムースリンゴジュースゼリー	魚介類	鰻ゼリー，トロ鮪ゼリー，魚のすり身ゼリー（鱈，鮭，ホタテ）	献立名	ご飯麦茶ゼリーハンバーグソースかけほうれん草ソテー人参甘煮冬瓜くず煮南瓜ソテー焼きリンゴ	魚介類	煮魚，刺身，煮込み料理
		卵類	全卵蒸し（1:3）かき玉スープゼリー			卵類	厚焼き卵，オムレツ
		豆類	豆腐ゼリー豆腐スープゼリー			豆類	豆腐，厚揚げ，納豆，がんもどき
		いも野菜	ほうれん草ゼリー南瓜プリン			いも野菜	温野菜，根菜類は切り方をそろえる
栄養補助食品	高カロリー栄養ゼリー市販品	果物類	オレンジジュースリンゴジュースゼリー	栄養補助食品	高カロリー栄養ゼリー市販品	果物類	バナナ，いちごフルーツ缶
水分補給品	お茶ゼリースポーツドリンクゼリー	乳製品	牛乳ゼリーヨーグルトゼリー	水分補給品	お茶ゼリースポーツドリンクゼリー	乳製品	牛乳プリン，ヨーグルト

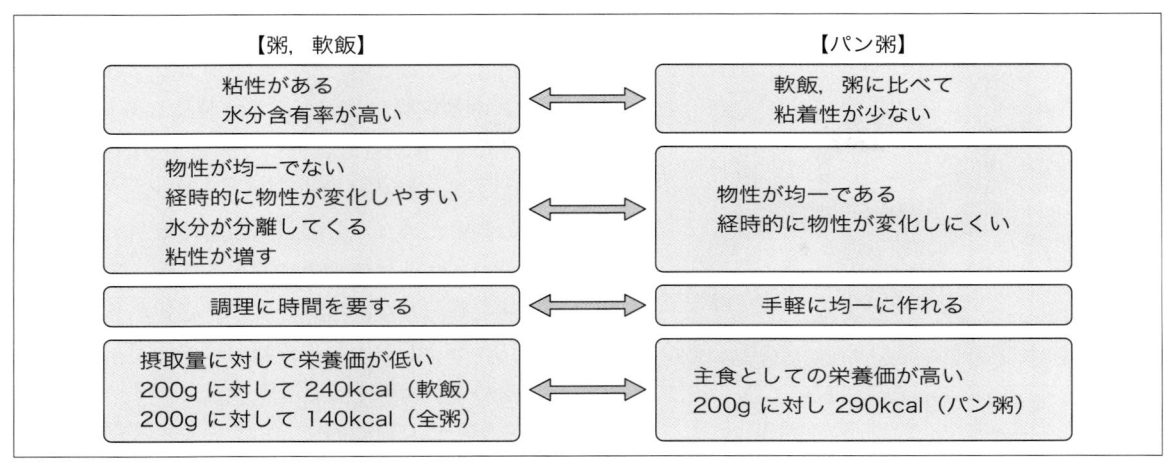

第2節　加齢に伴う知的障害者の摂食・嚥下障害の特徴　223

【粥，軟飯】 ⇔ 【パン粥】

【粥，軟飯】		【パン粥】
粘性がある 水分含有率が高い	⇔	軟飯，粥に比べて 粘着性が少ない
物性が均一でない 経時的に物性が変化しやすい 水分が分離してくる 粘性が増す	⇔	物性が均一である 経時的に物性が変化しにくい
調理に時間を要する	⇔	手軽に均一に作れる
摂取量に対して栄養価が低い 200gに対して240kcal（軟飯） 200gに対して140kcal（全粥）	⇔	主食としての栄養価が高い 200gに対し290kcal（パン粥）

図 4-2-1　主食としてのパン粥の特徴

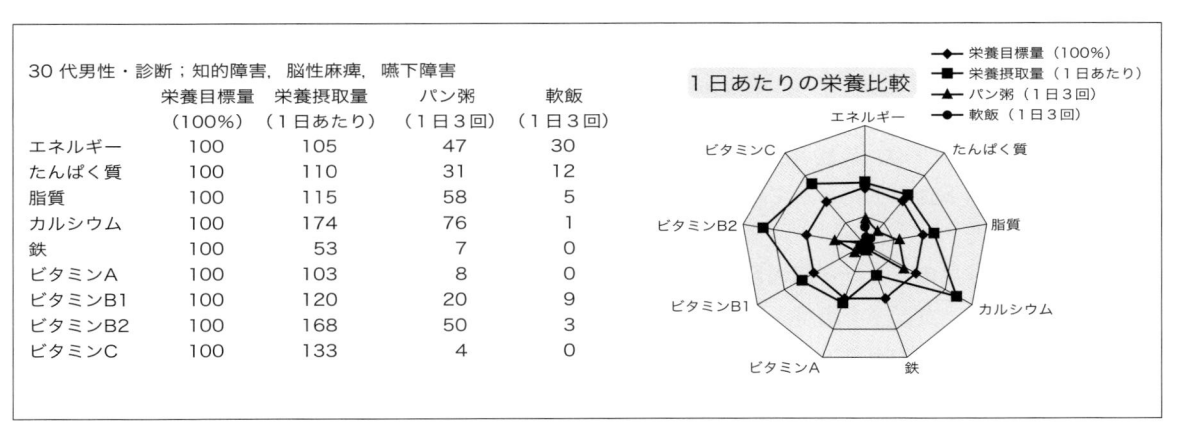

30代男性・診断；知的障害，脳性麻痺，嚥下障害

	栄養目標量 （100%）	栄養摂取量 （1日あたり）	パン粥 （1日3回）	軟飯 （1日3回）
エネルギー	100	105	47	30
たんぱく質	100	110	31	12
脂質	100	115	58	5
カルシウム	100	174	76	1
鉄	100	53	7	0
ビタミンA	100	103	8	0
ビタミンB1	100	120	20	9
ビタミンB2	100	168	50	3
ビタミンC	100	133	4	0

図 4-2-2　パン粥と米軟飯の栄養価の比較検討

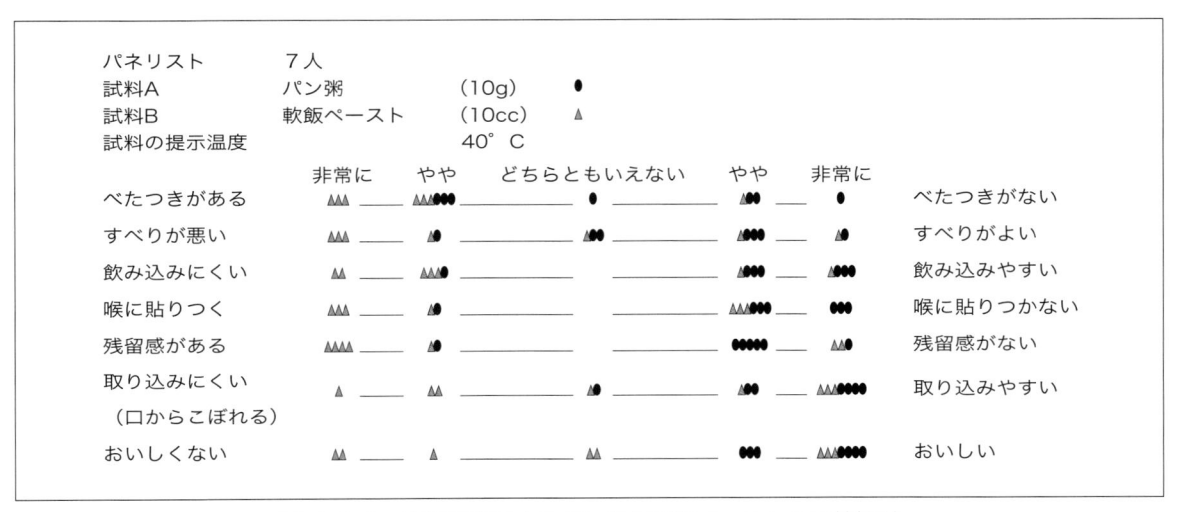

```
パネリスト      7人
試料A          パン粥       （10g）    ●
試料B          軟飯ペースト （10cc）   ▲
試料の提示温度              40℃
```

	非常に	やや	どちらともいえない	やや	非常に	
べたつきがある	▲▲▲	▲▲▲●●●	●	●●	●	べたつきがない
すべりが悪い	▲▲▲	●●	●●	●●▲	▲	すべりがよい
飲み込みにくい	▲▲	▲●●		●●▲	▲▲▲	飲み込みやすい
喉に貼りつく	▲▲▲	▲●	●	●●●▲	●●	喉に貼りつかない
残留感がある	▲▲▲▲	▲●		●●●●●	▲▲	残留感がない
取り込みにくい （口からこぼれる）	▲	▲		●●	▲▲▲▲●●	取り込みやすい
おいしくない	▲▲	▲	▲	●●●	▲▲▲▲●●	おいしい

図 4-2-3　官能検査によるパン粥と軟飯ペーストの比較検討

◆歯科及び摂食でお困りの方へ◆
相談についてのお問い合せ先
在宅障害の方に対し，当施設では，障害歯科外来，摂食外来を行っております．御利用下さい．
歯科外来連絡先：Tel 0493-62-0589
http://www5a.biglobe.ne.jp/~ranzan/Ranzan%20Eiyouka/index1.htm

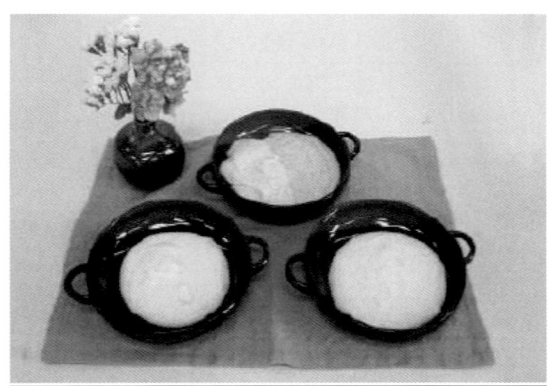

図 4-2-4　嵐山郷ホームページに掲載したパン粥と，ホームページアドレス，電話相談

パン粥の作り方などの情報はインターネットのホームページ（**図 4-2-4**）に掲載中である．

なお，最近，嚥下食の主食として重湯のゼリーが献立に加わった．

(4) 段階食の難易度を上げる際の留意点

摂食指導開始後，食形態を調整し直すことがある．舌，口唇の使い方や嚥下の仕方が上達し，摂食機能が良くなると，段階食の難易度を上げていく．その際に，食事内容を一気に変更しないことが大切である．盆上の数種類の皿のうち 1～2 種類ずつ変えていき，経過観察をしながら 1～2 カ月後に変更を終了するという具合に，急激な変化と負担を感じさせないようにする．観察しながら，易しい段階食に一段階上の食品を少しずつ追加していく．これは，大きな変化に適応できず事故につながる危険を避けるためである．

(5) 水分の対応―増粘剤の調整と難点

固形物を嚥下できても，急速に喉を滑り落ちていく水分を誤嚥してしまうケースはよく認められる．このような場合，とろみをつけて水分の流速を落とす．市販の増粘剤の種類も豊富になった．かたくりのように加熱しなくても簡単に溶けて作用するので，冷たいミルクにも利用できる．また，改良が進み，粘度のもちもよくなった．このように重宝な増粘剤ではあるが，さまざまなケースに利用してみるといくつか難点が気になる．

① 咽頭粘膜に付着しやすい製品もあり，本人のみでなく，介助者も試食して確認する必要がある．

② 長く口腔内に含んでいると液化してしまい，この癖のために水分の誤嚥を認めるケースには適さない．ケースの食事に関する性癖，嗜好，摂食機能を確認しながら試していく必要がある．

(6) ゼラチンゼリーの扱いについて

なめらかに嚥下できるゼラチンゼリーは重宝であるが，長く口腔内に含んでいると液化してしまう．ゼリー食の難点は，低温下での保管が必要であり，食事中にこの状態を維持する工夫がいるところにある．食事時間の長い場合，発砲スチロール等の保冷箱に氷を入れ，その中にゼリーを保管して利用している．

(7) 交互嚥下ゼリーとは

嚥下時に咽頭から食道への絞り込みが弱いと，喉頭蓋谷に食物が残留する．取り除こうと嚥下を反復しているうちに誤嚥してしまう．このような現象は，老化現象によっても認められる．水分で洗い流すのは，流速からの誤嚥を考慮すると危険である．ゼラチンゼリーを利用すると容易に残留物を除去できることが，VF 上で確認されている．食事中にこのような残留物が多く，頸部聴診法で湿性音が認められる場合，食事介助により一口ごとにお茶ゼラチンゼリーで洗い流している．

(8) ゼリーによる食形態調整を施行した症例

ゼリーを利用した食形態調整で摂食障害の症状が軽減，改善したケースを**表 4-2-12** に示す．以下に，いくつかの利用目的をあげる．

① 交互嚥下ゼリーとして咽頭の食物残留を洗い流す．

② 水分の誤嚥に対してゼラチンゼリーで対応する．

③ ゼラチンゼリーの栄養価の高さと食べやすさ，消化吸収の良さを栄養補給に利用する．

(9) 知的障害者への食事設定に関する留意点

知的障害者への食事設定に関する留意点を以下に記す．

表 4-2-12　ゼリーによる食形態調整を施行した症例

利用者	主訴	摂食指導前の食形態	指導による食形態	経過
1．女性 45 歳 知的障害	誤嚥性肺炎の反復罹患あり	軟飯，刻み食 1,200 kcal/日	軟食Ⅱ 交互嚥下ゼリー 1,200 kcal/日	指導後誤嚥性肺炎発症なし
2．男性 37 歳 知的障害	丸呑み 水分のむせ	軟飯，刻み食 1,500 kcal/日	軟食Ⅰ 牛乳ゼリー 1,500 kcal/日	むせの改善 体重増加
3．女性 34 歳 知的障害	食事中のむせ	常食，刻み食 1,500 kcal/日	軟食Ⅱ 交互嚥下ゼリー 1,500 kcal/日	むせの改善

① 老化により食事の段階に変化が生じる．
② 感冒時の食事は事故を生じやすい．
③ 無理のない食事が食の楽しみを生み出す．

　丸呑みやかき込みが認められる知的障害のケースでは，機能訓練による咀嚼の獲得は困難であり，安易に機能向上を期待すべきではない．若年期には常食で対応できても，加齢による機能低下が加わると，窒息や誤嚥の確率が急に高くなる．特に感冒罹患時の食事中に事故が発生しやすい．これは感冒症状（鼻閉，咳・痰，鼻汁，咽頭痛）により一時的に呼吸障害が生じ嚥下が困難になることで引き起こされる．感冒罹患中は食事内容を一段階易しくしたほうがよい（たとえば軟食Ⅱから軟食Ⅰへの変更，嚥下しやすいゼリーの利用など）．症状の程度によっては，事故の危険を考慮して経口摂取から経管栄養や補液に一時的に変更することもある．感冒による呼吸・嚥下機能の低下はあなどれない．誤嚥性肺炎の危険性を常に意識して慎重な対応が望まれる．

　食事観察，VF などの諸検査で摂食機能を評価したあと，適した段階食のメニューを決定する．この際，やや容易な段階に設定したほうが安全であり，本人に余力が出て食事を楽しめるのではないだろうか．食事の場面を観察しながら，そのように感じている．

　また一方では，安全性重視のために本人の嗜好，保護者の思いが軽視されないように心がけなくてはとも考えている．保護者はできるだけ自分たちと同様な食事，常食レベルを要望されることが少なくない．この親心は十分に理解しつつも，安全性と余裕の必要性を説明している．そして，数カ月後の本人の栄養状態や活気の改善を確認してもらう．摂食指導の有効性を理解してくださるのをじっくりと待つようにしている．

2）食事介助の技術
（1）自力摂取の危険性

　食事介助は食形態調整とともに重要な支援である．この技術の差が誤嚥の発生率を変えてしまう．また，行き届いた食事介助が得られれば食事段階を落とさずにすむ．身体障害が軽度な知的障害者は，移動や食事を自力で行うことが多い．かき込み，詰め込み，手づかみで仰向いて食べる等の行動も生じる．このような状態は誤嚥，窒息の事故が発生しやすい．姿勢，食事速度，一口量などを部分介助で調整することで，安全性と食事環境の改善が得られる．

（2）姿勢の調整
① 食事中の姿勢の調整

　姿勢の調整は誤嚥防止の重要なポイントである．食事中，リラックスした嚥下しやすい姿勢を維持することは大きな課題である．知的障害に特有な多動等の行動障害を伴っている場合は，座位を保つこと自体が困難である．そのような状況のなかでも何とか実行できた調整を列記する．

　食卓といすは居住寮の利用者に共有されている．個人に合わせる工夫として，食卓といすの高さを卓上ボックス（この上に盆を置く）とクッションを利用して調整する．この方法で食事中の姿勢を一定に保持させる．食器に頭をかぶせるように

して食べる姿勢もよく見かける．頭部の前屈に対して，介助者が間欠的に手で介助することを毎回施行するだけでも，繰り返すうちに本人が頭部を持ち上げることを意識するようになり，姿勢が変わってくる．毎日，毎回，介助方法を統一して行うことで，本人の身についてくる．これが大切なことと考えている．

② 介助者との位置関係

スプーン介助の際，口元までスプーンが水平に提供され，介助を受ける人の顔がやや下向きになる．このうつむき加減の姿勢が誤嚥を防いでくれる．逆に，仰向きの状態（頭部反屈位）が最も誤嚥しやすい．同様に留意すべき点は，介助者自身の姿勢である．介助者自身が無理のない姿勢を意識して調整し，疲労を招かないようにする．介助者の疲労が的確な介助を乱すからである．

（3）一口量と食事速度の重要性

① 適当なスプーンのサイズ（一口量の調整）を知る．
② 嚥下を確認しながら介助する．

この2点を部分介助で調整できれば，大半の逆流，むせ，窒息は解決される．それだけ自力摂取がいかにコントロールされていないか，それによる危険がいかに大きいかということである．

一口量は，スプーンの大きさが大きく影響する．一口で嚥下できる量は5〜10cc前後である．ティースプーンよりやや大きめだが，カレースプーン（30cc）では大きすぎる．

「一口を確実に嚥下してから次の一口を介助すること」で，食事速度が決定される．これは，制限のある施設の食事時間では厳しい要求である．せめてリスクの高いケースだけでも徹底してほしい．

（4）食事時間と疲労

座位を保って食事をすることは，想像以上に体力がいる．食事時間は平均30分前後にしたほうがよい．長時間の姿勢保持は疲労を招き，注意力が落ちて事故が発生しやすい．

（5）食器の調整

部分的な介助を受けるにしても，自力摂取はできるだけ維持したい．本人の使いやすさはもちろんのこと，介助しやすく介助自体をチェックしやすいような工夫が必要である．たとえば，スプーンが歯に当たる場合は，口腔内外傷防止を目的に，金属を避け樹脂製品などを利用する．コップは水面での口唇の動きが見える透明なものを使い，適切な介助が確認できるようにする．食器の保持が自分でできる利用者は少なく，食器固定用のゴムマットは必需品である．

（6）機能訓練を可能にする現場の工夫

われわれの施設では，簡単な指示さえ理解できないケースが大半を占める．彼らに対して教科書的な機能訓練を施行することは困難である．しかし，機能訓練の目的を的確に理解していれば，それに代わる，生活のなかで行う方法を考え出すことができる．熱意ある職員から「現場の工夫」が提案される．たとえば，アイスマッサージを拒否する利用者に，好物のアイスクリームを代用し訓練を続行している．

（7）食事環境の重要性

知的障害者対象施設の食堂は独特の雰囲気がある．10年前にこの施設に赴任したころ，食堂の騒がしさに仰天した．現在では時間差を設け利用者が交代で食事をとるので，落ち着いた雰囲気になり，介助職員の対応の密度も高くなっている．食事の集中度は環境に大きく左右されるので，環境設定はリハビリ施行上の必須条件である．

（8）摂食指導がもたらす利用者と職員の関係

摂食指導に携わり実感することは，利用者と介助職員の食事を通しての結びつきの強さである．うまく食べられなければ，食事も本人にとって苦しみとなる．摂食指導を正しく理解した職員の的確な介助が，この苦しみを本来の食の楽しみに変える．本人の全身で表す喜びが，職員の誇りと喜びになる．

図2-2-1〜2-2-4，表4-2-9，4-2-10は当施設栄養士の依田清子，後藤薫の作成による．また表4-2-5は知的障害者更生施設居住寮職員の安藤喜子，須藤厚子，吉澤真澄による．記して感謝したい．

（髙木晶子）

第3節
知的障害者の摂食指導リハビリテーションチーム
－嵐山郷の場合－

1. チーム編成の経過

　われわれの施設は，知的障害児者と重症心身障害児者のための複合施設である．創立25年を過ぎ，利用者の加齢に伴う問題への対応が求められている．近年は特に，知的障害者の加齢による機能低下から，誤嚥性肺炎が増加していた．これに対応するには摂食・嚥下リハビリテーションが必要であることを，診療を通して歯科医師と医師が痛感した．そこで，埼玉県立総合リハビリテーションセンターで開かれていた摂食・嚥下リハビリテーション講習会に参加したのが，1995年である．このときの講師が金子芳洋氏であった．知的障害者が安全に食事をするには，適正な食形態と食事介助技術が不可欠であることをご指導いただいた．その後，組織内のチーム編成と技術向上を目的に，金子氏を迎え，1999年から3年間にわたり毎月1回の指導を受けた．チーム構成は，利用者の介助に携わる指導員，栄養士，看護師，歯科衛生士，歯科医師，医師であった．

　指導内容は多岐にわたるが，以下のように要約される．

　① 摂食障害の症例検討（摂食機能の評価とその対応）．

　② 嵐山郷段階食設定の指導（機能に適した食材の選定と調理法，栄養指導）．

　③ 摂食チームの編成とチームワーク理念．

　特に，現場に臨んだ具体的な介助技術とチーム理念に関して，懇切なご指導をいただいた．記載した内容はこのご指導に基づいており，われわれにとって千歳一遇の研修であった．現在，われわれの施設の摂食指導は，医師と歯科医師による摂食機能の診断と治療方針の設定，栄養課による摂食・嚥下機能に応じた段階食の提供と，介護職員による安全性の高い的確な食事介助技術の提供で構成されている．

2. チームワークの概略

　摂食リハビリテーションチームで取り組んだ最初の症例を紹介する．重度知的障害と脳性麻痺の診断を受けている30代の男性である．摂食機能評価では，口腔・咽頭期障害による水分と固形物の誤嚥が認められる．しかし，食形態調整と食事介助の徹底で，誤嚥性肺炎を防止できている．居住寮にチームで集まり本人を囲んで検討することに努力したケースである[64]．

　この症例のチームワーク概略図を**図4-3-1**に示す．

【症例】 38歳，男性

　主　訴：食事中と食後のむせ

　医療診断：① 重度知的障害，② 脳性麻痺（痙性対麻痺），③ 誤嚥性肺炎の既往

　摂食機能診断：広義口腔期・咽頭期障害による不顕性誤嚥

嵐山郷摂食チーム職種間連携

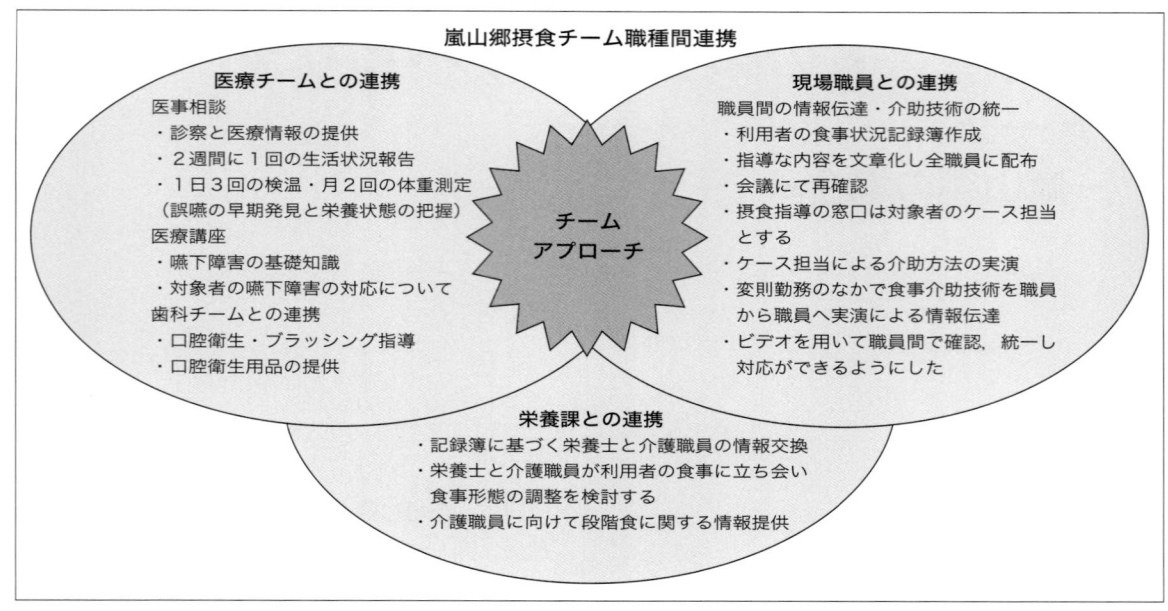

医療チームとの連携
医事相談
・診察と医療情報の提供
・2週間に1回の生活状況報告
・1日3回の検температ・月2回の体重測定
　（誤嚥の早期発見と栄養状態の把握）
医療講座
・嚥下障害の基礎知識
・対象者の嚥下障害の対応について
歯科チームとの連携
・口腔衛生・ブラッシング指導
・口腔衛生用品の提供

現場職員との連携
職員間の情報伝達・介助技術の統一
・利用者の食事状況記録簿作成
・指導な内容を文章化し全職員に配布
・会議にて再確認
・摂食指導の窓口は対象者のケース担当とする
・ケース担当による介助方法の実演
・変則勤務のなかで食事介助技術を職員から職員へ実演による情報伝達
・ビデオを用いて職員間で確認, 統一し対応ができるようにした

栄養課との連携
・記録簿に基づく栄養士と介護職員の情報交換
・栄養士と介護職員が利用者の食事に立ち会い食事形態の調整を検討する
・介護職員に向けて段階食に関する情報提供

チームアプローチ

図 4-3-1　症例のチームワーク概略図

摂食障害（誤嚥防止）に関する方針：
・食形態調整：ゼリー食（嚥下Ⅱ），主食はパン粥
・水分は増粘剤でヨーグルト状態に調整する
・食事介助
・姿勢：食事中は車いす座乗で70〜80度後傾
・食事前のアイスマッサージ
・スプーンによる全介助，一口量の調整
・嚥下の確認，食事時間の短縮

われわれの施設のチームワーク上の大きな課題は，組織の規模が大きく，正確ですみやかな情報交換が困難なことである．情報伝達に大きなエネルギーが費やされる．図 4-3-1 には，この情報伝達法を示している．特に所属する居住寮の職員に，食事介助技術を伝達して介助が正確に遂行されるようにしていくには，工夫と緻密さが必要である．また，ケースに関する情報を客観化して他職種に提供していくことも，同様に困難な課題である．そのための工夫の一つである食事に関する記録簿を，表 4-3-1 に示す．食事状況の把握のための項目は，①食事時間，②むせの状態，③嚥下の状態，④介助状況（姿勢保持，介助の速度調整とタイミング），⑤提供された食品の物性，⑥摂取量，

である．記載されている内容の対象症例は図 4-3-1 と同一である．また，会議等で職員が集合する際に摂食指導内容を確認するために，ケース担当の介護職員が作成した報告書（図 4-3-2）を配布して詳細な説明と介助実技を行う．

なお，他職種への情報提供の例として，栄養課から介護職員への段階食に関する情報提供の文書を図 4-3-3 に示す．食形態の内容と調整法を熟知することで，適切な介助法や記録簿に記載すべき内容が具体的に理解できる．

3. チーム編成の特徴と課題

われわれの施設における摂食リハビリテーションチームの特徴と課題をまとめる．

(1) 施設職員で構成するチームは大所帯であり，同職種間における的確な情報交換さえ支障をきたすことがある．特に，知的障害児者の介助指導員は220名（1寮あたり平均18名）と多い．摂食指導内容を寮内にすみやかに伝えて介護技術を統一してゆくには，多大なエネルギーと工夫が必要である．そして，結果には現場の熱意が如実

表 4-3-1 症例の居住寮の職員による食事状況の記録簿の一例

ゼラチン固めの副食について

食品名	固さ弾力性	べたつきなめらかさ	食品内のざらつき	嚥下状態および介助状況	摂取量	除いた品（×）
パン粥	○	○	○	良	10	
バナナ	○	○	○	〃	10	
汁	ゆるい				10	
豆腐・カニ	○	○	○	良	10	
ポカリ	少々ゆるい		○		5	

（食事時間）：7：50〜8：20
（むせがみられた状況）：たんをからんだむせがみられた
（介助の早さ・タイミング）：
（介助職員所見）：

食品名	固さ弾力性	べたつきなめらかさ	食品内のざらつき	嚥下状態および介助状況	摂取量	除いた品（×）
卵パン粥	○	○	○	良	8	
かぼちゃ	○	○	○	〃	2	
白身魚	○	○	○	〃	2	
麦茶	○	○	○	〃	6	
ヨーグルト	○	○	○	〃	10	

（食事時間）：12：00〜12：20
（むせがみられた状況）：落ち着きなく，動きも多く，むせあり
（介助の早さ・タイミング）：
（介助職員所見）：食べることに集中できず，途中で終了する

食品名	固さ弾力性	べたつきなめらかさ	食品内のざらつき	嚥下状態および介助状況	摂取量	除いた品（×）
パン粥	○	○	○	良	8	
いとよりあんかけ	○	○	○	〃	10	
トマトJ	○	○	○	〃	8	
緑色のもの	○	○	○	〃	10	
牛乳	○	○	○	〃	1	
汁					0	

（食事時間）：
（むせがみられた状況）：本人やや緊張が始まっていたためか，牛乳でむせてしまう
（介助の早さ・タイミング）：8割程度で終了
（介助職員所見）：すぐ舌を出し，食事に集中できないようでした

に表れる．

介護職員側で，次のような工夫をしている．① 摂食指導報告書を作成する，② 指導場面をビデオ撮影し現場で供覧する，③ 会議等，職員が集合する場所で介助法の実技確認をする，④ 変則勤務の現場で情報の漏れ落ちがないように，ケース担当者が情報伝達の隙間を埋める．

（2）他職種間の意見交換は，現場にスタッフが臨んでともに本人に対面したうえで行い，チームの一致した見解が出せるようにする．チーム編成初期には，コーディネーターは歯科医師，医師であったが，最近は栄養士と指導員に移行しつつある．その場の状況次第でチームコーディネーターが自在に替われることが望ましい．コーディネーターの条件は後述する．

（3）チーム内における活発で対等な意見交換を可能にするために，情報と知識の共有が必要であり，それが他職種への深い理解につながる．

（4）組織内の人事により現場職員が替わることを前提として，チームを維持するシステムを確立

図 4-3-2　介護職員による摂食指導報告書

する．職員の教育システム，技術のマニュアル化などが今後の課題である．

（5）保護者への理解を促し，チームの一員としての協力を得る．

4. チームにおける歯科医師の役割

われわれの施設には常時勤務の理学療法士，作業療法士，言語聴覚士がいない．リハビリテーションチームの大きな柱である職種が欠けていることは，利用者に対して申し訳ないことである．現時点では，この欠落を埋める努力をチーム全体で行っている．特に歯科医師には，口腔機能に関する専門性を生かし，作業療法士に代わってスプーン等の加工も引き受けるなど，チームの要となって何役もこなしてもらっている．

われわれの施設の歯科医師の立場から，治療方針と今後の課題を以下に述べる．

1）各人の機能に合った食形態の調整

摂食・嚥下指導の目的は誤嚥およびむせの少ない摂食・嚥下機能の獲得であり，各人の機能に合った食形態の調整である．

自食が可能なケースでは，食事姿勢や食事のペース調整が必要である．自食しながら体が左右どちらかに傾いてくるケースや，食事に固執するあまりに前かがみになりすぎてしまうケースでは，誤嚥やむせが出現しやすくなるため，体幹をできるだけ元の食事姿勢に戻してから食事を続けさせる必要がある．

また，フォークやスプーンなどの食器具についても，本人の機能と口の大きさに合った大きさに調整し，なるべく口腔内の奥のほうまで入れずに手前で口唇を使って取られるようにすることが重

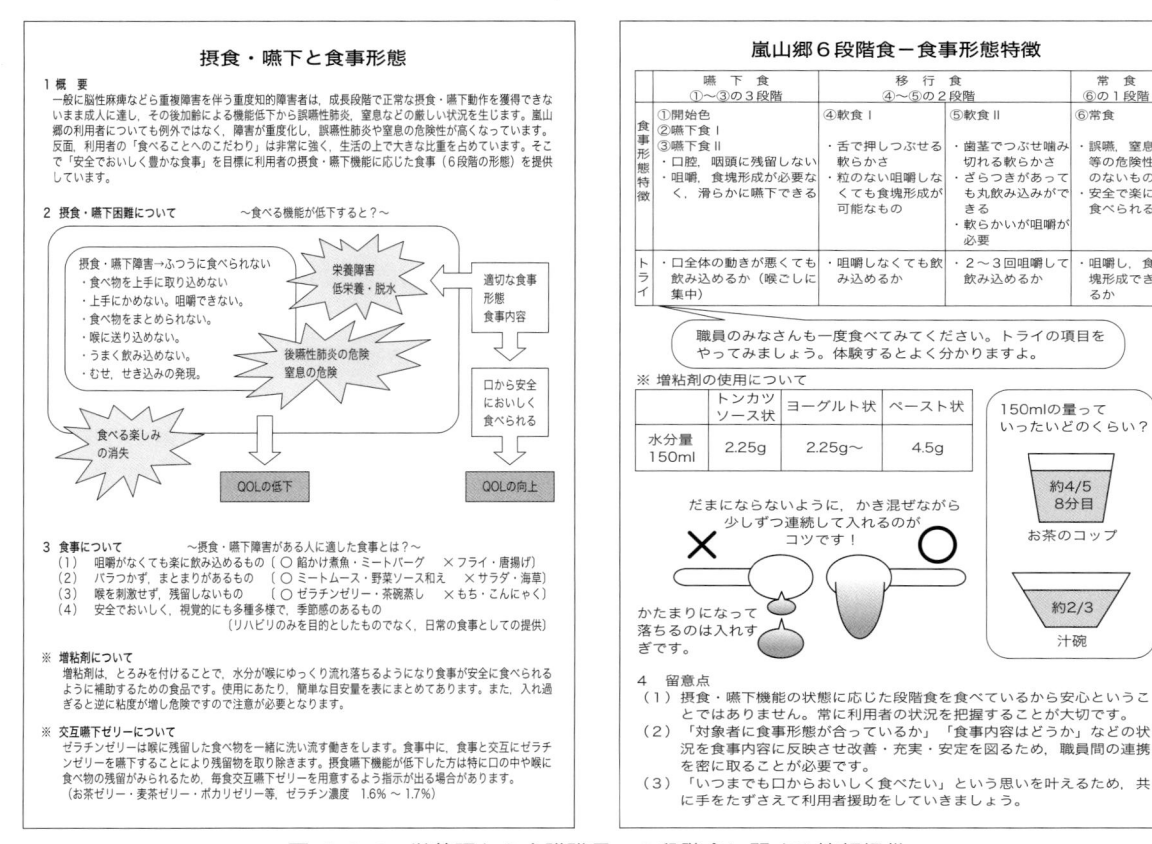

図 4-3-3　栄養課から介護職員への段階食に関する情報提供

要である．そのとき，スプーンに印をつけ，それ以上口の中に入れないように指導することで，本人はもとより介助者にも確実な摂食・嚥下指導が行えるようになる．それでも理解度に乏しく本人の協力の得られないケースでは，食物のかき込みや丸呑みにならないように，介助者に注意して観察するよう指導する．

本人が自分の食器具が把持しづらい場合は，柄の部分を太くして，確実に食器具を保持できるような形態に調整する．この場合，歯科用の常温重合レジンが，自由な形態付与することができる，ある一定の操作時間があって硬化する，耐久性が良い，などの点で優れている．

2）異常嚥下パターンの抑制

一方，自力摂取するが，手と口の協調運動が難しく，異常嚥下パターン（姿勢保持困難も含む）

が誤嚥やむせなどを引き起こすことがある．このようなケースは完全介助で対応し，食事の一回量を規定，食事のペースを一定にすることで食形態を下げなくてすることもある．食べ物が口腔内でまとまらずばらけて広がっている場合には，ゼリーを摂取させるなど工夫することで食塊形成しやすくさせ，異常嚥下癖の消失または減少を促せる．このように，自力摂取可能でも長期にわたり異常嚥下パターンを獲得してしまったケースでは，その習癖を除去するために，ある一定期間，介助による適正な嚥下動作を経験させることにより，それまで引き起こしていた誤嚥やむせといった問題点を改善することができる．そしてこのことは，自力摂取を再び開始した時点で異常嚥下パターンの消失につながってくる．

一般に中途障害（進行性疾患を除く）の場合，社会復帰を目標にリハビリを行うため，摂食・嚥

下指導の目標も介助から自力摂取への移行を指導方針とする．しかし，それまで食事に関する指導を受けず，自分のペースに任せて丸呑みやかき込み食べが直らない知的障害者の場合は，本人の理解度が乏しく協力が得られないので，たとえ口腔機能に明らかな障害が認められず自力摂取が可能でも，あえて介助による摂取方法を徹底させる．このような方法で，むせや誤嚥を誘発する嚥下動作，いわゆる異常嚥下パターンが出現しないように訓練することが重要である．

3）直接的訓練

本人の理解度が乏しく，協力を得にくい知的障害者においては，積極的な摂食機能訓練は難しく，食形態を工夫して行う直接的訓練が機能訓練の中心になる．

まず，食事に集中する環境設定を行い，本人の覚醒状態，食事姿勢を確認したあと，直接的訓練に入る．しかしながら，直接的訓練はどうしても介助者の技量に影響されやすい．たとえば，食物を口腔に取り込む捕食に障害があるケースでは，口唇閉鎖を促すような介助が必要であり，スプーンで口腔まで運ぶときも本人の上唇が閉鎖しようと下降してくる動きに注意を払わなければならない．食事＝栄養補給，時間内に食事を完了しなければならないという考えが強すぎると，ときとして口腔の奥のほうまでスプーンを入れてしまい，本人の口唇閉鎖の動きを妨げてしまうことになる．在宅で一人のケースを介助者一人で対応するのと異なり，施設では一人のケースを変則的に複数の介助者が担当することになる．日々の食事が訓練につながる直接的訓練法は，食事の一回量や食事介助のペーシングをそろえるだけでなく，口唇閉鎖のタイミングにも注意しなければならない．その点からも効果を確実にあげるには労力と時間が必要である．

4）間接的訓練

一方，積極的な直接的訓練は難しくとも，食事と切り離した訓練も可能であり，必要でもある．

特に歯科的アプローチにこだわると，口腔機能だけ，摂食機能だけに目を向けがちになるが，発達または衰えてくるのは首から上の機能だけがではなく，全身の機能である．したがって，全身機能訓練も行わなければならない．しかし当施設には，機能訓練を行うような設備はなく，理学療法士，作業療法士，言語聴覚士もいない[註1]．医療従事者は，呼吸管理が必要な重度心身障害者に対する肺理学療法や手や足の硬縮に対するリハビリの必要性を感じてはいるが，専門職にオーダーできない状況にある．そこで，直接的訓練を補う意味から，間接的訓練を医師および歯科医師や介助者が直接行っている．

たとえば，日常生活の大半をベッドサイドで過ごし，食事の時間だけ体幹を起こして食事をとっていたようなケースでは，ベッドから起き上がるだけでかなり労力を使うわけであり，それだけで疲れてしまう．疲労が続けば，口腔機能も衰えてきてむせや誤嚥を誘発する．また，疲れたから，食べたがらないからといってすぐにベッドに横になることを許してしまえば，普段から食道の括約筋が緩みやすいため，胃からの逆流が起こりやすく誤嚥につながるという報告もある．

本人が疲れるから，普段の生活がベッドの上だから必要ないと，体を動かさないでいると全身機能はどんどん低下する一方である．そこで，食事時間以外のときでもベッドから体を起こしたり，ベッドサイドから離れたりする時間帯をつくるようにする．これだけでも，普段から寝たきりでベッドで過ごしている人にとっては労力を要するひとつの訓練である．本人にとって辛いかもしれないが，少し頑張ればできるようなROM訓練は，積極的に体を動かすような訓練でなくても，口からの摂食・嚥下を行ううえで必要である．

また，呼吸と摂食・嚥下の協調性も必要であり，

註1：2004年1月から念願の常勤理学療法士を得ることができた．現在，リハビリテーションチームコーディネーターにして重要な存在である．しかし，500名以上の施設利用者と障害者外来を担当する過酷な業務になっている．理学療法士の増員，作業療法士と言語聴覚士の確保が必須である．

鼻呼吸ができなければ口から摂取することができない．そこで，鼻咽腔に器質的な障害がないケースでは，口を閉じて鼻から呼吸する鼻呼吸訓練を指導した．これは，介助者が口唇閉鎖を指で介助しながら，本人が何秒間鼻呼吸を続けられるか，段々と秒数を伸ばしていく訓練である．初めは嫌がるが，慣れてくればかなりできるようになる．

このような2つの補助的訓練は，場所や設備もとらず簡単であるため，介助者が変わっても対応でき，本人の協力がさほどなくても可能である．このような補助的機能訓練を直接的訓練に組み込んで毎日続けることが，摂食・嚥下訓練を成果あるものへ導いてくれる．

訓練は毎日続けることが重要で，やったりやらなかったりすることは，効果を失わせ，評価に結びつかず，介助力はもちろん，食形態の調整，食環境にまで影響を及ぼすことになる．直接的訓練および間接的訓練は，オーダーを出した医療従事者が医学的評価をすることになるわけだが，意識レベルの向上，栄養状態，安定した体温，口腔内の衛生状態など医療的評価が，生活レベルの向上，QOLの確保といった社会的評価に還元できるものでなければ，生活の場で行う直接的訓練は施設内では普及しないと考えられる．

（この項 歯科外来・内田 淳）

5．摂食指導の成果

摂食リハビリテーションチームを編成したことで得られた成果を図4-3-4に示す．

1）誤嚥性肺炎の減少

数年前までは，誤嚥性肺炎を発症した段階で摂食障害が発見されることが大半であった．ところが，摂食指導のチーム活動を開始することで職員の摂食障害への認識が大きく変化した．摂食障害の早期発見が可能になり，重症の誤嚥性肺炎は認められなくなった．

では，「どの程度肺炎が減少したか」と，摂食指導の実績を数値で表現することを求められること

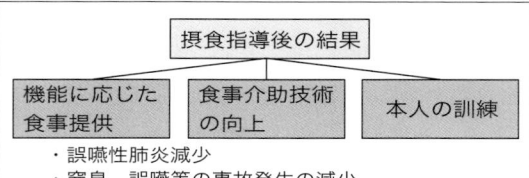

図4-3-4 摂食指導の成果

がある．しかし，誤嚥性肺炎の確定診断の信憑性，誤嚥の原因の分析の困難さ，加齢に伴う修飾因子等を考慮すると，統計的に適切に処理することは困難である．今後の課題としたい．現時点では，一例ごとに丹念に経過を追い，摂食指導により本人の現在の生活がどの程度改善されたかをチームで追っていきたい．

2）栄養管理の改善

摂食指導の成果として，目に見えて評価しやすいのは栄養状態である．摂食機能に適した食形態と介助の調整により，効率よく食事が進み摂取量も増加する．また生活全体に余力が出て活気が認められるようになる．笑顔も増える．女性の場合，栄養障害で途絶えていた月経が再来することもある．このような効果が，職員と保護者の励みになることはもちろんである．

3）食に関する環境の改善

チームを組むことで，職種の専門性が向上してくる．その成果として，利用者の食に関する環境の改善が得られた．

（1）食事内容に関する安全性だけでなく，食事自体の美しさと味も改善された．

（2）生活支援の場面では，食事介助の技術の向上だけでなく，食事環境が改善され生活空間が落ち着いた雰囲気になる．

4）保護者の理解

摂食指導の開始直後，大半の保護者の関心事は「自分たちと同じ物（常食）が食べられるかどうか」である．そうでない場合はがっかりされて，「こんな病人の食事ではかわいそうだ」と嘆かれる．その辛い親心を辛抱していただき，数カ月後の成果を待つ．好ましい結果により摂食指導の認識が変われば成功である．長期の自宅帰省時のために，栄養課の指導で，段階食の献立や調理法の勉強を始める保護者も増えてきた．こうなれば家族も，「摂食障害に負けないで快適な食事を支援するチームの一員」を引き受けてくださるようになる．

5）チームワークの生まれるところ

生活の場である施設の食堂が，チームのディスカッションの場になる．一斉に集合できなくても，必ず現場に足を運び確認することにしている．大勢のスタッフが食事時間に集まることで利用者に迷惑が及ぶ場合は，食事風景のビデオテープを利用することもある．しかし，基本は現場に同時に集合することである．リハビリテーションを受ける本人を囲んで複数の眼で確認して検討することが，チームワークの第一歩と考えている．

6. 組織内でチームシステムを確立するために

キーワードは，次の5つである．
① チームコーディネーター
② チーム内の価値観と情報の共有
③ チーム育成の組織内システム
④ 組織のチームワーク理念
⑤ チームネットワークの地域への拡大

第8回日本摂食・嚥下リハビリテーション学会におけるワークショップ「小児施設におけるチームアプローチの現状と今後の課題」[65]の座長を務めた．予想されたことであったが，チーム内の職種間関係の悩みや，チーム内の共通認識の困難さに関する質問や訴えがあり，これはどのチームでも難航する課題であると思われた．そしてこの課題は，小児施設のみでなく日本の医療における共通の課題であると感じた．チームを構成しているさまざまな職種が対等な立場で共通言語により討論することの困難さ，チームワークの鍵であるコーディネーターの育成，組織の縦割りのなかでのチームの維持等，問題は山積みである．

ワークショップでJ. B. Frazier氏がチームアプローチの理論と実践に関して述べられた．Multidisciplinary, interdisciplinary, transdisciplinaryに関する内容だったが，日本の医療現場ではこの成熟したチームワーク理念が実践されにくいのか，多くの苦悩が溢れている．次世代の医療人に対する理念教育はチーム医療の将来にとって重要事であり，学会が主導的役割を担うことを願っている．

この問題を検討しながら改めて実感したことが2点あった．一つは，すべてのチームの目的は「患者さん本人がより快適になることである．それは周囲の人々と家族の理解を得ることで成り立つ」に集約される．もう一つは，強固なチームワークをつくるには現場に臨み率直に誠意を込めてチームメイトを理解する努力を継続していくことである．また，医師，歯科医師はリーダーシップを要求される機会が多い．特に，チーム編成の時期にこの困難な役割を担うことは，他のチームメイトにとっても有意義なことではないだろうか．

チームコーディネーターの役割は重要であり，特定の職種に限定されるべきではない．苦労の多いコーディネーターを積極的に担う熱意を継続して，次世代の人材育成に努力しなければならない．

望まれるコーディネーターの条件を分析した．
① 切実な問題意識と的確な現状把握．
② チームメイトの把握．対立する立場が理解できること．
③ 実技にたけた現場の人である．
④ 大いなる熱意と興味と労を惜しまない姿勢．
⑤ コーディネートを可能にする物理的条件として，他職種間の連絡が可能な時間と立場が必要であること，そして，現場にとんでゆけること．

われわれの施設にとって恵まれた条件は，金子芳洋先生の的確で多岐にわたるご指導が得られた

ことである．そして，歯科医師と医師の共通認識を発端にしてチームの立ち上げが始まったことは，この仕事を推進していく過程で組織内に生じる難題を軽くしてくれたように思っている．その後，栄養課の積極的な組織内外の活動が加わり，現場職員と保護者の認識を促すことがチームの重要な力点となった．また，施設管理職に予防医学としての摂食リハビリテーションの重要性を理解してもらい，施設全体の認識と協力を得る努力を継続することも必須である．

今後の課題は，チームシステムを定着させてわれわれの施設の利用者だけでなく地域障害児者のサービス機関として機能することである．一日も早く成就できることを願っている．

図2-3-2は当施設支援員の安藤喜子，須藤厚子，吉澤真澄の作成，また図4-3-3は当施設栄養士の依田清子，後藤薫の作成による．記して感謝したい．

（髙木晶子）

文　献

1) 松岡明裕，設楽哲也：老年者の味・におい—味覚・嗅覚の加齢変化を中心に—. JOHNS, 9：1329-1333, 1993.
2) 浅賀英世：老人の嗅覚—病因，嗅覚障害の程度—. 耳鼻咽喉科・頭頸部外科 MOOK No. 12, 金原出版, 東京, 1989, 229-235.
3) Doty RL et al：Development of the University of Pennsylvania Smell Identification Test：A standardized microencapsulated test of olfactory function. *Physiol Behav*, **32**：489-502, 1984.
4) Schiffman S et al：Decreased discrimination of food odors in the elderly. *J Gerontol*, **34**：73-79, 1979.
5) 中里真帆子，遠藤壮平，富田　寛：電気味覚閾値の加齢変化について．日本耳鼻咽喉科学会会報, **98**：1140-1153, 1995.
6) 池田　稔，富田　寛：[老年者と耳鼻咽喉科] 老人の味覚．耳鼻咽喉科・頭頸部外科 MOOK No. 12, 金原出版, 東京, 1989, 229-235.
7) Weiffenbach JM et al：Taste thresholds：Quality specific variation with human aging. *J Gerontol*, **37**：372-377, 1982.
8) Crzegorczyk PB et al：Age-related differences in salt taste acuity. *J Gerontol*, **34**：834-840, 1979.
9) 伊藤美代子，岡崎光子：濾紙法による食塩味覚閾値に及ぼす要因．女子栄養大学紀要, **25**：41-47, 1994.
10) 久木野憲司ほか：加齢にともなう味覚機能の変化について．福岡医学雑誌, **89**(3)：97-101, 1998.
11) Henkin RI：Taste localization in man. *In*：Second Symposium on Oral Sensation and Perception (Bosma JF ed), Charles C Thomas, Springfield IL, 1970.

12) 山内由紀，遠藤壮平，吉村　功：全口腔法味覚検査（第2報）—加齢変化と性差・喫煙による影響—. 日本耳鼻咽喉科学会会報, **98**：1125-1134, 1995.
13) Cowart BJ, Yokomukai Y, Beauchamp GK：Bitter taste in aging：compound-specific decline in sensitivity. *Physiol Behav*, **56**：1237-1241, 1994.
14) Easterby-Smith V, Besford J, Heath MR：The effect of age on the recognition thresholds of three sweeteners：sucrose, saccharin and aspartame. *Gerodontology*, **11**：39-45, 1994.
15) Stevens JC, Cain WS：Changes in taste and flavor in aging. *Crit Rev Food Sci Nutr*, **33**：27-37, 1993.
16) Edgar WM, O'Mullane DM：Saliva and Oral Health. 2nd edition, British Dental Association, 1996.
17) Baum BJ：Evaluation of stimulated parotid saliva flow rate in different age groups. *J Dent Res*, **60**：1292-1296, 1981.
18) Tylenda CA et al：Evaluation of submandibular salivary flow rate in different age groups. *J Dent Res*, **67**：1225-1228, 1988.
19) Pederson W et al：Age-dependent decreases in human submandibular gland flow rates as measured under resting and post-stimulation conditions. *J Dent Res*, **64**：822-825, 1985.
20) Percival RS et al：Flow rates of resting whole and stimulated parotid saliva in relation to age and gender. *J Dent Res*, **73**：1416-1420, 1994.
21) Ben-Aryeh H et al：Whole saliva secretion rates in old and young healthy subjects. *J Dent Res*, **63**：1147-1148, 1984.
22) Heintze U et al：Secretion rate and buffer effect of resting and stimulated whole saliva as a function of age and sex. *Swed Dent J*, **7**：227-238, 1983.
23) Sreebny LM：Xerostomia：diagnosis, management and clinical complications. *In*：Saliva and Oral Health. 2nd edition (Edgar WM, O'Mullane DM ed), British Dental Association, 1996, 50.
24) Sreebny LM, Schwartz SS：A reference guide to drugs and dry mouth-2nd edition. *Gerodontology*, **14**：33-47, 1997.
25) Baum BJ et al：Oral physiology. *In*：Geriatric Dentistry—Aging and Oral Health- (Papas AS et al ed). Mosby-Year Book, Inc., St. Louis, 1991, 80.
26) Aviv JE et al：Surface sensibility of the floor of the mouth and tongue in healthy controls and in radiated patients. *Otolaryngology-Head and Neck Surgery*, **107**：418-423, 1992.
27) Calhoun KH et al：Age-related changes in oral sensation. *Laryngoscope*, **102**：109-116, 1992.
28) Aviv JE et al：Air pulse quantification of supraglottic and pharyngeal sensation：A new technique. *Ann Otol Rhinol Laryngol*, **102**：777-780, 1993.
29) Aviv JE et al：Age-related changes in pharyngeal and supraglottic sensation. *Ann Otol Rhinol Laryngol*, **103**：749-752, 1994.
30) Shaker MD and Staff D：Esophageal disorders in the elderly. *Gastroenterol Clin North Am*, **30**：335-361, 2001.

31) Ekberg O and Feinberg MJ : Altered swallowing function in elderly patients without dysphagia : Radiologic findings in 56 cases. *AJR*, **156** : 1181-1184, 1991.
32) Feldman RS et al : Aging and mastication : Changes in performance and in swallowing threshold with natural dentition. *J Am Geriatr Soc*, **28** : 97-103, 1980.
33) Baum BJ et al : Oral motor function : Evidence for altered performance among older persons. *J Dent Res*, **62** : 2-6, 1983.
34) Sonies BC et al : Duration aspects of the oral-pharyngeal phase of swallow in normal adults. *Dysphagia*, **3** : 1-10, 1988.
35) Chi-Fishman G and Sonies BC : Effects of systematic bolus viscosity and volume changes on hyoid movement kinematics. *Dysphagia*, **17** : 278-287, 2002.
36) Dodds WJ et al : Tipper and dipper types of oral swallows. *AJR*, **153** : 1197-1199, 1989.
37) 富田かをりほか：嚥下時口唇圧と最大口唇圧との関連―高齢者と成人との比較―．日摂食嚥下リハ会誌, **6**：19-26, 2002.
38) Crow HC and Ship JA : Tongue strength and endurance in different aged individuals. *J Gerontol Med Sci*, **51A** : M247-M250, 1996.
39) Robbins J et al : Age effects on lingual pressure generation as a risk factor for dysphagia. *J Gerontol Med Sci*, **50A** : M257-M262, 1995.
40) Shaker R and Lang IM : Effects of aging on the deglutitive oral, pharyngeal, and esophageal motor function. *Dysphagia*, **9** : 221-228, 1994.
41) Nicosia MA et al : Age effects on the temporal evolution of isometric and swallowing pressure. *J Gerontol Med Sci*, **55A** : M634-M640, 2000.
42) Cook IJ et al : Influence of aging on oral-pharyngeal bolus transit and clearance during swallowing : scintigraphic study. *Am J Physiol*, **266** (*Gastrointest Liver Physiol*, 29) : G972-G977, 1994.
43) Shaw DW et al : Influence of normal aging on oral-pharyngeal and upper esophageal sphincter function during swallowing. *Am J Phisiol*, **268** (*Gastrointest Liver Physiol*, 31) : G389-G396, 1995.
44) Fulp SR et al : Aging-related alterations in human upper esophageal sphincter function. *Am J Gastroenterol*, **85** : 1569-1572, 1990.
45) Ribeiro AC et al : Esophageal manometry : A comparison of findings in younger and older patients. *Am J Gastroenterol*, **93** : 706-710, 1998.
46) McKee GJ et al : Does age or sex affect pharyngeal swallowing? *Clin Otolaryngol*, **23** : 100-106, 1998.
47) 櫻井芳郎：高齢精神薄弱者および早期老化現象の実態とその対策．発達障害研究, **9**：15-27, 1987.
48) 大隈紘子ほか：重度精神遅滞者のいわゆる早期老化現象．重症心身障害における病態の年齢依存性変容とその対策．厚生省精神・神経疾患研究10年度研究報告書, 1999, 280-284.
49) Seltzer MM and Krauss MW : Characteristics of elderly mentally retarded persons-A review of the literature. *In*: Aging and Mental Retardation : Extending the Continuum (Monographs of the American Association on Mental Retardation : 9), American Association of Mental Retardation, Washington, DC, 1987.
50) Day K and Jancar J : Mental and physical health and ageing in mental handicap : a review. *Journal of Intellectual Disability Research*, **38** : 241-256, 1994.
51) Evenhuis HM : Medical aspect of ageing in a population with intellectual disability : I. Visual impairment. *Journal of Intellectual Disability Research*, **39** : 19-25, 1995.
52) Evenhuis HM : Medical aspect of ageing in a population with intellectual disability : II. Hearing impairment. *Journal of Intellectual Disability Research*, **39** : 27-33, 1995.
53) van Schrojenstein Lantman-de Valk HMJ et al : Prevalence and incidence of health problem in people with intellectual disability. *Journal of Intellectual Disability Research*, **41** : 42-51, 1997.
54) Kapell D et al : Prevalence of chronic medical conditions in adults with mental retardation : Comparison with the general population. *Mental Retardation*, **36** : 269-279, 1998.
55) Caruso AJ and Max L : Effects of aging on neuromotor processes of swallowing. *Semin Speech Lang*, **18** : 181-192, 1997.
56) Plant RL : Anatomy and physiology of swallowing in adults and geriatrics. *Otolaryngol Clin North Am*, **31** : 477-488, 1998.
57) Gleeson DCL : Oropharyngeal swallowing and aging : A review. *J Commun Disord*, **32** : 373-395, 1999.
58) Wilkinson T and de Picciotto J : Swallowing problem in the ageing population. *S Afr J Commun Disord*, **46** : 55-64, 1999.
59) 髙橋 亮：知的障害者のエイジングに関する研究の国際的動向．小特集・知的障害者のエイジング，発達障害研究, **22** (2)：104-112, 2000.
60) 有馬正高：加齢にともなう知的障害の医学的課題．小特集・知的障害者の地域ケアとQOL，発達障害研究, **24** (2)：165-173, 2002.
61) Davidson PW : Health, mental health, and functional decline in older adults with intellectual disabilities―The Rochester aging and ID health status project. 高齢知的障害者の健康，精神保健，機能低下―ロチェスター老化と知的障害者健康状態プロジェクト―（邦訳：指定発言・監訳；菅野 敦）．小特集・高齢障害者の地域ケアとQOL，発達障害研究, **24** (2)：190-201, 2002.
62) 末光 茂，武田則昭：高齢化を迎える知的障害者に対するケアの現状と課題．焦点：地域では今―さまざまな在宅ケア活動の現状と課題―, 日本在宅ケア学会誌, **16** (3)：10-17, 2003.
63) 依田清子ほか：嚥下障害食の主食（パン粥）に関する検討（I-I-2）．日摂食嚥下リハ会誌, **6**：327, 2002.
64) 吉澤真澄ほか：施設入所下における重度知的障害者への摂食嚥下リハビリテーションの試み．日本摂食嚥下リハ会誌, **5**：93, 2001.
65) 髙木晶子：ワークショップ「小児施設におけるチームアプローチの現状と今後の課題」．日本摂食嚥下リハ会誌, **6** (2)：148-150, 2002.

第5章
発達障害児者の嚥下と栄養の課題

発達障害児者の嚥下と栄養の課題

1. 発達障害児者の栄養を考える臨床的意味

重症心身障害児者は，重度の知的障害と身体障害を併せもつ発達障害児者である．そのために，食事は自分の選択というよりは介護者という他者に委ねられ，また嚥下障害などにより，経管栄養になるなど，食物形態が限定される特徴をもっている．また，感染の反復，意欲の低下，嘔吐，湿疹の悪化などの症状が基礎疾患からくるものと判断され，栄養との関連が見逃されやすい[1,2]．QOL向上のために，発達障害児者の栄養に十分配慮することは，非常に重要である．

1）栄養が臨床症状に影響を与えた症例

栄養が臨床症状に影響を与えた症例を，2例提示する．成人の発達障害の事例である．

症例1：栄養所要量の不足により免疫低下をきたしたと考えられる症例

Y. F., 20歳，女性．脳性麻痺

栄養を1,200 kcalから800 kcalに減量したところ，3カ月後より体重が減少し，発熱回数・抗生物質使用日数が増え，肺炎や吐血を併発した．栄養摂取量を1,000 kcalにまで再増量し，微量元素や長鎖不飽和脂肪酸を追加したところ，体重の増加，発熱日数や抗生物質使用日数の減少など，免疫力の回復が認められた．不用意な栄養投与量減少が3カ月後の免疫力の低下につながった症例である．

症例2：栄養不良状態が運動機能に影響を与えた症例

U. Y., 22歳，女性．Rett症候群

食欲不振が続き体重が28 kgを切ったころより，ふらつきが強くなり，歩行が不可能となった．中枢神経障害の進行による運動機能の退行を疑った．経管栄養剤で経口摂取に加え，1日500 kcalの捕食をしたところ，再び体重が増加傾向を示し，30 kgに回復した．このころより再び歩行が可能となった．栄養不良が運動機能に影響を与えた症例である．

以上，上記の2例の経験により，重症心身障害児者の適切な栄養摂取は，免疫力や運動機能などQOLに密接に関連してくると考えられた．

2. 発達障害児者の栄養評価と栄養所要量

筆者らは，以前，全国の重症心身障害児者施設に，経管栄養の使用実態についてアンケート調査を行った[3,4]．そのときの100症例の経管栄養のデータから，体重と総摂取カロリーとの関係を図5-1に示した．体重が10 kgを超えると摂取カロリーに個人差が出現し，20 kg程度の体重に対しては600〜1,500 kcalという摂取カロリーの幅があった．またこの図は，同じ1,000 kcalのカロリー

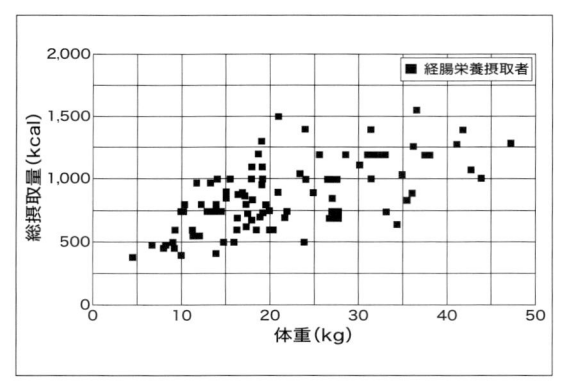

図 5-1 体重と総摂取カロリー（経腸栄養者）

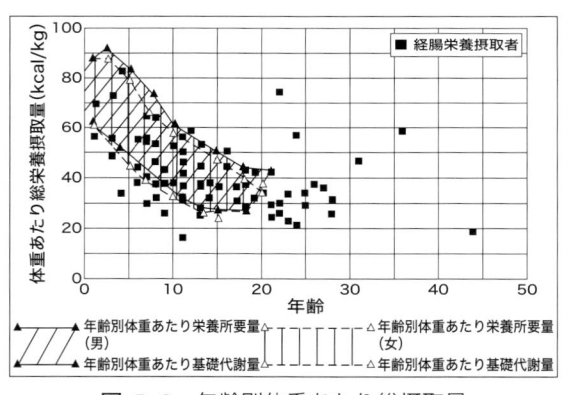

図 5-2 年齢別体重あたり総摂取量

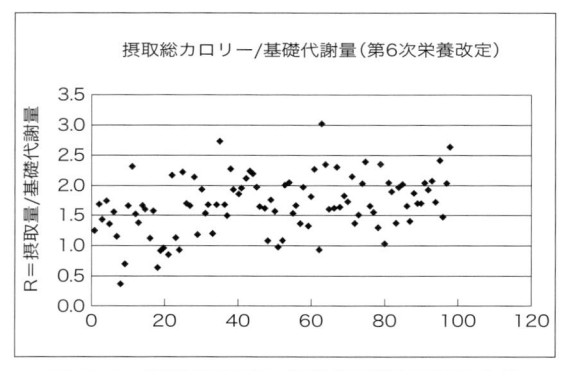

図 5-3 栄養摂取量と年齢別基礎代謝量の比の分布（第一びわこ学園）
横軸は，長期利用者一人ひとりのナンバーを示す．縦軸は，利用者の摂取総カロリーを体重あたりに換算したものを分子に，第 6 次栄養改定に記載してある，利用者の一人ひとりの年齢に相当する年齢別体重あたりの基礎代謝量を分母にとって，その比をとっている

を摂取していても，その結果としての体重に 12～44 kg という個人差が生じてしまうことを示している．摂取カロリーは体重から決めることが困難であることがわかる．次いで図 5-2 に年齢と年齢別体重あたり総摂取量（kcal/kg）を示した．これは一部の例外を除き，各年齢とも日本人の年齢別体重あたり基礎代謝量と年齢別体重あたりエネルギー所要量の幅にほぼ相当した．

さらに第一びわこ学園の病棟利用者で，ほぼ毎月の体重が維持できている人の栄養摂取量は，標準的な年齢別体重あたりの基礎代謝量[5]と比較すると，0.3 倍から 3 倍の幅がある（図 5-3）．臨床上必要とされる栄養摂取量が，標準的な年齢別体重あたりの基礎代謝量を BMR とすると，0.3BMR から 3BMR の幅にあることになる．これは，同じ寝たきりの状態にあるからといって，個別の評価なしに標準的な臨床栄養学を適応するのは危険であることを示している．その要因は，重症心身障害児者の身体構成成分の違いからきていると考え，体脂肪量の検討を行った．

1）重症心身障害児者の脂肪の蓄積状態の評価と栄養学的な意味

インピーダンス計を用いた体脂肪率の測定では，体脂肪率は，BMI〔(体重(kg)/[身長(m)]^2)×100〕と皮下脂肪厚の両者に有意な相関関係があり，特に皮下脂肪厚と強く相関していた（図 5-4）．重症児者を麻痺のタイプ別でみると，アテトーゼ型は非アテトーゼ型に比べて有意に体脂肪率が低値を示した（図 5-5）．同程度の BMI においても，すなわち体格が同程度でも，アテトーゼ型は非アテトーゼ型に比べて，体脂肪率は低値をとった（図 5-4）．この傾向は，皮下脂肪厚でも同様であった．

重症児者の必要エネルギー量に関しては種々の報告がある[6]．しかし，個々の症例で状況が違い，栄養評価が重要である[8]．過剰なエネルギーは，脂肪として蓄積することから，脂肪の蓄積状態で栄養の過不足の判定を試みた．方法としては上腕三頭筋部皮下脂肪厚とインピーダンス法[7]を用いたが，両者はよく相関していた．同程度の体格で

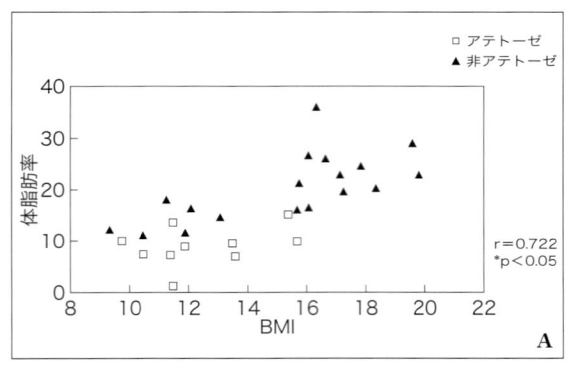

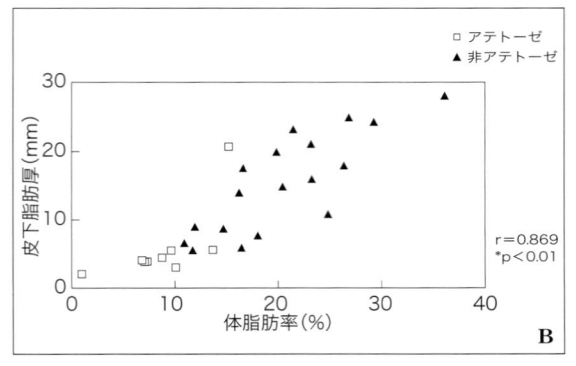

図 5-4 重症児者の体脂肪量の評価（障害の類型別）
A：BMI〔(体重(kg)/[身長(m)]²)×100〕と体脂肪率 r＝0.722（p＜0.05）：相関関係を認めた．体脂肪率は，同程度の BMI すなわち同程度の体格では，アテトーゼ型が非アテトーゼ型に比し，低値を示した．
B：皮下脂肪厚と体脂肪率：r＝0.869（P＜0.01）と，強い相関を示した．アテトーゼ型は体脂肪率，皮下脂肪厚ともに低値を示した

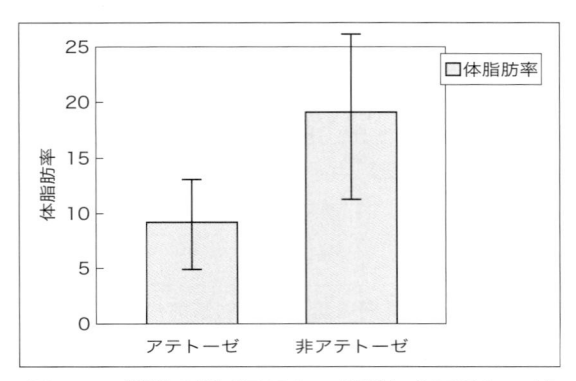

図 5-5 障害の型（アテトーゼ型と非アテトーゼ型）による体脂肪率の比較（平均±標準偏差）
マン・ホイットニー検定で 2 群間には P＜0.01 で有意差があり，アテトーゼ型の体脂肪率が有意に低値を示した

も，アテトーゼ群は非アテトーゼ群（痙性四肢，両麻痺）と比較して有意に体脂肪率が低く，エネルギー消費量が多いことを反映していると考えられた．また同じ寝たきりの四肢麻痺の重症児者でも，身体構成成分や必要エネルギー量が大きく異なってくることを示していると思われた[2]．

筆者らの臨床経験から，標準的な基礎代謝量 BMR（**表 5-3**）の何倍（R）くらいが適切な栄養摂取量となっていたか，臨床タイプ別に**表 5-1**に示した．必要な栄養所要量は，みかけの体格より除脂肪体重と関連があると考えられ，筋緊張の変動するアテトーゼの要素が混合しているタイプでは高く，動きの少ない痙直性の優位のタイプでは低い傾向にある．特に人工呼吸をしている反応の少ない児では，栄養所要量は低い．栄養摂取量に関しては，これまでさまざまな方法が提唱されているが，確立された方法はない[3]．筆者らは，麻痺のタイプや筋緊張の変動の状態，呼吸状態などの臨床所見を参考に，年齢別体重あたり基礎代謝量の 1～2 倍程度の範囲に当面の総エネルギー量を設定し，その後の栄養評価を反復して行って，エネルギー摂取量を調節していく方法が実際的であると考えている．全国のアンケート調査による 100 例の検討（**図 5-2**）でも，その傾向が示されている．

2）重症心身障害のタイプによる栄養の課題

また体脂肪の検討から，アテトーゼ群と非アテトーゼ群での栄養の課題が異なってくることが推論された．その内容を**表 5-2**に示した．重症心身障害児の栄養管理においては，標準的な臨床栄養学を，小児神経学的な評価をも通して個別に適応していくことが必要であり，それが適切な栄養摂取量決定につながると考える．

3）重症心身障害におけるカロリー決定

重症心身障害の栄養評価でまず大切なのは，体重，身長の計測に加えて，皮下脂肪厚，上腕筋囲など，身体構成成分を評価する項目を入れておくことである．また側彎，変形，麻痺などの要素が

表 5-1 栄養所要量と臨床的特徴
（R＝現在の体重あたりの栄養摂取量／年齢別体重あたりの標準基礎代謝量）

	A：高エネルギー消費群（R＞2）	B：低エネルギー消費群（R＜1）	C：中間群（1≦R≦2）（多くがこの範囲に入る）
臨床的特徴	・筋緊張の変動が激しい，不随意運動あり ・皮下脂肪が薄く筋肉量が多い ・刺激に対する反応性が高い ・アテトーゼ混合型脳性麻痺 ・移動能力がある ・努力性の呼吸・咳き込みが多い	・筋緊張の変動がない，動きが少ない ・皮下脂肪が厚く筋肉量が少ない ・刺激に対する反応が少ない ・痙直型脳性麻痺 ・移動しない ・気管切開，人工呼吸器の装着 ・呼吸に努力を要しない	（1≦R＜1.5）まで ・経管栄養のケース（経口摂取よりエネルギー効率がよいと考えられる） ・B群の特徴のいくつかをもっている （1.5＜R≦2） ・経口摂取 ・A群の特徴のいくつかをもっている

表 5-2 栄養の障害別特徴と類型（体脂肪量の検討からの推論）

麻痺のタイプ	アテトーゼ主体型	痙直主体型
筋肉量	非アテトーゼ型に比較して多い	萎縮して少ない傾向
エネルギーの消費量	不随意運動や筋肉内の消費のために多い	運動量が少なく筋肉内の消費も少ないため少ない
エネルギーの予備	脂肪として蓄積されるエネルギーが少なく，栄養不良の場合ストレス時に急変する可能性がある	通常は脂肪として蓄積できると考えられる
動脈硬化などの成人病	脂肪が蓄積する血管性の成人病は発生しにくいであろう	体脂肪率の高い症例では，加齢とともに動脈硬化による成人病の発生もありうる
微量元素	投与エネルギー量が多くなる傾向のため，通常は不足しにくい	投与エネルギーが少なくて体重が維持できるため，不足しがちである
タンパク	投与エネルギー量が多くなる傾向のため，通常は不足しにくい．筋肉にも貯蔵される	低タンパクになりやすい．筋肉内にも予備が少なく，免疫として動員されるタンパクが不足しやすく，感染症を合併しやすい
栄養の課題	投与エネルギー量を消費エネルギーが多いことを考慮して多めに設定し，十分な脂肪やタンパクを補給する	総エネルギー投与量は少な目に設定し，脂肪の過剰蓄積を防ぐ一方で，タンパクや微量元素は十分に補給しておく

あるため，一人ひとりの標準体重が違い一般的な栄養学的数値がそのまま使えないことに留意しておく必要がある．

次に大切なことは，臨床症状や検査値の推移である．栄養摂取量 Q を標準的な年齢別体重あたりの基礎代謝量（BMR）（表 5-3）を参考に Q＝R×BMR（R は表 5-1 を参考に主に 1 から 2 の範囲）と決めたあと，実際に投与してみて，栄養指標の経過を追う必要がある[20]．たとえば年齢 12 歳で体重 25 kg の重症児（男）は，表 5-3 の基礎代謝基準値を使用すると，標準的な基礎代謝量 BMR は 25×31＝775 kcal．動きの少ない痙直型では，表 5-1 を参考にたとえば R＝1 に設定し，栄養投与量は 775 kcal 程度．筋緊張の変動が激しいタイプは，表 5-1 を参考にたとえば R＝2 に設定し，1,500 kcal 程度と推定される．栄養評価を繰り返しながら，R は原則 1 から 2 の間で調整する（経管栄養使用時）．こうしていったん体重から必要カロリーを算定し，とりあえず栄養を開始する．その後は栄養評価により，R の係数をその都度変更していくことが必要である．R は 1 以下や 2 以上になるケースもあることに留意しておく．

体重増加不良，体重減少，顔色不良，活動性低下，食欲不振，眠気，浮腫，便通異常，皮膚炎，出血傾向などに注意する[8]．不適切な栄養管理は結果として免疫能低下や易感染状態を生じること

表 5-3 年齢別基礎代謝量と基準値（健康・栄養情報研究会，2000[5]）

年齢 (歳)	男				女			
	基準体位		基礎代謝基準値 (kcal/kg/日)	基礎代謝量 (kcal/日)	基準体位		基礎代謝基準値 (kcal/kg/日)	基礎代謝量 (kcal/日)
	身長 (cm)	体重 (kg)			身長 (cm)	体重 (kg)		
1〜2	83.6	11.5	61.0	700	83.6	11.5	59.7	700
3〜5	102.3	16.4	54.8	900	102.3	16.4	52.2	860
6〜8	121.9	24.6	44.3	1,090	120.8	23.9	41.9	1,000
9〜11	139.0	34.6	37.4	1,290	138.4	33.8	34.8	1,180
12〜14	158.3	47.9	31.0	1,480	153.4	45.3	29.6	1,340
15〜17	169.3	59.8	27.0	1,610	157.8	51.4	25.3	1,300
18〜29	171.3	64.7	24.0	1,550	158.1	51.2	23.6	1,210
30〜49	169.1	67.0	22.3	1,500	156.0	54.2	21.7	1,170
50〜69	163.9	62.5	21.5	1,350	151.4	53.8	20.7	1,110
70以上	159.4	56.7	21.5	1,220	145.6	48.7	20.7	1,010

たとえば年齢12歳で体重25kgの重症児（男）は，表の基礎代謝基準値を使用すると，標準的な基礎代謝量BMRは，25×31＝775 kcal．動きの少ない痙直型では，表5-1を参考にたとえばR＝1に設定し，栄養投与量は，775 kcal程度，筋緊張の変動が激しいタイプは，表5-1を参考にたとえばR＝2に設定し，1,500 kcal程度と推定される．栄養評価を繰り返しながら，Rは1から2の間で調整する（経管栄養使用時）

が多く，重症難治の感染症を繰り返す場合には栄養に問題がある可能性を検討する．重症児では，栄養のバランスの崩れた状態や，特定栄養素の欠乏状態になりやすいため，総エネルギー量のほか，栄養成分ごとの摂取量も確認する[8]．経管栄養の場合には栄養剤の選択により，タンパク質，脂質，電解質，ビタミン，食物繊維，微量金属などが不足する恐れがあり，欠乏症状について知っておく必要がある[4]．

表5-4に，全国の重症心身障害児者施設で経管栄養長期投与中にどんな合併症が発生したかを尋ねた，アンケート調査の結果を示してある．微量金属の欠乏症状としては，亜鉛欠乏による皮膚炎，下痢，味覚障害，免疫能低下，銅欠乏による貧血，好中球減少，セレン欠乏による心筋症，爪床部白色変化などが知られている[8]．また経口摂取の場合は食事の全量が確実に摂取されていない場合があるので，注意が必要である．

これらの評価は，投与量変更後3カ月ごとに行うことが望ましい．栄養を変更した影響は，特に免疫機能にはすぐには現れず，経験上，3カ月後に影響が顕在化することが多いからである．こうした評価を重ねて，臨床的に望ましい投与量と体重を決めていく．

3. 栄養不良状態の評価とその対応

1）微量元素やタンパク等栄養素の課題

微量元素やビタミン，タンパクの欠乏は，少ない栄養摂取量で体重を維持できる痙直型四肢麻痺に多い．また栄養形態では1,800 kcal/日程度の摂取を前提につくられている経腸栄養剤を800 kcal/日以下で投与したときに発生している[3]．長期にわたる中心静脈栄養でも発生する．重症欠乏症状の対策として，欠乏している金属そのものを薬品や試薬で補充するよりは，それらを多く含む食品で補充することが望ましい[4]．

（1）亜鉛の欠乏

① 原因と症状：経腸栄養剤や加工食品の摂取により欠乏症状を招きやすく，重症児者に発生しやすい[9]．中心静脈栄養でも生じやすい．欠乏症状としては，皮膚炎，褥瘡の悪化，下痢，成長障害，味覚障害があるが，重症児者では免疫能低下による易感染性が重要である[9]．正球性正色素性貧血の間接的原因になることもあるという[10]．最近の第6次や第7次栄養改定対応栄養剤でも，欠乏が起こりうる．

② 補充の方法：緊急には硫酸亜鉛が使用され

るが，亜鉛を多く含む食品の摂取が望ましい．ピュアココア，きなこ，豆類，ごま，小麦胚芽，みそ汁，脱脂粉乳などである[11]．最近では，亜鉛を強化した経管栄養剤や，微量元素補充剤であるブイクレスαやテゾンなどの製剤も出現しており，補充に利用できる．また亜鉛製剤のサプリメントも利用できる．

(2) 銅の欠乏

① 原因と症状：原因は亜鉛欠乏と同じである．嘔吐など消化液喪失が原因となることもある．銅と亜鉛は生体利用において腸管の吸収および肝臓の代謝での拮抗作用が報告されており，亜鉛欠乏で硫酸亜鉛を過剰に投与すると，銅欠乏になることがある．したがって微量元素の欠乏の補充は，銅と亜鉛を両方含む食品が望ましい[4]．銅欠乏の症状としては，貧血，白血球（好中球）減少，免疫能低下による易感染性，骨変化などがある[9]．重症児者では，好中球がやや減少した，抗生物質に抵抗性の呼吸器感染症で気づかれることがあり，銅の補給で劇的に改善する．

② 補充の方法：通常はピュアココア，きなこ，オレンジジュース，ごま，豆類，みそ汁など食品で補充するのが望ましい．第6次栄養改定対応栄養剤では，欠乏することは少なく，過剰になることもあるので注意を要する[16]．第7次改定では，銅所要量はより少なく設定され，それに対応した経管栄養剤も出現してきている．第6次栄養改定対応以降の経管栄養剤を組み合わせて使用する，もしくはテゾンなどの微量元素栄養補助剤を使用することで補充できる．

(3) セレンの欠乏

① 原因と症状：経腸栄養剤のセレン含有量は，アメリカ科学アカデミーでの所要量から算出した量 $2.5\mu g/100 kcal$ を満たさないものが多く，長期使用ではセレン欠乏のリスクが高くなると考えられる．症状は筋肉痛，心筋症，爪床部の白色変化などである[12]．重症児者では，貧血を伴わない赤血球の大球性の変化，爪床の白色変化が経腸栄養剤投与者に高頻度にみられたとの報告がある[13]．長期的に重症児者にどのような影響を与えている

表 5-4 重症心身障害児者における経管栄養剤を長期投与中に経験した合併症

症状	施設数	症状	施設数
下痢	39	易感染性	6
貧血	32	ビタミンK欠乏	5
消化管出血	22	皮膚粘膜の弱化	5
呼吸器感染	21	食物アレルギー	4
微量元素欠乏	19	出血傾向	4
体重増加不良	15	発疹	3
電解質異常	14	カルニチン欠乏	2
易骨折性	11	アンモニア上昇	2
肝機能障害	9	肥満	2
低タンパク血症	8	便秘	2
好中球減少	6	大腸菌感染症	1

（n＝75施設）重複回答あり

のか不明な点も多い．しかし，不整脈や心機能低下の原因となっている可能性もある．

② 補充の方法：亜セレン酸ナトリウム（試薬：メルク）も使用できるが，量や製剤の調整が難しい．食品の経管栄養剤のなかには，セレンの含有量が比較的多いものも数種類あるので，それらを組み合わせて使用するほうが簡便である[14]．また最近では，栄養補助食品ブイクレスαや微量元素補充剤のテゾンなどが発売されており，それらを使用すれば，十分な補給が可能である．

(4) ビタミンKの欠乏

① 原因と症状：ビタミンKは本来，腸内細菌によって産生される．しかし消化管機能低下や，肝機能や胆道系障害によるビタミンKの吸収能の低下，セフェム系抗生物質の使用などがあると欠乏が生じてくる．経管栄養剤長期使用の重症児者では腸内細菌の定着の未熟さの可能性が指摘されており，抗生物質を使用すると容易にビタミンK欠乏が出現する[15]．また抗てんかん薬の長期投与とビタミンK欠乏の関係も議論されている．止血困難，出血時間の延長が主要な症状であるが，致命的な大出血につながった重症児者例もあり，定期的な凝固系のチェックと補充が重要である．

② 補充の方法：ケイツーシロップを $1 mg/kg$ を目安に投与する[16]．ヘパプラスチンテストを参考にしながら，リスクのある期間に数日に1回の

投与でよいと考えられる．最近，ビタミン K_2 製剤が骨粗鬆症にも使用されるようになり，脂溶性ビタミンではあるが，連日投与の安全性もほぼ確立されている．

（5）長鎖不飽和脂肪酸の欠乏

① 原因と症状：過去の大半の経腸栄養剤にはn-3系長鎖不飽和脂肪酸である EPA, DHA はほとんど含有されておらず，これらの経腸栄養剤を主な栄養源としている重症児者はほぼ全例欠乏してくる[10]．第6次栄養改定対応以降の食品の経管栄養剤の多くは EPA, DHA が添加されおり，欠乏することは少ない．しかし薬品の栄養剤にはまだ添加されていないものも多い．EPA, DHA を補給すると，血小板凝集能の変化や，アレルギー症状や感染頻度の減少，湿疹の軽減などが認められる症例があることより，欠乏は潜在的に重症児者に悪影響を与えている可能性がある．長鎖不飽和脂肪酸は，抗血栓作用，血清脂質低下作用，脂質性メディエーターを介する抗アレルギー・抗炎症作用があるといわれている．また，中枢神経系や網膜の発育に必要などの栄養学的意味が明らかにされつつある．欠乏症状は，免疫状態の不良，アレルギーの増悪，末梢循環障害などが考えられる．

② 補充の方法：肝油，補助食品イパオール，補助食品オメガⅢなどで補給する[16]．最近 n-6/n-3 比が2を切る栄養剤（インパクト）が，免疫力を強化した栄養剤として販売されている．少なくとも n-6/n-3 比が4を切る製品を使用するのが望ましい．

（6）食物繊維の欠乏

① 原因と症状：ペースト食あるいは食物繊維非添加経腸栄養剤の長期投与，長期にわたる中心静脈栄養で欠乏する．便秘，糞便量の減少，小腸絨毛の萎縮など，小腸粘膜の機能的形態的障害，腸内細菌の定着不良などがある[18]．筆者らも，長期間，経腸栄養剤を使用したり中心静脈栄養を継続したりしていると，胃粘膜の萎縮が認められることを内視鏡で確認している．食物繊維の欠乏は，腸管機能の低下を招くと考えられるので，補充が必要である．

② 補充の方法：乾燥人参末，ファイバードリンク，食物繊維入りの経管栄養剤の使用．非水溶性食物繊維は，消化管の通過時間を短縮し腸管の運動機能を高め，排便機能を高める[18]．また水溶性食物繊維は腸管粘膜活性を上げ，bacterial translocation の予防につながる．食物繊維は，水溶性と非水溶性の両者を補充するのが望ましい．

（7）その他の欠乏

ビオチン欠乏は，アミノ酸分解ミルクや栄養剤を使ったとき，また腸内細菌叢の変化時にも発生する．症状は皮膚炎や脱毛，毛髪の色素喪失などである．補充は，薬剤であるビオチンを 1 mg/kg 程度投与することで著明に改善する[19]．その他ヨード欠乏による甲状腺機能低下，電解質異常，カルニチン欠乏，ビタミン B_2 欠乏による意欲や活気の低下，低体温などの症状に注意する[4]．またルーチン検査でチェックできる鉄欠乏，低タンパクなどにも留意する必要がある．タンパクの補充には，タンパク補助食品（プロテインマックス）などが利用できる．カルニチンの補充には，サンエット-SAが使用できる．

最近，乳酸菌製剤がプロバイオテックスとして注目され，アレルギー予防や免疫力強化の作用があるといわれている．重症心身障害児者には便秘や下痢など便の性状の改善効果が期待できる．

2）病態別栄養

近年，病態別栄養の必要性がいわれている．重症心身障害児者では，以下のような病態別栄養が考えられる．

① 遷延化する呼吸器感染のときは，中心静脈栄養にて，十分なカロリーを補給すると，重症化する感染や呼吸機能障害等の改善が早い．

② 栄養不良による反復する感染や外科手術後の免疫力の回復には，アルギニン，RNA，グルタミン，n-3系脂肪酸の強化，MCT（中鎖脂肪酸）等を強化して免疫力を高めた栄養剤（イムン，インパクト，ペムベスト等）の使用が考えられる．

③ 腸への栄養チューブ留置による小腸への栄養剤注入で発生しやすいダンピング症候群の予防

表 5-5 第6次改定日本人の栄養所要量対応経管栄養剤（CZ-Hi）による銅の過剰の症例
（血清銅の基準値 66〜130 μg/dl）

1）症例：K. H., 10 歳，男児，体重 24 kg，1 日摂取カロリー 850 kcal

主な栄養剤	サンエット-N3	CZ-F	CZ-Hi
1 日銅摂取量（μg）	80	326	758
体重あたり銅摂取量（μg/kg）	3.4	13.6	32.1
血清銅（μg/dl）	64	127	148

2）症例：N. A., 28 歳，女性．体重 30 kg

主な栄養剤	CZ-F	CZ-Hi
1 日銅摂取量（μg）	300	732
体重あたり銅摂取量（μg/kg）	9.8	23.2
血清銅（μg/dl）	120	165

には，脂肪炭水化物調整栄養剤である商品名グルセルナが，血糖の変動を抑えるといわれている．また，糖質にパラチノースを使用している inslow（インスロー）も有効である．これらの栄養剤は，糖質代謝異常（糖尿病など）のときにも使用できる．

④ 肝機能障害には，分枝アミノ酸を強化しフィッシャー比を高めた栄養剤が有効といわれている（ヘパスなど）．

⑤ 呼吸障害には，脂質エネルギーを主とした栄養剤であるレスピケアが，二酸化炭素の発生を抑え，人工呼吸器装着時間を短縮させるといわれている．また，コエンザイム Q を添加したライフロン-QL も有用性が報告されている．

⑥ 重症心身障害児者に発生する原因不明の湿疹，下痢などに，食物アレルギーが関与していることがある．大豆アレルギーがある場合は，MA1 やミルフィーなどのアレルギー用ミルクや L-8 などを使用することができる．この際，銅や亜鉛，セレン，ビオチンなどの微量元素の欠乏に留意する必要があり，微量元素の補給が同時に必要である．

⑦ 抗てんかん薬 VPA（バルプロ酸）を投与するとアンモニアが上昇することがある．L-カルニチンの含まれたサンエット-SA は，このアンモニア上昇を抑制する可能性がある．

以上，重症心身障害の病態に必要な栄養剤のポイントを示した．これらは，ある病態には有効だが，長期的には栄養のバランスを欠いてくるものもあるので，病態に応じて必要な時期に限定する，必要に応じていくつかの栄養剤を組み合わせる，欠乏する栄養成分を別途補充するなどの工夫が必要である．

3）第6次栄養改定対応以後の経管栄養剤の課題

第6次栄養改定対応の経管栄養剤では，1,000 kcal の摂取で，日本人の成人の微量元素の摂取基準を満たす製剤が出てきている．EPA，DHA や銅，亜鉛，セレン，食物繊維などを含む栄養剤が増えており，以前と比べると重症心身障害の多様な状態や症状に応じたものが適切に選択できるようになってきた．しかし，これらの製剤では，重症心身障害児者で使用すると銅の過剰が発生するという新しい状況も出現してきている．表 5-5 に筆者らの経験例を示した．

銅について，最近の第6次改定日本人の栄養所要量対応経管栄養剤には，1,000 kcal で成人の所要量 1,800（μg）を満たすように 180（μg/100 kcal）程度の製品が多い．体重が 20 kg でこの栄養剤を 1,000 kcal 摂取するとすれば，1 日の銅摂取量が 90（μg/kg）ともなり，WHO の示す，年長児 40（μg/kg），成人男性 30（μg/kg）を大きく上回る．

また筆者らは経験上，長期寝たきりの重症心身障害児における経管栄養剤の銅投与下限量の目安を，10 μg/kg 程度と考えている．そのために，常に臨床学的な栄養評価をしながら，適切な栄養剤

を組み合わせて使用することが，QOL 向上のために重要である．第 7 次改定では，銅の必要量が少なく設定されている．CZ-Hi の銅の含有量は，この第 7 改定に対応し，2005 年 2 月以降，180（μg/100 kcal）から 100（μg/100 kcal）に変更されている．表 5-5 は変更前のデータである．

4）栄養剤使用にあたり留意すべきこと

上記に，重症心身障害児者の病態に必要な栄養剤のポイントを示した．これらは，ある病態には有効だが，長期的には栄養のバランスを欠いてくるものもあるので，病態に応じて必要な時期に限定する，必要に応じていくつかの栄養剤を組み合わせる，欠乏する栄養成分を別途補充する，などの工夫が必要である．

重症児者の栄養学的欠乏症状は，本来の障害のために評価しにくい側面がある．経管栄養剤を使用する際には，欠乏症状が明確でなくても，欠乏を予測し補充することが二次的合併症の予防，そして感染などストレスに対する予備力の増強につながると考える．ただし補充の際には，栄養評価を繰り返し，過剰にならない配慮も欠かせない．銅の過剰（第 6 次栄養改定対応食品使用時）[20]やマンガンの過剰（中心静脈栄養等に使用する微量元素補充製剤使用時に発生し，MRI にて脳基底核に変化を生じる）に補充の際には留意すべきである．

5）多様な食品の投与

経管栄養を施行していても，スープ，味噌汁のうわずみ，果汁，ココア，ミキサーで粉末状にしたお茶，こんぶなどを慎重にさゆにといて注入することは，栄養学的に意味がある．また最近，胃瘻であれば寒天を注入することが胃食道逆流を防止するといわれている．ペースト状の食事を胃瘻から注入する試みも始まっている．これらは，消化管粘膜の機能を高める意味でも有用であると考える．

〔口分田政夫〕

文 献

1) 口分田政夫ほか：重症心身障害児（者）の栄養と機能改善．厚生省精神・神経疾患研究，平成 5 年度報告書．1994，71-76．
2) 口分田政夫ほか：重症心身障害児（者）の栄養に関連する機能障害と機能改善への対策．厚生省精神・神経疾患研究，平成 7 年度報告書．1996，269-275．
3) 口分田政夫ほか：重症心身障害児（者）の栄養摂取―アンケート調査．小児科の進歩，14：107-110，1994．
4) 口分田政夫ほか：重症心身障害児（者）に対する経腸栄養剤長期投与の問題点―アンケートによる経腸栄養剤の使用実態．重症心身障害研究会誌，19（2）：53-57，1994．
5) 健康・栄養情報研究会（編）：第六次改定日本人の栄養所要量 食事摂取基準．第一出版，東京，2000，36-37．
6) 馬場輝実子：重症心身障害児の栄養．小児科，30：773-781，1989．
7) 中糖二三生：Bioelectrical Impedance 法による身体組成評価．大阪府立看護短大紀要，13：129-144，1991．
8) 藤田泰之：重症心身障害児の栄養管理．小児内科，8：1134-1138，2001．
9) 藤田泰之ほか：重症心身障害児（者）における銅および亜鉛値の検討．小児保健研究，52（4）：457-460，1993．
10) 松葉佐正ほか：重症心身障害児・者の正球性正色素性貧血に対する亜鉛の投与効果．重症心身障害研究会誌，22（2）：32-35，1997．
11) 口分田政夫：栄養障害．重症心身障害療育マニュアル（江草安彦監修），医歯薬出版，東京，1998，188-190．
12) 東 明正：経腸栄養剤における微量元素欠乏症（特にセレン欠乏症について）．薬の知識，45（4）：17-19，1994．
13) 大村 清：長期経管栄養重症心身障害児（者）のセレン欠乏．厚生省精神・神経疾患研究，平成 7 年度報告書．1996，78-82．
14) 諸岡美知子ほか：長期経管栄養中の重症心身障害児における微量元素欠乏症―特にセレン欠乏症について．重症心身障害研究会誌，21（2）：8-14，1996．
15) 口分田政夫ほか：重症心身障害児（者）の栄養管理―経腸栄養剤と出血傾向．厚生省精神・神経疾患研究，平成 3 年度報告書．1992，100-106．
16) 口分田政夫ほか：重度重複障害児（者）の栄養管理―経腸栄養剤の使用実態と補充療法について．厚生省精神・神経疾患研究，平成 4 年度報告書．1993，218-222．
17) 山崎正策：経鼻栄養を受けている重度心身障害児の栄養管理―血清脂質脂肪酸組成からの検討．厚生省精神・神経疾患研究，昭和 63 年度報告書．1989，122-127．
18) 木戸康博ほか：経腸栄養剤への食物繊維添加の影響．日本臨牀，49（特別号）：208-212，1994．
19) 東 明正ほか：重度心身障害児（者）にみられたビオチン欠乏症．厚生省精神・神経疾患研究，平成 2 年度報告書．1991，175-177．
20) 口分田政夫：重症心身障害児（者）への QOL 向上への栄養管理．JJPEN，25（2）：49-56，2003．

第6章
摂食指導・訓練の実際

第1節
摂食指導・訓練の基礎

1. 諸外国における歴史的経緯

　診断・評価と同じように，摂食指導や訓練の方法についても国の内外を問わずまだ確立されておらず，さまざまな取り組みがなされているのが現状である．

　Yossem[1]によれば，発達障害児に対する pre-speech と摂食との結びつきについて最初に研究したのは言語療法士 speech pathologist の Helen A. Mueller である．Mueller はスイス出身で，すでに 1963 年にはヨーロッパで活動を始め，その後アメリカに渡った．Yossem は 1968 年に Mueller から教えを受け，摂食セラピーの仕事を始めたという．Mueller は 1970 年代に，いくつかの文献[2,3]を著している．

　一方，ほぼ同じころアメリカでは言語療法士 speech-language pathologist（SLP）である Suzanne Evans Morris が発達障害児に対する摂食指導書[4〜6]を出版している．Morris は現在でも 1987 年に出版した本の第 2 版[7]を執筆しており，現役として活躍しているようである．

　Mueller と Morris の両人は，現在活躍している Joan C. Arvedson をはじめ多くの臨床家に多大な影響を与えていることは間違いなく，本書もその例外ではない．1990 年以降，特にアメリカでは，Morris や Arvedson らがそれぞれ独自の小児の摂食・嚥下障害の専門書を出版しており，またカナダの Gisel ら[8]は ISMAR（イスマーと読む）という機能的矯正装置（アクチベーター）を応用した摂食訓練を紹介している．

　障害児への摂食指導は，欧米では歴史的には Karel & Berta Bobath や Margaret Rood らの影響のもとに言語療法士（SLP）や作業療法士（OT）らによって研究や臨床が行われてきた経緯があり，現在でも同様である．筆者がカナダの Erika Gisel に聞いたところによれば，カナダでは OT が摂食指導の中心を担っているが，アメリカなどでは SLP が中心になっているとのことである．これまで欧米（大半がアメリカ）で出版された小児の摂食・嚥下障害の専門書のほとんどが SLP によって書かれていることから，そのことがうかがえる．

　しかし，日本においては言語聴覚士が一部で欧米における情報をもとに取り組んできた経緯もあるとは思うが，日本独自の方法を歯科医らが中心になって発展させてきたことは他の国々にはない特徴といえるだろう．筆者の知るかぎりにおいては，アメリカ，カナダ，オーストリアなどでは歯科医師が摂食・嚥下障害のリハビリテーションに直接かかわることはほとんどなく，せいぜい前述したような機能的矯正装置を作製するのに協力する程度である．

　以下に述べる本章の摂食指導・訓練内容は，本書の監修者である金子が Mueller や Morris らをはじめとして，Blockley[9]，Branchard[10]，Holser-

Buehlerら[11]の影響を受けながらも，そのままの形で発展させるのではなく，正常発達を含めた基礎および臨床研究による裏付けをしながら独自のアプローチ方法を築き上げてきたものである．筆者は金子，向井らとともに長年研究と臨床に携わってきたが，現在の所属に移ってからは小児科医らと協力し合いながら，さらに欧米の書籍や論文などを参考にしながら発展させてきたものである．

金子が発展させてきた摂食指導の特徴を一言でいうなら，「口唇閉鎖に重点をおいた指導」といえる．筆者自身もこうした考え方を基礎にしながら，一方では患児の行動をよく観察するとともに，その家族とのコミュニケーションを十分にとりながら，可能なかぎり柔軟で自由な発想を心がけ，常にさまざまな試行錯誤を繰り返している状態である．たとえ同じ疾患であっても，患児の性格やそれを支える家族の環境条件によって，指導や訓練方法にはさまざまなアプローチの仕方が考えられる．したがって，以下に述べる方法はあくまでも筆者がこれまで試みてきた一つの手法にすぎない．読者はこれらのことを参考にしながら，それぞれのアプローチを見つけていくことが大切であると思われる．

臨床には例外がつきものであり，原則から外れた患者に接したときにそこから新たなアプローチの方向を見出せるか否かが，その臨床家の力量を左右することになる．一定のメソッドや固定観念にこだわり続けると自由な発想が生まれてこないばかりでなく，誤った対応をしてしまうことさえある．

2．指導・訓練に対する考え方

1）摂食指導・訓練が他の訓練と異なる点

穐山[12]によれば，Bobathは専門職による短時間の治療のみに依存するのではなく，家庭療育を重要視したが，Bobathの理念に基づく，N. R. Finieによる家庭療育やH. A. Muellerによる言語療法はそれに応えるものであるという．PTやOTなどが行っている訓練の大部分は，定期的に療法士が患児に直接アプローチするものである．それは，長年の経験とテクニックをもった専門家でなければ効果的な訓練の実施が難しいからだと考えられる．摂食指導・訓練についても，専門的な知識と技術をもった人が患児に直接かかわることができるならば，訓練効果は確かに大きいだろうと考えられる．

しかし，たとえば1週間に1回くらい，専門家が患児に直接食べ方の指導や訓練をしたとしても，実質的な訓練効果はほとんど現れてこないと思われる．また食事は単に栄養摂取を目的としたものではなく，本来は楽しみながら家族とのコミュニケーションをとる一家団らんの場であるから，そこに家族以外の人が常に直接介入することは難しい面がある．家庭における食事はある意味できわめてプライベートなものである．特に人見知りの強い患児では母親以外の人からは食べないこともあり，いかに知識や技術をもった専門家であってもそのなかに直接入り込むことは難しい場合が多い．

摂食指導・訓練に関しては毎日，毎回の食事のときにその患児に必要とされる介助方法や訓練を継続していくことが重要であるが，専門家が毎日そうした訓練を実施することは不可能であると思われる．そこで患児の食事介助をする家族（主に母親）や通園施設のスタッフ，学校の教員などを教育して専門的な知識と技術を身につけてもらい，その人たちに目的に沿った介助方法や訓練を実施してもらう必要がある．したがって，いかに患児の食事介助にかかわる人たちに訓練の目的と意義を理解してもらい，その人が患児の摂食機能の変化を見分けられるように教育していくかが重要になってくる．そのためには，素人にも十分理解できるようにかみ砕いた説明をすることが大切である．

2）指導・訓練を実施するうえで考慮すべきこと

患児への指導や訓練内容は，患児の言語理解能

力，患児の食事介助にかかわる人たちのおかれている環境条件や協力度によって変わってくる．いくら患児に必要とされる訓練であっても，それを実施できる環境が整っていなければ，介助者，特に母親などに無理な負担がかかり，実際的な指導効果は期待できないことも少なくない．

また，患児の日常をよく知っている家族が独自で行っているアプローチのなかには，われわれが見過ごしている貴重なヒントが隠されていることも多い．摂食指導は専門家が一方的に患児の家族に対して行うものではなく，家族の積極的な参加があってこそ進めていけるものであると考えられ，家族をチームアプローチの構成員としてとらえる必要がある．

(1) 患児の言語理解能力の程度による指導内容の違い

言語による指示に従えるか否かによって，訓練方法や内容は大きく異なってくる．言語指示に従える場合は患児自身の協力が得られ，訓練内容を直接指導することが可能である．このような場合は，本書で示す訓練内容以外にも成人の中途障害者を対象として行われているさまざまな訓練（たとえばアイスマッサージ，息こらえ嚥下，うなずき嚥下など）を応用することができる．しかし，本書で扱っているような多くの発達障害児では知的障害を伴っているために言語指示に従うことができず，訓練は，患児の食事介助に関与する家族や通園・通所施設スタッフ，学校の教員などが実施していくことになる．

(2) 患児の家庭環境や療育環境などの違いによる指導内容の違い

患児を取り巻く家庭環境や療育環境はさまざまであるが，実際の指導を行っていくうえでは，以下に示すような内容を踏まえて，特に母親などに過剰な負担がかからないように指導していく必要がある．

患児の家族構成，特に低年齢（3歳以下）の兄弟姉妹がいる場合にはその子どもの世話のために，あるいは高齢者や病人がいる場合にはその介護のために，母親などが患児の食事介助にかかわることのできる時間が限られてくることがある．このような場合，患児の父親，祖父母やヘルパーなどの協力がどの程度得られるかによっても対応が異なる．母親以外の協力が得られない場合には，通園・通所施設などのスタッフや養護学校などの教員に，患児に必要とされる訓練を実施してもらうように協力要請する場合もある．

また患児に健常な同胞がいる場合には，兄弟姉妹による患児への働きかけが効果を生む場合もある．特に拒食に対して口から食べるきっかけをつくる場合，成人がかかわるよりも，小児からの働きかけのほうがよい場合もある．

(3) 母親などによる独自の試みに対して十分耳を傾ける

母親のなかには，必ずしもわれわれの指導に従わずに，独自のアプローチをしている人もあるが，これらの内容が必ずしも誤っているとはかぎらない．むしろ，患児の好みや性格をよく理解しているので，われわれが見過ごしている新たな方法を示唆してくれる場合もある．常に母親の新たな試みに十分耳を傾け，むしろ積極的に取り入れながら指導していくことが大切である．このことは，母親の摂食指導への参加意欲を高めていくためにも必要である．

3) 正常発達をどのように指導・訓練に応用するか

第1章で述べたような正常発達に関する知識を，どのように指導・訓練に活用していくかという観点が重要である．健常児の発達過程は一定の順序性があり，一定の能力が獲得されていく順番には個人差はあまりないが，獲得される時期にはある程度の個人差が認められる．一方，障害児では能力の獲得される時期が遅れるだけでなく，健常児のような発達の順序性が認められないことがあり，場合によっては順序が逆転するようなこともある．また健常児にはみられない異常パターン動作を伴っている場合がある．

したがって，障害児への指導に際しては，まず異常パターン動作を抑制することと並行して，正

常発達の面で遅れている部分を伸ばしていく必要がある．その際，あまり発達の順序性にこだわりすぎると，かえって患児のもっている能力を削いでしまうことになりかねない．

たとえば，実際に筆者が経験した症例であるが，咀嚼はほぼ可能で，ストローによる液体摂取も何とかできるにもかかわらず，捕食やコップからの液体摂取はできない場合がある．このような症例に対して，発達の順序性を重視した指導方法をとると，たとえ咀嚼が可能であっても咀嚼を積極的に促す食材を与えることをせず，捕食機能を獲得させることにだけ専念することになってしまう場合がある．また，ストローを使わせずにスプーンやコップ飲みの訓練にのみ専念することになってしまう場合がある．このような指導をしていくと，患児が現在もっている能力を最大限に発揮させるのをむしろ妨げてしまう．このような症例に対しては，捕食機能やスプーン・コップなどから飲む機能を獲得させるための訓練を実施すると同時に，咀嚼についても並行して訓練を進めていく必要があり，また液体摂取についても，ストローは水分補給の意味で継続していく必要があると考えられる．

ただし，咀嚼訓練を行う場合にはある程度嚥下がしっかりしていることが前提となる．嚥下にかなり問題がある状態で咀嚼訓練を積極的に行うと，窒息や誤嚥の危険性があるので注意が必要である．

3. チームアプローチ

摂食指導を効率的に行っていくには，小児の医療や療育にかかわる多くの専門家や家族が患児に関する情報を共有する必要がある．Arvedson[13]は，一人の専門家がこうした摂食の問題を単独で進めていくことは不適切であると述べている．Lefton-Greif[14]はMelvin（1989）の文献を引用して，リハビリテーションにおけるチームアプローチのゴールは個々人が身体的かつ心理的健康，社会的，経済的，職業的ないし教育的状態を最大限に引き出すことに焦点を当てることにあると述べている．

チームアプローチの重要性は，単にそれぞれの専門領域についての情報を患者に提供する点にだけあるのではない．自分の知らない領域についての知識を深めたり，自分の専門としている領域について他の専門領域の人から意見を聞くことで，自分の見落としている部分に気づく契機となり，自分の専門性をより一層深めていくためにもあると考えられる．

人は自分の受けてきた専門教育によって，少なからず一定の視点だけから物事を見たり考えたりするようになってしまう．たとえば歯科医は，初対面の人に会ったときには必ず相手の前歯を見て，その歯が天然歯であるか否かを即座に判断するが，このような行動は歯科の教育を受けた人間ならばだれしも経験するところである．職種が異なると一つの現象に対する解釈や理解の仕方が異なることも，よく経験する．筆者がかつて，健常乳児の摂食場面のビデオを心理士と一緒に見ながら評価したことがある．筆者ら歯科医は，口元に注目しながら口唇や舌，顎の動きにばかり関心を寄せていたが，心理士らは，乳児の目線に注目して，スプーンに載った食物が口に近づいてくるときにどのように目線が動いているかに関心を寄せていた．筆者にとっては，それまで自分が考えてもみなかった視点から見ることの大切さを実感した初めての経験であった．

1）構成メンバー

チームアプローチを構成するメンバーとしては，医師，歯科医師，栄養士，言語聴覚士（ST），作業療法士（OT），理学療法士（PT），看護師，保育士，教員，患児の家族，ソーシャルワーカー，介護福祉士，指導員，ヘルパーなどが考えられるが，チームアプローチを成功させるためには，これらの人たちのなかからチーム全体をまとめていくリーダーを出すことが必要とされる．欧米では摂食指導の中心を担うのがSTやOTであるため，当然これらの職種がチームリーダーとなる場

表 6-1-1 各チームアプローチの特徴

チームの種類	特　徴	利　点	欠　点
Multidisciplinary	・多種の専門職が参加 ・専門職が調整を行う ・個々のチームメンバーは自分の専門領域に責任をもつ	・最も実施しやすい方法 ・費用効率が良い ・時間効率が良い	・チームメンバーの相互のかかわりは必ずしも必要ではない ・家族の参加は必ずしも必要ではない
Interdisciplinary	・多種の専門職が参加 ・専門職が調整を行う ・チームメンバー相互のかかわりを前提とする ・個々のチームメンバーは自分の専門領域とチームの両方に責任をもつ	・チームメンバー間のコミュニケーションを容易にするには最もやりやすい方法 ・家族の参加によってチームの決定が助長される	・費用がかかることが多い ・時間の消費が大きいことが多い ・サービスの調整にはサポートするスタッフが必要になることが多い ・チームの機能を明確にする必要がある
Transdisciplinary	・多種の専門職が評価を行う ・指導・訓練計画は多職種によって行われる ・サービスは1～2人のクロストレーニングを受けた専門職によって行われる ・個々のチームメンバーは自分の専門領域やチーム，指名されたサービス提供者に対して責任をもつ	・NICUのように患者との接触に制限が必要とされる場合に使われる方法 ・特殊なチームメンバーの参加が限られている場合（rural settings）にやりやすい方法	・時間の消費が大きいことが多い ・監督が必要であり，またクロストレーニングが必要 ・チームメンバーの役割を描写したものが必要

（Lefton-Greif MA et al, 1997[14]）

合が多い．しかしわが国では，摂食指導に中心的にかかわる職種は病院や施設によってかなり異なるので一概には言えず，摂食指導についての全般的な知識と実務経験のある人が行うべきであると考える．

筆者の知るかぎりにおいては，保育士や教員のなかにも優れた指導能力をもっている人が少なからずおり，必ずしもチームリーダーが医療従事者である必要性はないと考えている．ただし，欧米でも同様であるが，X線などを用いるVF検査などは法的に有資格者が行わなければならないので，チームメンバーには必ず医療従事者を加える必要がある．

2）種　類

チームアプローチは一般的に，チームの構成メンバーと患者との間の相互関係やコミュニケーションパターンの違いによって，multidisciplinary team model, interdisciplinary team model, transdisciplinary team modelの3つのタイプに分けられている（Lefton-Greif）（表6-1-1）．Lefton-Greifによれば，これらのなかで小児の摂食指導を実施していく場合には interdisciplinary team model がよく用いられているという．

（1）Multidisciplinary team model（図6-1-1）

このチームは最も導入しやすく，費用効率や時間効率の点からみれば最も合理的である．基本的には，患者はおのおのの専門家と個別に会って評価や指導を受けることになる．専門家はおのおの自分の領域についての責任を負っているが，チームのメンバー同士の相互のかかわりがないので，チーム全体に対する責任を負うことはない．したがって，チームの各メンバーの指導内容が他のメンバーに対して影響を与えることはほとんどない．患者の立場からすればそれぞれの専門家から評価や指導をされるが，それらの内容は統合されたものではないために，指導内容に矛盾が生ずることも考えられる．またチームメンバーに家族が加わるとは限らない．

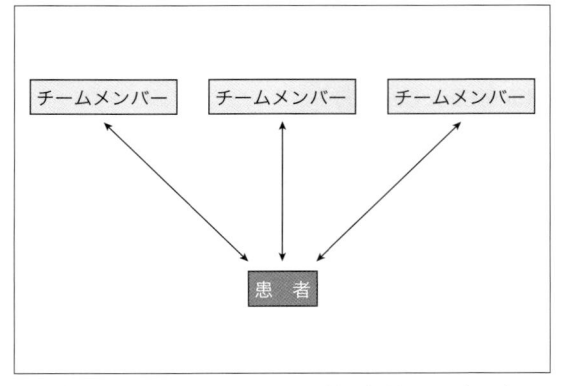

図 6-1-1 マルチディシプリナリー・チームモデル multidisciplinary team model（Lefton-Greif MA et al, 1997[14]）

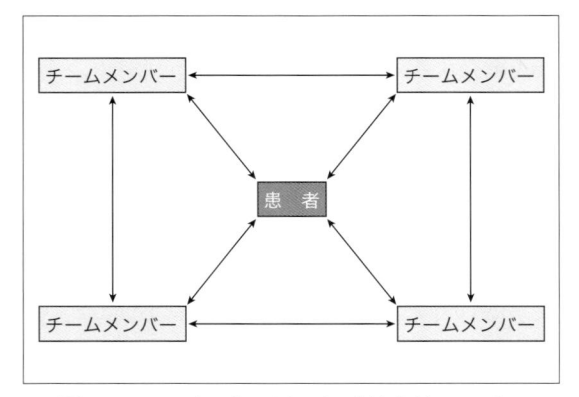

図 6-1-2 インターディシプリナリー・チームモデル interdisciplinary team model（Lefton-Greif MA et al, 1997[14]）

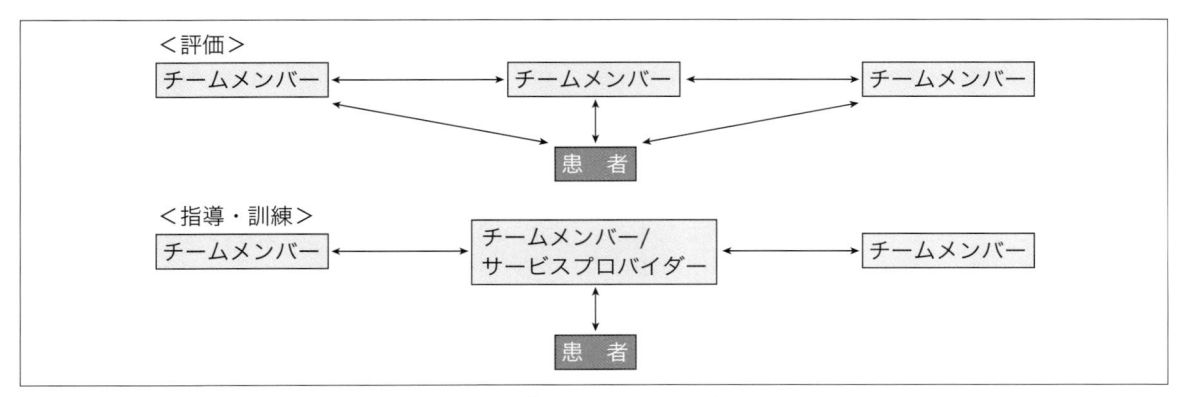

図 6-1-3 トランスディシプリナリー・チームモデル transdisciplinary team models（Lefton-Greif MA et al, 1997[14]）

(2) Interdisciplinary team model（図 6-1-2）

このチームは費用や時間の面でかなり大きな負担が要求されるが，チームメンバー同士の相互関係を前提としているために，おのおののメンバーは自分の専門領域だけではなく，チーム全体に対しても責任を負うことになる．評価や指導内容はより統合されたものとなり，患者サイドからすれば一貫性のある指導を受けることができる点で multidisciplinary team model よりもはるかに優れている．また患者家族もチームメンバーとして加わるために，家族の意見も反映されることになる．評価や指導の場面でチームメンバーが同席する必要があり，患者から得られた情報をメンバー間で話し合ったうえで，具体的な方針を決めていく．

(3) Transdisciplinary team model（図 6-1-3）

Interdisciplinary team model よりも話し合いに要する時間や，費用についてはさらに大きな負担が必要になる．基本的には評価と指導・訓練計画までは多職種によって行われるが，実際の患者への指導は 1～2 名のクロストレーニングを受けた専門家（サービスプロバイダー）によって行われる．この方法は NICU など患者との接触に制限が必要とされる場合などに用いられるもので，摂食指導で用いられることはあまりないと考えられる．

3）北米の実状

筆者は 2001 年に，北米のいくつかの摂食指導

場面を直接見学する機会を得た．ここではその概要を紹介する．

(1) アメリカの例

① Dr. Joan C. Arvedson（バッファロー：Children's Hospital of Buffalo）

1989 年ごろから摂食指導を開始し，2001 年 7 月の時点で患者数約 750 名とのことであった．摂食指導は外来部門として Children's Guild という建物の中で週 3 日間行っており，1 日の患者数は多いときは 20 人を超えるとのことである．それ以外の日は，外来診療室から歩いて 3 分くらいのところにある入院部門の Children's Hospital で指導を行っている．対象児は NICU の乳児，先天的な奇形である唇顎口蓋裂児，脳性麻痺，精神遅滞の乳児ほか，全身性疾患や心理・行動上の問題を抱えている患児など，幅広い．

ここでのチームアプローチは interdisciplinary team model とのことであった．外来指導では，何組かの患者とその家族は個室の中で待機しており，スタッフルームにはチームメンバーの小児科医，SLP（言語療法士），OT，栄養士，心理士らが待機している．最初は，たとえば小児科医と栄養士が一組の家族の部屋に入り病歴や食物摂取のことについて問診をした後，スタッフルームに戻り他のスタッフにその情報を伝え，今度は SLP と OT などがその家族の部屋に入り，実際に食物を食べさせながら具体的なことについての指導をしていく．その間に小児科医は別の家族の部屋に行き，小児科的な情報を聞くといったように，同時に何組かの指導を並行して進めていくやり方である．つまり全スタッフが同時に患者に接することはなく，患者の側にしてみると，入れ替わりいろいろな人が出入りするので何となく落ち着かない様子であった．経済効率を考えるとこのような方法にならざるをえないのかもしれないが，患者の立場からみると同じ人にじっくりと話しを聞いてもらいたいのではないかと考えられた．

なお，彼らは定期的にカンファレンスを行い，患者への指導内容についての検討会を行っている．

(2) カナダの例

① Dr. David J. Kenny（トロント：Bloorview Macmillan Center）

摂食指導の臨床を開始したのは 1999 年ごろからで，しかも摂食指導にかかわる時間は週に半日（実際は 2〜3 時間）である．チームメンバーは小児科医，小児歯科医，ST または OT であるが，Dr. Kenny 自身はこのメンバーには加わっていなかった．ここでのアプローチも interdisciplinary team model といえる．ST と OT は同時に参加することはなく，毎週どちらか一方が加わっている．摂食指導は毎週月曜の午前中のみで，午前 9〜11 時ごろまでである．見学した日はキャンセル等があったために 4 名のみの指導であったが，通常は 6〜7 名行うとのことである．一人の患者にかかわる時間は 10〜15 分くらいで，何となくあわただしい指導であった．

初診の場合はまずスタッフのみが部屋に集まり，ST（または OT）が患者の病歴を読み上げ，これまでの状況を説明する．次いで患者とその家族あるいは施設のスタッフに入ってもらい，どのような摂食に関する問題点があるのかを小児科医が聞き，これまで誤嚥性肺炎などになったことがないか否かなどを聞く．次いで，摂食機能の評価は患者が普段食べている食物を持参してきてもらい，それを食べているときに小児科医が頸部に聴診器を当て，嚥下や呼吸雑音について診査を行う一方，小児歯科医が診査用紙に評価の記録を記載していく．ST は，必要に応じてトロミ（thicken up）を追加して粘度を調整しながら，実際の食べさせ方の指導を行う．

スプーンはプラスチック製の通常のボール形態のもので，われわれが日本で使っているような平らなものは使っていなかった．捕食（食物をスプーンから取り込む）に際しての指導は特になく，口唇閉鎖には特にこだわっていないようだった．小児科医に VF（ビデオ嚥下造影）検査に際しての時間や検査間隔について質問したところ，特に決まった考えはなく，なかなか嚥下しない場合には必要に応じて長時間行うこともあるとのことで

あった．患者に与える X 線被爆のことはあまり重視していない様子であった．

②**Dr. Erika G. Gisel**（モントリオール：The Montreal Children's Hospital）

1996 年ごろから摂食指導の臨床をスタートさせた．診療科名は Swallowing Dysphagia Clinic（嚥下障害クリニック）と呼ばれ，チームメンバーは栄養士と作業療法士が主で，心理的な要因を含む患者（特に成長障害）については同じ病院の心理学者である Dr. Ramsay とも協力しながら指導をしている．チームメンバーは少ないが, interdisciplinary team model といえる．Dr. Ramsay は Dr. Gisel とは別の日に Failure to Thrive and Feeding Disorders Clinic（成長障害と摂食障害クリニック）という外来をもっている．Dr. Gisel によれば，カナダでは ST よりも OT が摂食指導の中心的な役割を果たしているとのことで，アメリカが ST 中心なのとは対照的である．

摂食指導は外来患者のみで，毎週木曜日の午前中のみである．一人当たりの指導時間は約 60 分と，トロントに比べて十分に時間をかけて指導しているようである．患者の病歴などについて丁寧に問診をした後，綿棒などを口腔周囲にこすりつけながら過敏の有無を調べていた．また患児の目の前でシャボン玉を吹いて見せ，患児の視線の動きを調べていた．ただし，具体的なスプーンの使い方や食物形態などの指導はあまりなされていないようであり，食物内容や体重などをもとに栄養士の行う摂取栄養量についての指導が中心であった．筆者らが日本で行っているような，原始反射や口腔形態などのチェックや，誤嚥性肺炎の既往などの詳細な病歴や検査などは行われていなかった．スプーンなどの器具も一般的なものであり，筆者が持参した平らなスプーンを見せたところとても興味を示してくれた．患者からの情報の記録はレポート用紙に記述し，後日ワープロに清書したものを診療録としてファイルしていくものであった．Dr. Gisel のところでは，まだ診断や評価に関する定型化したものは使われておらず，今後そうしたフォーマットを作っていきたいと話していた．

4）チームアプローチの進め方

これまで述べたチームアプローチは主に北米で行われているものであるが，日本では必ずしもこのような枠組みにとらわれることなく実施されている場合が多いようである．筆者が現在ある通園施設で行っている方法では，カナダと同じように一組の患者とその家族に対して，筆者（歯科医師）と栄養士，看護師，PT，さらに場合によっては小児科医ないしリハビリテーション医が同席している．多職種が同席してチームのメンバー間での話し合いができるという点では interdisciplinary team model に相当するものである．

筆者は，患者家族の抱えている悩みに十分耳を傾け，問題点をしっかりと把握するためには，一人の担当者が患者家族と信頼関係をつくりながらじっくり話しをすることが重要であると考えており，Dr. Arvedson が行っているような方法は少なくとも日本では馴染まないと考えている．また Dr. Kenny のところのように一人の患者の指導時間が 10〜15 分ではとてもきちんとした指導はできないと考えられ，少なくとも初診では Dr. Gisel のように 60 分くらいは必要と考えている．

実際の指導は，患者家族への問診に先立ち，患児の療育担当者から患児の抱えている摂食上の問題点や患児の家族背景についての報告を受ける．これらの情報をもとに十分な問診を行ったうえで，実際の食事場面をビデオ撮影しながら臨床評価を行い，必要があれば VF 検査なども行っていく．また患者家族とのやり取りのなかで栄養に関する質問が家族から出されると，それに対して栄養士がアドバイスしたり，姿勢に関することであれば PT がそれに答えたり，といったように進めていく．そしてその日の指導が全部終了した後，指導のときには参加できなかった現場の担当者を交えて，その日の食事場面のビデオを見ながらカンファレンスを行い，指導内容の再確認をしたり，今後の通園での給食場面での注意点について話し合ったりする．

諸外国でも同様であるが，チームアプローチを円滑に進めていくことができるかどうかは，病院や施設において摂食指導に関与できる職種や人材がどれだけ確保できるかにかかっているが，その他にも以下に示すような点に注意しながら進めていくことが重要であると考えられる．

(1) 外来と施設入所との違い

外来患者の場合には，患者の家族（特に母親）自身が自分の子どもの食べ方に不満をもって来院することが多いため，指導に際しては特別な動機付けは必要とせず，こちらの指示に従ってくれることが多い．しかし，施設入所者の場合には，食事介助する職員にとっては摂食指導そのものが日常業務の負担増につながることが多く，職員に摂食指導の重要性を理解してもらい，協力してもらうように動機付けする必要がある．そのためには，勉強会を開いたり，研修会を行ったりして啓蒙活動をすることから始める必要がある．取り組みは，最初は数人の患児から始め，徐々に指導対象児を増やしていくとよい．

(2) チームアプローチを成功させるためには

摂食指導を円滑に進めていくには，チームメンバー間のコミュニケーションを十分とっていくことが基本になるが，そのためには以下のことについても注意を払うことが大切である．

① 施設長，管理職の理解と協力を得る

現場の担当者がいくら熱心に取り組もうとしても，施設長や管理職の人たちが摂食指導に理解を示していない場合は，研修会開催や人員の増加や機材の購入などにかかわる経済的な支援が得られないだけでなく，職員への働きかけを行っていくうえでも困難なことが多い．筆者のかかわっている施設では，施設長みずからがチームリーダーとなって素晴らしいチームアプローチを実践しているところがある．

② リーダーシップをとれる人を探す

単に摂食指導に関する知識や実践経験が多いだけでなく，異なる職種間の意見や考え方の相違を十分理解して，チームメンバーをまとめあげていける包容力のある人が必要である．

③ チームメンバーが対等な立場で意見交換ができるようにする

自由な発言が許されているか否かによって，そのチーム全体の能力は大きく変わるものと考えられる．経験年数が多いからといって適切な指導ができるとは限らず，むしろこれまでの既成概念にとらわれないことも必要な場合がある．一般企業では，年齢が若くても才能のある人材を登用することが当たり前になってきているが，医療や福祉の現場ではいまだに経験年数や職種を意識してしまうために，なかなか自由な発言ができない実状がある．大切なことは，いわゆる上の立場にある人が謙虚な姿勢でメンバーの意見を聞き入れる努力を続けることであると思われる．

④ 家族をメンバーの一員として参加させる

患者の家族は毎日患児に接しているため，われわれの知らない患児の側面をよく知っている．しかし，患者に関する情報をどのように指導や訓練の効果を高めるために用いたらよいかが，家族にはわからないのである．専門家として重要なことは，これらの情報をいかに指導に結びつけられるかということである．一般の疾病治療では，医療スタッフのほうが患者やその家族よりも知識や経験が豊富なので患者や家族の意見に左右されることは少ないが，摂食指導のようなリハビリテーションは，患者がいかに訓練を受け入れてくれるかがその効果を左右することになるため，むしろ医療スタッフよりも患者やその家族のほうがよいアイデアを提供してくれることも多い．

⑤ 同一施設内でのメンバーだけでなく，外部のメンバーとの連携を図る

外来指導の場合には，母親などの家族だけに訓練を実施させることが困難な場合がある．たとえば患児の下に乳幼児の妹や弟がいたり，家族に高齢者や病人を抱えたりしている場合である．このような場合は，通園施設や通所施設のスタッフや養護学校の教員などに昼食のときに訓練を実施してもらうことで，母親自身の葛藤を軽減させる必要がある．

表 6-1-2 摂食・嚥下に影響を与える薬剤

影響		薬剤	商品名
嚥下機能を低下させる可能性のあるもの	通常量でも低下	クロナゼパム	リボトリール，ランドセンなど
		ニトラゼパム	ベンザリン，ネルボンなど
		クロバザム	マイスタン
	多量で低下	ジアゼパム	セルシン，ホリゾン，ダイアップ
	その他注意すべき薬剤	ベンゾジアゼピン系，臭化カリウム	
食欲低下をきたすもの		ゾニサミド	エクセグラン
薬の味を嫌うために摂食・嚥下に影響を与えるもの		バルプロ酸	デパケン，ハイセレニン，バレリンなど

(北住映二，2003[15])

4. 薬剤の影響

　障害児ではてんかんをはじめ筋緊張亢進などの合併症を伴っているためにさまざまな薬剤を投与されていることが多いが，それらの薬剤が摂食・嚥下機能にどのような影響を与えているかについてはまだよくわかっていない．

　北住[15]によれば，抗てんかん薬，筋緊張緩和薬は，特に重度障害児では直接的または間接的に摂食・嚥下機能に影響するという（**表 6-1-2**）．

　筆者がこれまで行ってきた臨床経験では，クロナゼパム（リボトリール）の服用を開始したところストローが急に使えなくなり，口唇閉鎖が不良になったが，中止後再びストローが使えるようになった例がある．また別の患児では，クロナゼパム服用で発作は減少したが，舌突出は強くなり，ゼロゼロやむせが多くなった例がある．別の患児では塩化レボカルニチン（エルカルチン）を服用開始後，指しゃぶりがなくなり，舌突出が多くなった例がある．またニトラゼパム（ベンザリン）やクロバザム（マイスタン）服用後，流涎が急に多くなった例もある．

　このような一般的な薬剤の添付説明に記載されている副作用とは異なる摂食・嚥下機能への影響について，今後さらに多くの症例を通して検討していく必要があると思われる．

〔尾本和彦〕

第2節
摂食指導・訓練の実際1
－心理・行動、食形態、姿勢等の指導－

1. 指導・訓練の概要

　摂食・嚥下障害に対する指導・訓練にはさまざまなアプローチの仕方があると思われるが，ここでは非進行性疾患に対して筆者が現在行っている指導・訓練法の概要（表6-2-1）に沿って解説する．進行性疾患では，病状の進行に伴う呼吸や全身状態を十分把握しながら，摂食・嚥下機能を可能なかぎり維持していく必要があり，以下の原則が必ずしも当てはまらないことがある．進行性疾患については，筆者はまだ経験が浅いので，第2章第6節の「福山型筋ジストロフィー」を参照されたい．

　訓練の中心はあくまでも食物を使った直接訓練で，訓練を行うにあたって大前提になるのが，心理・行動面や食内容，姿勢などの指導である．食物を使わない間接訓練は直接訓練を補うためのものであるから，間接訓練だけを単独で行ってもあまり効果は望めないと考えられる．

　心理・行動面への指導については，原則として食事を無理強いしないことが重要で，児の食事場面での行動観察を行い，拒食などへの対応が必要である．また過敏がある場合にはこれを取り除く必要がある．

　食形態・器具指導では，1日に必要とされる栄養や水分を無理のない方法（経管や哺乳など）で補給したうえで，児の摂食機能に合わせた調理形態の食物や液体を提供して機能の向上を図っていくとよい．またスプーンなどの器具の形や大きさ，材質なども訓練効果に影響を与えるので，適切なものを選択する．

　姿勢および介助指導においては，嚥下障害がなく，全量経口摂取できるような軽度症例ではできるだけ健常者の姿勢に近づける．一方，これと逆の重度症例では，誤嚥を防止するために必要に応じて体幹を傾斜させる場合もある．

　直接訓練にあたっては，舌突出，緊張性咬反射，丸飲み込みなどの異常パターン動作が認められる場合は，まずこうした動作が出ないように抑制する必要がある．そしてこれと並行して，口唇閉鎖や成人嚥下，咀嚼などの正常発達を促す訓練を毎回の食事のときに行っていくとよい．

　間接訓練は，歯肉マッサージが，口腔内感覚機能の向上，唾液分泌促進など，過敏さえなければ広く適応可能である．特に緊張性咬反射を有する場合，経管栄養が主体でこれから経口を試みる場合などに応用される．バンゲード法には口唇訓練，頬訓練，舌訓練などがあり，必要に応じて食前に実施する．その他，成人の中途障害者に対して行われているアイスマッサージなども，指示に従える患児の場合には応用可能である．

2. 心理・行動面への指導

　障害児の食事指導に際しては，介助者が患児の

立場になって介助することが大切である．障害児の多くは自分で食べることができず，また介助者から無理な食べ方を強いられても言語によるコミュニケーションができないために，意思を介助者に伝えにくく，拒食という形で意志表示する場合もある．同じ栄養価の食物を摂取しても，リラックスした楽しい雰囲気の場合と，いらいらしたりストレスがたまったりした場合とでは，消化管から吸収される栄養量は違うといわれている（Weil[16]）．摂食指導を効果的に行っていくには，まず患児が食事を楽しみながら食べられる状況をつくることが必要であり，患児の食事への意欲の増加に伴って摂食機能の向上が期待できると考えられる．そのためには，声かけをしたり，患児が口を開くまでは無理に食物を与えたりしないなどの，食べさせられる立場に立った配慮が必要である．

また，実際の臨床例であるが，経管チューブの挿入を嫌がるのを無理に2カ月間入れ続けたためにストレスがたまり，前額部が脱毛してしまったということもある．薬の経口からの服用なども無理に与えざるをえないことが多いが，これらのストレスが経口摂取への拒否に結びつくことも多いのではないかと考えられる．

1）過敏の除去（脱感作）

過敏が口腔内外に認められると，食事介助を嫌がったり，ざらざらした固形食が食べられなかったり，咽頭反射を誘発したりすることがある．過敏が認められる場合には，最初にこれを取り除くこと（脱感作）が重要である．過敏と心理的拒否の違いや，過敏の診断方法については第3章に記載したので，ここでは過敏の除去方法について述べる．

訓練の順序は，原則として過敏が認められる部位のなかで最も正中線から離れた末梢のところから開始し，徐々に正中に近いところに移動していくとよい．たとえば手，肩，首，顔，口腔周囲などに過敏がある場合には，最初は最も末梢の手から始め，手の過敏がなくなったら肩，首へと順次

表 6-2-1 指導・訓練の概要

指　　導	内　　容
1. 心理・行動面への指導	・患児の経口摂取への意欲の向上 ・過敏の除去（脱感作） ・拒食，偏食，嘔気の亢進，経管依存症などへの対応
2. 食形態・器具指導	・食物形態，器具の選択 ・栄養必要量，水分必要量を無理せずに確保
3. 姿勢および介助指導	・重度障害は誤嚥防止に重点をおき，軽度障害は抗重力姿勢を促す
4. 直接訓練	・異常パターン動作の抑制（舌突出，咬反射，丸飲み込み等） ・正常発達の促進（口唇閉鎖，成人嚥下，咀嚼等）
5. 間接訓練	・歯肉マッサージ ・バンゲード法 ・その他（アイスマッサージ等）

進めていく．全身に過敏が認められることはまれであるが，その場合はしっかりと抱っこすることから始める必要がある．

訓練の方法は，介助者の手を使って弱い刺激を繰り返し与える．弱い刺激というのは軽く触るということではなく，むしろ手のひら全体を患児の皮膚にしっかりと圧迫するようにすることである．Morris ら[7]によれば，フェザータッチや軽くくすぐる触り方は深く押しつける触り方 deep-pressure touch に比べてより強い刺激と考えられている．Deep-pressure は強い刺激と思われるが，しばらく続けているとその刺激に慣れていくので，結果的には弱い刺激を与えることになる．

過敏部位に触れると患児はそこから逃げようとするので，軽く触っているとすぐに介助者の手が外れてしまい，結局過敏部位をこすってしまうことになる．過敏部位を触ったときには手のひらをしっかりと押し当て，手が皮膚から離れないようにしなければならないが，そうかといって患児の自由な動きを抑制しないようにする必要がある．むしろ自由に動きたいようにさせることが大切である．触った直後は嫌がるが，しばらくして患児の逃避行動が落ち着いてきたら手をゆっくり離し，再び触るようにする．

過敏部位に触ってから落ち着くまでの時間は人によって異なるが，最低でも10秒以上は触り続ける必要があるだろう．このように触っては離すという繰り返しを少なくとも10回以上は繰り返す必要がある．脱感作の訓練自体は患児にとって不快なものであるため，遊びのなかで歌を歌ったり，音楽を聴かせたりして楽しいことと結びつけて行うとよいであろう．また，食事中はもちろん，少なくとも食事の前後30分の間は避けたほうがよいであろう．

訓練の頻度については特に規定はないが，1日に行う回数は多ければ多いほど脱感作に要する期間は短くなると考えられる．しかし実際的に毎日続けるには，1日に2〜3回が適切であろう．ここでいう1回という意味は，少なくとも10回以上触っては離すを繰り返すことである．

脱感作の訓練をしてもなかなか過敏が取り除けない場合は，脱感作の方法に問題がある場合や，訓練頻度が少ない場合などが考えられる．あるいは過敏ではなくて心理的拒否が原因の場合には，脱感作を続けても改善されないことが多いので，再評価する必要があるだろう．

2）拒食への対応
（1）最近の臨床報告より

田子ら[17]は，NICUで長期間絶食を経験した児のなかに，口腔・嚥下機能が高いにもかかわらず「食べない」子どもがいることを指摘している．そして7例の拒食群と19例の対照群について比較検討したところ，拒食の有無は絶食期間の長さには直接影響されないと述べている．そして拒食は絶食による口腔，咽頭の経験不足のみによって生じるのではなく，発達障害に伴う感覚の過敏性を基盤として，消化管・気道疾患に伴う口腔，咽頭の不快感や医療による侵害刺激の積み重ねによって成り立つものと考えられたと述べている．

小林ら[18]は，哺乳瓶からは十分量飲めるが，離乳食摂取が全くないか，あっても総摂取量の10%にも満たない発達障害児5例に対して，患児にストレスを与えないさまざまな試みをしても改善がみられなかったので，一時的に患児を抑制し強制的に食べさせることをチームアプローチで試みたところ，予想に反して離乳食摂取は短期間で可能となったと報告している．

篠崎ら[19]は，1年以上にわたって拒否のために経口摂取が進展しなかった21名について，詳細な報告をしている．そのなかで，顔面，口腔，食道に外科的治療や処置の既往がある症例では，新生児，乳児期からの治療に伴うさまざまな不快体験，指しゃぶりやおもちゃなめといった乳児期の感覚体験の欠如，味覚体験の遅延，強制栄養による空腹感の欠如などが摂食拒否と関係している可能性があったと述べている．さらに，外科的手術や処置が比較的短期間で終了し早期より味覚体験や経口摂取を経験した症例では食事摂取が順調に進んだが，外科治療を反復し味覚体験や経口摂取経験が遅れるほど（3歳以降までの未経験の場合は特に），唾液や少量の水分などの嚥下機能は獲得しているにもかかわらず，食事を経口的に摂取することは困難であったと述べている．

このように，最近貴重な臨床報告がなされるようになってきたが，その内容に関しては今後のさらなる検討が必要と考えられる．特に小林らの報告にみられるような強制的な手段は，患児へのストレスを与えない方法をいろいろ試みた後の最後の手段として用いるべきであり，最初からこのような方法はとるべきではないと考えられる．

拒食への対応を考えていく場合には，臨床心理士などの心理の専門家がかかわることが重要であるが，国内では残念ながらそのような実践を行っているところはまだないようである．広義の拒食の原因には，過敏や心理的拒否のほかに偏食，食欲の低下，外科治療等による侵襲，経管依存症，食事恐怖症などがあると考えられるが，とりわけ心理的拒否によるものが頻度も高いようである．心理的拒否のなかでも，過去に無理やり食べさせたことが直接的原因の場合には，患児が嫌がらない範囲で経口摂取を続けることで，比較的短期間に改善されていく場合もある．多くの場合，母親が子どもに食べてもらいたいがゆえに，子どもと

一緒に食事を楽しもうとせず，子どもにばかり食べさせようとするために，子ども自身が母親の不安をくみ取ってしまい，かえって食べなくなってしまうようである．

　拒食のある患児の母親にとっては，食事をさせることが母親自身のストレスになっていることが多い．食事場面になると母親自身の不安が表情に表れてしまうが，母親自身がそのことに気づいていない場合も多い．渡辺[20]によれば，胎生20週ごろから新生児期にかけて，乳幼児の中心的な感覚体験は無様式知覚によって行われる．無様式知覚とは，母親の声の音色の強弱や抑揚，眼差しの柔らかさや冷たさ，体の緊張の強さや弱さなど，知覚様式を問わず，情緒の本質を感知するものである．親の無意識の不安や緊張，いらだちや焦り，敵意や抑うつ感情を乳幼児は全身で黙って察知してしまうという．摂食指導に際しては母親を責めることなく，母親のおかれている状況を客観的に気づかせてあげる必要がある．

　筆者の経験では，母親自身が摂食障害（拒食症ないし過食症）に悩んでいるために，患児に対して柔軟に対応することができず，患児への指導よりも母親自身の治療が優先したほうがよい場合がある．また患児自身には摂食機能上の問題があまり認められないのに，母親がうつ状態であるために患児の能力を低く評価してしまい，子どもを責めると同時にそうした自分自身をも責めてしまうような場合がある．

　大部分の心理的拒否による拒食では，その直接的原因が特定できず，解決への糸口が見出せないことのほうが多い．

(2) 筆者の臨床経験から

　以下の方法は，筆者の臨床経験のなかで得られた情報を整理したものである．心理学や精神医学の専門家からの指導を受けたものではないので，今後さらなる検討が必要であることをあらかじめお断りしておきたい．

① 嚥下障害の有無との関係

　対処法を考えていく場合には，嚥下障害を伴う場合とそうでない場合に分ける必要がある．嚥下障害を伴う場合には，誤嚥を誘発させないために食物形態や摂食姿勢などに制約が生じてしまうが，嚥下障害を伴わない場合には比較的自由なアプローチが可能である．これまでの筆者の経験では嚥下障害を伴わないケースが大部分を占めているので，ここではそうした場合について解説する．

　拒食が認められ，なおかつ嚥下機能にあまり問題がないと考えられる場合には，まだ直接訓練や間接訓練は行わず，またこれまでの食事の既成概念（たとえば食物形態はドロドロ状から始めるといったこと）にあまりこだわらずに，患児が経口からいかに嫌がらずに食物を受け入れるかを重視していく必要がある．したがって，たとえば床に寝ころんだ状態や，風呂場など，本来の食事場面とは異なる場所で食物を与える試みをすることもある．拒食の状態がある程度改善されて，経口摂取量が増加してきたら，徐々に食物形態や姿勢を変えたり，直接訓練や間接訓練を導入したりしていくとよいであろう．

② 患児の性格による環境設定の違い

　患児の性格によって一般的に内向的性格と外向的性格に分けることができるが，可能なかぎり子どものいる環境のなかに入れていくことが重要である．しかし，患児の性格によってはいきなり子どもの環境に入れることが適切でない場合がある．患児の性格を十分考慮しながら，施設や学校のような家庭外の環境がふさわしいのか，それとも自宅という家庭内の環境のほうが合っているのかを選択する必要がある．また，患児にかかわる人も母親などの身内がよいのか，それとも施設や学校などの第三者がよいのかも考慮する必要がある．環境設定としては，施設や学校などで母親などがかかわる場合と，第三者がかかわる場合がある．また自宅などで母親がかかわる場合と第三者がかかわる場合（ヘルパーや訪問学級など）も考えられる．これらの少なくとも4つのパターンのうちどれが患児にふさわしいのかを選択する必要がある．

　外向的な性格の場合は，できるだけ同じような年齢の子どもの集団のいる環境に入れ，母親など

の家族よりも施設のスタッフや学校の教員が直接かかわることが，拒食の改善に結びつくことが多い．しかし，内向的な性格の場合には静かな環境を好むため，特に活発に動いたり，大きな声を出したりするような子どもの集団に入れると，かえって拒食への対処が難しくなることがある．このような場合は，自宅などで母親が個別にかかわりながら，訪問指導を受けたり，徐々に施設や学校などでおとなしい子どもとの触れあいの機会を増やしたりしていく．一般に，自宅で母親と二人だけのときよりも，通園などで他の子どもや介助者自身も一緒に食べながらかかわったほうがよく食べることが多い．

③ 拒食の判定

第3章でも触れたが，食事を拒否しているかどうかの判断はそう簡単ではない．スプーンを口に近づけたときに，開口反応がみられない，あるいはスプーンを払いのけようとするからといって，必ずしも経口摂取を拒否しているとはいえない場合がある．このような場合，スプーンではなく指につけた食物を口腔内に少し無理に入れてみることではっきりすることがある．すなわち食物を取り込んだ後，舌で食物を押し出したり，なかなか嚥下しなかったりした場合には拒否と判断できるが，取り込んだ後すぐに嚥下する場合には食べること自体は受け入れていると考えられる．このような例では，多少嫌がってもスプーンなどの器具を使わずに指などで口に入れるよう試し続けていくと，徐々に開口反応を示す場合もある．食事以外の日ごろの生活場面における患児の行動観察をすることが，こうした判断をより適切に下していくうえで大切である．

以下に示すような例を参考に，本当の拒否の有無を確認するとよいであろう．

- 最初の2～3口は拒否するが，その後は食べてくれる場合は本当の拒否とは考えられないので，そのまま続けてみる．
- スプーンなどを口に近づけると拒否するが，口の中に入った食物はすぐに嚥下する場合も，スプーンに対する拒否は考えられるが，食べること自体を拒否しているとは考えられない．指に食物をつけて与えたり，シリンジなどで食物を口腔内に注入してみたりする．
- 食物内容や器具，周囲の環境条件を変えることで食べるようになるか否かを調べる．
- 食事は患児だけに与えるのではなく，介助者も一緒に食べ，介助者が食べている様子を見せるようにする．
- 患児が遊んでいるときなど，楽しんでいるときに食物を舌などにつけてみる．たとえば床でゴロゴロと寝ころんでいるときや，風呂場で水遊びをしているときなど．
- 本人の好きな味の食物，飲み物を用いる．少量であれば必ずしもドロドロ状でなくても，液体や固形食など患児が好む食形態のものを試みる．
- 生活面を改善する（生活リズムの改善，患児の自己主張をしっかり受け入れたり，遊びを通して家族が患児とかかわる時間を増やしたりしていく）．
- 患児に食物を載せたスプーンを持たせて，母親などの口に運ばせてみる．患児にしてみれば常に自分だけが一方的に食べさせられているので，人に食べさせるみることで自分の食べることへ興味がわくことも考えられる．
- 患児に兄弟姉妹がいる場合は，同胞が患児に食べさせてみる．大人から食べさせられるよりも子ども同士からのほうが受け入れがよいことが多い．

以上のほかにも，個々の患児に合った対処方法を見つけ出していくには，母親などの日常介護者と十分に話し合っていくことが重要である．

3. 食形態・器具指導

食物形態が摂食・嚥下機能に与える影響は大きく，訓練食は口腔内で営まれる嚥下や咀嚼などの生理学な動きを十分考えたうえで作っていくことが重要である．従来多くの施設や病院などで用いられている「きざみ食」は，嚥下障害に対しては

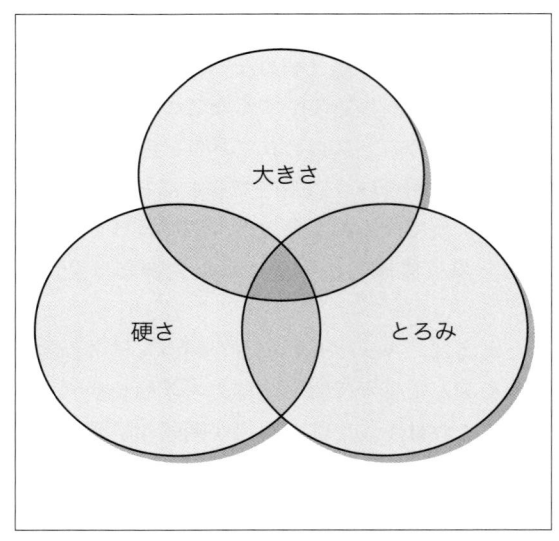

図 6-2-1　食物調理の3大要因

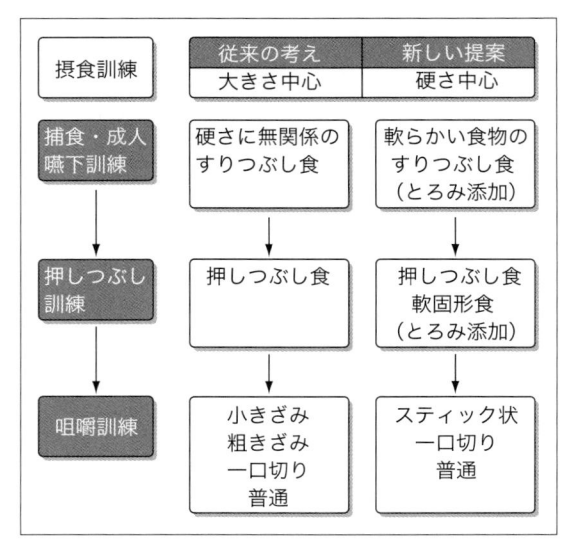

図 6-2-2　硬さを基本にした訓練食

かえってむせを誘発しやすく，一方咀嚼の練習には細かすぎるので，訓練食としてはあまりふさわしくない．

摂食・嚥下機能に見合った食物形態を考えていく場合には，離乳食が最もよい基準となる．摂食機能は，離乳初期〜中期で捕食や嚥下機能が獲得され，後期になって咀嚼が獲得されていく．離乳食はその段階に合わせて，初期食はドロドロ状，中期食は舌でつぶせる硬さ，後期食は歯ぐきでつぶせる硬さというように，軟らかいものから徐々に硬いものへと移行させていく．このように，摂食機能の発達に合わせた食物形態を考えていく場合には，食物の硬さに重点をおくことが大切であり，大きさを重視した従来の調理の考え方を根本から見直す必要があると考えられる．

さらに，嚥下機能に障害のある患児では，咀嚼が十分できないために唾液を十分食物に混ぜ合わせることができないので，とろみなどの増粘剤をあらかじめ食物に加えておく必要がある．唾液には，嚥下の際に食塊形成を助ける働きと，食物が粘膜上をなめらかに移動するための潤滑剤としての働きがあるが，これを増粘剤によって補うのである．

すなわち，食物の大きさ，硬さ，とろみなどの条件をどのように組み合わせていくかが，訓練食を作る場合に大切である（図 6-2-1）．そして，咀嚼が十分にできない障害児を対象とすることが多いので，常に嚥下しやすいように，食材の硬さを優先しながら大きさを考えていく必要がある．食形態を，患児の摂食能力に応じて変化させていくことが，発達を促すために重要である．従来の大きさを重視した考え方と硬さを重視した考え方の比較を図 6-2-2 に示す．

捕食・成人嚥下訓練にはすりつぶし食などが用いられるが，従来は食材の硬さに無関係に単にすりつぶしていた．しかし，生野菜や挽肉のような硬い食材を用いると外見上は問題ないように思えるが，実際に口腔内ではざらざらした食感が残り，嚥下の際に舌背や咽頭壁に食片が付着したりしてむせを誘発しやすい．この問題を解消するには，圧力鍋などを用いて軟らかくした食材をすりつぶし，必要に応じて増粘剤を混ぜるとよい．

また咀嚼訓練も，従来は小さい食物から始めて徐々に大きいものへと段階を上げていくことが多かったが，咀嚼機能がまだ獲得できていない患児は舌を側方に動かすことができないので，小さい食物を与えてしまうとそのまま丸飲み込みしやすくなる．そこで，最初はスティック状の食材を介

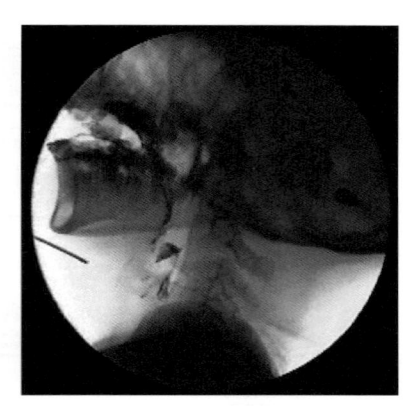

図 6-2-3 きざみ食の口腔・咽頭への残留や喉頭侵入

助者が保持しながら臼歯に挿入することで，食物を臼歯で嚙むという感覚刺激を与え，さらに舌の側方運動を促していく．咀嚼機能がある程度獲得されてきたら，少し大きめの食物（一口大）を与える．舌の機能が未熟なので，小さい食物より大きめのほうが臼歯に載せやすいと考えられる．

一般に，味覚の発達を促すためには，食物をごちゃ混ぜにしたり，多数の素材を使った料理（たとえば八宝菜など）にしたりしないで，トマトやカボチャなど単独で与えるとよい．そのほうが，その児の好みもわかりやすい．

さらに，味を変えることと食形態を変えることを同時に行わないほうがよいだろう．特にこだわりの強い児では，両方を同時に変えてしまうと急に受け入れなくなることがある．

われわれ自身の食事の際の口腔の動きを考えると，麺類（特にソーメンや冷麦など）やご飯などはほとんど咀嚼せずに，数回嚙んでから嚥下することが多く，また納豆のような食材もほとんど咀嚼することなく嚥下している．嚙む必要のある食物をしっかり嚙んでいるかどうかが重要であり，何でも一律に嚙ませようとすることはかえって本来の食事の目的を見失ってしまうように思える．

1）嚥下訓練食

従来，咀嚼ができない患児に対しては，普通食を調理バサミや包丁，フードプロセッサー，ミキサーなどによって大きさを小さくすることで対応してきた．むせが多い嚥下障害児に対しては，調理する側の視点から「嚙めないのだから小さくしてやることで飲み込みやすくなるのではないか」という発想のもとに行われてきたと考えられる．しかし，咀嚼という口腔内で営まれる生理学的な動作によって作られた食塊は，調理器具を用いて食物を単に機械的に細かくした食物とは全く違う．

たとえば，キュウリのような硬い素材の食物を細かく刻んで嚥下障害児に与えるとむせやすくなるが，これはキュウリの小片が咽頭や喉頭周囲に付着，残留しているため吸気に伴って気道に入りそうになったためと考えられる（図6-2-3）．包丁などの調理器具で刻んだキュウリは，繊維が完全に切断されていると同時に，刻んだ小片が角ばったり尖ったりしており，しかも唾液が混ざっていないので，嚥下の際に食塊としてまとまった状態で食道へ移動しないのである．一方，われわれがキュウリを咀嚼した場合には，キュウリ自体は歯で潰された状態となっているので表面の角ばった状態はみられず，しかも食物の繊維が完全に切断されていないので口腔や咽頭に小片が残留することもほとんどなく，さらに唾液が混ざっているので嚥下の際に食塊としてまとまった状態で食道に入っていくのである．

嚥下に際しては，食物が一塊となって食道へ運ばれることが重要であり，そのためには唾液という潤滑剤が不可欠である．食物自体がある程度軟らかくなっているか，食塊の表面がなめらかになっている必要がある．その他，実際の臨床経験では，初期食にある程度粒々が混ざってもよいか否かは，嚥下後，口腔内を観察して舌背上に粒々が残っているようならまだなめらかなペースト状にし，残らないようなら粒々が入ってもよいと判断することもできる．

嚥下訓練に適した食物は離乳初期食（ドロドロ状）ないし中期食（舌でつぶせる硬さ）と考えられるが，一般の育児雑誌などに記載されている離乳食の見本は健常乳児を対象としているので，必ずしも嚥下障害児に適切であるとはいえない．健

常乳児では食物調理形態はそれほど厳密である必要はなく，たとえば初期食に多少の粒々が混ざっていたとしても問題ないが，嚥下障害児ではわずかでも粒々が入っていると咽頭反射が誘発されたり，むせを引き起こしたりしやすくなる場合がある．したがって，訓練食と離乳食とは基本の考えは同じであるが，食物内容の選択や調理については全く別物としてとらえていく必要がある．訓練食のほうが，離乳食よりもはるかに厳密さが要求されるのである．

食材の選択も重要である．嚥下訓練食として適さないものにカマボコやチクワなどの練製品やヒジキなどの海藻などがあるが，これらは加熱したり圧力を加えたりしてもほとんど性状が変わらないので，献立を考える場合には省くべきであろう．また，具体例としてはカステラなどは牛乳に浸して与えるよりも，生クリームなどをつけたほうがむせずに嚥下できることが多い．チーズ蒸しパンは唾液で容易に溶けるので嚥下しやすいが，牛乳に浸したほうがさらにむせにくいだろう．

離乳食では初期食と中期食を区別しているが，訓練食として考える場合には両者を厳密に区分することが難しい．中期食は押しつぶし嚥下を促す食物形態とされており，舌の上下運動を促すことを目的にしているが，基本的には初期食と同様に成人嚥下の獲得が目的である．中期食を障害児に実際に使った場合には丸飲み込みに移行する可能性が高いので，ある程度嚥下可能になったらむしろ咀嚼訓練を開始したほうがよいと考えられる．その理由は，舌の前後運動はスプーンなどで抑制することで訓練できるし，側方運動は臼歯に食物を載せることで可能だが，上下運動を促す訓練方法は筆者の知るかぎりにおいてはないからである．本章ではこれまでどおり初期食と中期食を区分しているが，中期食の必要性については今後さらなる臨床的な検討を進めていく必要があると考えている．

2）咀嚼訓練食

従来，咀嚼訓練に用いる食物は，粗きざみなどの小さいものから始めて，徐々に大きいものへと進める傾向があったが，これも口腔の機能を考えるとむしろ逆のことがいえる．咀嚼が未熟な段階では食物を舌で臼歯に載せることが上手にできないので，粗きざみの食物は丸飲み込みしてしまう危険性が高くなる．

発達障害児を見ていると，咀嚼機能がある程度獲得された場合，センベイなどしっかり嚙まないと嚥下できない食物を与えるとよく嚙んでいるが，ご飯などのような軟らかめの食材は丸飲み込みする場合が多い．咀嚼訓練をしていく場合には，患児の口の動きをよく観察しながら，咀嚼を促しやすい食物を積極的に与えていく必要がある．丸飲み込みしやすい食物はたとえばご飯でなくお粥にするなど，むしろ初期ないし中期程度に下げて与えたほうがよい場合もある．

咀嚼訓練をする場合には，最初はスティック状のスナック菓子を介助者が患児の臼歯に挿入して嚙ませることから始めるとよい．舌の側方運動が少しできるようになったら，里芋などを一口大にして与えていくようにする．咀嚼訓練に使う食材は，歯で嚙んだときにはっきりと硬さが伝わるようなものがよく，最初は安全性を考えて，唾液ですぐにふやけるものにする．具体的にはカルビーのカッパエビセンやサヤエンドウ，明治のスティック状のカールなどで，毎回の食事のなかに取り入れていくとよい．クッキーやビスケットなどは，歯で嚙み砕いた後でも唾液で軟らかくなるのに一定の時間を要するので，最初のうちは避けたほうがよい．

これらの食物は1回嚙むとすぐに砕けてしまうが，次のステップは繰り返し咀嚼できるようにする練習である．食物としては，容易に嚙み切れず，繰り返し嚙むことで味が出てくるもの，たとえば小指の太さくらいのステーキ用の牛肉やエビ，スルメなどがよい．咀嚼訓練に適した食物には，そのほかに煮野菜（大根，にんじん，里芋など），カリフラワーやブロッコリーの茎の部分，スティックチーズ，トーストパン，ウインナソーセージなどがあるが，食物の選択はあくまでも患児の

表 6-2-2 増粘剤の特徴

	でんぷん系	ガム系
主な原材料	でんぷん，コーンスターチ，デキストリンなど	グアガム，キサンタンガムなど（増粘多糖体，食物繊維）
長所	・固まりになりにくい ・食品の風味を損ないにくい	・少量でもトロミがつきやすい ・トロミが長時間持続する ・唾液の影響を受けない
短所	・1回あたりの使用料が多い ・時間がたつと離水しやすい ・唾液の影響を受ける	・特有の匂いがあり，食品の風味を損なう場合がある ・粘度の微調整がしにくい ・粘度が安定するのに時間がかかる
製品例	トロメリン，エンガード，ノムミール，ムースアップなど	トロミアップ A，トロミクリア，スルーソフト S，つるりんこ，トロメイク，シック＆イージー，ノムミール G，ソフティア，トロメリン Hi など

好みを優先するとともに，それらの食物が咀嚼を促しているかどうかをよく確認することが大切である．

3）とろみ（増粘剤）

食物にとろみをつけるには，一般にかたくり粉やコーンスターチのほか，とろろ芋などを利用するが，簡便な方法としては，常温で混ぜるだけでとろみを付与できる増粘剤が市販されている（トロミクリア，ソフティア，ノムミール，トロメイク，つるりんこ，スワローケアなど）．増粘剤には，増粘多糖類を主原料としたガム系とでんぷんを主原料にしたでんぷん系がある（**表 6-2-2**）．ガム系は少量で強いトロミが付与でき，長時間安定しているが，食品の風味を損なう場合があるのに対して，でんぷん系はダマになりにくく，食品の風味を損ないにくいが，時間が経過すると離水しやすく，唾液の分解酵素によってトロミが低下しやすい．最近は両者の短所を補ったものも開発されてきている．

溶けやすさやトロミがつくまでの時間は，増粘剤の種類や加える食品によっても異なり，風味を損なう程度もさまざまである．メーカー側が記載している内容と実際が異なることもあるので，実際に使ってみたうえで選択するとよい．参入する企業も毎年増えて競争が激化しているので，一般に新しい製品のほうが使い勝手が良くなっている．増粘剤としては食物がまとまりやすくかつべトベトしないものが望ましく，ゼラチンを用いたゼリーがよいとされている．

藤島ら[21]によれば，ゼラチンを 1.6％（5 g のゼラチンを 300 ml の液体で溶かす）にしたものが，体温で表面が溶け，口腔や咽頭を変形しながら滑らかに通過し，喉ごしがよく誤嚥の危険が少ないという．しかし，ゼラチンは常温になると溶けてしまうので温度管理が難しく，食べる直前に冷蔵庫から出さなければならないので取り扱いが煩雑な面がある．また障害児のなかには冷たい食物を嫌がる児が多いので，常温でも粘稠度が長時間変化せずに安定しているものが望ましい．とろみをつける場合，食物に粒々が入っていたり，生野菜のような硬い素材を細かくしたりした場合にはあまりとろみの効果が表れないので，軟らかい食品に増粘剤を混ぜるとよい．その他，実際の臨床経験ではピザ用のとけるチーズを増粘剤として初期食に混ぜると，食塊形成しやすく口蓋などに付着しにくいようである．また，サツマイモやジャガイモの裏ごしは意外にザラザラした感触があるので，増粘剤を加えたほうがよいかもしれない．

痰が多く，食物とからみやすいときは，増粘剤を少な目にして水分量を多くしたほうがむせにくいことがある．また，水などでコーティングしたものを与える方法もある．金谷[22]によれば，コーティングとはスプーンで料理をすくったあと水をくぐらせる方法で，これにより嚥下しやすくなるという．ガムシロップやくずあん，ゼラチンでも

表 6-2-3　一般の金属スプーンの欠点

	欠　点
1	金属スプーンそのものが緊張性咬反射を誘発しやすい
2	緊張性咬反射を誘発したときにスプーンを無理に引き抜くことによって，歯が磨耗したり，抜けたりすることがある
3	ボール部の彎曲やサイズ（横幅）が大きいと，捕食の際の口唇閉鎖を阻害する
4	介助者がスプーンを引き抜く際に，上顎前歯にこすりつけながら上方に向かって抜く傾向がみられやすく，その結果，捕食機能の獲得が阻害されやすい
5	一口分の摂取量が多くなりやすい

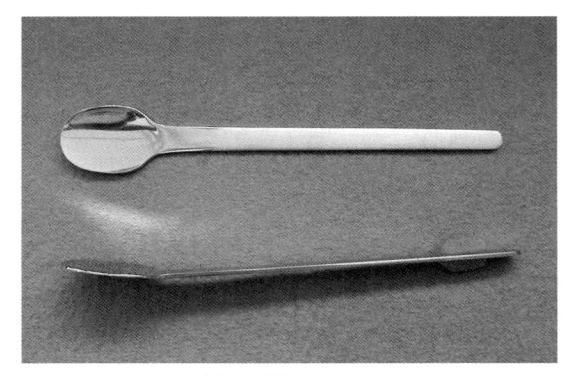

図 6-2-4　捕食訓練用の平らなスプーン

同様の効果が得られるとのことである．水などの液体の中にくぐらせて，食物全体を液体の膜で包み込んだ状態にすることで，粘膜の表面を食物が移動しやすくなるためと考えられる．筆者の臨床経験では，コーティングは痰がからみやすいときのほか，おかゆのような付着性の強い食物などを食べさせるときにも効果があると思われる．ただし，コーティングに用いる液体は，くぐらせる食物の味をそこなわないようなものを選ぶことが大切である．

4）摂食器具の選択

摂食動作は基本的には捕食から始まるので，スプーンやフォークなどの器具の選択は訓練効果に大きな影響を与える．特にスプーンは大きさ，形，材質の違いが，介助の仕方によっては歯に影響を与えることがある（第 3 章 図 3-2-5 参照）．器具選択の基準としては，①能動的な動きを促す，②口唇閉鎖や嚥下動作を妨げない，③スプーンは一回に嚥下できる量が載せられる大きさにする，などである．

緊張性咬反射のある患児に金属製スプーンを用いたために，スプーンを強く嚙み込んだまま無理に引き抜いているうちに前歯が摩耗した例がある．また，別の患児で金属製の大きなスプーンを使っていたところ，咬反射によってスプーンが歯列にはまってしまい，無理に引き抜こうとして乳歯が抜けて嚥下してしまった例がある．これらの例は，スプーンの材質だけでなく介助方法にも問題があるが，自食の場合でも，金属製のスプーンを前歯にひっかけながら引き抜いているために，やはり前歯が磨耗してしまった例がある．このほかにも，一般に使われている金属製のスプーンには，表 6-2-3 に示したように口唇閉鎖を阻害したり，介助者が誤った使い方をしてしまったりする傾向がある．したがって，以下に示すように訓練の目的を考慮したうえで，器具の大きさ，形，材質を選ぶ必要がある．

（1）固形食摂取用
① スプーン

捕食がまだ十分できない場合には，原則として図 6-2-4 に示すような平らなスプーン（商品名：摂食指導用スプーン）を使ったほうが，効果的に口唇閉鎖能力を高めていくことができる．一般の金属スプーンを使った場合には，ボール部が彎曲しているので，介助者はスプーンを上顎前歯にこすりつけながら，上方に向かって引き抜く傾向がある（図 6-2-5）．このような介助方法を続けていると捕食の際に上唇を降ろすことがなくなり，いつまでたっても捕食できるようにはならない．そこで，平らなスプーンを用いると介助者はスプーンを上方よりも水平方向に引き抜く傾向がみられる．そのため，上唇が少しでも降りてくるとスプーン上の食物を容易に取り込むことが可能になってくる．患児の上唇が降りるのを待ってからスプーンをゆっくりと引き抜くようにしていく

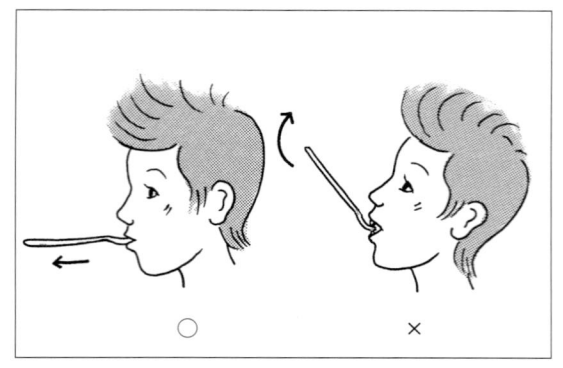

図 6-2-5 平らなスプーンの使用目的
通常のスプーンでは上顎前歯にこすりつけながら上方に引き抜こうとするが，平らなスプーンを用いると口唇閉鎖を促す介助に結びつく

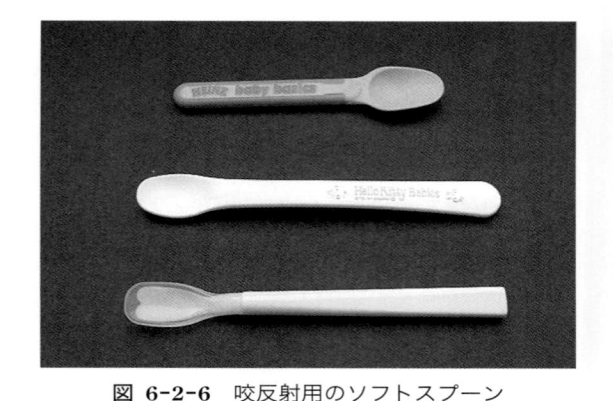

図 6-2-6 咬反射用のソフトスプーン
上：ハインツ・ベビーベイシックス（国内販売なし）
中：やわらか育児スプーン（ボール部のみ TPE 樹脂）
下：口あたりやさしいスプーン・ミニサイズ（シリコーン樹脂）

と，捕食機能が徐々に獲得されやすくなる．
　緊張性咬反射が認められる場合には，図 6-2-6 下段にあるような軟らかいシリコーン製スプーン（商品名：口あたりやさしいスプーン・ミニサイズ）を使うことで，緊張性咬反射の誘発を減らすとともに，スプーンを引き抜く際の不快感を軽減することができる．ただし，著しい緊張性咬反射があ場合には嚙み切られてしまうことがある．たとえ強く嚙み切られなくても，シリコーンに亀裂が入ると内部に食物が残留して汚染されるので，衛生上好ましくない．
　このような場合は，写真中段にあるようなボール部（食物を載せる部分）が TPE 樹脂で作られたもの（商品名：やわらか育児スプーン）を用いるとよい．シリコーン製に比べて，嚙み切れたり，食物が残留したりすることがほとんどない．ボール部の形態が平らでないので捕食訓練用としてはあまり良いとはいえないが，現状ではこれに代わるものがないので，安全性を重視する場合には推奨される．
　写真上段にあるようなハインツ・ベビーベイシックスという離乳用のスプーンは，平らでしかも容易に嚙み切れないので，市販のスプーンのなかでは最も使いやすいが，残念ながら国内販売はされておらず，北米やヨーロッパでないと入手できない．また筆者は以前ポリビンを加工して手作りのスプーンを使っていたが，手作りのものはボール部（食物を載せる部分）と把持部との間に隙間が生じてしまい，食物残渣がたまって不衛生になりがちなので，最近はあえて使わないようにしている．
　捕食が可能になれば通常のボール部が窪んだスプーンに移行させていくが，スプーンの大きさに注意する必要がある．スプーンのサイズは，患児の口の幅（口角間距離）よりも小さいものを選ぶ．カレーライスを食べるときに使うような大きなスプーンを小児に用いると，捕食の際に口角を横に広げてしまうために口唇閉鎖を妨げたり，口腔内に挿入したときに先端で口蓋を傷つけたりする．また，一口量が多くなるために嚥下がしづらくなり，誤嚥や窒息事故の原因になったりすることもある（図 6-2-7）．

② フォーク
　フォークは，捕食ができてしかもある程度咀嚼ができる場合，部分介助ないしは自食の練習をするのに適している．スプーンに載せた食物を口に運ぼうとすると落としてしまうような場合は，食物をフォークに突き刺してあげると落とさずに口に運ぶことができ，自食の楽しさを経験させることができる．しかし捕食がまだ十分できないうちにフォークを使うと，口唇ではなく前歯で食物を嚙み取ることが多くなるので，そのような場合は部分介助で，捕食後フォークをゆっくりと引き抜くようにさせていくとよい．

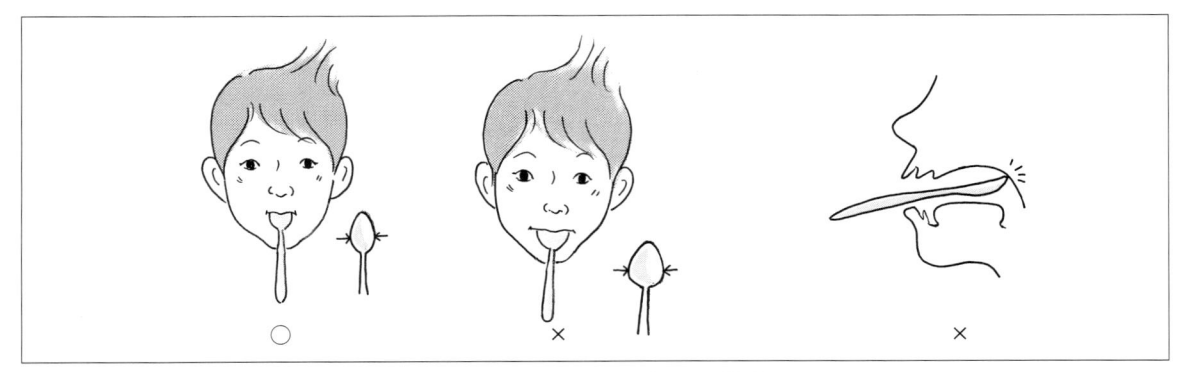

図 6-2-7 大きいスプーンの弊害
大きいスプーンを用いると，捕食時の口唇閉鎖を妨げたり，口蓋に傷をつけたりする．また一度に多量の食物が口腔に入るため嚥下を妨げやすい

(2) 液体摂取用

① スプーン

液体摂取に用いるスプーンは一般の金属スプーンでかまわないが，緊張性咬反射がある場合にはシリコーン製のスプーン（商品名：やさしいスプーン）がよい．ただしこのスプーンは辺縁部が薄くなっているので，緊張性咬反射が強い場合にはやはり噛み切られてしまうことがあり，注意する必要がある．

② コップ

スプーンによる一口飲みができるようになったら，通常はコップの練習に移る．緊張性咬反射がない場合には，図 6-2-8 左のような透明のプラスチック製（商品名：訓練用カットアウトコップ）のほうが使いやすい．一般に上端をカットしたコップをカットアウトコップというが，このコップの特徴は，コップを傾けたときに普通のコップのように縁が鼻にぶつからないことと，口唇閉鎖介助をしながら飲ませる場合に口元が観察しやすいことである．通常のコップだとコップの縁が鼻にぶつかりそうになるのでどうしても頭部が後屈しやすくなり，むせたり，誤嚥したりすることがある．

緊張性咬反射がある場合にはコップの縁を噛み込むので，材質の硬いコップだと口腔閉鎖を妨げることが多い．そこで，写真右のようなシリコーン製のコップ（商品名：シリコンタンブラー）の上部を切り取って用いるとよい．ポリプロピレン

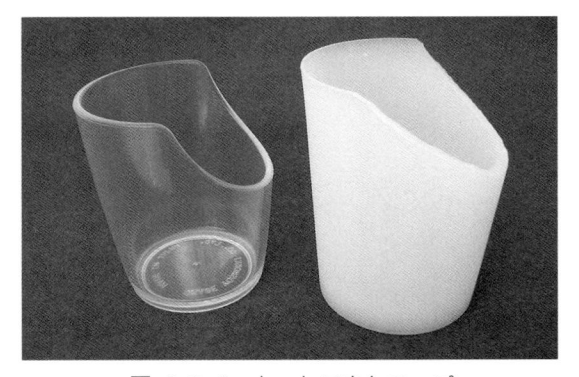

図 6-2-8 カットアウトコップ
左は既製の「訓練用カットアウトコップ」，右は既製の「シリコンタンブラー」の一部をハサミで切り取ったもの

製の Nosey Cup（国内商品名：ノーズフィットカップ）もカットアウトコップの一つである．残念ながら不透明なので口元の観察はしにくいが，緊張性咬反射のある場合に有効である．このコップには，保持するときの力の入れ具合でコップ自体が変形するので，口唇の形態に合わせて飲ませることができるという利点もある．市販のプリンやゼリーの入っているタッパウェアのような材質の容器を，カットアウトコップに加工して用いてもよいであろう．

なお，コップ飲み練習には，図 6-2-9 に示すように注ぎ口が広く，基底部に向かって細くなっているコップのほうが，水平に傾けなくても全量飲むことができるので，頭部の後屈を防ぐことができる．

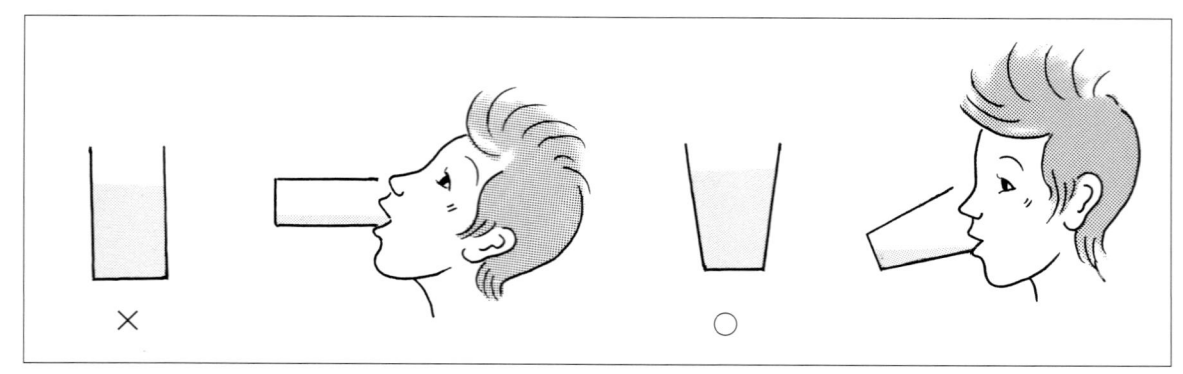

図 6-2-9　液体練習に適したコップの形態
注ぎ口から基底部に向かって細くなっていくコップのほうが，頭部をあまり後屈しないで飲むことができる

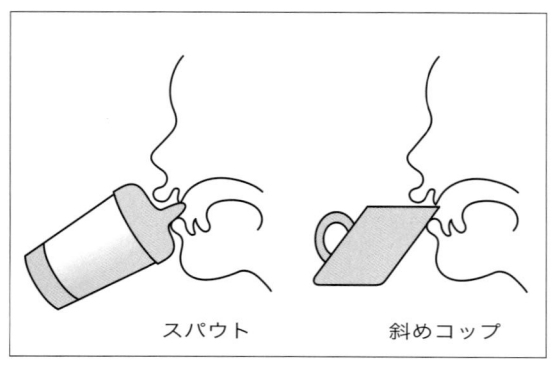

図 6-2-10　訓練用として不適切と思われる器具（1）
いずれも先端部が上下顎の間に介在するため，嚥下時の顎や口唇の閉鎖を妨げやすい

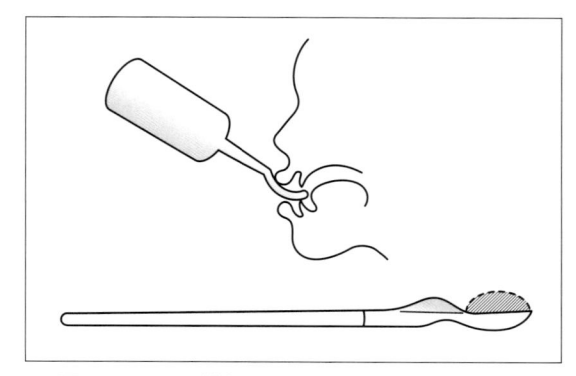

図 6-2-11　訓練用として不適切と思われる器具（2）
ボール部が一部盛り上がっているので，食物が少量しか載せられず，また捕食を妨げやすい

（3）訓練用として不適切と思われる食具

一般的に，乳幼児用ないし障害者用に市販されている液体や固形食を取り込むための食具のなかには，そのまま障害児に用いるとかえって摂食機能の発達を阻害してしまうものもあるし，使い方を工夫すれば問題なく使えるものもある．食具を選ぶ場合は，その形態や材質が訓練用として適切であるか否かを考える必要がある．

訓練用として不適切な食具としては，口腔内に入れた場合に上下前歯の間に器具が介在してしまい，嚥下の際の上下顎閉鎖を妨げるものや，捕食に際して口唇閉鎖を妨げるものなどがあげられる．具体的には，スパウト，哺乳瓶の乳首の部分がスプーンになっているもの，斜めコップなどは，いずれも嚥下時の上下顎閉鎖を妨げる傾向がある（図 6-2-10）．ただし，スパウトでもシリコーンのように軟らかい材質の製品は，噛むとつぶれて上下顎閉鎖をあまり妨げることがないので，差し支えない．また，カレーライス用のスプーンは固形食用としては大きすぎて捕食を妨げるが，横向きにすれば液体摂取用として用いることができる．また，ボール部の一部が盛り上がっているスプーン（図 6-2-11）は，食物を載せる部分が小さすぎるのと，捕食を妨げるので好ましくない．しかしスプーンの盛り上がりの部分を除けば，全体の大きさと材質は良いので，患児の家族がこのスプーンを持参したときは，筆者が歯科技工用器具を用いて盛り上がっている部分を削除してあげている．

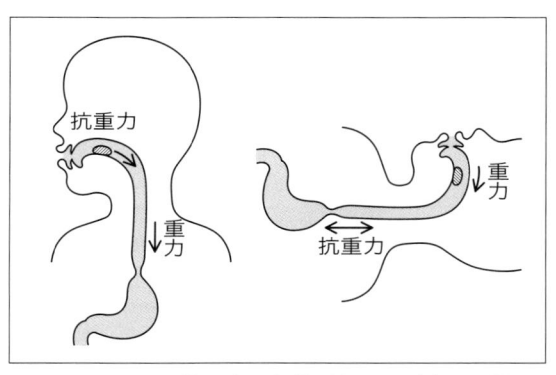

図 6-2-12　嚥下時の姿勢が与える重力の影響

表 6-2-4　障害の程度と摂食姿勢

障害の程度	軽　度	重　度
体幹角度	45°～90°	15°～45°
全身状態	比較的良好	呼吸障害，筋緊張が強い，気管切開などあり
栄養摂取法	全量経口摂取可	経管栄養主体 経口摂取は楽しみ程度
口腔～咽頭への食塊移動	比較的良好	不良

4. 姿勢および介助指導

1）体幹および頸部の保持

　摂食姿勢は垂直位，仰臥位と腹臥位が考えられるが，垂直位ないしは仰臥位が一般的である．床面に対して体幹をどの程度起こすか（体幹の角度），体幹に対して頭部をどの程度前屈させるか（頸部の角度）が基本になる．仰臥位においては，頸部の角度は原則として前傾姿勢をとらせるが，頭部を後屈させると気道が広がり，咀嚼や嚥下に必要な筋肉が緊張してしまい誤嚥を起こしやすくなる．

　体幹の角度と重力との関係（図 6-2-12）をみると，垂直位では口腔内の食物を飲み込むには抗重力で咽頭へ送り込む必要があるが，食物が食道から胃に移動するまでは今度は重力が加わる．これに対して水平仰臥位では，重力と抗重力の関係が反対になる．つまり口腔内の食物は重力によって咽頭に送られるため受動的な食べ方になりやすく，また食物が食道から胃に移動するのに重力が加わらず，胃内容の食道への逆流が起こりうる状態になる．本人の食べる意志とは無関係に食物が咽頭に入ってくるので，短時間のうちに早く食べさせようとすれば，重度障害児では水平仰臥位で食べさせたほうが早いということになる．このような食べさせ方は，介助する側には都合がよいかもしれないが，受動的な食べ方なので摂食機能を

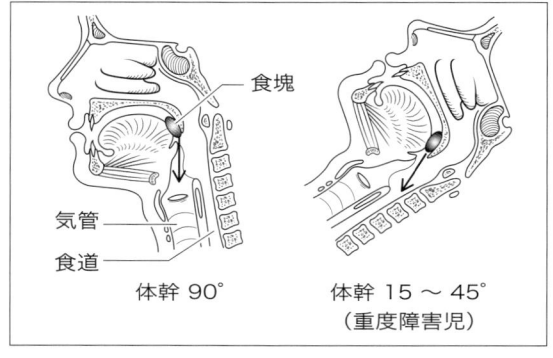

図 6-2-13　重度障害児の摂食姿勢の例

発達させることは難しい．

　以上のことから，能動的な食べ方を促し，かつ逆流を起こさないようにするには，基本的に体を水平に寝かせた状態ではなく，起こした状態（必ずしも垂直位でなくてもよい）にしたほうが望ましいと考えられる．実際の指導に際しては，障害の程度によって軽度と重度に分けて考えていくことが大切である．

（1）重度障害児の仰臥位姿勢

　呼吸障害や筋緊張亢進，また気管切開をしているような重度障害児（表 6-2-4）では，嚥下の際に食物を自力で咽頭に送り込む力が弱いために，体幹を起こし過ぎると誤嚥する危険性が出てくる．重度の障害児では誤嚥防止に重点をおいた姿勢を考えることが何よりも重要であるが，気管のほうが食道よりも前方に位置している（図 6-2-

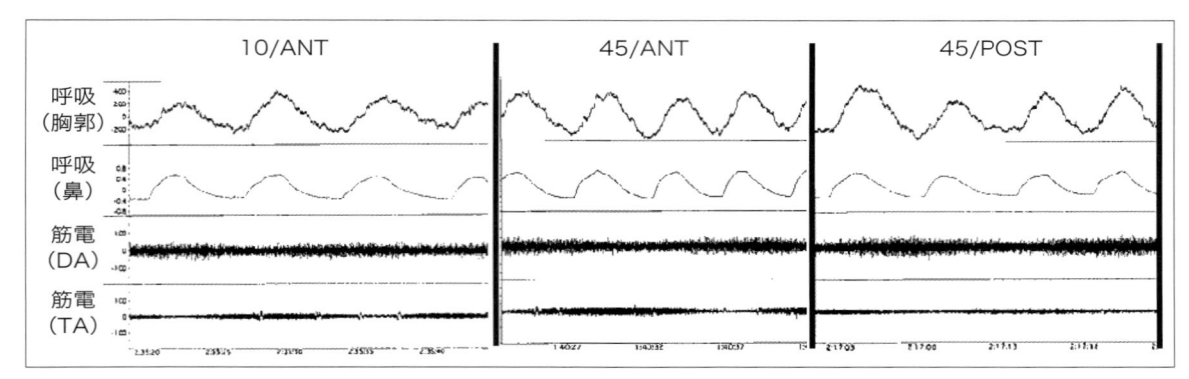

図 6-2-14 健常者・安静時の呼吸曲線および筋電図
DA：舌骨上筋群, TA：側頭筋, 10/ANT：床に対して体幹 10°で頸部前傾, 45/ANT：床に対して体幹 45°で頸部前傾, 45/POST：床に対して体幹 45°で頸部後屈

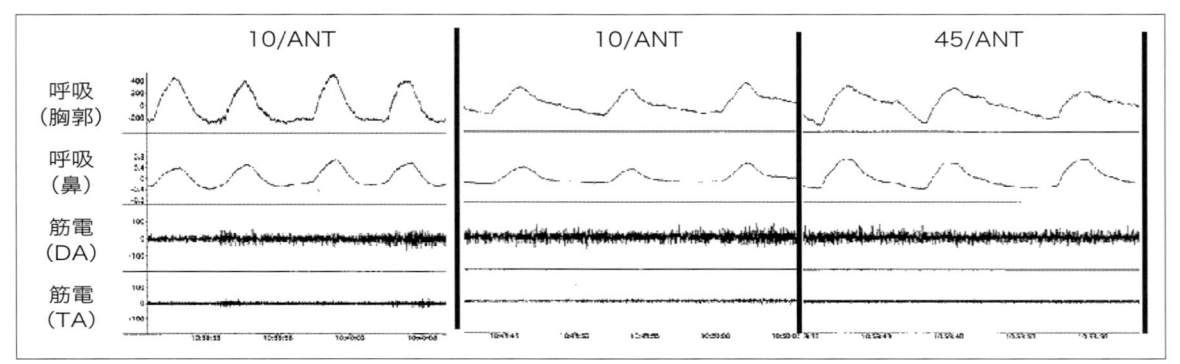

図 6-2-15 障害者（症例 1）安静時の呼吸曲線および筋電図
経管栄養主体, 1 日 1 回のみ経口栄養. DA：舌骨上筋群, TA：側頭筋, 10/ANT：床に対して体幹 10°で頸部前傾, 45/ANT：床に対して体幹 45°で頸部前傾

13) 関係上，重力の影響だけを考えれば体幹 90°だと食物がゆっくり落ちていくので気管に入りやすくなる．そこで，たとえば体幹 15〜45°というように傾斜させてると食物が咽頭後壁に沿って食道に入るので，誤嚥しにくくなる．実際には，誤嚥は重力の影響だけでなく筋緊張亢進や嚥下に関係する神経筋の協調，あるいは頸部の角度などが関係していると思われるが，詳細についてはまだよくわかっていない．

筆者[23]はかつて，重度の脳発達障害を伴う摂食・嚥下障害者 3 名（平均年齢 21.3 歳）と健常成人 5 名（平均 30.4 歳）を対象に，姿勢と呼吸や循環との関連について調査した．3 名の障害者のうち，症例 1 は経管栄養主体で 1 日 1 回のみ経口栄養，症例 2 と症例 3 は全量経口栄養であった．計測はパルスオキシメータ，胸郭呼吸ピックアップ，サーミスタ呼吸ピックアップ，筋電図（側頭筋と舌骨上筋群）のデータをパソコンに入力して解析した．姿勢は仰臥位で，体幹の角度 10°と 45°とした．なお障害者については同一被検者について日を変えて 2 回計測を行った．その結果，安静時の呼吸曲線は，健常者ではきわめてリズミカルで安定していた（図 6-2-14）のに対して，障害者では不安定な呼吸リズムを示すことが多かった（図 6-2-15）．安定したリズムが得られた場合でも，姿勢や測定日の違いによって曲線の波形や振幅にいくつかのパターンが認められた．嚥下時の呼吸曲線は，健常者では嚥下時に一時的な呼吸抑制が認められた（図 6-2-16）のに対して，障害児では健常者に比べて明らかに長い呼吸抑制が認

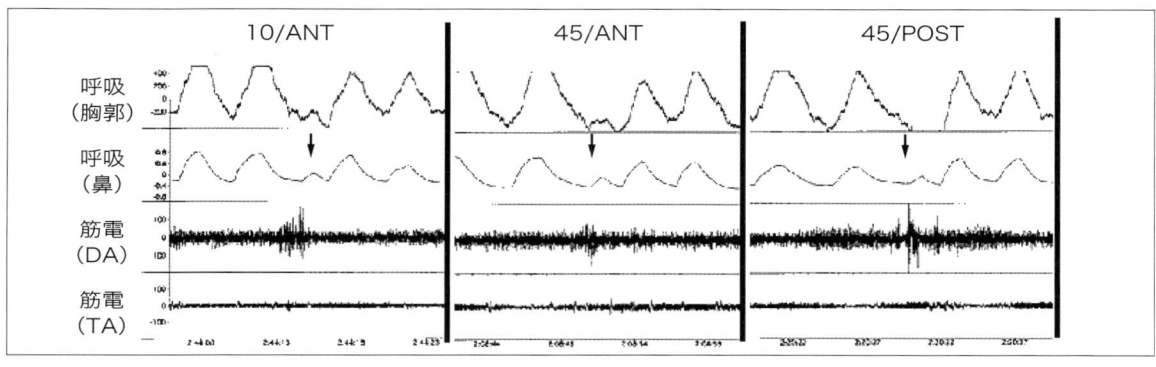

図 6-2-16　健常者　嚥下時の呼吸曲線および筋電図
DA：舌骨上筋群，TA：側頭筋，10/ANT：床に対して体幹 10°で頸部前傾，45/ANT：床に対して体幹 45°で頸部前傾，45/POST：床に対して体幹 45°で頸部後屈

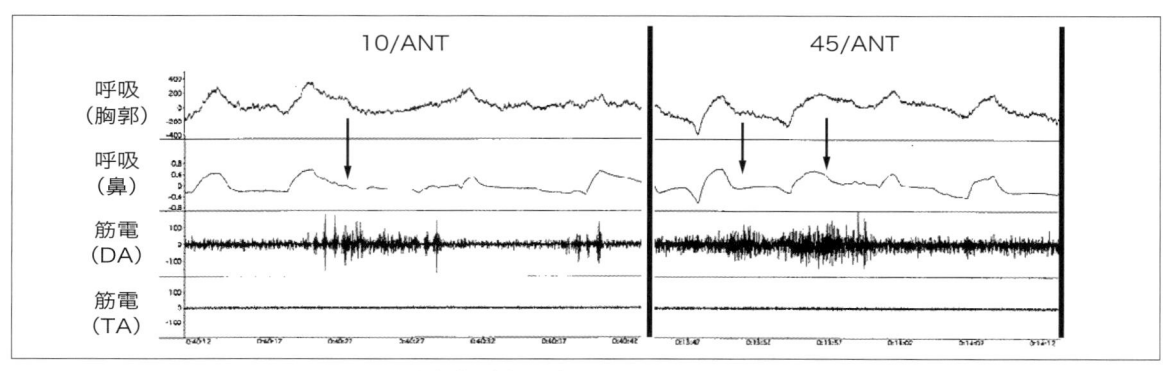

図 6-2-17　障害者（症例 1）嚥下時の呼吸曲線および筋電図
経管栄養主体，1 日 1 回のみ経口栄養．DA：舌骨上筋群，TA：側頭筋，10/ANT：床に対して体幹 10°で頸部前傾，45/ANT：床に対して体幹 45°で頸部前傾

められた（図 6-2-17）．症例数が少ないこともあり，姿勢と呼吸曲線との関係についてははっきりとしたことはわからなかった．しかし，姿勢とむせとの関係については，経管栄養主体の障害児では体幹角度 10°に比べて 45°のほうが明らかにむせの回数は多かった（表 6-2-5）．なお，嚥下運動に一致して現れる小呼吸を小田中[24]は嚥下呼吸と呼んでいる．

筆者の臨床においても，経管栄養主体の筋緊張の強い脳性麻痺児において，母親の抱っこの状態（体幹約 60°）に比べて三角マットを併用したクッションチェア（体幹 30°）のほうがむせが出にくかったことがある．しかし，その後 VF 検査を実施したところ，どちらの姿勢においてもわずかな誤嚥が認められた．1 日の大半を寝た姿勢で過ごすことの多い重症児では，食事のときだけ座位をとらせることがかえって負担を大きくしていることも考えられる．

藤島[25]は，成人の中途障害による摂食・嚥下障

表 6-2-5　姿勢変化とむせの頻度（摂食時）

症例	10/ANT		45/ANT	
	計測時間	むせ	計測時間	むせ
症例 1 ①	10 分	0 回	20 分	7 回
症例 1 ②	14	1	12	3
症例 2 ①	6	0	14	2
症例 2 ②	6	0	10	0

症例 1：経管栄養主体，1 日 1 回のみ経口栄養
症例 2：全量経口栄養
①：1 回目計測，②：2 回目計測
10/ANT：床に対して体幹 10°で頸部前傾
45/ANT：床に対して体幹 45°で頸部前傾

害患者の姿勢について，臨床経験を踏まえて詳細に検討している．なかでも，30°仰臥位の解剖学的利点についての見解は，大変示唆に富んでいる．すなわち，「誤嚥しないという観点では，仰向けに寝ていたほうが重力の関係で気管に入りにくい．胃袋に食物を送るという観点，鼻や口腔へ逆流しないという観点からみると垂直位がよい．両方の中間をとると30〜45度くらいの角度になる．90度座位をとっていると口腔の食塊保持機能が悪い脳卒中の嚥下障害患者では，誤って咽頭に食塊が流れ込んだとき，解剖学的に誤嚥の危険性が高くなる．30度仰臥位をとっていると，自分で食べるという観点からは食器が使いにくく機能的でないという欠点があるが，食物を口唇から舌根部，舌根から咽頭へ送り込むには重力が利用でき，かつ口からこぼれ出る量も少なくなる利点がある」．さらに，34症例について体位と誤嚥との結果を調べたところ，体位によらず誤嚥（−）が8名，体位によらず誤嚥（＋）が7名，45〜90°で誤嚥（＋）だが30°で誤嚥消失か減少したのが19名，45〜90°で誤嚥（＋）だが30°で誤嚥増加したのは0名であったと報告している．

発達途上にある小児は，年齢とともに粗大運動発達が変化していくことや，脳性麻痺などでは体の変形や拘縮，筋緊張亢進など成人の中途障害者とは異なる病態をもっているので，中途障害者の結果をそのまま応用することには注意が必要であろう．筆者自身のこれまでの経験では，体幹を倒すことによって誤嚥が防止できた症例がある一方で，体幹を倒すことでむせは減少したにもかかわらずVF検査結果では姿勢に関係なく誤嚥を起こしていた症例もある．また頻度は低いと思われるが，体幹を倒したほうがVF検査で誤嚥しやすくなった症例などもあり，これは藤島の報告にはない結果である．

このような事実を考えると，現状では単に体幹角度だけで何度なら誤嚥の防止になるということは一概にはいえず，頸部角度との関連や筋緊張亢進や粗大運動発達などを考慮しながら，一人ひとりに合った姿勢を見つけていく必要があり，今後さらに多くの臨床的な研究を積み重ねていく必要があると思われる．また，一般的に体幹角度を何度にすれば誤嚥が防げると研修会などで講義をすると，摂食・嚥下障害についての十分な理解と知識がない人のなかには一律に何度にすれば安心だと誤解する人が現れ，かえって誤嚥や窒息事故につながる危険性もある．安易に姿勢を決めてしまうのではなく，むしろ慎重に臨床観察しながらその人に合った姿勢を見つけていくことの重要性を伝える必要があるだろう．

したがって，現状では体幹15〜45°を一つの目安と考え，実際にはVF検査を併用しながらその障害児にとって適切な姿勢を決めていくのが最も現実的であると思われる．

(2) 軽度障害児の仰臥位姿勢

嚥下の際に容易に食塊を咽頭に運べる軽度障害児では誤嚥の心配がほとんどないので，積極的な随意動作を促すために体幹の角度は45〜90°で，ほぼ健常者と同じと考えてよいだろう．

(3) 腹臥位姿勢について

障害児のなかには，体幹の保持が十分できないために，いすに座って体幹を前屈させた状態で口を食器に近づけ，いわゆる"犬食い"と呼ばれる姿勢で食事している児がいる．この姿勢は，別の視点からみれば腹臥位に近く，食事のマナーの点からみれば問題のある姿勢と評価されるが，呼吸を楽にさせて誤嚥を防ぐという観点からみると，今後検討していく余地は十分あると考えられる．

藤井ら[26]は，入所（2歳11カ月）以来呼吸器感染症を繰り返し，VF検査で誤嚥が確認された28歳の重症心身障害者について，以下のような報告をしている．この患者は，従来頭部を後屈させた状態で食事をしていたが，腹臥位姿勢では頭部後屈がみられなかったことに着目し，腹臥位での経口摂取を試みた．腹臥位でVF検査を実施し誤嚥が認められないことを確認後，約1年間腹臥位姿勢で食事摂取した．その結果，食事中のむせや喘鳴が激減し，熱発回数に差はみられなかったものの吸引・抗生剤の使用回数に有意差が生じた．そして本患者においては，①頸部後屈が誤嚥を誘発

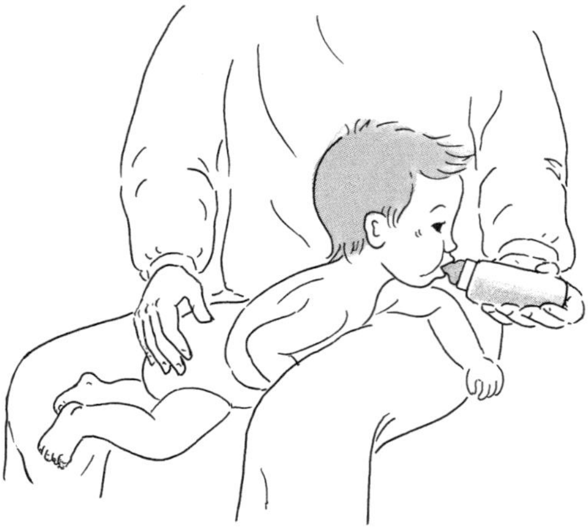

図 6-2-18 舌根沈下しやすい場合の，腹臥位での哺乳姿勢（1）
体幹を起こしている

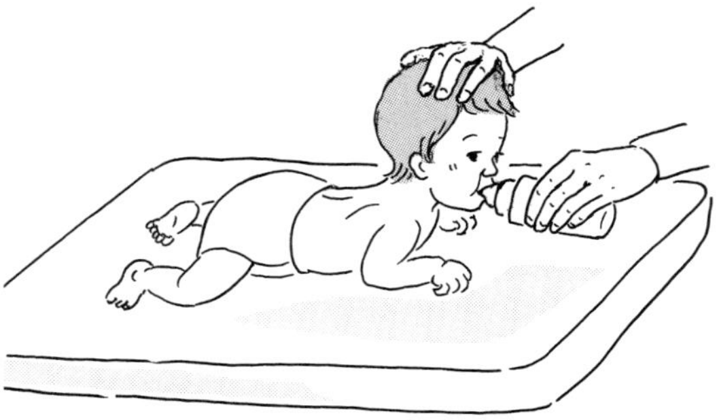

図 6-2-19 舌根沈下しやすい場合の，腹臥位での哺乳姿勢（2）
体幹を水平にし，ベッドにつけている

している，②腹臥位姿勢は前頸筋を含む全身の緊張軽減が得られる，③送り込み機能は保たれているので重力の利用はいらない，などの理由により腹臥位での食事摂取が誤嚥軽減に有効ではないかと述べている．

腹臥位による摂食の試みとしては，古くはTakagiら[27]が，小顎症と舌根沈下などを特徴とするPierre Robin症候群の乳児に対する腹臥位での哺乳の結果を報告している．彼らは，腹臥位による哺乳が口腔や咽頭の動きにどのように影響しているかの基本的なメカニズムはよくわからないとしながらも，仰臥位で頻回に誤嚥していた乳児を腹臥位での哺乳に切り替えることで，誤嚥の防止につながったと述べている．なお，Takagiら[28]は，乳児の体幹は水平よりも起こした状態（**図 6-2-18**）で哺乳させているが，Campbell[29]は，体幹は水平にベッドに胸を接触させるか，または脇の下に小さな毛布をロール状にしたものを入れて頭部を挙上させている（**図 6-2-19**）．腹臥位の場合でも，体幹をどの程度起こし，頭部をどの程度挙上させるかによって嚥下のしやすさなどが異なり，また腹部を圧迫させないような工夫も必要であると考えられる．筆者自身はまだ腹臥位による摂食指導は試みたことはないが，今後重度障害児への誤嚥防止への対策の一つとして検討していく必要があると考えている．

また，進行性疾患の摂食姿勢についてはまだ十分に検討されていないが，以上述べたような原則が必ずしも当てはまらないことがある．福山型筋ジストロフィーについては第2章を参照されるとよい．

2）口唇閉鎖，下顎および頭部の介助の基本

摂食指導を行うにあたっては，患児自身が口唇閉鎖や下顎のコントロールが十分できなかったり，また首が据わっていないために頭部が不安定だったりする．そこで介助者が必要に応じて援助する必要があるが，介助は患児の能動的な動きを引き出すことが目的なので，必要最小限度にとどめておくことが大切である．また介助の際は，咀嚼や嚥下に必要な筋肉の動きを妨げないようにすることも大切である．介助法には特に名称はないが，ここでは仮に前方介助1，前方介助2，後方介助1，後方介助2と呼ぶことにする．

（1）前方介助

患児と介助者が向き合った状態で行うので，相

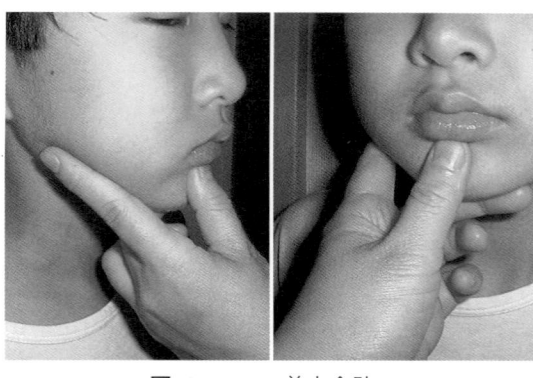

図 6-2-20　前方介助 1

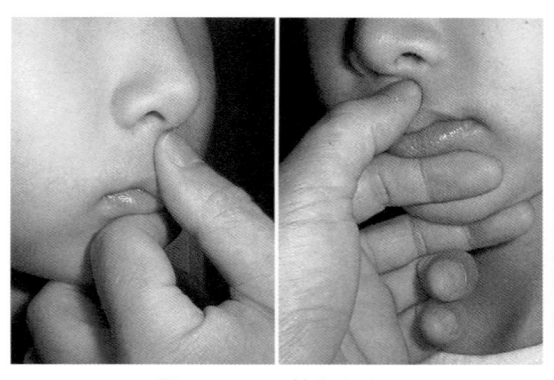

図 6-2-21　前方介助 2

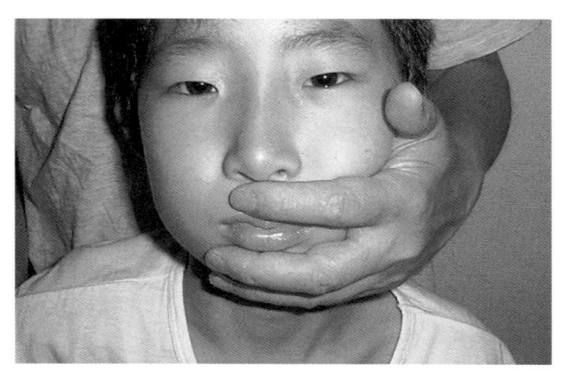

図 6-2-22　後方介助 1

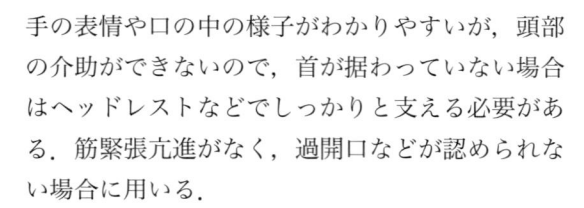

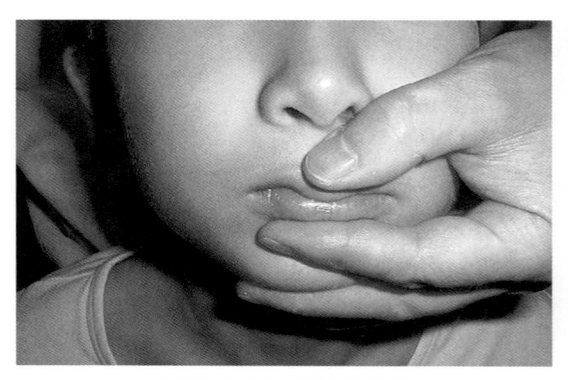

図 6-2-23　後方介助 2

手の表情や口の中の様子がわかりやすいが，頭部の介助ができないので，首が据わっていない場合はヘッドレストなどでしっかりと支える必要がある．筋緊張亢進がなく，過開口などが認められない場合に用いる．

前方介助 1 は，上唇に過敏などがあって上唇介助ができない場合に，下顎と下唇を介助することで口唇閉鎖を促す方法である（図 6-2-20）．指の使い方は，中指を軽く握った状態で下顎下縁に当て，母指をオトガイ部に当てる．中指と母指でしっかりと下顎をコントロールするが，さらに示指を下顎角部の下顎下縁の部分に載せて介助を安定させる．このとき示指を咬筋に載せると，筋の働きを阻害することがある．また，母指は正中線に沿わせたほうが下唇を挙上させやすい．

前方介助 2 は，上唇の介助を目的とした方法である（図 6-2-21）．指使いは，中指を曲げて下顎下縁に，示指を曲げてオトガイ部にそれぞれ当て，母指で上唇の介助をする．

（2）後方介助

介助者が患児の横，あるいは後方に位置するので患児とのコミュニケーションはとりにくくなるが，頭部の固定や口唇閉鎖の介助がしやすく，また下顎のコントロールは前方からの介助に比べて確実にできる．指の使い方は 2 種類ある．

後方介助 1（図 6-2-22）は，薬指を下顎下縁，中指をオトガイ部，示指を上唇に，そして母指を頬骨に当てる方法である．

後方介助 2（図 6-2-23）は，中指を下顎下縁，示指をオトガイ部，そして母指を上唇に当てる方法である．どの介助法を選ぶかは，介助の目的と介助者にとっての使いやすさを考えて決めればよいだろう．

（尾本和彦）

第3節
摂食指導・訓練の実際2
－直接訓練－

　健常児の摂食機能発達では，固形食を口唇で捕食できるのが生後5カ月ごろ，咀嚼運動が認められるのが8〜9カ月ごろである．一方，液体をスプーンやコップからこぼすことなく飲めるようになるのは10カ月ごろである．したがって，障害児の経口摂取訓練をする場合には固形食と液体とは区別して対処することが望ましく，原則として固形食の訓練がある程度進んでから液体摂取訓練を導入していく．

　経口摂取訓練を進めていく際の基本的な考え方は，必要栄養量の確保と経口摂取訓練とを基本的に分離して考えると同時に，この2つの事柄を平行して進めていくということである．つまり，1日に必要とされる栄養や水分を最も安全でかつ患児に負担にならない方法で確保することを一方で行いながら，同時に経口摂取訓練はゆとりをもって，必要に応じて適切な介助をしながら進めていく．このように必要栄養量がきちんと確保されていれば，経口摂取訓練の際に無理にたくさんの食物を与えることなく，ゆとりのあるきちんとした訓練が実施できる．

1. 固形食摂取訓練

　固形食の訓練の際に必要栄養量の確保するには，乳幼児では哺乳瓶からミルクなどを与え，年長児では経管栄養（特に間欠的方法）を用いるのが，患児への負担が最も少なくかつ確実な方法で

表 6-3-1　経口摂取訓練（直接・間接訓練）の概要

目的	訓練	
異常動作の抑制	舌突出	・捕食時にスプーンで抑制 ・舌訓練（バンゲード法，口外法） ・口唇閉鎖介助（捕食〜嚥下）
	咬反射	・ソフトスプーンの使用（金属製以外） ・歯肉マッサージ
	丸飲み込み	・基本食形態を初期〜中期にする ・咀嚼訓練
	過開口	・いったん下顎を閉じさせて，中間位で取り込む練習
正常発達の促進	口唇閉鎖	・SUD（平らな）スプーンによる捕食訓練 ・めん類の取り込み練習 　吸い込み食べ（ラーメン等） 　たぐり込み食べ（やきそば等） ・ストロー練習 ・口唇閉鎖介助 ・口唇訓練（バンゲード法）
	成人嚥下	・ドロドロ状（液体＋とろみ） ・口唇閉鎖介助
	咀嚼	・スティック状の要咀嚼食品（エビセン等）を用いて，介助者が臼歯に挿入する ・ざらざらした食感に慣らせるために，エビセンを粉にしたものをスプーンで与える ・スティック付きのアメ（チュッパチャプス）等をなめさせる

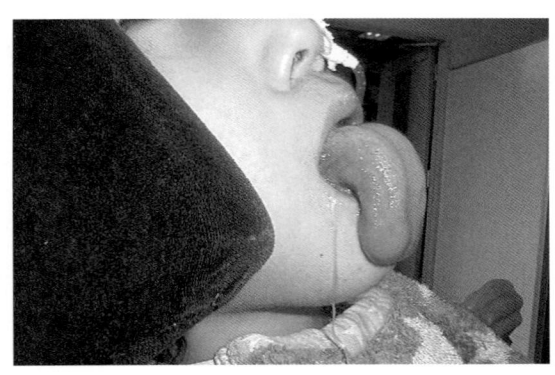

図 6-3-1　習癖性の舌突出
本児は，安静時にはこのように強度の舌突出が認められるが，食事中は舌尖は口腔内に収まっている

ある．患児の家族の希望などでどうしても経口で与えなくてはならない場合には，高カロリー食にゼラチンや増粘剤などを混ぜて使うとよい．

経口摂取訓練は，摂取量は最初少な目にし，必要に応じて適切な介助をしつつ，患児が食事を楽しみながら摂取できるようにゆとりをもって行っていく．経口摂取訓練を行う場合の基本原則は，異常パターン動作の抑制と正常発達の促進を並行して行っていくことである（表6-3-1）．

なお，経口摂取を開始する場合は原則として離乳初期食から始めるが，患児によっては初期食を嫌がる場合もあり，むしろチーズ蒸しパンのような固形食だと受け入れる場合がある．チーズ蒸しパンは通常のパンや蒸しパンに比べて唾液で容易に溶けて嚥下しやすくなるので，安全性が高い．初期食を嫌がる場合は患児の受け入れるものをまず試み，その後初期食に移行させていく場合もある．また，初期食から中期食までは患児の状態に合わせて徐々に内容をレベルアップしていくが，ある程度嚥下機能がしっかりしてきたら，この段階で咀嚼訓練を導入していくことが多い．

以下に筆者の行っている直接訓練の具体例を示すが，この方法だけにこだわらずいろいろと新たな試みをするとよいであろう．

1）異常パターン動作の抑制
（1）舌突出
臨床的に舌突出を観察していると，舌突出には食事中の捕食や嚥下の際に認められる異常パターン動作としてのものだけでなく，食事を拒否する意思表示としてのものや，食事とは無関係な習癖性のものがあると考えられる（図6-3-1）．これらのなかで訓練の対象となるのは，異常パターン動作としての舌突出である（第3章　表3-2-15参照）．

舌突出が認められる場合に，従来，突出した舌の上にスプーンを載せて食物を与えている例を多くみかける．しかし，これは患児にとってみれば舌を突出すれば食物が入ってくるという習慣を形成しやすい．舌突出している間は，食物を口には入れないようにすることが大切である．

前述した後方介助をしながら，まず頭部を少し前傾させる．舌突出は筋緊張亢進に伴う体幹の伸展の影響を受けるので，上下肢の関節を屈曲させることで体幹の伸展を防ぎ，舌突出を抑制する．捕食時にスプーンの先端で舌尖を繰り返し口腔内に押し込むように刺激し，舌が口腔内に収まるのを待つ．舌が口腔内に入ったら食物を載せたスプーンを挿入し，口唇閉鎖の介助をしながらスプーンをゆっくりと引き抜く．あるいは，スプーンを挿入した後に舌の上でスプーンを下方に押し下げてから，スプーンをゆっくり引き抜く方法もある．スプーンを抜いた後は，嚥下が完了するまで口唇を閉じたまま，舌が突出しないように介助する．必要に応じてバンゲード法の舌訓練（口外法）を食前に行っていくとよい．

舌突出は，脳性麻痺のアテトーゼタイプによく認められる．低年齢のうちはあまり目立たないが，年齢が高くなると突出が著明になってくる場合があり，同時に下顎コントロールも不良になってくることも多い．

舌突出に影響を与える要因（第3章　表3-2-12参照）には以下のようなものがある．

① 抱っこといすによる違い
同じ食物を与えて抱っこの場合といすに座らせた場合とで比較したところ，抱っこのときのほうが明らかに舌突出の頻度と程度が少なくなった症例がある．おそらく母親に抱かれることで精神的

に安心し，全身の筋緊張も低下した結果であると考えられる．このような場合は当面抱っこで食事介助しながら，徐々にいすでの食事に移行させていく必要があると考えられる．

② 食物形態による違い

ペースト状の食物を与えると舌突出がみられるが，咀嚼を必要とする食物（要咀嚼食物）を与えるとみられない症例がある．一方，これと正反対の症例もある．このような場合は，当面は舌突出を誘発する食物を避けた食事にしていく必要がある．

(2) 緊張性咬反射

口腔内に挿入されたスプーンを噛む原因としては，緊張性咬反射による場合と，患児が遊びとして随意的に行っている場合とが考えられる．前者の場合は，金属製などの硬いスプーンが歯や歯肉に触れることで反射的に誘発され，全身的な筋緊張亢進を伴うことが多く，ほぼ常にスプーンが口腔に入った瞬間に起こる．後者の場合は，必ずしも硬いスプーンでなくても起こり，むしろ軟らかいスプーンのほうが誘発しやすいことがある．しかも常に噛むわけではなく，またスプーンを口腔に入れてからすぐに噛むとは限らない．訓練の対象となるのは，緊張性咬反射による場合である．

緊張性咬反射がある場合には，原則として金属やプラスチックなどの硬いスプーンは使わないほうがよい．柔らかくて平らなスプーンを使うことで緊張性咬反射の誘発を少なくし，スプーンを引き抜く際の前歯の抵抗を減少させるようにすることが大切である．硬いスプーンから柔らかいスプーンに変えただけで，緊張性咬反射が減少していった症例もある．実際の介助は，スプーンを噛んだ時に無理に引き抜こうとせず，まず後方介助で口唇をしっかり閉じたままにし，緊張がとれるのを待つ．そしてスプーンを噛む力が緩んできたら口唇閉鎖させたままゆっくりとスプーンを引き抜く．この場合，スプーンを噛んだときに口唇閉鎖を促すことが大切である．また，間接訓練として歯肉マッサージを食前に併用していく方法も用いられている．

(3) 丸飲み込み

丸飲み込みとは，咀嚼を必要とする食物を咀嚼せずにそのまま嚥下してしまうことをいう．したがって，ヨーグルトのように咀嚼を必要としない食物は，そのまま嚥下したとしても丸飲み込みとはいわない．発達障害児のなかでも，自食が可能な知的障害児に比較的多くみられる．空腹を満たすために，口の中に食物を一杯詰め込んで，早く食べようとするところに問題があると考えられる．

健常児の発達では，食器を持って自食ができる段階ではすでに咀嚼などの摂食機能は獲得されているが，障害児では手の機能と摂食機能の発達にずれを生じている．そのため，自食ができたとしてもまだ捕食や咀嚼が獲得されていないことがよく見受けられる．さらに障害児では咀嚼機能が獲得されていないにもかかわらず，早期から咀嚼を必要とする食物が与えられ，また手が使えるようになると手づかみ食べや自食をさせてしまう傾向がある．このため食物を口に詰め込んで短時間のうちに食べる習慣が身についた結果，丸飲み込みになるのではないかと考えられる．手が使えるようになったからといってすぐに全面的に自食させるのではなく，摂食機能がまだ獲得されていない場合には，全介助ないし部分介助と自食とを併用していく必要があると考えられる．

摂食指導に際しては，まず食形態を咀嚼する必要のない離乳初期〜中期に下げて，必要とされる栄養を確保していく必要がある．そして食事時間全体を引き延ばすことと，口の中に食物を一杯詰め込んで頬張らないようにすることが重要で，そのためには患児の目の前には一口分の食物だけを置くようにするとよいであろう．実際には患児の前には器だけを置いて，他の食物は患児に見えないようにテーブルの下などに隠しておき，患児が口腔内に取り込んだ一口分の食物を嚥下したら，次の一口分を器に載せるようにする．このほうが，テーブルに全部の食物を置いて患児がそれを食べようとするのを阻止するよりは，患児に与えるストレスは少ないと考えられる．

咀嚼訓練を導入するタイミングは患児の状況によっても異なるが，食事を始めたばかりだと，空腹のために訓練を受け入れないことがあり，そうかといって食事を終えた後だと満腹になってしまい，やはり訓練を受け入れないことがある．そこで一般に，食事を半分くらい摂取して空腹が少し満たされた段階で，エビセンなどを使って全介助による咀嚼訓練を行っていくことが多い．また咀嚼訓練の際は，患児に食物を持たせてしまうと丸飲み込みの延長になってしまう可能性が高いので，必ず全介助下で行うことが大切である．

(4) 過開口

過開口とは，食物や液体を取り込む際に口を最大限に大きく開けてしまう状態をいう．これも全身の筋緊張亢進に伴って起こることが多い．通常健常者が咀嚼をするときには，関節頭は前方移動せずに関節窩内で回転するだけである．これに対して口を最大に開けた状態では，関節頭の位置が前方に移動している（第3章 図3-2-10 参照）．したがって，顎が外れる一歩手前の状態で食べていることになる．

過開口に対しては，いったん口を閉じさせて，中間位（口が半開きの状態）で食物を取り込む練習をする必要がある．一般的には，後方介助で（片手だけでは力が足りないときは反対の手を下顎下縁に添えて）いったん口を閉じさせる．そして，介助の手を少し緩めると再び口を開けようとするので，スプーンが入るくらいの隙間が開いたところで止めておき，この時点でスプーンを挿入し，再び口を閉じさせて捕食させる．捕食後は，嚥下が完了するまで下顎と口唇の閉鎖を保っておく．

2）正常発達の促進

健常児では捕食・嚥下→押しつぶし→咀嚼という順序で摂食機能は発達していくが，障害児では必ずしもこのような順序に沿わないことがある．実際，脳性麻痺の症例で，咀嚼はできるのに固形食を捕食できず，咀嚼中も口唇は開いたままの人がいる．このような場合は口唇閉鎖訓練が必要であるが，上唇に過敏ないし心理的拒否があり，口唇介助を嫌がるので一般的な捕食訓練が難しい．そこで，口唇介助を必要とせず，かつ患児が意欲的に取り組もうとする麺類の取り込み練習とストロー練習を主に行っている．このように口唇閉鎖を促す方法にもいくつかの方法があるので，患児が嫌がらずに実施できる方法を適宜選んでいくとよい．

また，従来健常児の発達順序をあまりにも重視しすぎるために，捕食機能が獲得できるまでは，たとえ咀嚼可能であっても要咀嚼食物を与えないようなことが見受けられる．これは，その患児のもっている能力の発達をかえって抑制していることになる．筆者は原則として，その患児のもっている能力は最大限使わせていくことが重要であると考えている．したがって捕食ができなくても，咀嚼可能な場合には要咀嚼食物を与えて咀嚼を楽しませてあげる一方で，捕食の訓練も平行して進めていく．ただし，嚥下機能障害が明らかである場合には，誤嚥や窒息を引き起こす危険があるので，あまり積極的には咀嚼訓練は行わないようにし，どうしても行う場合は食物をガーゼに包んで咀嚼させるなどの安全対策をとっている（図6-3-8）．

原則として，咀嚼訓練を含めて要咀嚼食物を使う場合は，嚥下機能に大きな問題がないことが前提である．

(1) 口唇閉鎖機能訓練

口唇閉鎖機能を高めることは，摂食・嚥下機能全体を向上させていくうえできわめて重要であると考えられるが，その方法には捕食訓練，麺類取り込み訓練，ストロー訓練などがある．

① 捕食訓練

潜在的には捕食機能を獲得しているにもかかわらず，介助者がスプーンを上顎前歯にこすりつけながらスプーンを引き抜くような方法をとっていると，捕食ができないというより，捕食をさせていないことになる．初診の摂食機能評価の際に，まず，食物を載せたスプーンを口腔内に挿入して約10秒待ち，患児が口唇閉鎖をどの程度できる

かを確かめてみるとよい．もし少しでも捕食ができる場合には，スプーンを水平にゆっくりと引き抜くことで，徐々に捕食能力が高まっていく場合が多い．

　介助者がスプーンを素早く引き抜いてしまうと口唇閉鎖がその動きに追いつかないので，結局捕食はいつまでたってもできるようにはならない．スプーンを口腔内に挿入してしばらく待っても捕食ができない場合は，その足りない部分を介助者が後方介助などによって補ってあげるとよい．

　捕食が可能になると，コミュニケーションのとれない患児の食事に対する意欲の度合いを，介助者が客観的に理解できるようになってくる．つまり，空腹の間はよく上唇が降りてくるが，満腹になってくるとあまり降りてこなくなる．また，捕食後すぐに嚥下する場合にはまだ食べる意欲があるが，いつまでも嚥下せずに口腔内に食物が残っている場合にはもう食べる意欲がなくなっていると考えられる．これらのことから，患児自身が食物摂取量を調節している状況を介助者が理解することができる．

　実際の捕食訓練の手順は以下のとおりである．平らなスプーン（図6-2-4参照）を用いて，一般的には後方介助で捕食ができるように練習する．スプーンは，口唇中央部に直角方向から水平に挿入し，患児自身が上唇を降ろせない間は，介助者が口唇閉鎖の介助をしてからスプーンを水平に引き抜く．介助者は，スプーンを上方に向けて引き抜かないように注意する必要がある．このようにすると，スプーン上の食物を前歯でこすり取ることになるが，あくまでもスプーン上の食物を上唇でこすり取らせることが大切である．上唇に常に食物を接触させ，感覚刺激を繰り返し与えていくことが重要である．しばらく訓練したら，患児自身がどのくらい上唇を降ろすことができるかをチェックし，徐々に口唇閉鎖介助を省いていき，患児自身で捕食ができるようにさせていく．また，知的障害が軽度な場合は，患児の食べる様子を鏡に映して見せながら，捕食を視覚的に意識させてみるのもよいであろう（図6-3-2）．

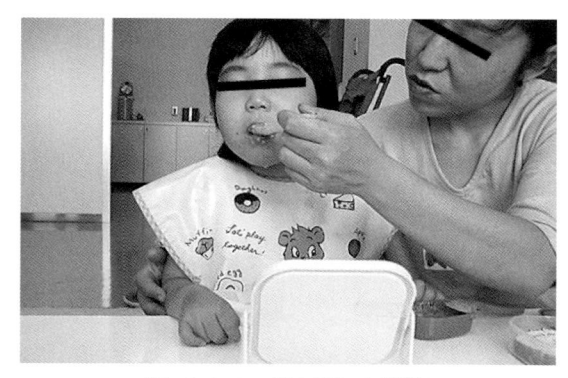

図 6-3-2　鏡を用いた訓練
みずからの食べている様子を鏡で見せることで，より積極的に食べる意欲を引き出す

　また捕食訓練には，一般に，フォークよりもスプーンを用いたほうがよい．特に自食がある程度可能な場合，フォークを用いると前歯を使って取り込みやすいが，スプーンを用いると口唇で取り込む傾向がみられることが多い．

②麺類の取り込み訓練

　麺類の取り込み練習は，嚥下機能に問題がなくしかも麺類の好きな患児に応用してみるとよい．

　麺類の取り込み方法には，吸い込み食べとたぐり込み食べの2通りがある．ラーメンや冷麦などのようなすべりのよい汁そば類は口唇をすぼめてつるつると吸い込みながら食べることが多いが，スパゲティや焼きそばのようにすべりの悪い麺は口唇と前歯を使ってたぐりよせるようにして食べることが多い．欧米人は，吸い込み食べのように音をたてることは食事マナーに反するので，たぐり込み食べになるが，日本の食事マナーではどちらの食べ方も許されている．どちらにしても，口唇をすぼめたり，吸い込んだり，舌の動きを引き出したりする機能を高めるにはよい練習になると思われる．

　一般に，障害児に麺類を与える場合は細かく刻んでしまい，スプーンなどで口の中に入れてしまうことが多いようであるが，これでは麺を食べたことにはならない．麺を少し長めにしておいて，図6-3-3のように箸を使って，麺を口腔内に全部入れずわざと数cmくらい出したままにしておく．そうすると，口腔外に出た麺を何とか食べよ

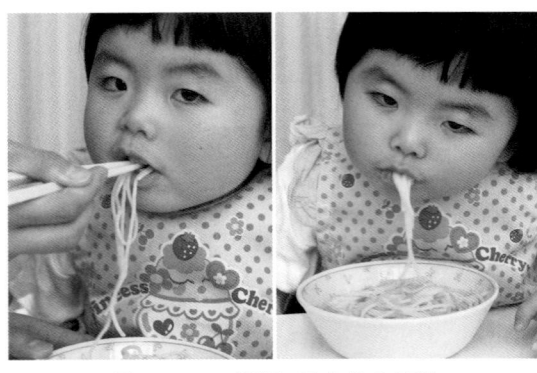

図 6-3-3 麺類の取り込み練習
左：箸を使って麺が口腔の外に垂れ下がるようにする
右：口唇をすぼめて吸い込みながら口腔内に取り込む

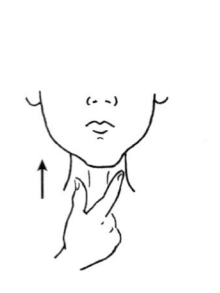

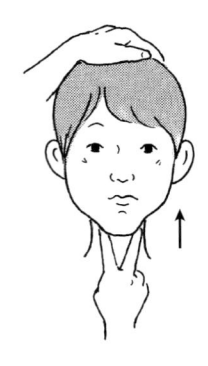

図 6-3-4 嚥下を促すための前頸部刺激

うとして吸い込むか唇を使ってたぐり寄せようとする．最初のうちは細くて短めのそうめんなどから始め，徐々に長くしていくとよいだろう．また，ストローが使えるのに麺類を吸い込んで食べられない場合には，ストローで汁やお茶などを吸わせた後，うどんなどを5cmくらいに切って口唇の中央部から吸わせてみる．つまりストローとうどんを交互に与えながら，麺類を吸い込む練習をしていくのである．

③ ストロー訓練

ストローから液体を吸うためには，口唇がしっかり閉じなければならないので，やはり口唇閉鎖を促す方法として用いる．詳細は液体摂取訓練を参照．

その他，間接訓練として，バンゲード法式Ⅰの口唇訓練やバンゲード方式Ⅱなどを併用するとよい．

(2) 成人嚥下訓練

成人嚥下の訓練には，離乳初期食のようなどろどろ状のものを使う．できるだけなめらかで粒々が入っていない，しかもべとつかないものがよいが，患児が好きな味のものを使うことが大切である．ジャムや蜂蜜などをそのまま用いると，甘さが強すぎてかえってむせを誘発することがあるので，味覚刺激や嚥下訓練として用いる場合には，適度に希釈したほうがよい．

固形食よりも液体にとろみを加えたもののほうが，なめらかで均一のものができるので，使いやすいかもしれない．ゼリーを細かく砕いたゼリー飲料などを利用するのもよいが，ゼリーと液体とが分離していると液体だけが早期咽頭流入してしまい，患児によってはむせやすい場合がある．そのような場合は，ヨーグルトのようなペースト状を用いたほうがよい．

成人嚥下は嚥下の際に口唇がしっかりと閉鎖していることが重要であるので，口唇閉鎖が不十分な場合には介助する．口を開けたまま嚥下すると，空気を一緒に嚥下するので，ゴクッと音をたてることが多い．

成人嚥下訓練は，捕食訓練と併用して行うのが一般的である．捕食後なかなか嚥下反射が誘発されない場合は，前頸部の甲状軟骨の外側を下から上に向かって2本の指（母指と示指ないしは示指と中指）で5～6回さする（図6-3-4）と，誘発されることがある．

嚥下機能がしっかりしてくれば，多少粒々が混ざっていても問題ない場合がある．しかし嚥下した後の舌背を観察して，食片が舌背上に残留している場合には咽頭などにも残留している可能性が高いので，まだ粒々の混ざっていないペースト状のほうがよいであろう．

(3) 咀嚼訓練

発達障害児を見ていると，あえて咀嚼訓練をしなくてもほぼ自然に咀嚼機能が獲得されていく場合もあるが，積極的に訓練をしていかなければならない場合が少なくない．咀嚼訓練をいつごろか

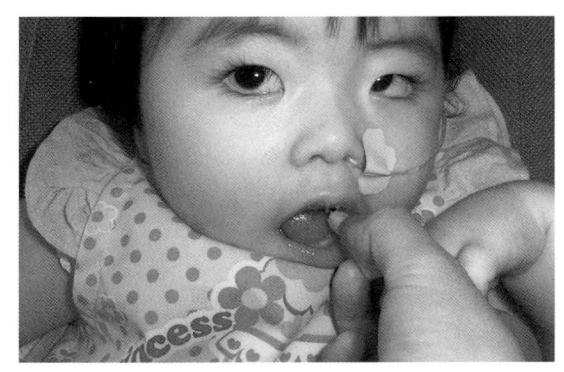

図 6-3-5 エビセンによる咀嚼訓練

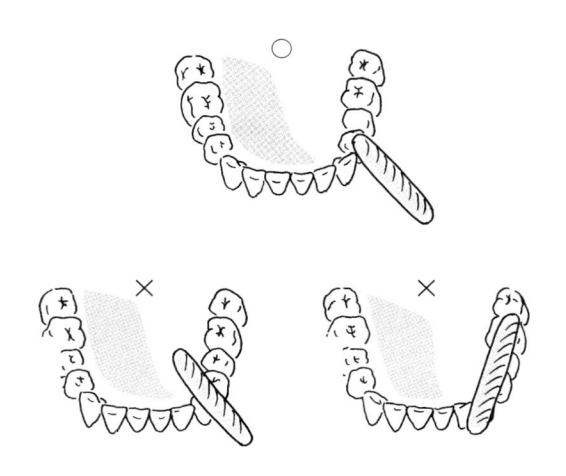

図 6-3-6 咀嚼訓練（食物の挿入方向）

ら導入すべきかについて，筆者は以前，口唇閉鎖が可能で嚥下に問題がないという条件を考えていたが，最近は，必ずしも口唇閉鎖ができなくても嚥下がある程度可能であれば，舌の側方運動を促す目的では導入してもよいのではないかと考えている．実際，舌突出のみられる患児にエビセンによる咀嚼訓練を試みたところ，舌突出が抑制されたことがある．導入時期については今後さらに検討していく必要があるだろう．

咀嚼を獲得させるためには，まずざらざらした固形物を受け入れられることが必要で，さらに要咀嚼食物を臼歯や前歯で噛むことに興味を示したり，食物を臼歯に載せるために舌の側方運動ができたりする必要がある．

食材の選択は患児の好みが何よりも優先するが，さらに舌の側方運動ができるか否かで異なってくる．

① 舌の側方運動ができない場合

ざらざらした食感に慣らすために，唾液で容易にふやけやすいエビセンなどを粉々につぶしたものをスプーンで与えてみる．もし嫌がって舌で押し出してきたり，咽頭反射が誘発されたりする場合には，ヨーグルトにエビセンの粉を振りかけて与えたり，エビセンの粉を水でふやかして与えたりしてみるとよいであろう．ざらざらした食感に慣れたら，スティック状のスナック菓子などを介助者が必ず手に持って，臼歯部（第一乳臼歯ないし第一小臼歯付近）に載せて噛ませてみる（図 6-3-5）．

介助者が手に持って挿入するには，スティック状の形態（具体的にはカルビーのカッパエビセンのような大きさ）のものが使いやすい．また安全性を考えると，噛んだ後の食片がのどに詰まらないように，唾液ですぐにふやけて軟らかくなるようなスナック菓子（エビセン，ウエハース，赤ちゃんせんべいなど）がよい．スナック菓子は，毎日繰り返し訓練する場合に手軽に使えるという利点がある．

またエビセンの挿入の方法は，エビセンを口角部から斜めに入れ，先端部を少しずつ噛ませていくのが最も安全である（図 6-3-6）．奥に入れすぎると途中で折れてしまい，大きなかけらをそのまま嚥下する危険がある．また咀嚼力が弱い場合は，臼歯列に沿ってエビセンを載せると容易に噛みつぶせないため，噛もうとしなくなってしまう場合もある．

口腔内において，食塊形成や咀嚼や嚥下動作の主役を担っているのは舌の動きである．したがって，早期から舌の随意運動を促すような訓練を行うことがきわめて重要である．舌や口唇の随意運動を促すには，食物を左右の臼歯に交互に載せたり，「チュパチャプス」や「ポップキャンディ」を

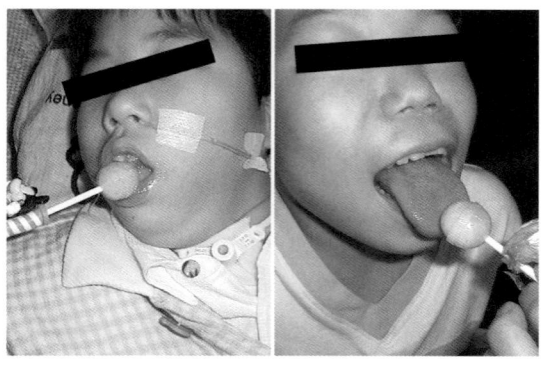

図 6-3-7 口唇や舌の随意運動を促す練習
チュパチャプスなどを用いて，楽しみながら口唇や舌の随意運動を引き出していく

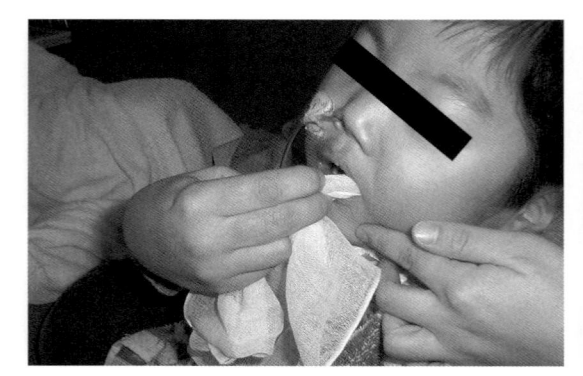

図 6-3-8 ガーゼで食物を包んで咬ませる

利用したりするのも，楽しみながら訓練ができてよい（図 6-3-7）．

また嚥下機能に少し問題がある場合には，安全性を考えて食物をガーゼに包んで嚙ませる方法もある（図 6-3-8）．この場合，一般に用いられている木綿製のガーゼよりも，薄いナイロンのような布を用いたほうが，嚙んだときの感触はよい．実際の症例で，ガーゼにエビセンを包んで与えたところ，それを見ただけで咽頭反射を誘発した児がいる．

安全に咀嚼を促す例としては，ミカンやスウィーティなどの房がしっかりしている柑橘類を用いる方法もある．ミカンなどの房に楊子で穴を多数あけて，房をしっかりと介助者が保持して臼歯に挿入してあげると，嚙むことで果汁が穴から出てくるので，咀嚼への興味を引き出すきっかけになる場合がある．

② 舌の側方運動ができる場合

舌の側方運動ができる場合には，ビスケットやポッキーのようなもう少し歯応えのあるスナック菓子や煮野菜（ニンジン，ダイコン，里芋など）を少し大きめ（約 1 cm 角くらい）にして与える．ごはんや煮野菜などを粗きざみにして与えると，あまり嚙もうとせずにそのまま飲み込んでしまうことがよくみられる．舌がまだ十分随意的に動かせない場合には，小さい食物よりも大きいほうが臼歯に載せやすく，ある程度硬い物のほうが嚙んだときにはっきりと食物の感触が歯に伝わりやすいと考えられる．

咀嚼がまだ確実に獲得されていない場合には，センベイのような硬いものは咀嚼するが，卵焼きやご飯のような中途半端な硬さの食物は丸飲み込みしてしまうことがある．実際にマシュマロだと舌ざわりがよいので丸飲み込みしてしまうが，ニンジンやレンコンは咀嚼するというような症例がある．また，パンもマシュマロと同様にふわふわしているので丸飲み込みしやすく，トーストにしたほうがカリカリになるので，咀嚼には適しているであろう．

また食物は 1 品ごとに与えたほうがよく，硬さの異なる食物を同時に与えてしまうと丸飲み込みしやすくなる．

また繰り返し嚙む練習には，ゆでたエビや少し厚めの牛肉などをスティック状にして，介助者が臼歯に挿入してあげるのもよい．前歯で嚙み切る練習は舌の側方運動ができるようになってから導入しないと，丸飲み込みを助長してしまうので注意が必要である．

咀嚼動作の確認は，口唇を開いている場合には舌の動きを観察することで十分可能だが，口唇を閉じている場合には口角の動きだけで判断すると，実際には咀嚼していないこともあり注意が必要である．口唇閉鎖している場合はエビセンなど嚙むと音が出る食物を嚙ませてみて，連続した咀嚼音が聞こえれば咀嚼していると，確実に判断することができる．

Dr. Joan C. Arvedson が Children's Hospital of Buffalo で咀嚼訓練を指導している場面を見学したが，彼女は食物ではなく，ストローを患児に渡して臼歯で噛むように指示していた．筆者は，食物以外の歯ブラシや歯がため，おもちゃなどは積極的に噛もうとするが，食物を与えると噛みたがらない例をいくつも経験している．したがって，食物以外のものを噛めるようになったからといって，必ずしも食物を咀嚼できるとは限らないように思える．咀嚼訓練は，実際の食物に患児自身が興味を示さなければ効果があがらないと考えている．

2. 液体摂取訓練

液体は固形食よりも重力の影響を受けやすく，姿勢が不安定だとすぐに咽頭に流れ込んでしまい，誤嚥を誘発しやすくなる．したがって，経口でさらさら状の液体を飲ませるのは嚥下機能がかなりしっかりしてからのほうがよい．液体摂取訓練の基本は固形食摂取と同様に，1日に必要とされる水分を無理のない形で確保したうえで，少量ずつ経口訓練を進めることである．

1日に必要な水分量の確保にはやはり経管（間欠的方法）を用いるのが望ましいが，乳幼児では哺乳瓶を用いてもよい．患児家族の希望などで経管が使えない場合には，液体として与えるのではなく，とろみを多めに加えて，半固形食としてスプーンなどで食べさせてしまうほうがよい．あるいは，口唇と顎を閉じさせた状態で，とろみをつけた液体をディスポシリンジでゆっくりと補給してあげてもよい（**図 6-3-9**）．スポイトも同じように用いることができるが，内部の洗浄が十分できないために，繰り返し使うと不衛生になりやすい．

1）スプーン，コップ

経口摂取訓練を行う場合，最初は必ずとろみを加え，スプーンで一口飲みの練習から始める．スプーンによる一口飲みができるようになったら，

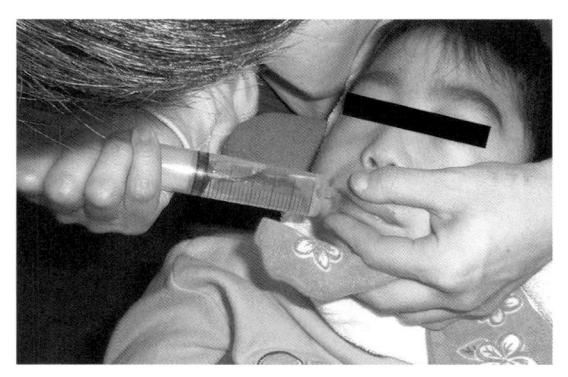

図 6-3-9　シリンジによる水分補給

大きめのスプーンや中華用のレンゲを用いたうえで，徐々にコップへ移行していく．

健常者は上唇で温度や性状，量などを感知しながら液体を飲むが，障害児に訓練させる場合も，上唇が必ず液面に接触しながら口腔内に流れ込むように介助することが大切である．液体は固形食とは異なり口腔に取り込んだ後にそのまま嚥下に移行するので，最初からすぐに嚥下動作ができる状態にしておく必要がある．スプーンもコップも，基本的な介助法は同じであるが，コップの場合，上唇を液面と接触させたところで傾きを止めておくようにしないと，液体が口に入りすぎてしまうので注意が必要である．

実際には，後方介助ないし前方介助でまず下顎を閉じた状態にしておき，コップを口唇の間に挿入する．下顎前歯にコップの縁をしっかりと当てたまま上唇を少し降ろして液面と接触させ，コップをゆっくりと傾ける（**図 6-3-10**）．そして，嚥下動作が完了するまで口を閉じたままにしておく（**図 6-3-11**）．健常者がコップなどから液体を飲む場合には，コップの縁は前歯に接触せずに口唇だけで保持しているが，障害児に訓練する場合には，スプーンやコップの縁を下顎前歯に当てたほうが，器具の位置が安定して飲ませやすい．顎を閉じてしまうと，液体が固有口腔内に入らないのではないかと危惧するかもしれないが，液体の場合は歯と歯の隙間から流れ込んでいくので心配ない．

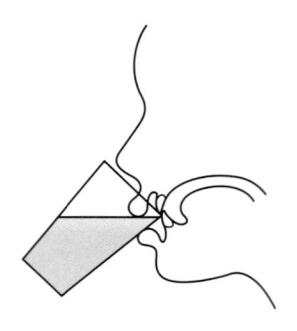

図 6-3-10 液体摂取の方法
スプーンやコップの縁を下顎前歯の表面に当てるように介助する

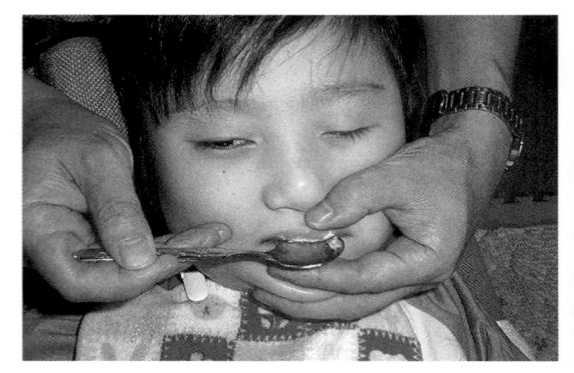

図 6-3-11 液体摂取の介助法

2）ストロー

ストローは原則として，スプーンやコップから飲めるようになってから導入していくが，コップよりもストローのほうが上手に飲める場合もあるので，その場合は逆でもかまわない．ただし，ストローは吸啜動作が残っている場合には使わないほうがよいであろう（図6-3-12）．その理由は，ストローそのものが乳首と同じ役割をしてしまい，かえって吸啜動作を助長してしまう可能性が高いからである．

ストローの先端の位置は，スプーンやコップと同様に前歯の手前にすることを原則としているが，実際には前歯よりも奥に引き込んで飲んでいることが多いようである．この場合，ストローが硬くてつぶれないと上下の歯が咬合するのを妨げられ，嚥下しにくい．したがって，訓練に用いるストローは噛むと容易につぶれ，またすぐに形態が復元しやすいものがよい．さらに透明のストローのほうが，液体の通る様子が外から確認しやすい．ストローがどの程度口腔内に引き込まれているかを調べる場合，患児がストローで飲んでいるときに口唇のところでストローをつまみ，そのまま引き出してみるとよい．ストロー先端を固有口腔内に挿入した状態で紙パックを押しつぶすと，液体が直接舌根部のほうに流入するためにむせたり誤嚥したりする可能性があるので，ストローの先端が少なくとも舌尖部より手前にくるようにしたほうがよいであろう．

実際の訓練は図6-3-13に示すように，まず液体を入れたコップにストローを垂直に立て，吸い口の部分を指で塞いでストローの先端部分に液体を貯留させる．次いで，ストローを斜めに傾けて先端部分を患児の口唇の隙間に挿入し，吸い口部分の指を離すと液体が口腔に流れていく．まだ自分から吸うことができない間はこれを繰り返し，徐々に吸えるようになってきたところでストローを水平ないし下方に向けて吸わせるようにしていく．

また，紙パック入りの飲料をそのまま利用する方法もある．ストローを口唇の間に挿入して，最初のうちは紙パックを少し押しつぶしてあげることで，液体がストローの先端まで押し上げられてくる．そして，徐々に紙パックを押さずに自力で吸わせるようにしていく．ストローが一定以上口腔内に入らないようにするには，紙パックから1〜2cmの高さでストローを切ってしまったり，ストローの一部を介助者が指で押さえたりして調節するとよい（図6-3-14）．

口唇閉鎖ができないために吸い込めない場合は，口唇閉鎖の介助をする必要がある．ストローを長くしたり，液体の粘稠度を増加させるとそれだけ吸引するのに大きな力が必要になるので，患児の状態に合わせて徐々に負荷を与えていくようにする．長いストローが必要な場合は，熱帯魚の水槽にエアーを送る透明チューブを用いるとよい．

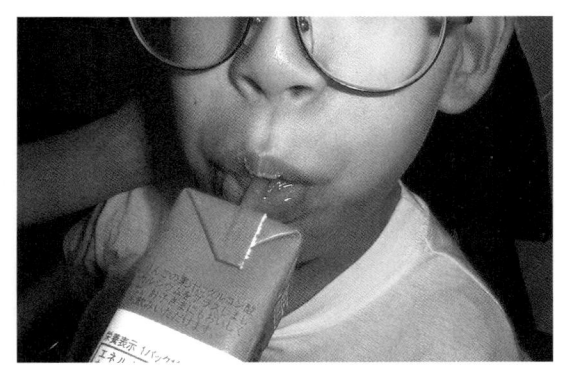

図 6-3-12　吸啜動作の残存症例
舌尖が口唇の隙間に認められ，吸啜動作をしている

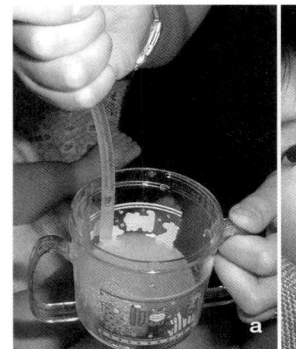

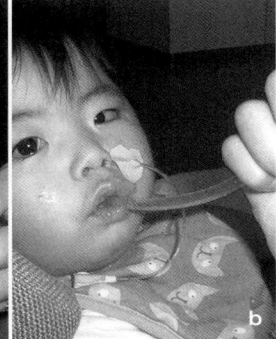

図 6-3-13　ストロー練習（1）
a：ストローの吸口を指で塞ぎ，液体を先端部に貯留させる．b：ストローを口唇の間に挿入し，指を離すと液体が口腔内に流入する

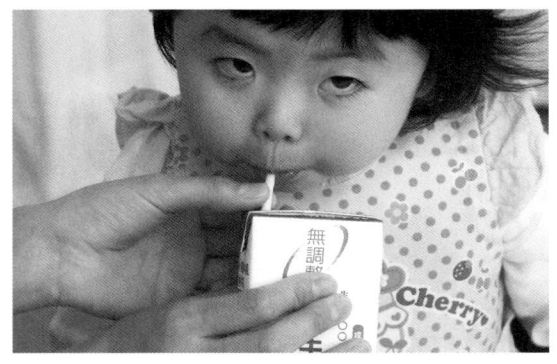

図 6-3-14　ストロー練習（2）
最初は紙パックを押しつぶして，液体を口腔内に入れ，徐々に自力で吸わせるようにしていく．ストローが一定以上口腔内に入らないように，口元で介助者が押さえておく

3. 哺乳障害と早産・低出生体重児への対応

1）哺乳障害への対応

吸啜動作にはsucklingとsuckingの2つのタイプがあり，前者は乳児期前半（0～6カ月）に認められる吸啜動作であり，その特徴は舌の前後運動と下顎の開閉運動である．一方suckingは乳児期後半（6～9カ月）に発達してくるもので，舌の上下運動を特徴としてその後成人に至るまでこの機能は使われる（第1章参照）．健常児では，少なくとも生後6カ月ごろまでは原始反射に依存したsucklingによる吸啜動作で，体に必要とされる栄養を摂取している．

発達障害を伴った乳児では，哺乳に関連した探索反射や吸啜反射などの原始反射が誘発されないために経口哺乳ができず，経管栄養に頼らざるをえないことも多いが，一方ではいつまでも哺乳反射が消失しないために離乳が進まないこともある．生後早期から経管栄養になってしまうと，正常な空腹‐満腹のサイクルの発達が妨げられたり，吸啜などの摂食行動が経験できないので食欲が低下してしまったりすると考えられている（Kedesdy[30]）．その結果，後に経管依存症や拒食などの問題を引き起こしやすくなるのではないかと考えられる．いずれにしても，生後できるだけ早い時期に，味覚刺激をはじめとする感覚刺激を繰り返し与えていくことが重要である．

哺乳障害への対応について，筆者は現段階では以下のように考えている．

患児の暦年齢が生後5カ月ごろまでは吸啜反射が誘発される可能性があるので，まず味覚刺激や嗅覚刺激を伴ったnon-nutritive sucking（NNS）を行い，sucklingによる反射的吸啜を促して，できるかぎり経口からの哺乳を試みる．味覚刺激を与える方法としては，**図 6-3-15**のようにおしゃぶりに経管用カニューレとシリンジを連結したものを用いる．シリンジから，ミルクなど甘味刺激用の液体（誤嚥の危険性がある場合はトロミを加えてもよい）などをときどき口腔内に注入できるように工夫したものである．カニューレの先端は，乳首の部分にテープで止めてあるだけの単純なも

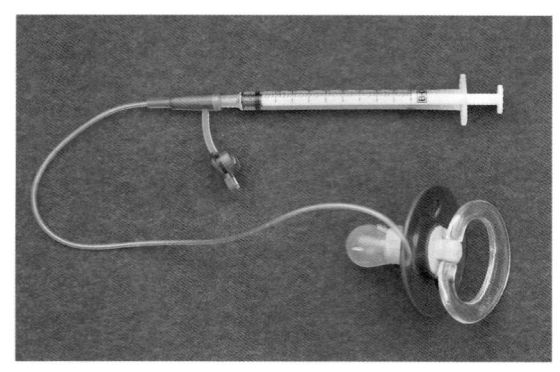

図 6-3-15 味覚刺激のできるおしゃぶり
シリンジに甘味のある液体を入れて，ときどきおしゃぶりの先端から注入する（資料：Sainte-Justine Hospital in Montreal, Canada）

のである．

また，経管からの注入前に歯肉マッサージを行うことも必要で，歯槽堤だけでなく口唇や頬粘膜，舌なども同時にマッサージするとよい．ただし，舌を刺激したときに咽頭反射を誘発する場合には過敏と考えられるので，むしろ行わないほうがよい．また口蓋は，咽頭反射や嘔吐反射を誘発しやすいだけでなく，むしろ不快な刺激を与えることになるので，マッサージしないほうがよい．乳児期の口腔内の味蕾は舌だけでなく，硬口蓋，頬粘膜，口唇粘膜部，および舌下面にも分布しているので，前述したNNSでのシリンジによる注入だけでなく，歯肉マッサージの際にも指にミルクなどをつけて行うのもよいだろう．嗅覚刺激については，味覚刺激を与えるときに，母乳ないし人工乳をガーゼに染み込ませたものを外鼻孔の近くにかざしてみるとよい．以上のような試みをしても吸啜反射が誘発されない場合には，スプーンによる離乳初期食を経口から試みる．

生後5カ月以上の場合にはsuckingによる随意的吸啜を試みることも考えられるが，むしろ離乳を開始してしまうことのほうが多いようである．

2）早産・低出生体重児への対応

胎児は，在胎16〜17週で嚥下していることが明らかにされているが（Pritchard[31]），咽頭期嚥下の徴候は，妊娠中絶をした胎児では在胎12.5週でも認められている．正常な分娩時期の胎児では，全体で850 mlある羊水のうち，毎日ほぼ450 mlを嚥下していると考えられている．

早産で生まれた低出生体重児は，在胎週数や体重によって経口哺乳になるか経管栄養になるかが決定されるが，経口栄養を維持する能力をもっていることが退院の重要な条件の一つである．早産児や全身状態の不良な乳児に経口哺乳をいつ開始したらよいかという明確な基準はない（Gale[32]）が，一般的には重度の呼吸障害がない場合，新生児の体重が1,500 g以上で在胎34週（Bu'Lock[33]；Kinner[34]），最も早い場合でも在胎33週（Robertson[35]）になるまでは経口哺乳は推奨できないとされている．

胎児は在胎12〜14週の間に子宮内でNNSを開始し羊水を嚥下しているのは事実であるが（Bosma[36]），在胎33週になるまでは吸啜-嚥下-呼吸を十分に協調させることはできない（Robertson）．仮にこの時期よりも前に経口哺乳を試みたとしても多大なエネルギー消費を引き起こすことが多く，その後の体重増加は望めない（McCain[37]）．他の研究でもこれと同じことを示唆しており，31〜33週の乳児が運よく少量の液体を乳首から経口摂取できたとしても，必ずしも多量の摂取ができるわけではない（Gale）．さらに，経口摂取の段階にたどりつかない全身状態が不良な乳児に継続して哺乳を試みようとすれば，入院期間の延長につながるだろう（Gale）．

Gale[32]は経口哺乳開始の基準として，生理学的安定性，意識レベル，NNSの成功をあげている．NNSが実際にどの程度可能かについては，人工乳首などで調べるよりも，検査者の小指を口腔内に挿入して吸啜反射の強さを調べたほうがより確実であると考えられる（第3章 表3-2-7 参照）．

以上のことから，早産の低出生体重児の場合には，規定条件（体重1,500 g，修正34週）になるまでは空の乳首やおしゃぶりなどを用いてNNSを積極的に促し，規定条件を満たしたら積極的にnutritive sucking (NS) を試みていくとよいだろう．

（尾本和彦）

第4節
摂食指導・訓練の実際 3
－間接訓練－

　食物や飲み物を使わずに行う訓練を一般に間接訓練と呼んでいるが，発達障害児を対象とした方法には，手指やバイブレータなどを用いて筋訓練を行う Gallender[38] の方法や，手指や楽器などを用いて筋訓練を行うバンゲード法などが知られている．本節ではバンゲード法に基づく筋刺激訓練法と歯肉マッサージについて解説する．

1. バンゲード方式による筋刺激訓練法

1）バンゲード法とは

　バンゲード法と呼ばれる筋訓練法は，デンマーク・コペンハーゲン郊外にあるバンゲード小児病院で開発されたもので，本邦へは，同病院の歯科医師である Dr. BjØrn G. Russell の了解を得て本書の監修者である金子ら[39]により紹介された．

　オリジナルの資料は同病院の理学療法士らと共同で作られたもので，正式に公の論文等に発表されたものではなく，病院内部で使用する指導書である．A4 サイズで 5 ページにわたって簡単にその手技まとめられているだけで，あまり詳しいことは書かれていない．したがって文献引用についても明らかにされておらず，どこまでが彼らのオリジナルであるかは定かではない．特にバンゲード方式Ⅱの内容をみると，一般的な言語訓練として広く用いられているものであり，必ずしも Russell らのオリジナルとはいいがたい面もある．しかし，出典はさておき，訓練内容については発達障害のみならず成人の中途障害に対しても応用可能であり，臨床的意義はきわめて大きいと考えられる．

　以下の内容は，オリジナルの項目のうち，嚥下機能の改善を促す Rood 法については省いてある．また記載した内容はオリジナルそのものではなく，筆者らの臨床経験を加えたものであることをお断りしておく．

2）適応症

　過敏が認められないこと．顔面や口腔周囲に過敏がある患児に応用すると，過敏がかえってひどくなる可能性が高いのと，訓練そのものを嫌がるのでほとんど効果が期待できないと考えられる．対象年齢は，バンゲード方式Ⅰでは一般に学齢期以降に用いることが多いが，バンゲード方式Ⅱについては，ある程度模倣ができれば年齢等に関係なく可能であると考えられる．

2. バンゲード方式Ⅰ

1）概　要

　この訓練法は，摂食機能に関係する口唇，頬，舌の筋群に刺激を与えることによって，吸啜，嚥下，咀嚼の各パターンを改善させることを目的としている．患児自身が訓練に参加する程度によって，以下の4種類がある．①から④にいくにつれて患児自身の訓練への参加の度合いが大きくな

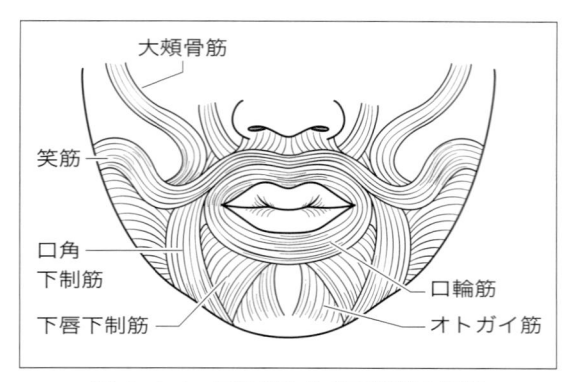

図 6-4-1 口輪筋と他の表情筋の解剖

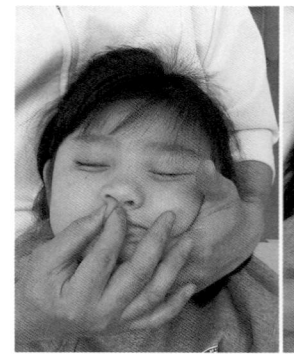

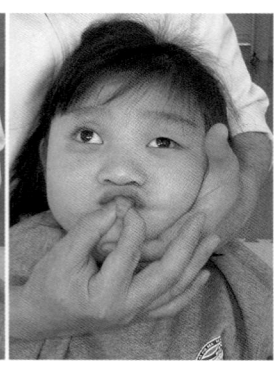

図 6-4-2 口唇訓練 ①
口唇を少し厚めにつかむ

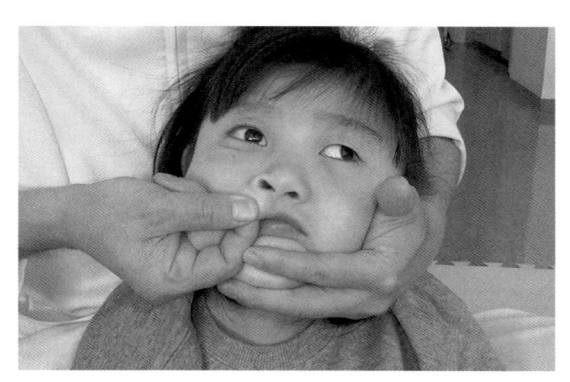

図 6-4-3 口唇訓練 ②
口腔前庭に指を入れ外側に膨らます

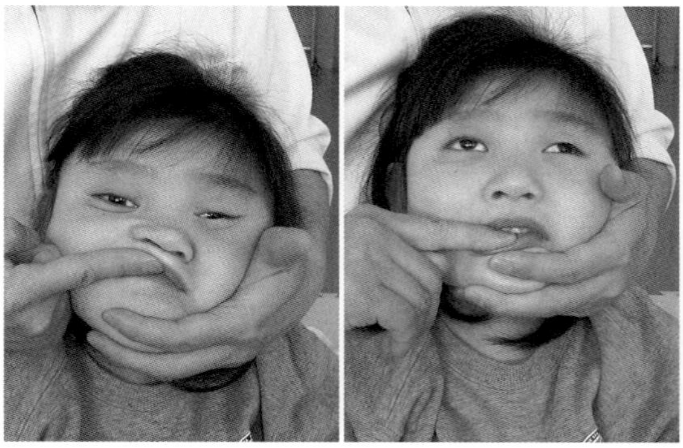

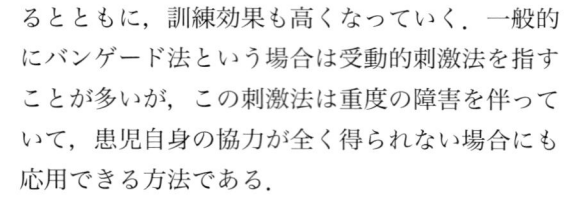

図 6-4-4 口唇訓練 ③
口唇がめくれないように縮める

るとともに，訓練効果も高くなっていく．一般的にバンゲード法という場合は受動的刺激法を指すことが多いが，この刺激法は重度の障害を伴っていて，患児自身の協力が全く得られない場合にも応用できる方法である．

① 受動的刺激法（passive stimulation）
② 半能動的刺激法（controlled active stimulation）
③ 能動的刺激法（active stimulation）
④ 抵抗法（resistance exercises）

2）訓練の際の注意

原則として1日2～3回，食前に行うが，1回の訓練は5分～10分以内とする．しかも毎日継続して行うことが大切である．舌訓練（口内法）を除く他の訓練は必ず下顎を閉じた状態で行い，訓練によって分泌が促された唾液をいつでも嚥下できる状態にしておく．また訓練は口唇訓練，頬訓練，舌訓練の順で行い，口唇訓練についても①～⑤の順に行っていく．口唇訓練は口輪筋とオトガイ筋，頬訓練は頬筋，舌訓練は舌筋というように目的とする筋肉があるので，解剖や働きについてよく理解したうえで行う必要がある．特に口輪筋（図 6-4-1）については，筋線維の走行に注意して行うことが大切である．

実際の筋に対する刺激方法は，筋線維の圧縮，伸展，タッピング（軽くたたく），加圧の4種類からなる．刺激効果は指の使い方でかなり違ってくるので，患児に行う前に術者自身の体で確認してから行うとよい．訓練の際に患児が痛がっていたり，皮膚の表面をつまんで赤くなったりするような場合には，ほとんど刺激効果ないと考えられ

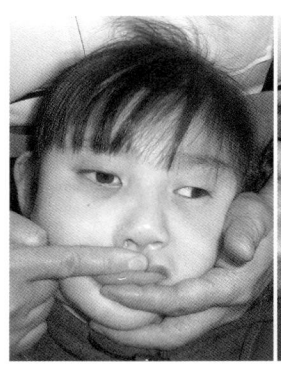

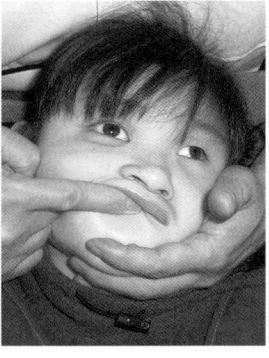

図 6-4-5 口唇訓練 ④
口唇をゆっくり引き伸ばす

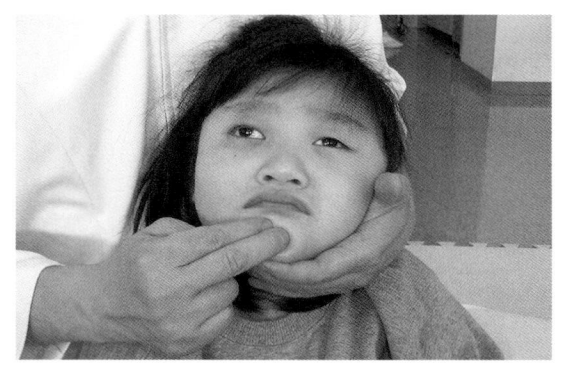

図 6-4-6 口唇訓練 ⑤
オトガイ部を軽くたたく

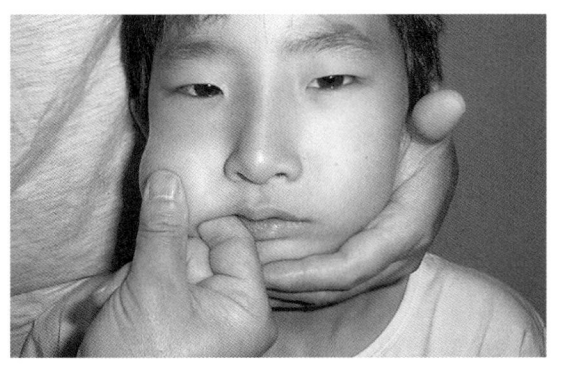

図 6-4-7 頰訓練
頰の中央部を外側に膨らます

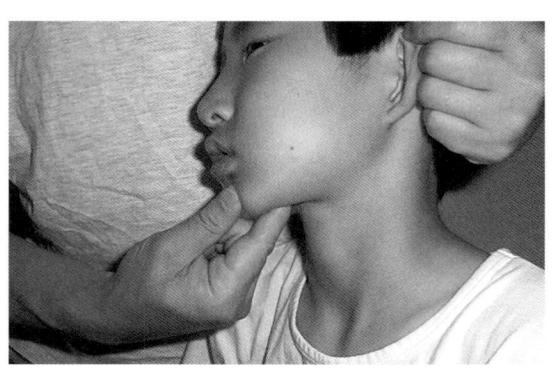

図 6-4-8 舌訓練（口外法）
オトガイ下部を指で垂直に押し上げる

る．

3）受動的刺激法

知的障害があるために指示に従うことのできない患児に対して，術者が一方的に行う訓練である．

（1）口唇訓練

口輪筋の働き：口唇をすぼめたり，閉じたりする．

① 筋線維に直角方向に縮める（図 6-4-2）．

上唇と下唇をそれぞれ約 3 等分して，1/3 ずつ示指と母指を使ってつかむように縮め，2～3 秒そのままにしてから素早く指を離す．必ずしも厳密に 1/3 に分割するのではなく，実際には一部がオーバラップしてもかまわない．皮膚の表面をつまむようにして刺激すると痛がるので，ある程度力を入れても痛みが出ないように少し厚めにつかむようにする．

② 筋線維を伸展させる（図 6-4-3）．

上唇と下唇をそれぞれ 2 等分して，左右に分けて刺激する．正中部分には小帯があるので，この部分を傷つけないように避ける必要がある．写真のように後方介助で実施する場合は，上唇の場合は示指を，下唇の場合は母指を口腔前庭に入れ，外側に向かって指の先端を突き出すようにして口唇を膨らませる．

③ 筋線維に平行に縮める（図 6-4-4）．

上唇と下唇をそれぞれ約 3 等分して，示指を使って 1/3 ずつ筋線維に平行に縮める．指がすべって口唇が外側や内側にめくれないようにする必要がある．特に下唇の場合には，図のように反対側の示指でオトガイのところを押さえておくと，下唇のめくれを防止できる．

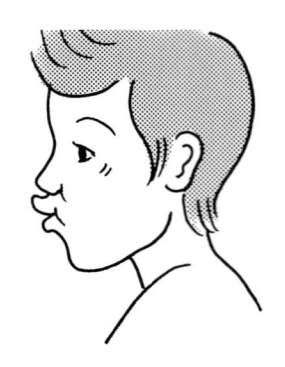

図 6-4-9　口唇訓練 ③（能動的刺激法）
口唇をすぼめて前方に突き出す

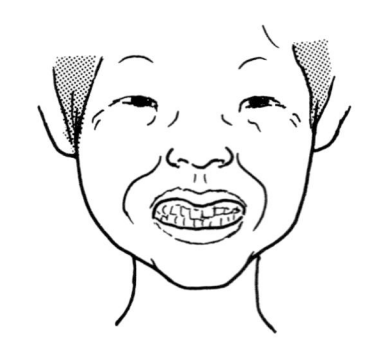

図 6-4-10　口唇訓練 ④（能動的刺激法）
「イー」と発音したときの表情をつくる

④ 筋線維に平行に伸展させる（図 6-4-5）．
　上唇と下唇をそれぞれ約 3 等分して，1/3 ずつ刺激する．示指を皮膚にしっかりと加圧しながら，上唇の場合は押し下げ，下唇の場合は押し上げる．注意点としては，示指が皮膚の表面をこすらないようにすることである．また下唇の場合には上方に持ち上げたときに上顎前歯に当たって痛がることがあるので，いったん下唇を上顎前歯に載せてから押し上げるとよい．
⑤ オトガイ筋をタッピングする（図 6-4-6）．
　示指と中指で，オトガイ部をリズミカルに 20〜30 回軽くたたく．
（2）頰訓練（図 6-4-7）
　頰筋の働き：口角を外後方に引く，頰を歯列に押しつける．
　頰の内側に示指（反対側は母指でもよい）を入れて，口唇訓練②と同じように外側に向かって指の先端を突き出すようにして膨らませ，筋線維を伸展させる．
（3）舌訓練（図 6-4-8）
　舌筋の働き：内舌筋；舌の形を変える，外舌筋；舌の位置を変える．
　ここでは口外法について解説する．患児の顔を少し下に向かせ，下顎を引いた状態で示指をオトガイ下部に当て，真っ直ぐ上に押し上げる．このとき，示指で舌骨や甲状軟骨を圧迫しないように注意する．開口状態で舌訓練を行うと，刺激に合わせて舌が挙上するのが確認できる．

4）半能動的刺激法
　術者が一方的に行うのではなく，患児にも積極的に参加してもらい，足りない部分を介助していく方法．

5）能動的刺激法
　術者が手本を示した後に，患児に模倣させるもので，指示に従える人でないと実施できない．訓練内容は喜怒哀楽の表情を応用したものである．
（1）口唇訓練
　① 口を開閉する．このときただ漫然と下顎を上下に動かすのではなく，口唇に力を入れて行う．
　② 口唇に力を入れて強く口唇を閉じ続ける．このとき，上下の歯を咬み合わせて食いしばった状態にすると口唇に力が入らないので，少し下顎を開き気味にする．
　③ 口唇をすぼめ，口先を尖らせて，前方に力一杯突き出す（図 6-4-9）．
　④ 口を半開きのまま，鼻先であざ笑うようなつもりで上唇を上方へ引き上げ，「イー」と発音したときの表情（図 6-4-10）．
　⑤ 口唇を閉鎖したままの状態で口角を下方に引き下げ，口を「へ」の字にし，悲しいときの表情をつくる（図 6-4-11）．
（2）頰訓練
　① 口唇を閉じて，口角に力を入れ，目を丸くして驚いたときの表情．
　② 口唇を閉じたまま，口の中に空気をため込

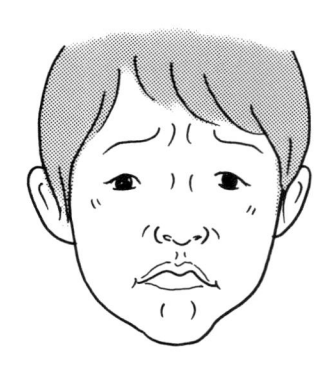

図 6-4-11 口唇訓練 ⑤（能動的刺激法）
口を「へ」の字にし，悲しいときの表情をつくる

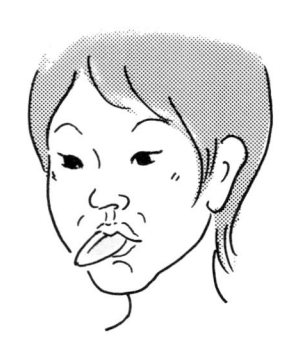

図 6-4-12 舌訓練 ①（能動的刺激法）
舌尖を尖らせて，前方に突出させる

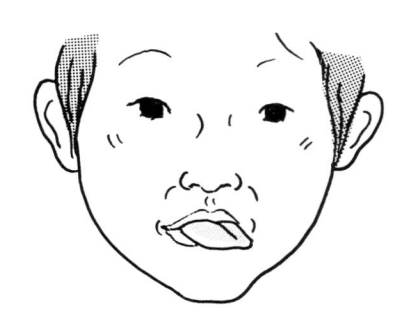

図 6-4-13 舌訓練 ②（能動的刺激法）
舌尖で左右口角をなめるように動かす

み，風船のように頰を膨らませる．左右に空気を移動させて，片方ずつ頰を膨らませてもよい（**図 6-4-16** 参照）．

（3）舌訓練

① 舌尖を細く尖らせて，前方にできるだけ突出させる（**図 6-4-12**）．
② 舌尖で左右の口角をなめるようにする（**図 6-4-13**）．
③ 口唇の外側や口腔前庭，さらに固有口腔を舌尖でなめ回す．
④ 舌尖でオトガイ部をなめるように，できるだけ突出させる．
⑤ 舌尖で鼻尖部をなめるように，できるだけ突出させる．
⑥ 口を開けて，上顎や下顎前歯の舌面に舌尖を強く押しつける．

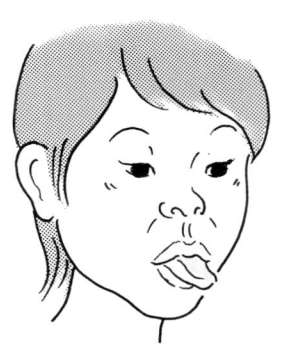

図 6-4-14 舌訓練 ⑧（能動的刺激法）
舌を筒状にして前方に突出させる

⑦ 舌背を平らにする．
⑧ 舌背中央部を陥凹させ，舌を筒状にして前方に突出させる（**図 6-4-14**）．

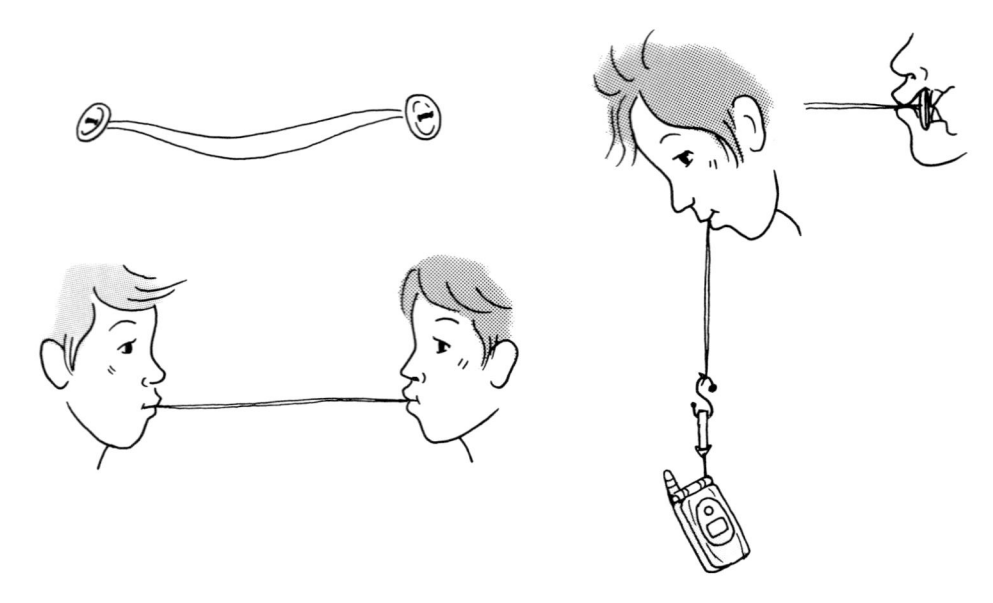

図 6-4-15　ボタン訓練（抵抗法）

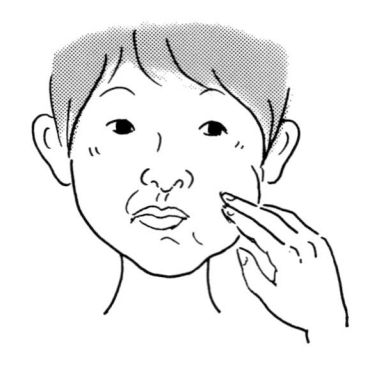

図 6-4-16　頬訓練 ②（抵抗法）
頬を膨らませて，手で圧迫する

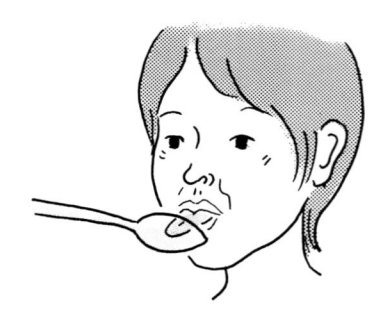

図 6-4-17　舌訓練 ①（抵抗法）
スプーンを横向きにして舌尖を圧迫する

6）抵抗法

これまで述べた方法に比べて筋への訓練効果は最も高いが，患児の積極的な協力がないと実施できない．訓練内容は，一部を除いて受動的刺激法とほぼ同じである．大きな違いは，術者が力を入れたときに患児がそれに抵抗するように力を入れさせるようにする点である．

（1）口唇訓練

① 術者：口唇を少し厚めにつかんで縮める．
　患児：口唇を強く閉じるように力を入れさせる（図 6-4-2 参照）．

② 術者：口腔前庭に指を入れて外側に膨らませる．
　患児：口唇に力を入れて，内側に締め付けるように閉じさせる（図 6-4-3 参照）．

③ 術者：赤唇に示指を当て，上唇は上方に，下唇は下方に押し下げて縮める．
　患児：口唇を強く閉じさせる（図 6-4-4 参照）．

④ 術者：示指を口唇の上に置いて，押しつけるように，上唇は下方に，下唇は上方にゆっくり引

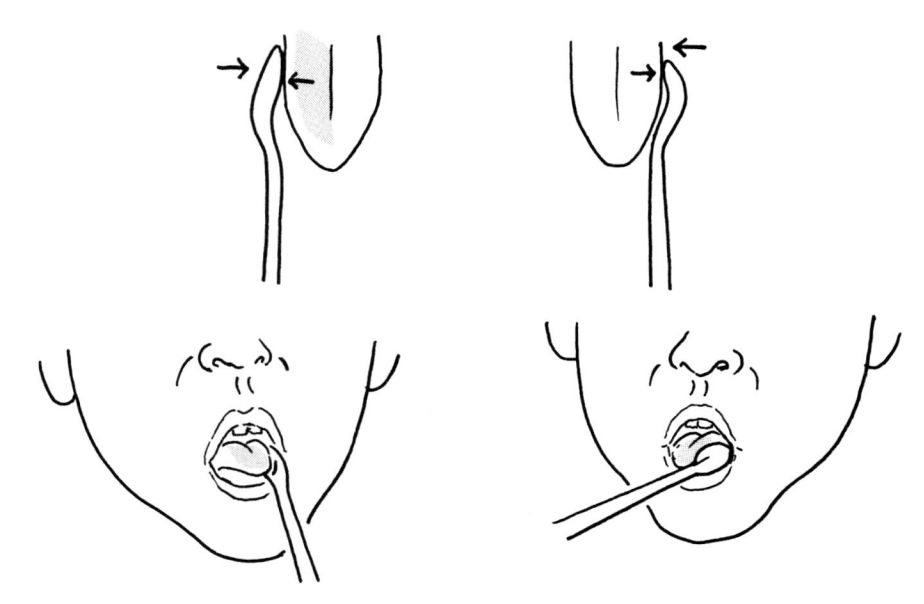

図 6-4-18 舌訓練 ② (抵抗法)
スプーンで舌の側縁を圧迫する

き延ばす.
　患児：口唇を開く方向に力を入れさせる（図6-4-5 参照）.
　⑤ ボタン訓練：直径1〜2cm くらいのボタンを2個用意し，ボタン同士を丈夫な糸で30 cm くらいの間隔になるようにつなぐ．術者と患児はそれぞれボタンを前歯部口腔前庭に保持させて，ちょうど綱引きのように引っ張り合う．ボタンの直径が小さいほど口唇力が必要になり，それだけ難しくなる．患児の能力に合わせてボタンのサイズを変えるとよい．また，一人で訓練する場合は，片方のボタンの代わりに重りをぶらさげて，持ち上げるようにしてもよいだろう（図6-4-15）.

（2）頰訓練
　① 術者：示指かスプーンを口腔内に入れて，頰部を外側に膨らませる．
　患児：頰をすぼめるように力を入れさせる（図6-4-7 参照）.
　② 術者：膨らんだ頰を押しつぶすように，手のひらで圧迫する．
　患児：頰に空気を入れて，風船のように膨らませる（図6-4-16）.

（3）舌訓練
　① 術者：スプーンを横向きにして，ボールのくぼみを内側にして舌を圧迫する．
　患児：舌尖を口腔外に突出させて，スプーンに押しつけさせる（図6-4-17）.
　② 術者：スプーンを舌の側縁に当て，反対側に押しつける．
　患児：スプーンを押し返すように力を入れさせる（図6-4-18）.

3. バンゲード方式 II

　この訓練方法は摂食機能を改善するだけでなく，言語発声のパターンを改善することも目的にしている．バンゲード方式Iが口唇，頰，舌の筋群を個別に刺激するのに対し，この訓練はこれらの筋群を総合的に刺激しようとするものである．この訓練を実施するには，口腔関連諸筋を協調して動かす必要があり，そのためこの訓練の対象児は指示に従ってある程度模倣ができる必要がある．

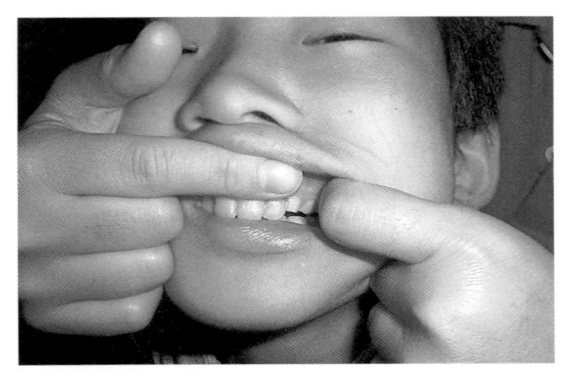

図 6-4-19　歯肉マッサージ
前歯から臼歯に向かってリズミカルにこする

1）吸う訓練

　この訓練は，特に口唇閉鎖に関係する筋群や舌筋群を刺激し，嚥下機能を改善させようとするものである．この訓練内容はすでにストロー練習（285〜287頁参照）として記述してある．

2）吹く訓練

　これは口腔周辺の筋群と呼吸や発声を訓練するもので，言語訓練の分野で応用されているものである．

　①口唇閉鎖したままで鼻から息を吸い込み，口唇をすぼめて口から息を吹き出す．これは慢性閉塞性肺疾患（COPD）患者に勧められている「口すぼめ呼吸」のことである．これを行うことで気道の内圧を高め，気道のつぶれやすさを抑制することによって，肺胞にたまった空気を十分吐き出すことができる．

　②綿の小片や羽毛を吹き飛ばす．綿や羽毛の位置を最初は近くにし，徐々に遠ざけることで難易度を調節する．中空のパイプをくわえた状態で同じことをさせてもよい．また空のマッチ箱を使って，息を吹き込んで中箱を外に押し出してもよい．

　③ローソクの火を吹き消す．ローソクの位置を変えることで，難易度を調節する．

　④水を入れたコップにストローを入れ，息を吹き込んでブクブクと泡をたてる．ストローの長さ，太さを変えたり，液体の粘稠度を変えることで難易度を調節する．

　⑤シャボン玉を作る．

　⑥ハーモニカ，笛，ラッパなど吹くと音の出る楽器を使う．カズーという楽器を用いて発声させながら吹かせてもよい．

　⑦鏡に向かって口唇をすぼめながら息を吹きかけて，曇りのスポットを作る．冬場でないとできないが，スポットの大きさができるだけ小さくなるように練習させる．

3）舌訓練

　この訓練は，舌の動きと舌の形を変える能力を向上させるために行う．

　食材としてチョコレート，はちみつ，ジャム，棒付きキャンディ（チュパチャプス，ポップキャンディなど）を用いる．訓練は，たとえば患児の口唇にはちみつなどを付着させて，舌尖でなめさせたり，皿の上にチョコレートの小片を置いて，これを舌で取らせたりする．また棒付きキャンディをなめさせるのもよい．棒の部分がモーターで回転するものや，音が出るもの，キャンディの部分が発光ダイオードで光るものなどがある．

　これらの材料を用いて，遊びながら訓練させていくとよいであろう．

4）歯肉マッサージ（ガムラビング）

　歯肉をマッサージすることで唾液の分泌を促し，口腔内の感覚機能を向上させたり，緊張性咬反射を減弱させたりするために行う方法．過敏の脱感作と混同しないようにすることが重要である．過敏の脱感作では，歯肉に当てた指は動かさずにおくが，歯肉マッサージでは積極的に歯肉をこするようにする．

　訓練の際の注意：口の中を上下左右の4つに分割して，毎食前各部位10〜15回くらいずつこする（図6-4-19）．示指を歯と歯肉の境目（歯肉縁部）において，前歯から臼歯に向かってリズミカルにこする（臼歯から前歯に向かってはこすらない）．上顎の正中部分にある上唇小帯を傷つけないように，正中部分はこすらないようにする．

〔尾本和彦〕

第5節
欧米の摂食・嚥下障害関連の情報

1. 専門書の概況

　筆者が調べた限りにおいて，小児の摂食・嚥下障害について英文で書かれた専門書には以下のように39冊（1937～2003年）ある．このなかで発達障害を含めた小児についてのみ書かれた本は25冊で，残りは小児と成人両方について書かれている．同一著者が小児と成人について書いていることはなく，成人について書かれた本の一部に他の執筆者が小児について書いているのが大半であり，内容的にも総論的な記述にとどまっているので，ここでは小児についてのみ書かれた本について紹介する．

　小児の摂食機能について最初に書かれたのは1937年で，著者は小児発達で有名な小児科医のArnold Gesellである（**図 6-5-1**）．乳児の摂食時の行動を16 mm映画に撮影し，その画像を分析したものである．この本を含め，★印のついた書籍は現在では国内で入手困難である．

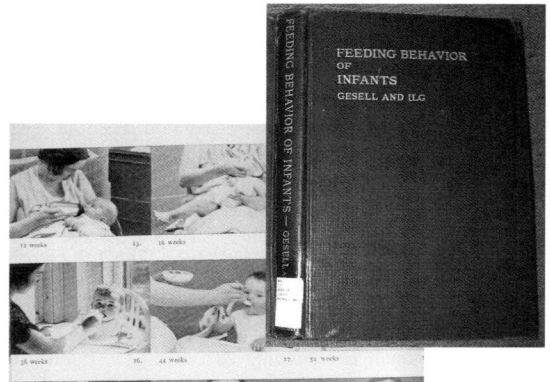

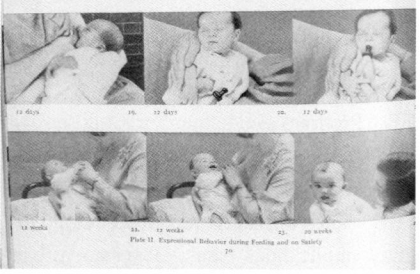

図 6-5-1 乳児の摂食行動
（Gesell A：Feeding Behavior of Infants -A Pediatric Approach to the Mental Hygine of Early Life-. JB Lippincott Company, Philadelphia, 1937. Dr. Erika G. Gisel の好意による．Canada, Montreal の McGill University 図書館所蔵）

＜小児のみ記載された本＞
1. Arvedson JC, Lefton-Greif M, & Karr S：Pediatric Dysphagia：Assessment & Intervention Considerations for Children and Young Adults. American Speech-Language-Hearing Association, Rockville, 1997.
2. Arvedson J, Lefton-Greif MA：Pediatric Videofluoroscopic Swallow Studies. Communication Skill Builders, San Antonio, Texas, 1998.
3. Arvedson JC, Brodsky L：Pediatric Swallowing and Feeding-Assessment and Management-. Singular Publishing Group Inc, San Diego, California, 1993.
4. Arvedson JC, & Brodsky L：Pediatric Swallowing and Feeding-Assessment and Management-（2nd

ed). Singular Thomson Learning, San Diego, California, 2002.
5. ★Beckman D：Oral Motor Assessment and Intervention. Texas, Easter Seal Society, 1998.
6. Carrau RL, Murry T：Comprehensive Management of Swallowing Disorders (1st ed). Singular Publishing Group Inc, San Diego, London, 1999.
7. ★Sleight D, Niman C：Gross Motor & Oral Motor Development in Children with Down Syndrome. Association for Retarded Citizens, Inc, St Louis, 1984.
8. Gallender D：Eating Handicaps. Charles C Thomas Publisher, Springfield, Illinois, 1979.
9. ★Gesell A：Feeding Behavior of Infants-A Pediatric Approach to the Mental Hygine of Early Life-. JB Lippincott Company, Philadelphia, 1937.
10. Hall KD：Pediatric Dysphagia Resource Guide. Singular Thomson Learning, San Diego, 2001.
11. Kedesdy JH, Budd, KS：Childhood Feeding Disorders-Biobehavioral Assessment and Intervention. Paul H Brookes Publishing Co Inc, Baltimore, Maryland, 1998.
12. Lowman DK, Murphy SM (eds)：The Educator's Guide to Feeding Children with Disablities. Paul H Brookes Publishing Co Inc, Baltimore, 1999.
13. McClannahan C：Feeding & Caring for Infants & Children with Special Needs. American Occupational Therapy Association, Rockville, Maryland, 1987.
14. Morris SE：Program Guidelines for Children with Feeding Problems. Childcraft Education Corp Edison, New Jersey, 1977.
15. ★Morris SE：The Normal Acquisition of Oral Feeding Skills：Implications for Assessment and Treatment. Therapeutic Media Inc, New York, 1982.
16. Morris SE, Klein MD：Pre-Feeding Skills-A Comprehensive Resource for Mealtime Development. Therapy Skill Builders, Tucson, Arizona, 1987.
17. Morris SE, Klein MD：Pre-Feeding Skills-A Comprehensive Resource for Mealtime Development(2nd ed). Therapy Skill Builders, Tucson, Arizona, 2000.
18. Mueller H：Facilitating feeding and prespeech. In：Physical Therapy Services in the Developmental Disablties (PH Pearson ed). Charles C Thomas, Springfield, Illinois, 1972, 283-309.
19. Mueller H：Feeding. In：Handling the Young Cerebral Palsied Child at Home (NR Finnie ed). William Heinemann Medical Books LTD, London, 1978, 111-130.
20. Rosenthal SR, Sheppard JJ, & Lotze M (eds)：Dysphagia and the Child with Developmental Disabilities-Medical, Clinical, and Family Interventions (1st ed). Singular Publishing Group Inc, San Diego, California, 1995.
21. Sullivan PB, Rosenbloom L (eds)：Feeding the Disabled Child (1st ed). Mac Keith Press, Cambridge, 1996.
22. ★Warner J：Helping the Handicapped Child with Early Feeding. Winslow Press, London, 1981.
23. Tuchman DN, Walter RS (eds)：Disorders of Feeding and Swallowing in Infants and Children(1st ed). Singular Publishing Group Inc, San Diego, California, 1994.
24. ★Wilson JM (ed)：Oral-Motor Function and Dysfunction in Children. Divisoin of Physical Therapy, Department of Medical Allied Health Professions, University of North Carolina at Chapel Hill, In North Carolina, 1977.
25. Wolf LS, Glass RP：Feeding and Swallowing Disorders in Infancy-Assessment and Management- (1st ed). Therapy Skill Builders, Tucson, Arizona, 1992.

＜小児と成人について記載されている本＞
1. Barrett RH, Hanson ML：Oral Myofunctional Disorders (2nd ed). The CV Mosby Company, Saint Louis, 1978.
2. Boehme R et al：Problems with eating. The American Occupational Therapy Association Inc, Rockville, Maryland, 1987.
3. Carrau RL, Murry T：Comprehensive Management of Swallowing Disorders (1st ed). Singular Publishing Group Inc, San Diego, London, 1999.
4. Cherney LR (ed)：Clinical Management of Dysphagia in Adults and Children (2nd ed). Aspen Publishers, Inc, Maryland, 1994.
5. Groher ME：Dysphagia：Diagnosis and Management (3rd ed). Butterworth-Heinemann, Boston, Oxford, Johannesburg, Melbourne, New Delhi, Singapore, 1997.
6. Jones B：Normal and Abnormal Swallowing：Imaging in Diagnosis and Therapy (1st ed). Springer-Verlag, New York, Berlin, Heidelberg, London,

Paris, 1991.
7. Jones B：Normal and Abnormal Swallowing：Imaging in Diagnosis and Therapy（2nd ed）. Springer-Verlag, New York, 2003.
8. Langmore SE：Endoscopic evaluation and treatment of swallowing disorders. Thieme Medical Publishers Inc, New York, 2001.
9. Logemann JA：Evaluation and Treatment of Swallowing Disorders（2nd ed）. Pro-ed Inc, Austin, Texas, 1998.
10. Leonard R, Kendall K：Dysphagia Assessment and Treatment Planning-A Team Approach-（1st ed）. Singular Publishing Group Inc, San Diego, London, 1997.
11. Miller AJ：The Neuroscientific Principles of Swallowing and Dysphagia. Singular Publishing Group Inc, San Diego, London, 1999.
12. Perlman AL, Schulze-Delrieu KS（eds）：Deglutition and Its Disorders-Anatomy, Physiology, Clinical Diagnosis, and Management（1st ed）. Singular Publishing Group Inc, San Diego, London, 1997.
13. Sonies BC：Dysphagia-A continuum of Care-（1st ed）. Aspen Publishers Inc, Maryland, 1997.
14. Yossem F：Clinical Management of Feeding Disorders：Case Studies（1st ed）. Butterworth-Heinemann, Boston, 1998.

　筆者の手元にあるこれらの書籍の一部は本書で随時引用しているが，筆者自身も全部に目を通したわけではなく，今後さらにこれらの情報を臨床的に確かめながら活用していく必要があると考えている．以下に紹介する Morris, Arvedson, Hall らの著書は現時点で最も新しい情報であるとともに，小児の摂食・嚥下障害を理解するうえできわめて有用な情報が多く，この分野を専門的に勉強しようとする場合には必読の書と考えられる．また Gisel らの ISMAR については著書ではなく論文として発表されているものであるが，歯科的な機能的矯正装置を用いた方法としてユニークなものと考えられるので紹介する．

1) Morris & Klein (2000)：Pre-Feeding Skills[7]

　言語療法士（SLP）の Suzanne Evans Morris と作業療法士の Marsha Dunn Klein の共著になる "Pre-Feeding Skills" の第 2 版である．初版は 1987 年に出版されており，小児の摂食関係の書物としては最も有名である．A4 サイズで 798 ページと膨大なので，ここでは各章の概要のみを記載した．全体を通して文献引用はきわめて少なく，彼らの独自の考え方や方法についての記載がほとんどである．

第 1 章　食事の基礎 Foundations for a mealtime
第 2 章　食事の与えるさまざまな影響 Mealtime influences
第 3 章　食事のもつさまざまな役割 Mealtime roles
第 4 章　食事に関連した解剖および生理 Anatomy and physiology of eating
第 5 章　摂食能力の正常発達 Normal development of feeding skills
第 6 章　摂食能力の発達に制限を与える要因 Factors that limit feeding skill development
第 7 章　口腔運動機能に制限を与える要因 Factors that limit oral motor skills
第 8 章　診断に役立つ検査 Supportive diagnostic tests
第 9 章　食事中の評価 Mealtime assessment
第 10 章　治療への橋渡し：優先順位の設定と問題解決 The bridge to treatment：setting priorities and problem solving
第 11 章　食事計画の作成 Creating the mealtime plan
第 12 章　治療の原則と見通し Treatment principles and perspectives
第 13 章　食事の際の学習とコミュニケーション Learning and communication at mealtimes
第 14 章　食事における感覚刺激 The sensory challenges of mealtime
第 15 章　姿勢とハンドリングが食事に与える影響 Positioning and handling influences on the mealtime
第 16 章　栄養の問題点 Issues of nutrition
第 17 章　具体的な口腔運動治療 Specifics of oral motor treatment
第 18 章　評価と治療のための摂食器具 Feeding materials for assessment and treatment
第 19 章　自食の問題点 The issues of self-feeding
第 20 章　摂食と言語との関連 Feeding and speech：a question of relationships
第 21 章　早産児 The child who is premature
第 22 章　胃腸に異常のある児 The child who has gastrointestinal discomfort
第 23 章　経管栄養児 The child who is tube-fed
第 24 章　食事を拒否する児 The child who refuses to

第 25 章　口唇・口蓋裂児 The child who has a cleft lip or palate
第 26 章　視覚障害児 The child who has visual impairment
第 27 章　自閉症児 The child who has autism
第 28 章　軽度の摂食上の問題を抱えている児 The child who has minimal involvement
第 29 章　食事についての情報資料 Mealtime Resources

2）Arvedson & Brodsky（2002）：Pediatric Swallowing and Feeding[43]）

言語療法士（SLP）の Joan C. Arvedson と小児耳鼻咽喉科医の Linda Brodsky の共著の第 2 版で，初版は 1993 年に出版されている．その内容は Morris らとは対照的に，詳細な文献引用に基づいて書かれている．Arvedson はこのほかに小児の VF 検査の専門書（1998）も出版しており，現在のアメリカにおける小児の摂食・嚥下障害分野で最も活躍している一人といえる．

筆者は実際に彼女らの病院（Children's Hospital of Buffalo, NY）を見学させてもらったが，Arvedson は単なる著述家ではなく臨床家として病院内でも高い評価を受けていた．以下にこの本の各章名と，訓練内容について書かれている第 9 章についてはさらに詳細な項目内容を紹介する．

<Part 1：診断と治療 Diagnosis and Treatment>
第 1 章　導入 Introduction
第 2 章　解剖，発生学，生理学および正常発達 Anatomy, embryology, physiology, and normal development
第 3 章　小児の神経発達的評価 Pediatric and neurodevelopmental assessment
第 4 章　気道と嚥下 The airway and swallowing
第 5 章　小児胃腸病学 Pediatric gastroenterology
第 6 章　小児栄養 Pediatric nutrition
第 7 章　臨床的摂食・嚥下評価 Clinical feeding and swallowing assessment
第 8 章　機器による嚥下評価 Instrumental evaluation of swallowing
第 9 章　摂食・嚥下障害のマネージメント Management of Feeding and Swallowing Problems
<Part 2：小児摂食・嚥下での特別なトピック Special topics in pediatric swallowing and feeding>
第 10 章　誤嚥 Aspiration
第 11 章　小児の流涎 Drooling in children
第 12 章　顔面脳頭蓋奇形の摂食 Feeding with craniofacial anomalies
第 13 章　小児摂食における心理学的および行動的問題点 Psychological aspects and behavioral issues in pediatric feeding

<第 9 章　摂食・嚥下障害のマネージメント>の詳細項目名
1　口腔感覚運動プログラムの一般原則
　1.1　一般原則（General principles）
　1.2　マネージメント計画に直接関係する原則（Principles directly relevant to management plans）
2　摂食への口腔感覚アプローチ（Oral sensory approaches to feeding）
　2.1　口腔感覚欠如のマネージメント（Management of oral sensory deficits）
　　・反応性が乏しい場合の口腔感覚マネージメント（Oral sensory management for hyporeactive responses）
　　・反応性が強い場合の口腔感覚マネージメント（Oral sensory management for hyperreactive responses）
　　・口腔感覚防衛へのマネージメント（Management of oral sensory defensiveness）
　　・脱感作の例（Desensitization hierarchy example）
3　姿勢のマネージメント（Position and posture management）
　3.1　ポジショニングのゴール（Positioning goals）
　3.2　シーティングとポジショニングの要件（Seating and positioning requirements）
　　・乳児のポジショニング（Positioning for infants）
　　・年少児のポジショニング（Positioning for young children）
　3.3　年長児の座位を適応させるためのオプション（Options for adaptive seating for older children）
4　直接的な口腔感覚運動治療（Direct oral sensorymotor treatment）
　4.1　口腔器官を協調性のある動きにするためのプログラム（Programs to enhance coordinated movements of oral structures）
　　<下顎>
　　・過開口（Jaw thrust）
　　・下顎後退（Jaw retraction）
　　・食いしばりと歯ぎしり（Jaw clenching and teeth grinding）

・下顎の不安定（Jaw instability）
・緊張性咬反射
＜口唇＞
・口唇後退（Lip retraction）
・上唇の運動制限（Limited upper lip movement）
＜頬＞
・トーヌス低下（Reduced tone）
＜舌＞
・舌突出（Tongue thrust）
・舌後退（Tongue retraction）
・舌の低緊張（Tongue hypotonia）
・舌の偏り（Tongue deviation）
＜軟口蓋＞
・鼻咽腔への逆流
5　経管栄養児に対する口腔感覚運動療法（Oral sensorymotor therapy in children with tube feeding）
6　乳児の経口栄養（Infant oral feeding）
　6.1　経口栄養のレディネス（Readiness for oral feeds）
　6.2　経口栄養中のストレスシグナル（Stress signals during oral feeding）
　6.3　特殊な口腔感覚運動障害のマネージメント（Management of specific oral sensorymotor problems）
　・弱くてリズムを欠いた吸啜（Weak and dysrhythmic suck）
　・吸啜と嚥下の非協調（Suck and swallow incoordination）
　・栄養摂取への抵抗（Resistance to feeding）
　・食欲への配慮（Appetite consideration）
7　未熟児への刺激と改善（Stimulation and intervention with premature infants）
　7.1　経口栄養のレディネス以前の発達ケア（Developmental care before readiness for oral feeding）
　7.2　Non-nutritive sucking（NTT）による刺激（Stimulation of non-nutritive sucking）
　7.3　顔面や舌のストローク（Stroking the face and tongue）
　7.4　味覚経験の提供（Providing taste experiences）
　7.5　感覚刺激の減弱（Reducing sensory stimuli）
　7.6　神経学的障害を伴った乳児への特殊な配慮（Special concern for infants with neurologic impairment）
　7.7　早期産児と満期産児の母乳栄養（Breast feeding of premature and term infants）
8　離乳（Transitional feeding）
　8.1　スプーン食べ（Spoon feeding）
　8.2　コップ飲み（cup drinking）
　8.3　ストロー飲み（Straw drinking）
　8.4　咀嚼（Chewing）
9　胃食道逆流症（Gastroesophageal reflux disease（GERD））
10　特定の診断を受けた児の治療（Treatment of children with specific diagnoses）
　10.1　脳性麻痺
　10.2　重複障害児：拒食と偏食（Children with multiple handicaps：food refusal and selectivity）
　10.3　頭部外傷（Head Trauma）
　・ゆさぶりっ子症候群（Shaken baby syndrome：SBS）
　・年長児の外傷性頭部損傷（Traumatic brain injury in older children）
　・小児の脳腫瘍（Brain tumors in children）
　10.4　気管切開（Tracheotomy）
　10.5　低栄養（Undernutrition）
　10.6　AIDS
　10.7　胎児アルコール症候群（Fatal alcohol syndrome：FAS）
　10.8　Rett症候群（Rett syndrome）
　10.9　広汎性発達障害（自閉症，精神病）（Pervasive developmental disorder）
11　摂食の退行（Regression with feeding）
12　非経口栄養児の分泌物誤嚥の危険性（Nonoral feeding at risk for aspiration on secretions）
13　症例報告（Case studies）

3）Hall（2001）：Pediatric Dysphagia Resource Guide[44]

　Kelly Dailey Hallは言語療法士（SLP）で，小児と成人の摂食・嚥下害にかかわっている．本書のタイトルからもわかるように，さまざまな文献や書籍の情報を整理してまとめあげたもので，表にまとめたり，検査法などの長所や短所を比較したりしてとてもわかりやすく解説してある．

Section 1：基礎知識 Core knowledge
新生児学 Neonatology
正常発達体系の変化 Normal developmental system changes
消化管：摂食の専門家は何を知る必要があるか？
　Gastrointestinal tract：What does the feeding specialist need to know?
嚥下における呼吸の役割 The Role of Respiration in swallowing
吸啜―嚥下―呼吸連鎖の生理学 Physiology of the

suck-swallow-breathe sequence
嚥下の脳幹と大脳皮質によるコントロール Brain stem and cortical control of deglutition
摂食能力の発達 Developmental feeding skills
栄養摂取法の種類 Alternate methods of nutritional intake
NICUの概要 Overview of neonatal intensive care unit

Section 2：小児摂食・嚥下障害の原因 Medical disorders and other etiologies of pediatric dysphagia
胃腸・胃食道管障害 Gastrointestinal/Gastroesophageal tract disorders
呼吸障害 Respiratory disorders
中枢神経系障害 Central nervous system damage
末梢神経系障害 Peripheral nervous system damage
心疾患 Cardiac defects
体外膜酸素療法（ECMO）Extracorporeal membraneous oxygenation
早産 Prematurity
先天性および後天性疾患 Structural abnormalities

Section 3：処置法 Procedures
一般的診断法 General diagnostic procedures
乳児および年長児の臨床摂食評価 Clinical feeding evaluation of infants and older children
VF検査 Videofluoroscopic swallow study

Section 4：摂食・嚥下障害に対する療法 Therapy for feeding and swallowing problems
治療法 Treatment strategies

Section 5：症例検討 Case studies
胃食道逆流 Gastriesophageal reflux
気管食道瘻 Tracheoesophageal fistula
早産 Prematurity
心疾患 Cardiac defects
非器質性成長障害 Nonorganic failure to thrive
重複障害 Multiple disorders

4）Gisel ら（1999）：The Innsbruck Sensorimotor Activator and Regulator（ISMAR）[8]

歯科においては，歯列不正を矯正する方法の一つに機能的矯正装置（アクチベーター）があるが，これを応用した口腔内装置を用いて摂食機能の改善を図ろうとする方法がある．口腔内装置を用いる方法は少なくとも20世紀初めころから使われており（Haberfellner[40]），ヨーロッパでは口腔運動療法に不可欠なものとして十分受け入れられているとGiselらは述べている．日本国内ではCastillo-Morales刺激プレート（stimulating plate）がよく知られているが，この装置を56名の脳性麻痺に用いたところ，咀嚼や嚥下パターンだけでなく舌や口唇のコントロールが改善したり，言語や流涎が改善したり，安静時の舌位が正常化したりしたとAvalle[41]らは報告している．また同刺激プレートを67名のダウン症児（平均開始年齢13.9カ月）に平均12.1カ月間応用したところ，自発的な舌の位置，上下唇の筋緊張や位置，口唇閉鎖，流涎，吸啜に改善がみられたとLimbrock[42]らは報告している．

以下に，日本ではあまり知られていないISMARを用いる方法について解説する．筆者自身はまだこのような装置を用いる方法は試みた経験がないので，実際上の問題点についてはよくわからないが，Haberfellnerによれば，こうした口腔内装置の効果を定量化することは難しく，また軽度脳性麻痺児に対する短期間の訓練効果については報告されているが，長期的な効果や成長に及ぼす影響についてはよくわかっていないという．

2. ISMARについて

ISMAR（イスマー）は，ドイツのHaberfellnerらによって1977年ごろに開発された装置で，基本構造は図6-5-2のようになっている（図6-5-3）．この装置はAndresen-Haupl monobloc activatorとFrankel regulatorを合成して作られたものである．

筆者が，この装置を日本に紹介したい旨Haberfellnerに伝えたところ，歯科医師が単独でこうした装置を作って応用すべきではないとの返事が返ってきた．すなわち，摂食・嚥下障害のリハビリについての専門領域の人たちとの協力のもとに使うことが重要であるとのことである．欧米では日本とは異なり，歯科医師が直接摂食・嚥下リハビリテーションにかかわることがないので，このようなコメントがなされたと考えられる．いずれにしても，口腔内装置を用いれば自動的に摂食機能が改善されると考えるのは無謀であり，摂食・

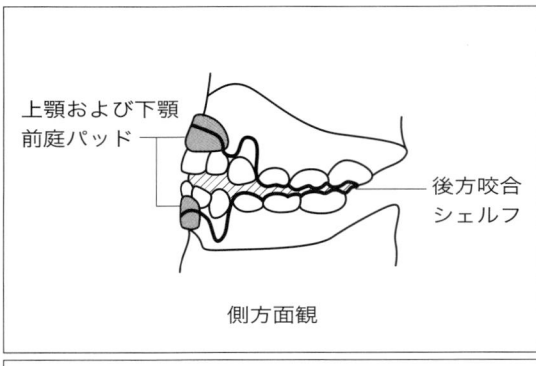

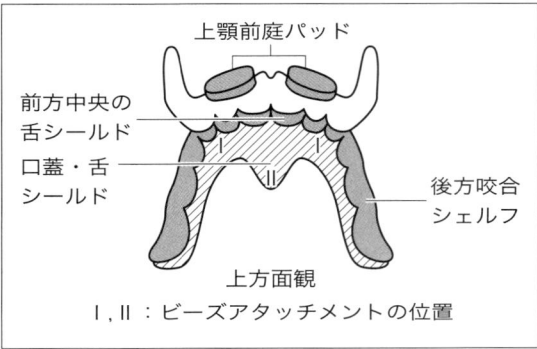

図 6-5-2　ISMAR 装置の基本構造

・上顎および下顎前庭パッド
・後方咬合シェルフ
側方面観

・上顎前庭パッド
・前方中央の舌シールド
・口蓋・舌シールド
・後方咬合シェルフ
上方面観
Ⅰ，Ⅱ：ビーズアタッチメントの位置

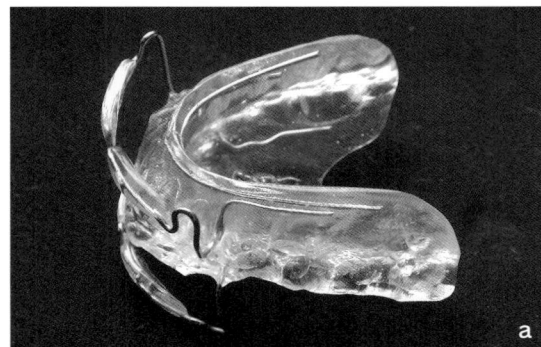

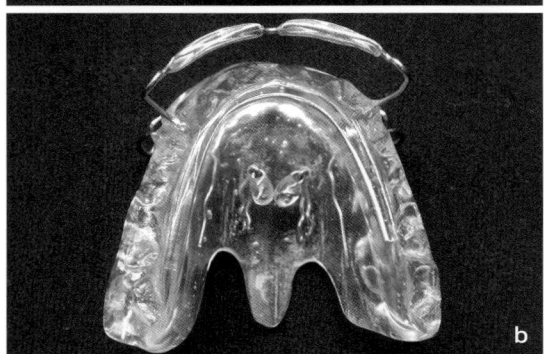

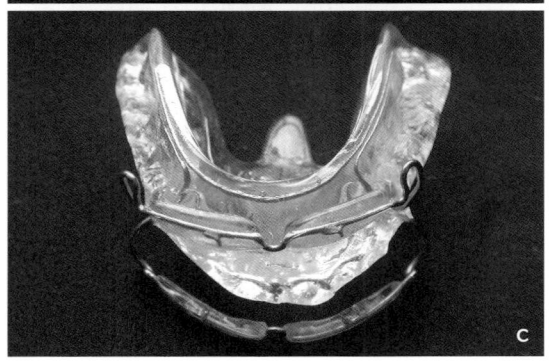

図 6-5-3　ISMAR の外観
a：側上方から見たところ
b：上方から見たところ
c：正面上方から見たところ

嚥下障害についての十分な知識と適応症の選択，綿密な定期チェックのもとに応用することが大切であると考えられる．

1）対象児と適応症

対象は中等度の口腔運動障害を伴った患児である．暦年齢は4歳くらいを基準にしているが，上限と下限については定めていない．暦年齢よりもむしろ発達年齢的に，装置の作製や口腔内装着に協力できるかどうかのほうが重要である．

吸啜機能が残存している，重度の口腔機能障害を伴った患児には勧められない．また，鼻呼吸ができないと ISMAR 装置を入れていられないので，口呼吸患者には使えない．さらに，1年間以上毎日装置を口腔に装着しなければならないので，保護者の承諾と協力が必要である．ただし，てんかんを合併していてもこの装置の禁忌にはならない．

2）訓練課程

訓練課程は2期に分けられる．各期は少なくとも6カ月以下になることはなく，ゴールに到達できるまでもっと長引く場合もある．

①安定期：下顎の安定性を図る第一段階．
②活動期：口腔および咽頭構成器官を活動化する第二段階．

3）装置による効果

この装置を使った療法によって，口腔感覚が改

善したり，舌の可動性が増加したり，舌や口唇の安静時の状態が改善したり，流涎が減少したり，口腔運動移送や嚥下が著しく改善したり，といった効果がみられるといわれている．

4）装置の働き
(1) 下顎の安定期
この段階では，後方咬合シェルフは歯や歯肉と舌の間にあまりしっかりとは保持されていない．咬合シェルフ上に歯が咬み合うことで下顎と舌骨―舌複合体を安定させ，より正常に近い舌運動を引き出しうる．咬合シェルフは第一大臼歯までの範囲に設定する．より大きな安定を図りたい場合は大臼歯を覆ってしまうが，新たに萌出中の歯を覆うことはしない．後方咬合シェルフ上にかたどられた咬合面の印象によって，歯が前方の位置にわずかに移動できるようにしてある．このようにすることで，不随意的，偏心的な下顎運動を減少させたり，舌が臼歯の上に載るのを防いだりする訓練効果をもたらしている．

前方中央の舌シールドは舌をより後方の位置に移動させ，舌尖を歯槽上部に向かわせることで，嚥下が容易に誘発されるようになる．舌シールドは口蓋まで拡張される場合がある．舌シールドの形と大きさは，次の活動期を見越した訓練のゴールによってもまた変化する可能性がある．口腔組織の感受性が明らかに低下している児には，舌シールドを拡大して用いる場合がある．

(2) 活動期
下顎の安定性が得られたら，後方咬合シェルフの大きさを小さくすることができる．咬合シェルフの舌側に溝を形成するか，または歯科用レジンで隆起を作って舌運動を促す．舌の口蓋や側方，前上方への運動を促すために，可動性のビーズアタッチメントを口蓋・舌シールドに付け加えることもできる．ビーズは，訓練目標に応じて中央や片側ないし両側に付ける．舌が常にビーズと相互作用をすることで，舌機能の発達を促すことができる．

前庭パッドは Frankel regulator をもとにしているが，パッドは咬合シェルフに結合され，口唇や頰と歯肉表面との間の空間（口腔前庭）に設定される．前庭パッドは歯と重なってはいるが接触はしていない．大きいパッドを使うのは，口腔前庭の軟組織が鈍麻ないし過敏の場合である．またパッドの大きさは口唇閉鎖を邪魔しない程度にすべきである．活動期の期間中にパッドの大きさを小さくする場合もある．特殊な口唇の動きを引き出す場合にはパッドが動くようにして，唇側弧線を軸に回転させたり，側方に移動させたりすることができる．これによって口唇でパッドを弄ぶようになり，より口唇機能を高めることになる．

ISMAR を装着することによって，ISMAR を構成する各要素が常に顔面，口腔，咽頭の組織に影響を与える．頰や口唇の随意ないし不随意運動が前庭パッドに刺激を与え，今度は口腔内の咬合シェルフにその刺激を伝えることになる．このようにして前庭パッドからの刺激が舌や口蓋帆咽頭複合体に伝わる．舌シールドは舌突出を防いで嚥下を促進することが多く，さらに嚥下回数を増加させることによって著しい流涎を減らす効果が期待できる．

5）装置の使用に際しての注意
装置に慣れるために，最初 4～6 週間の調整期間が必要である．使用時期は日中の介助者の都合のよい静かな時間帯を選ぶ．最初のセッションでは，ISMAR に慣れるのに数秒から 3 分を要する．次いで，ISMAR を毎日 20 分間連続して装着できるようになるまで練習する．患児が床につき安静状態になったところで装置を口腔内に装着するが，この時点が ISMAR 装着の開始である．たいていの患児は，夜間ずっと装置を入れておくことにすぐに慣れる．夜間装着は日中装着の妨げにはならず，むしろ患児は日中の静かな時間帯に装置を入れていられるようになるだろうが，学齢期の患児では日中の装着は無理かもしれない．ISMAR 療法はあらかじめ決めておいた治療ゴール（たとえば，口唇コントロールの改善，舌側方運動，食物の口腔移送の改善など）に到達した時点で終了

する．ISMAR 療法によって獲得された機能が維持されることは確認されている．

　以上が ISMAR の概要であるが，Gisel らは，実際にこれらの装置を 12 歳の中等度の痙直型四肢麻痺患者に 12 カ月間使用（最初の 6 カ月は安定期，後半の 6 カ月が活動期）したところ，口唇閉鎖機能や咀嚼機能，ストロー飲み，嚥下機能などに改善が認められたと報告している．

摂食指導用の器具の紹介

　本文中に出てくるスプーンやコップなどの問い合わせ先は以下のとおりである．
●摂食指導用スプーン，口あたりやさしいスプーンミニサイズ，訓練用カットアウトコップ
日本肢体不自由児協会　業務部　Tel. 03-5995-4511
●やさしいスプーン，シリコンタンブラー
Units　Tel. 0120-84-2539
●やわらか育児スプーン（先端が TPE 樹脂になっているスプーン）
（株）リッチェル　Tel. 076-478-2957
●ノーズフィットカップ（極小または小サイズ）
アビリティーズ・ケアネット（株）　Tel. 072-875-4731

〈尾本和彦〉

引用文献

1) Yossem F：Clinical Management of Feeding Disorders：Case Studies (1st ed). Butterworth-Heinemann, Boston, 1998.
2) Mueller H：Facilitating feeding and prespeech. In：Physical Therapy Services in the Developmental Disabilities (Pearson PH ed). Charles C Thomas, Springfield, Illinois, 1972, 283-309.
3) Mueller H：Feeding. In：Handling the Young Cerebral Palsied Child at Home (Finnie NR ed). William Heinemann Medical Books LTD, London, 1978, 111-130.
4) Morris, S. E.：The Normal Acquisition of Oral Feeding Skills：Implications for Assessment and Treatment. Therapeutic Media Inc, New York, 1982.
5) Morris SE：Program Guidelines for Children with Feeding Problems. Childcraft Education Corp, Edison, New Jersey, 1977.
6) Morris SE, Klein MD：Pre-Feeding Skills-A Comprehensive Resource for Mealtime Development. Therapy Skill Builders, Tucson, Arizona, 1987.
7) Morris SE, Klein MD：Pre-Feeding Skills-A Comprehensive Resource for Mealtime Development (2nd ed). Therapy Skill Builders, Tucson, Arizona, 2000.
8) Gisel EG, Schwartz S, Haberfellner H：The innsbruck sensorimotor activator and regulator (ISMAR)：Construction of an intraoral appliance to facilitate ingestive functions. J of Dentistry for Children, 66：180-187, 1999.
9) Blockley J：Feeding techniques with cerebral-palsied children. Physiotherapy, 57：300-308, 1971.
10) Branchard I：Results of controlled presentation of food to three cerebral palsied patients. Cerebral Palsy Review (March-April)：9-12, 1964.
11) Holser-Buehler P：The Blanchard method of feeding the cerebral palsied. AJOT, 20 (1)：31-34, 1966.
12) 樋山富太郎：療育の歴史．脳性麻痺ハンドブック（樋山富太郎，川口幸義編）．医歯薬出版，東京，2002, pp2-13.
13) Arvedson JC：Pediatric swallowing and feeding disorders. J of Medical Speech-Language Pathology, 1 (4)：203-221, 1993.
14) Lefton-Greif MA：Pediatric feeding/Swallowing teams. Seminars in Speech and Language, 18 (1)：1997.
15) 北住映二：小児の摂食・嚥下障害の全身管理．Medical Rehabililtation, 26：29-35, 2003.
16) Weil A：Natural Health, Natural Medicine. Houghton Mifflin Company, Boston, 1990.
17) 田子　歩，中澤優子，佐藤典子ほか：食べない子供の原因―特徴とその対応―．第 9 回日本摂食・嚥下リハビリテーション学会，7：73, 2002.
18) 小林康子ほか："哺乳ビン依存状態"と考えられる発達障害児：チームアプローチの重要性．第 9 回日本摂食・嚥下リハビリテーション学会学術大会，7 (2)：128, 2003.
19) 篠崎昌子，川崎葉子，内田　武：摂食指導に難渋した発達障害児の検討．日本摂食・嚥下リハ会誌，8 (1)：55-63, 2004.
20) 渡辺久子：母子臨床と世代間伝達．金剛出版，東京，2000.
21) 藤島一郎：嚥下障害ポケットマニュアル．医歯薬出版，東京，2001.
22) 金谷節子：老年者の嚥下障害がある人が食べられる食事．歯界展望，91 (3)：637-648, 1998.
23) 尾本和彦：摂食姿勢が呼吸・循環器系に及ぼす影響．平成 7 年度科学研究費補助金（一般研究 C）研究成果報告書，研究課題番号 06672067, 1986.
24) 小田中　貞：嚥下呼吸．日本生理誌，14：114-119, 1952.
25) 藤島一郎：脳卒中の摂食・嚥下障害　第 2 版．医歯薬出版，東京，1998.
26) 藤井崇浩，向大野美千代，有薗祐子ほか：誤嚥・肺炎を繰り返した重度心身障害者に対する腹臥位姿勢の有効性．第 10 回日本摂食・嚥下リハビリテーション学会学術大会プログラム・抄録集，新潟，2004, 205.
27) Takagi Y：Prone feeding of infants with the Pierre Robin syndrome. Cleft Palate J, Jul：232-239, 1966.
28) Takagi Y：Disability of oral function in an infant associated with displacement of the tongue. Acta Pediat, 49 (supp)：62-69, 1960.
29) Campbell SK：Facilitation of cognitive and motor development in infants with central nervous system

dysfunction. *Physical Therapy*, **54** (4)：346-353, 1974.
30) Kedesdy JH, Budd KS：Childhood Feeding Disorders-Biobehavioral Assessment and Intervention. Paul H. Brookes Publishing Co Inc, Baltimore, Maryland, 1998.
31) Pritchard JA：Fetal swallowing and amniotic fluid volume. *Obstet Gynecol*, **28**：606-610, 1966.
32) Gale S：Bottle-feeding premature infants. *Advance for Speech Language Pathologists & Audiologists*, **8**(10)：11-13, 2000.
33) Bu'Lock F, Woolridge MW, and Baum JD：Development of co-ordination of sucking, swallowing and breathing：Ultrasound study of term and preterm infants. *Developmental Medicine and Child Neurology*, **32**：669-678, 1990.
34) Kinner M, Beachy P：Nipple feeding premature infants in the neonatal intensive-care unit：Factors and decisions. *J of Obstetrics, Gynecology and Neonatal Nursing*, **23**：105-112, 1994.
35) Robertson A, Bhatia J：Feeding premature infants. *Clinical Pediatrics*, **32**：36-44, 1993.
36) Bosma JF：Postnatal ontogeny of performances of the pharynx, larynx, and mouth. *Am Rev Respir Dis*, **131** (S10), 1985.
37) McCain J：I want to go home. *Florida Nursing*, **43**：27-28, 1995.
38) Gallender D：Eating Handicaps-Illustrated Technisques for Feeding Disorders-. Charles C Thomas Publisher, Springfield, 1979.
39) 金子芳洋，向井美恵：心身障害児の摂食困難をいかにして治すか―バンゲード法の紹介―. 歯界展望, **59** (2)：329-343, 1982.
40) Harberfellner H, Schwartz S, Gisel EG：Feeding skills and growth after one year of intraoral appliance therapy in moderately dysphagic children with cerebral palsy. *Dysphagia*, **16**：83-96, 2001.
41) Avalle C, Fischer-Brandies H, Schmid RG：Motor activity of the mouth and mouth therapy in cerebral palsy. Preliminary results in the treatment of neuromuscular disorders of the mouth in children with cerebral palsy using the Castillo-Morales concept. *Monatsschr Kinderheikd*, **134** (1)：32-36, 1986.
42) Limbrock GJ, Fischer-Brandies H, Avalle C：Castillo-Morales'orofacial therapy：treatment of 67 children with Down syndrome. *Dev Med Child Neurol*, **33** (4)：296-303, 1991.
43) Arvedson JC, Brodsky L：Pediatric Swallowing and Feeding-Assessment and Management-. 2nd ed, Singular Thomson Learning, San Diego, California, 2002.
44) Hall KD：Pediatric Dysphagia Resource Guide. Singular Thomson Learning, San Diego, California, 2001.

第7章
症例検討

第1節
小児の症例

　摂食指導の完了の基準はさまざまなものがあると思われるが，筆者は口腔機能に重点をおいた指導をしているので，原則として固形食が咀嚼可能になり，液体をコップなどから摂取できる状態になった場合を目安としている．発達障害児では短期間に機能が改善されていくこともあるが，多くの場合は長期間を要し，またなかなか改善がみられないこともある．実際には，患児の障害の重さによっては，こうした完了にまでたどりつけないことも多い．

　到達目標は，患児のもっている経口摂取の可能性を最大限に引き出すことであるが，患児の家族がどこまで望んでいるかによっても異なってくる．

　以下に示す症例は，筆者がこれまで指導してきた非進行性の肢体不自由児などについて気づいたことがらをまとめたものであり，指導途中のケースや指導中断のケースも含まれている．

1．丸飲み込み

症例1：初診時年齢3歳9カ月，女児
病　名：知的障害，てんかん
病　歴：出生後の経口哺乳は問題なかった．7カ月ごろに離乳開始したが咽頭反射が誘発され，あまり食べたがらなかった．1歳ごろから急に食べるようになったが，丸飲み込み傾向があったにもかかわらず，その後食形態は普通食となり現在に至る．初診時点では全量経口摂取可能．

初診時摂食機能および全身状態：過敏等の異常なし．口唇閉鎖機能はよく，捕食可能．舌運動は上下中心で丸飲み込み．なお，本児は鼻閉があるのでよけいに丸飲み込みしやすいと考えられた．スプーンと手による自食可能で，早食い傾向あり．液体摂取はストロー，コップともに可能．

指導方針：
　① 基本的な食形態は普通食ではなく，離乳初期〜中期程度に下げる．
　② 食物を患児の前に全部置いてしまうと，早食い傾向になりやすいので，患児の前には器のみ置いて，一口量だけを器に入れるようにした．患児が一口量を嚥下したら，次の一口量を器に介助者が入れてあげるように指導．一方でエビセンなどによる咀嚼訓練を食事中に行う．
　③ 咀嚼訓練ではエビセンは患児に持たせず，介助者が患児の乳臼歯に挿入して咬ませるように指導．
　④ 液体摂取はストロー，コップともに可能なので，特に指導は不要と考えられた．

経　過：
　① 与えられた食物を全量摂取してしまうと満足してしまい，咀嚼訓練をなかなか受け入れようとしない．そこで当初は，食事を半分くらい摂取したところで咀嚼訓練を行うようにしたが，その後は食事後半に咀嚼訓練したほうが落ち着いて咬むようになっていった．

②咀嚼訓練食物としては，ウインナソーセージ，エビセン，せんべいなどを利用し，通園施設でも同様の食物による咀嚼訓練を要請したが，お菓子は訓練には使えないとのことで，通園ではおしゃぶり昆布のみ使用．その後通園では煮干し，スルメ，昆布などを試みたが患児が嫌がるので用いず，もう少し軟らかいものにした．

③口腔内に食物が入っているときに次の食物を見せると口腔内の食物を丸飲み込みする傾向がみられたので，再度指導方針に沿って与えるように指導．

④空腹時には丸飲み込みする傾向が強いので，通常よりも食物形態を下げるように指導．

⑤患児が自食すると丸飲み込みする傾向があるが，母親が介助すると咀嚼する傾向がみられたので，自食だけでなく介助食べも併用するよう指導．

⑥6歳1カ月時には，咀嚼する食材が増えてきた（ジャガイモ，里芋，ダイコン煮物，ウインナソーセージ，ハンバーグ，餅など）．そぼろご飯にすると丸飲み込み傾向がみられたが，そぼろのみ与えると咀嚼していたので，ご飯とおかずを分けて与えるように指導．

⑦6歳10カ月時では，食物の硬さや大きさに応じた咀嚼がほぼできるようになった．空腹時には，食事前半はご飯やイモなどそれほど咀嚼しなくてもよい食物を与え，後半になったら肉などの食物を与えていくように指導．指導開始後3年1カ月で指導完了．

考　察：1歳ごろに急に食べるようになった後，離乳のステップが急に上がりすぎて，咀嚼をあまり体験させることなく自食に移行していったことが，丸飲み込みの原因と考えられた．

2．拒　食

症例2：初診時年齢1歳2カ月，女児
病　名：染色体異常（21長腕欠損）による知的障害，眼球異常
病　歴：出生時は経管栄養だったが，生後1〜2週で経管抜去．徐々に経口哺乳量は増加していき，4〜5カ月ごろより離乳開始．最初はヨーグルトを1〜2個食べたが，嫌がっても無理に食べさせた既往あり．初診時点では拒食傾向があり，栄養摂取は哺乳中心で，わずかに経口摂取する程度であった．

初診時摂食機能および全身状態：過敏等の異常なし．母親がスプーンで食物を口に入れようとすると拒絶するが，哺乳瓶だと意欲的に飲み，嚥下機能には問題はないと考えられた．食物は口腔内にためたままなかなか嚥下しないが，これは心理的なものと考えられた．好きな食物はヨーグルト，アイスクリーム，小豆などで，嫌いな食物はご飯であった．口唇閉鎖機能はほぼ良好で，捕食可能．舌は上下運動で突出などは認められなかった．

指導方針：患児の好きなヨーグルト以外の離乳食は当面中止し，ヨーグルトも患児が嫌がるときには無理に与えないように指導．

経　過：
①指導開始後約3カ月（1歳5カ月）で本人の好きなもの（ソーメン，しらす雑炊など）はよく食べるようになり，患児が眠たいときを除いて食事を拒否することはほとんどなくなった．

②哺乳瓶からミルクを5分くらいで急いで飲むと咽頭反射を誘発するため，乳首の大きさをMサイズからSサイズに下げたところ改善されていった．

③2歳ごろよりコップ飲み練習を始めた．コップ飲みでは取り込み時の下顎のコントロールが不良であるが，嚥下時の口唇閉鎖は問題なかった．

④その後3歳4カ月まで，果物を食べないなどの偏食等はみられたが，拒食になることはなかった．家庭の都合によりその後の指導は中断．

考　察：患児が嫌がっても無理に離乳を進めようとしたことが拒食の原因と考えられた．

症例3：初診時年齢2歳0カ月，男児
病　名：知的障害，脳梁低形成，てんかん
病　歴：出生後2カ月は経口哺乳が順調だったが，その後体重が増えず哺乳量が減少．4カ月

時に痙攣発作のため入退院を繰り返し哺乳力は低下．6カ月ごろ，離乳開始後しばらくは食べてくれたが，7〜8カ月ごろにはヨーグルトくらいしか食べなくなった．嫌がるのを無理に食べさせた既往あり．一方，哺乳量は増えていき，初診時点では親が食べているものをときどき与える以外はほとんど哺乳から栄養摂取していた．また，抗痙攣剤（フェノバール）を1日2回スポイトで与えているが，泣いて口腔内にためたままなかなか嚥下しないとのことであった．

初診時摂食機能および全身状態：
① 体温調節不良があり，冬でも暖かすぎると不機嫌になり，夏は食欲低下するとのこと．
② 過敏は認められないが，口腔周囲や口腔内に心理的拒否が少し認められた．
③ いすに座らせた状態で，トロミをつけたミルクを与えると，スプーンではもちろんミルクをつけた指も拒否する．過去に肺炎等の既往はなく，哺乳に関しては嚥下機能にそれほど問題はないと考えられた．

指導方針：
① 患児は抱っこされるよりも床の上で転がっていることを好む傾向あり．母親にかまってもらうことは喜ぶので，スキンシップを増やし，遊び相手になってあげるように指導．
② 嚥下機能にあまり問題がないと考えられたので，患児が最も機嫌のよい状態，つまり床に寝かせたままの状態でヨーグルトなどを舌尖につけてみる．

経　過：
① 床に寝かせた状態にすると，ときどき指しゃぶりをしたり，舌尖を口腔外に出したりするので，このときにヨーグルトを舌尖につけても全く拒否する様子はみられなかった．
② 床に寝かせた状態で徐々にスプーンからも離乳初期食を受け入れるようになり，2歳1カ月では1日1回，機嫌のよいときはスプーンで10匙以上摂取した．口唇閉鎖は不良で捕食はできず，スプーンを随意的に咬むことが多い．舌突出はみられず，舌は上下運動中心．

③ その後体調不良で食べない時期もあったが，2歳6カ月ごろから哺乳瓶からミルクを飲まなくなってきた．一方，そのころからミルクパン粥を1日1〜2回，少ないときで5〜6匙，多いときでは子ども茶碗2杯摂取するようになった．
④ 2歳9カ月では，いすに座った状態で食べた日が5日間あったが，基本的にはまだ床の上で寝ころんだ状態でないと嫌がる．
⑤ 3歳0カ月では，三角マットにヘッドレストを併用して嫌がらずに食べるようになった．最初は三角マットで食べさせ，ペースが上がってきたら抱っこやイスで食べさせるよう指導．
⑥ 3歳3カ月ごろから，いすでも嫌がらずに食べるようになった．離乳初期〜中期食を1日2回，茶碗1〜2杯摂取．
⑦ 4歳ごろから，咀嚼練習のためにエビセンを試みたが，咬もうとしない．エビセンを粉々にしたものは少し受け入れるので，継続するよう指導．
⑧ 5歳5カ月では，蒸しパンを少しかじり取るようになったが，まだエビセンを咬むことは嫌がる．現在も指導継続中．

考　察： 離乳を急ぐあまり，患児が嫌がっても無理に食べさせようとしたことが拒食の原因と考えられた．本児の拒食の改善のきっかけは，食事はきちんといすに座って食べさせるという既成概念にとらわれず，患児が最も機嫌のよい状態で食べさせることに重点をおいたことであると考えられる．

症例4：初診時年齢4歳4カ月，女児
病　名： 髄膜炎後遺症，四肢麻痺，てんかん
病　歴： 10カ月時に髄膜炎に罹患するまでは正常発達．発病後は経管栄養のみで，2歳過ぎに経口摂取を再開したがゼコゼコが多く，よくむせていた．2歳10カ月で硬膜下血腫のために入院，経口中止．3歳3カ月時にアデノイドによる呼吸障害があるためエアウェイを使用したが，その後口腔周囲の過敏が強くなったとのこと．初診時点では口に食物を入れると大泣きして食べようとしないが，かなり無理やり食べさせている様子．初

診時点で経管栄養が大部分で，経口からはごくわずか摂取する程度．

初診時摂食機能および全身状態：
① 3 歳 8 カ月の時点で VF 検査を実施され，液体では誤嚥が認められたが，ドロドロ食では誤嚥なしとのこと．
② 口腔周囲および口腔内の過敏あり．緊張性咬反射あり．
③ 口唇閉鎖は不良で，捕食時，嚥下時には上唇は全く動かない．舌突出はみられず，舌は前後運動中心．

指導方針：
① 母親の，経口摂取をさせたいという焦る気持ちを抑えることが当面の課題．
② 口腔周囲の脱感作を行う．
③ 離乳初期食（パン粥など）を，患児が嫌がらない程度に 1 日 1 回，せいぜい 15 分程度試みる．
④ 自宅で母親が食べさせるよりも通園施設のスタッフがかかわるほうが望ましいが，実際には母親中心の介助にならざるをえなかった．

経　過：
① 4 歳 8 カ月では，液体をシリンジで与えると泣かずに飲むようになったが，固形食についてはほとんど変化なし．
② 4 歳 11 カ月では，固形食を泣かずに 5 分間くらい食べることもあるが，その後はやはり泣いてしまう．また，スプーンで与えるよりも指に食物をつけて与えるほうが嫌がらないとのこと．
③ 5 歳 6 カ月では，発作の直後だと泣かずに食べるが，保育園ではだいぶ泣かずに食べるようになった．
④ 5 歳 10 カ月ごろから，保育園や自宅でもあまり泣かずに食べるようになってきた．

考　察：母親による強制的な食べさせ方が拒食の主な原因と考えられたが，痙攣発作の直後に経口摂取をさせると泣くことがないことから，患児自身の内部的な要因も考えられた．母親自身が家の仕事を手伝わなければならない関係で，患児への摂食指導にゆとりがもてないことが背景にあるので，母親の焦る気持ちを少しずつ和らげるようにしながら，自宅での経口摂取をむしろ減らして，通園施設などでの第三者からの経口の試みを増やす必要があると考えられた．

3. 経管依存症（Tube dependence）

経管依存症については明確な定義がなされていないが，ここでは，出生後早期から長期間にわたって経管栄養を続けており，摂食機能はほぼ正常と考えられるにもかかわらず，経口から摂取しようとしない状態とした．以下の症例は知的レベルも高く，こちらの指示には十分従うこともできるが，1 年 3 カ月間のさまざまな試みにもかかわらず口から食べることへの興味をほとんど示さないまま中断したケースである．

症例 5：初診時年齢 4 歳 4 カ月，女児
病　名：脳性麻痺（右片麻痺）
病　歴：出生時は人工呼吸器使用，経管栄養．生後 5 日目に経口哺乳を試みたが失敗．10 カ月時に胃瘻造設となったが，唾液の誤嚥により 2 歳ごろまでは肺炎を繰り返していた．11 カ月時に気管切開．2 歳 6 カ月ごろからお茶を少し経口摂取するようになった．2 歳および 3 歳時の VF 検査では嚥下可能と診断された．栄養摂取は胃瘻による．患児の言語理解力や知的能力は高く，トランプ遊びも可能だが，言語発声は不可．

初診時摂食機能および全身状態：過敏等の異常なし．口唇閉鎖はよく，捕食時および嚥下時の閉鎖可能．むぎ茶は少量嚥下可能．咀嚼機能については可能と思われるが不明．

指導方針：
① むぎ茶を与える回数を増やしてみる．
② むぎ茶以外の飲み物もいろいろ試みる．
③ 母親と患児が互いに食べさせっこをして遊ぶ．
④ 通園施設での給食時に，他の子どもの食べる様子を見せる．

経　過：
① 自分が気に入ったものであれば口に入れた

表 7-1-1 幼児期以降の心因性嚥下障害の報告例

報告者	報告年度	症例		診断
DiScipio et al	1978	2歳男	気管食道瘻の手術後に発症	conditioned dysphagia
		2歳女	先天性心疾患術後より発症	conditioned dysphagia
		1歳女	食道の侵襲的処置により発症	conditioned dysphagia
Black	1980	14歳男	頭部外傷後の嚥下障害	conditioned dysphagia
DiScipio and Kaslon	1982	口蓋裂に対する咽頭弁手術後の嚥下障害 16例の男と12例の女 平均7.7歳（3〜14歳）		conditioned dysphagia
Carstens	1982	12歳男	ピザで窒息しかけ救命後に発症	functional dysphagia
Koon	1983	9歳男	弟が虫垂炎で腹痛，嘔吐を認め，その後に発症	conditioned dysphagia
		8歳男	ピクニックで食事中に発症	conditioned dysphagia
Olness and Gardner	1988	10歳女	祖母の窒息を目撃後に発症	conditioned dysphagia
矢野	1992	14歳女	食事中にひどくむせたことで発症	conditioned dysphagia
Elinoff	1993	9歳女	ナッツがのどにひっかかった感じより発症	
吉田	1994	9歳男	頭部外傷後より発症	心因性嚥下障害
Culbert et al	1996	6歳男	ホットドッグで窒息しかけ救命後に発症	conditioned dysphagia
		10歳女	窒息しかけた話や窒息シーンの映画を観てから発症	conditioned dysphagia
		9歳男	甲状腺治療薬を嘔吐後に発症	conditioned dysphagia
渕上ら（自験例）	1998	8歳男	食事中にのどにひっかかり発症	conditioned dysphagia
		7歳男	食事がのどにつまり嘔吐した後に発症	conditioned dysphagia

（渕上達夫ほか，1998[1]）

りなめたりするが，嚥下せずに最終的にはほとんど吐き出してしまう．

②通園では，他の子どもの食べていることに関心を示さない．

③野菜ジュース，ゆで卵，みそ汁，ジュース，棒付きキャンディココナッツミルク，豆腐，そら豆などは口の中に取り込むようになったが，嚥下はしない．

④確実に嚥下したものはヨーグルト（2〜3匙），ババロア，プリン（各1匙），コーヒー牛乳などであるが，それ以上摂取量が増えることはなかった．

⑤5歳7カ月の時点では，1日に100 ml くらい主としてお茶を嚥下できるようになったが，固形食については，人参のすりおろしやさつまいもなどを3口程度嚥下するが，それ以上は増えなかった．その後家庭の都合により指導は中断．

考察：出生後早期から経管栄養をしている場合に，本児のような経管依存になることはむしろまれである．過去に2例ほど経管依存症と思われるケースを経験しているが，いずれもある時期をきっかけに急に経口摂取するようになっている．本児は知的機能がほぼ正常であるので，成長に伴って同様に経口摂取できるのではないかと考えられるが，残念ながらその後の経過については不明である．

4. 食事恐怖症
（Food phobia, Choking phobia, Phagophobia, Conditioned dysphagia）

食事恐怖症についてもやはり明確な定義づけはなされていないが，ここでは，食事中の患者本人の恐怖体験（窒息による呼吸困難）や，他人が苦しんでいるのを見たことがきっかけで，経口摂取ができなくなってしまう状態とする．

渕上ら[1]は，健常児の小児心身症の一つとして心因性嚥下障害の2例について報告している．2

例ともに小学校低学年で，食物が喉に詰まり，その後水分などの液体は嚥下できるがご飯などの固形食が嚥下できない状態が1～2カ月間持続し，3～5 kgの体重減少が認められた．しかし約2週間から1カ月の入院加療で症状は改善し，予後は良好であったと述べている．

この2症例の内容からすれば，ここでいう食事恐怖症と同じと考えられる．渕上らはまた，幼児期以降の心因性嚥下障害に関する報告例をまとめている（**表7-1-1**）．

症例6：初診時年齢13歳2カ月，男児
病　名：Wiedemann Beckwith症候群
病　歴：出生時，哺乳力は弱かったが経口哺乳を継続，5～6カ月ごろ離乳開始，特に問題なし．11歳ごろまで年に1回くらい食物が喉に詰まることがあった．さらに12歳時，年に5回食物が喉に詰まり窒息しそうになった．喉に詰まらせた食物はまんじゅう，おにぎり，肉などであった．最近は食物を小さく切って食べているが，それでも年に1回くらい喉に詰まることあり．患児自身人前であまり食べたがらず，また給食も普通食は嫌がって形態を小さくして何とか食べているが，自宅の夕食時には泣いて食べないこともある．

初診時摂食機能および全身状態：過敏等の異常はなし．咬合状態は開咬．巨舌は認められるが，呼吸困難等は認められず．口唇閉鎖は良好で捕食可能．嚥下の際は舌突出ぎみ．咀嚼はほぼ可能で，キュウリやエビセンなどはよく咬むが焼そばなどは前歯が咬合していないので，咬み切れずに丸飲み込みしやすい．

指導方針：
① 基本的な食形態は小さくして，丸飲み込みを予防する．
② 咀嚼訓練．
③ 嫌がるときには無理に食べさせない．

経　過：
① 性格は内気で恥ずかしがりやのため，当初，診療室で食事を食べず学校での給食場面をビデオ録画したもので評価，指導した．

② その後，待合室や中庭だと食べるようになってきた．
③ 喉にひっかかるような硬い食物は食べたがらない．
④ 当初は食事の際に泣いて食べたがらないときもあったが，その後は泣くことはなくなった．

考　察：指導開始のころは診療室での食事は嫌がり，食べようとしなかったが，徐々にラポールがとれるようになり，待合室等では食べるようになっていった．患児の窒息への恐怖心も，本人の気持ちを配慮しながら無理強いをしないようにしたところ，時間の経過とともに薄らいでいった．

これまで，本児以外にも食事恐怖症と考えられる1症例を経験している．この症例は，食物だけでなく自分の唾液をも嚥下せず，牛乳パックに吐き出していたが，ある時期をきっかけに急に経口摂取への自信が取り戻せたために食事が可能になった．

5. 経管からの離脱

経管からの離脱を進めるにあたっての原則的な対応は，患児のこれまでの既往歴（特に肺炎や気管支炎，無理やり食べさせた既往）などを踏まえたうえで，経管栄養と併用しながら経口摂取訓練を行っていく．食物形態は離乳初期～中期食とし，必要とされる栄養のおおよそ2/3くらいが摂取できるようになり，かつ水分が経口で摂取可能になったら離脱を試みていく．離脱直後は，尿がこれまで通りに排泄されているか，また体重減少がないかをチェックしていく．

咀嚼訓練は，原則として経管離脱後に行っていく．過去に肺炎などの既往があり，かつ経口摂取開始時点で誤嚥の疑いがある場合には，VF検査を実施してから経口を開始したほうがよいと思われる．強制栄養については，経口摂取と併用していくには胃瘻が最も望ましいと考えられる．しかし，胃瘻ができない場合には可能なかぎり間欠的経鼻胃栄養や間欠的経口胃栄養（ネラトン法）などを用い，経口摂取時にはできるだけチューブを

咽頭に介在させないようにすることが望ましい．

症例7：初診時年齢2歳3カ月，女児
病　名：Cardio-Facial 症候群，顔面非対称（左口角下制筋欠損，左優位の耳介変形），肋骨11本などの多発奇形，両側性聴覚障害，動脈管開存症（術後），喘息，喉頭軟化症，扁桃肥大

病　歴：出生時は著明な吸気性喘鳴，啼泣時チアノーゼなどのために，吸啜反射は認められたが嚥下できなかった．そのため口からミルクが洩れるので，経管栄養となる．生後40日目に心疾患手術．生後2カ月ごろに経口哺乳を試みたが吸啜できず，生後11カ月ごろより離乳開始し少し食べるようになったが，鼻から逆流することがほとんどであった．初診時の経口摂取は1日1回，大匙スプーン3杯で，他は経管栄養．

初診時摂食機能および全身状態：人見知りによる心理的拒否が少し認められた．口唇閉鎖はほぼ良好で，捕食も可能．ストローからの液体摂取も可能．経口摂取後しばらくすると鼻から食物が逆流するので，当初は鼻咽腔閉鎖不全と考えられたが，後日，粘膜下口蓋裂が原因だったことが判明．粗大運動発達は歩行可能．

指導方針：
①鼻からの逆流に対しては，食材への増粘剤添加を多めにする．
②経口摂取量を増加させるために，注入の間隔をあけてみる．
③経口摂取への意欲を引き出すために，幼稚園など子どもが周囲にいる環境で食事をさせたり，親の食べている食物で興味を示したものを試みたりするようにしていく．

経　過：
①3歳4カ月ごろまでは経口は1日1回で，摂取量も大匙3杯くらいであった．しかし昼の注入を中止し，幼稚園での給食が始まってから経口量が徐々に増加し，鼻からの食物の逆流も認められなくなった．その後，お菓子やせんべいなどはよく食べるが，食事に関しては咀嚼後に口腔外に出してしまうことが多かった．

②咀嚼機能については特に訓練は行わなかったが，3歳9カ月時点ですでに獲得されていた．
③3歳10カ月時に，扁桃肥大が著明でいびきがあるために扁桃切除，その後嚥下状態が改善され摂取量も増加していった．
④4歳2カ月で経管離脱，その数カ月後に指導終了．

考　察：幼稚園に通うようになって経口摂取量が急に増加するとともに，鼻からの食物の逆流も改善されていった．本児のように，子どものいる集団環境のなかに入れることで摂食への意欲や偏食が改善されていくことはよく認められるが，一方では患児の性格によっては集団よりも母親との個別対応が必要とされる場合もある．

症例8：初診時年齢1歳1カ月，女児
病　名：Prader-Willi 症候群，気管支喘息

病　歴：出生時は吸啜力は弱かったが，経口哺乳．5カ月時に気管支喘息から肺炎に罹患．7カ月時には発熱のため脱水，経管栄養になった．その後も肺炎を繰り返し，11カ月ごろ入院中に離乳を試み，少量摂取したが，退院後はあまり食べなくなった．トロミを加えると咽頭反射が誘発しやすかったとのこと．初診時点では経口からは1回/日，スプーンで5〜6匙程度．過去に4〜5回肺炎既往あり．

初診時摂食機能および全身状態：過敏等はなく，探索反射と咬反射が少し認められた．口唇閉鎖は安静時を除いてほとんどできず，捕食は不可．捕食後，舌は前後運動で，なかなか嚥下しようとしない．

指導方針：
①過去に肺炎の既往があるので，当面経口摂取は1日1回とする．
②摂食姿勢は当初は抱っこで，徐々にいすに移行させていく．
③食形態は咽頭反射を誘発しないように，患児の受け入れのよいなめらかなペースト状のヨーグルトやアップルソースなどを与える．
④スプーンは，咬反射があるのでシリコーン製

を用いる．

経　過：
① 食形態および内容を患児の好みに合わせていくことで，経口摂取量は徐々に増加していった．また家族と一緒に食事することで，経口への意欲は高まっていった．

② 1歳7カ月ごろから蒸しパンやエビセンによる咀嚼訓練，ストロー練習を始め，1歳11カ月の時点で，水分摂取量がやや不足ぎみであったが，経管離脱．

③ その後，摂食機能については咀嚼や液体摂取も順調に発達していったので，2歳4カ月時点（指導開始後1年3カ月）で指導完了．

考　察： 本症候群の場合には，摂食・嚥下機能は成長に伴って改善されていく場合がほとんどであるが，本児では出生直後からの喘息をはじめ反復性肺炎などの既往があったので母親の不安も強く，食物形態や咽頭反射を誘発させない食物の選択など，細かいアドバイスをしていくことが重要であると考えられた．本児の特質上，摂食中枢や栄養代謝に問題があるので，今後はカロリーコントロールが重要になってくる．

症例9：初診時暦年齢2歳0カ月，男児
病　名： 精神運動発達遅滞，喉頭軟化症，喘息，心不全
病　歴： 在胎30週，734 gで出生のため，保育器で2カ月間．出生直後より経管栄養．その後経口哺乳を試みたが哺乳できず，生後8カ月（修正5カ月）で誤嚥性肺炎のために6カ月間入院．1歳5カ月（修正1歳2カ月）ごろから離乳開始（ペースト食）し現在に至る．最近は麦茶を飲みたがり，ストローからむせながらも飲んでいる．初診時点で経口は1日2回，1回量はベビーフード1個．粗大運動は独歩が少し可能．

初診時摂食機能および全身状態： 過敏はないがやや人見知りあり．口唇閉鎖は良好で捕食可能．下顎はマンチングだが，顎のコントロールは良好．成熟嚥下可能．ストローは口唇閉鎖，下顎コントロールもよいが，急いで飲むとむせる．

指導方針：
① 経管からの注入後，次の経口摂取までの時間が2時間くらいと短いので，経口量を増やすには3～4時間あけるようにする．

② 食物形態は離乳初期食で，パン粥などを試みる．

③ ストローはむせることがあるので，麦茶にトロミを少し加える．

経　過：
① パン粥中心の経口摂取量は徐々に増加し，咀嚼については特に訓練は行わなかったが，2歳3カ月の時点でエビセンを咀嚼可能．

② 誤嚥性肺炎の既往があるので，経管離脱前にVF検査施行．液体では早期咽頭流入，喉頭蓋谷への貯留，残留，梨状陥凹への貯留が認められたが，固形食ではそのような所見は認められず，嚥下機能はほぼ正常と考えられた．

③ 2歳6カ月時に経管離脱後，コップ飲み練習を始めた．

④ 2歳10カ月時点（指導開始後10カ月）で麺類も口唇でたぐり込めるようになり，指導完了．

考　察： 本児は誤嚥性肺炎の既往があるので，経管離脱する前に患児家族の希望もあり念のためにVF検査を実施したが，臨床評価の結果とほぼ同じであった．経管離脱の際にVF検査は必ずしも必要ではなく，誤嚥性肺炎の既往の程度や家族の意向を考慮したうえで決めるべきであろう．

症例10：初診時年齢8カ月，女児
病　名： 脳性麻痺，知的障害
病　歴： 双胎の第2子．第1子は健常児．出生後2カ月間は経管栄養のみ．その後経口哺乳が可能になりいったん経管から離脱した．2カ月半で退院後は抱っこしないと泣くことが多く，泣きすぎてミルクが飲めないこともあった．哺乳量にむらがあるため5カ月から再び経管栄養と経口哺乳の併用になり，6カ月ごろより離乳開始したがあまり食べず，無理に食べさせたこともある．初診時点では経管，哺乳および経口（1日1回，子ども茶碗1/2～2/3）の併用．

初診時摂食機能および全身状態：過敏等はなし．口唇閉鎖は安静時と嚥下時のみで，捕食は不可．舌突出も，口唇より外に出る．下顎コントロール不良，乳児嚥下ないし舌突出あり．流涎多い．

指導方針：
① 摂食姿勢は当面は抱っこで，徐々にいすへ移行させる．
② 食形態は初期食を基本にする．
③ 捕食時に，口唇が閉じるのを待ってからスプーンをゆっくり水平に引き抜く．
④ スプーンは摂食指導用の平らなものを用いる．

経　過：
① 離乳初期食はあまり食べようとせず，チーズ蒸しパンのような唾液ですぐに溶解しやすい固形食を好んで食べた．そこで当初の方針を変えて，患児が受け入れるものから始めた．
② 11カ月ごろには成熟嚥下も可能．
③ 1歳時に同胞が経管を抜いてしまったのがきっかけで経管離脱．その後，一度だけ発熱時に水分補給のために経管を2週間くらい使用した．
④ 捕食も可能になり，1歳8カ月ごろ哺乳中止．
⑤ 2歳ごろにはコップで連続飲み可能だが，吸啜動作の残存を認めた．
⑥ 2歳10カ月時には咀嚼も少し可能になったが，肉などは丸飲み込みしていた．
⑦ 5歳6カ月時にはコップで飲むのも上手になり，お菓子やせんべいをある程度咀嚼可能だが，まだ後期食の段階．現在も指導継続中．

考　察：本児の場合には，経口摂取訓練開始に際しては離乳初期食による通常の方法ではうまくいかなかった．母親の考えに従ってチーズ蒸しパンのように唾液で容易に嚥下しやすくなる固形食から始めたことが，むしろ経口摂取に対する意欲を増加させたと考えられる．

症例11：初診時年齢2歳7カ月，男児

病　名：染色体異常（5p−），脳梁低形成，口唇口蓋裂（術後），川崎病罹患，動脈瘤，尿道下裂

病　歴：双胎の第2子．出生時，口蓋裂などのため哺乳不良で，経管栄養を併用．4カ月ごろから乳首を受け入れなくなり，8カ月時に口唇裂閉鎖手術後は，ミルクやスープなどをスプーンやシリンジで与えていた．1歳10カ月時に口蓋裂閉鎖手術後は，鼻からのミルク等の逆流はほぼ改善された．初診時点では経管および経口（1日2回，1回量は子ども茶碗1/2〜2/3）の併用．

初診時摂食機能および全身状態：過敏等はないが人見知りあり．口唇閉鎖は水分摂取時を除けばよく，捕食可能．下顎のコントロールもよく，成人嚥下可能．流涎は多い．風邪に罹患しやすく，体調は比較的不安定．

指導方針：
① 食形態は離乳初期ないし中期食．
② 咀嚼訓練導入のためにエビセンの粉をスプーンで与える．
③ 液体は少しトロミを加える．

経　過：
① 2歳10カ月時には経口摂取量は増加し，3回食，1回量は2/3〜1杯になった．自食への関心もあるので部分介助食べも併用したが，自食の場合は患児がスプーンをすばやく抜こうとするために捕食時の口唇閉鎖が不十分になりやすい．そのため，スプーンをゆっくり引き抜くように部分介助した．
② 3歳4カ月ごろはコップやスプーンによる液体摂取時の口唇閉鎖は不十分であり，下顎のコントロールも不安定であった．
③ 3歳9カ月ごろには口唇閉鎖および下顎コントロールは安定してきた．またこのころから経管からのミルク量を減らしていった．
④ 4歳2カ月には経口から高カロリー食（ラコール）の摂取が可能となったので，経管離脱した．
⑤ ラコールによる補助栄養は当初は400〜500 mlであったが，5歳5カ月の時点では200 mlに減少．咀嚼訓練も試みているが，スナック菓子を1〜2回くらい咬む程度．最近は自分で食べたがるようになり，自食も進んでいるが，自食させると早

食いになりやすいので，食物形態は中期以上には上げないよう指導．現在も指導継続中．

考　察：本児は人見知りや医療に対する恐怖心が強く，診療室内での摂食指導だと泣いて食べないため，待合室で指導を行っている．現時点ではエビセンやキャラメルコーンなどを一口以上は咬もうとせず，今後の課題は咀嚼機能の獲得である．

症例 12：初診時年齢 3 歳 7 カ月，男児
病　名：脳梁欠損，知的障害，心房中隔欠損症（5 カ月ごろに閉鎖）
病　歴：出生時は経口哺乳だったが，吸啜は弱かった．4 カ月ごろに離乳開始し，よく食べたが発熱を繰り返すことが多かった．2 歳 7 カ月時に食物の窒息のため入院，その際にこれまでの発熱の原因が反復性肺炎によるものであることがわかった．その後は経管栄養となり，経口は一切中止となったが，それでも経管開始から当センター初診までの約 1 年間に 3 回も肺炎を引き起こしていた．初診時点では経管栄養のみ．
初診時摂食機能および全身状態：過敏等は認められず，第 2 回目指導時に経口摂取を試みたところ，口唇閉鎖は良好で捕食可能．舌運動は上下で，突出は認められず，成熟嚥下は可能．経口摂取への意欲もかなり高かった．

指導方針：
① 肺炎の予防のために就寝前の口腔ケアを増やし，夜間は経管を抜去してみる．
② 経口は 1 日 1 回，注入前にゼリー飲料などを 5〜10 匙程度与えていく．

経　過：
① 経口摂取への意欲の高い患児であり，与えればいくらでも食べる可能性が認められた．
② しかし経管栄養になってからも肺炎を繰り返した既往があるので，経口摂取量の増加は慎重に進めていった．
③ 3 歳 10 カ月時に VE 検査施行．安静時，呼吸時に喉頭口からブクブクと分泌物が出ているが，嚥下後の喉頭蓋谷や梨状陥凹への残留はほとんど認められなかった．
④ 夜間の経管抜去をするようになってからときどき発熱は認められたが，すぐに下がり，指導開始から 4 歳 5 カ月までは 10 カ月間，肺炎等に罹患せずに経過してきた．
⑤ 4 歳 5 カ月の時点で患児自身が経管を抜いてしまったので，そのまま経口摂取のみ（1 日 3 回食，初期〜中期食を 1 回量子ども茶碗 2〜3 杯に加えてデザートも摂取）で経過をみている．指導は継続中．

考　察：臨床評価上では嚥下障害もあまり問題ないと考えられたが，肺炎の既往がかなりあり，母親自身が経口摂取への移行に対して慎重だったので，徐々に経口摂取量を増加させていった．夜間の経管抜去後，1 年間肺炎の再発がなかったことが経管抜去へのきっかけとなった．咀嚼への関心が少しみられるので，今後さらに咀嚼訓練を行っていく必要あり．

6. 無舌症

症例 13：初診時年齢 1 歳 6 カ月，女児
病　名：精神運動発達遅滞，無舌症，小顎症，閉塞性呼吸障害，甲状腺機能低下症
病　歴：在胎 38 週，体重 2,376 g で出生後，呼吸障害著明．無舌症のため吸啜できず経管栄養となる．吸気性呼吸困難があるため 1 歳 3 カ月時に気管切開．1 歳 4 カ月ごろ離乳食を試みたが嚥下せず，嫌がりながら唾液とともに口腔外に吐出．初診時点では経口からは 1 日 1 回，お茶をスプーンで 10 匙くらい摂取していたが，栄養はすべて経管から摂取．
MRI 所見：口腔咽頭部は舌の前 2/3 は存在せず，舌根部のみ存在．脳内には異常所見なし
初診時摂食機能および全身状態：口腔内所見：口腔底前方部には小さな隆起が認められ，また口蓋は平坦で正中には浅い溝が認められた（**図 7-1-1**）．味覚検査は行っていないが，患児は甘いものを好む傾向あり．

顔面および口腔周囲や口腔内に過敏が認められた．口唇は，安静時にはしっかり閉鎖可能，嚥下

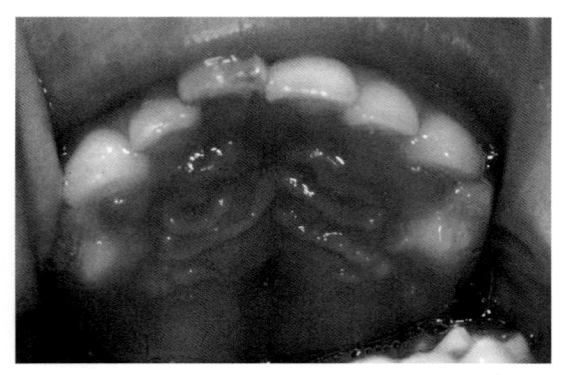

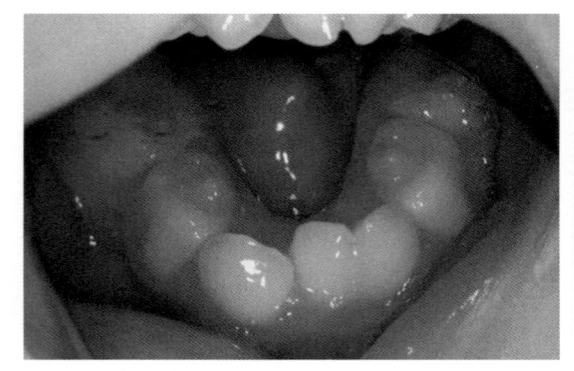

図 7-1-1 症例 13．無舌症の口蓋部と口腔底部（2 歳 3 カ月）
口蓋は平坦で軟口蓋部に浅い溝あり．口腔底前方部に小隆起あり

時も閉鎖できるが，捕食は不可であった．

指導方針：
① 姿勢はこれまで水平仰臥位だったので，体幹角度を約 15°にしてみる．
② 液体にトロミをつけて 1 日 2〜3 回，注入前に 10 匙程度とする．
③ 顔面，口腔周囲の脱感作．

経　過：
① 1 歳 9 カ月時に VF 検査を行ったところ，舌がないにもかかわらず，コップから液体を取り込んだ後口腔底部が挙上して咽頭へ食塊を送り込み，嚥下反射が誘発されていた．液体が少し多めに入っても誤嚥は認められなかった．
② 粗大運動発達は，初診時には首が据わっていなかったが，2 歳 7 カ月にはつたい歩き可能になり，その後まもなく自立歩行となった．
③ 過敏は 2 歳 2 カ月ごろには消失した．
④ 経口摂取は当初 10 匙程度であったが，2 歳ごろには 1 日 2 回，1 回に 150 g くらいまで増加．その後，体調不良や季節変動などによって経口摂取量が減少し，経管が主体の時期もあった．
⑤ 4 歳 9 カ月にはストローも使えるようになった．
⑥ 6 歳 6 カ月ごろ，学校で経管チューブを自分で抜いてしまうことが多くなり，そのまま経管を使わない状態にしたところ，経口から 1 日 3 回，子ども茶碗 2〜3 杯摂取可能となった．
⑦ 7 歳 6 カ月現在，経口摂取のみとなっている．

現在も指導継続中．

考　察： 無舌症の割には嚥下にほとんど問題がなく，VF 検査結果より口腔底の組織が代償性に舌の働きをしているものと考えられた．本児は当初離乳初期食よりも液体を好み，むしろ液体のほうが嚥下しやすいようであった．家庭の事情で 2 歳 9 カ月〜6 歳 4 カ月までの約 3 年 7 カ月間は 5 カ月〜9 カ月間隔の指導になってしまったが，指導開始後 5 年で経管からの離脱ができた．指導の中断がなければもっと早期に経管離脱が可能と思われた症例である．今後は咀嚼機能の獲得がどの程度可能であるか試みていきたいと考えている．

（尾本和彦）

第2節
成人の症例

1. 知的障害者特有の主訴と課題が認められる症例

　知的障害者で身体障害がないか，あっても軽度な場合，認知能力と身体機能の不均衡から生じる危険が存在する．そこに焦点を当てスーパーバイザーの指導を受けながら嵐山郷で実践したことを具体的に記載した．症例報告の内容は以下に列記する．

　症例1：食道からの（食物）逆流の原因と対応
　症例2：鼻からの（食物）逆流のリスクと対応
　症例3：自力摂取の危険因子
　症例4：薬剤の副作用による摂食・嚥下障害の増強
　症例5：片麻痺の自力摂取による誤嚥とQOLの向上
　症例6：的確な食事介助で解決する主訴

　知的障害者の厳しい誤嚥は少なくないが，現実の問題として経管栄養施行はきわめて困難である．本人の協力と理解を得ることが困難な状況であり，強制は人権にかかわる問題である．

　できるだけ安全に，できるだけ長く，「口から食べること」を支援していくことが，この仕事の目的と考えている．

　上記の6症例のうち，第1例目は詳細なデーターを紹介するが，他の5症例は症状を中心とした特徴に焦点を絞って記載した．なかでもVF所見では全例に広義の口腔期障害（咀嚼・食塊形成・移送障害）・咽頭期障害（嚥下力の弱さ）が認められるので，特徴的な所見のみ列記する．

2. 症　例

症例1：36歳，男性

　「食物の逆流」は知的障害者によく認められる症状である．リスクの高さも見逃せない．本症例の訴えは反芻になっているが，食道からの（食物）逆流と推定される．反芻は習慣的な要素が強いが，本症例の逆流は姿勢と胸郭変形に起因している．誤嚥の危険性が高いが，対応は可能である．誤嚥の発生前に早期発見したいケースである．

　主　訴：「反芻疑い」とその際のむせ．
　診　断：
　①周産期障害による重度知的障害，てんかん．
　②亀背と，それに起因する歩行障害．
　③反復性呼吸器感染症．起炎菌・肺炎球菌が検出され，肺炎球菌ワクチンを施行した．

　身体的所見：
　身長144.6 cm，体重44.7 kg，BMI 21.4（標準範囲）．
　栄養状態；貧血・低タンパク血症・ビタミン欠乏症状なし．
　意識状態；診察時は覚醒状態であるが，食事中に居眠りあり．
　運動機能；亀背による不安定な歩行，顔面・四

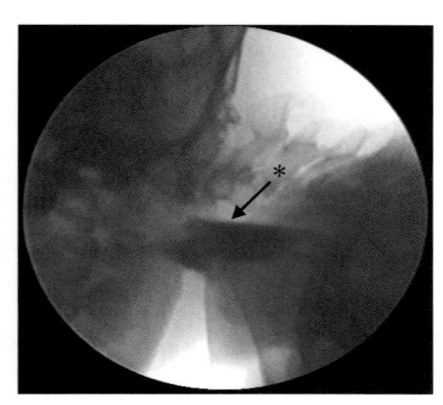

図 7-2-1 症例 1. 亀背による口腔と食道の位置関係
＊：咽頭から食道にかけて認められる造影剤

肢に麻痺なし．
　過敏性（顔面，口唇，口腔内）；なし．
　呼吸機能；鼻呼吸可能．
　脊柱変形としての亀背；あり．
　胸腹部理学的所見；異常なし．
歯科所見：欠損歯（－），上下顎 28 歯，歯肉肥大なし，口唇閉鎖（＋）
食事状況：
　食事形態；常食のきざみ（常食Ⅱ）
　食事所要時間；30 分以内
　いすとテーブルで食事をとる．姿勢は，亀背により上半身が「つ」の字形に丸まってしまう．スプーンで自力摂取する．舌運動は回旋運動が可能であり，咀嚼は認められる．水分摂取は連続飲みが可能である．飲んでいる際，上口唇が水面へ下降できている．反復嚥下はあるが，嚥下に明らかな異常は認めない．食事中，むせはなかった．歯磨きは全介助に協力的で，奥歯も磨かせる．
嚥下造影検査ビデオ所見：
　摂食指導前，指導 1 年後と，2 回施行している．VF 所見の要点と変化を記載する．このケースにおける VF 所見の特徴は，亀背に起因する姿勢異常が大きく関与していることである．
　（1）VF 施行時の姿勢；背もたれいすによる座位で背もたれ角度後傾 80 度前後に設定してあるが，亀背により上半身が「つ」の字形に丸まってしまう．上半身の動きがあり，背もたれの角度に合わせて保持できない．透視下で上記の座位の姿勢を観察すると，口腔内と食道の位置が水平になっているので，逆流を生じやすい．正常な状態は口腔-咽頭-食道と上下に連なる．
　（2）VF 所見のまとめ（図 7-2-1）；口腔期障害（広義）（以下の項目①②③），咽頭期障害（④⑤⑥），食道期障害（⑦）．
　① 舌運動・グルーピングの稚拙さによる食塊形成障害．
　② 舌挙上低下と舌骨異常運動による移送と嚥下の協調障害．
　③ ②の代償としての pomping．
　④ 喉頭前庭閉鎖不全．
　⑤ ④による水分の嚥下中に生じる喉頭侵入．
　⑥ 水分の嚥下中の誤嚥（不顕性の場合もある）．
　⑦ 食道から咽頭への食物逆流．
喉頭内視鏡所見：
　① 鼻咽頭炎の診断で定期的に局所処置を受けていた．
　② 現時点では鼻咽頭炎は治癒している．
　③ 喉頭蓋谷に少量の分泌物貯留あり．声門閉鎖は正常である．
問題点と指導ゴール：
　① 摂食機能　口腔期障害（食塊形成障害），咽頭期障害（水分の誤嚥），食道期障害（食道からの食物逆流）が重なっている．このケースの重要な特徴は食道期の食物逆流である．
　② 摂食・嚥下障害は亀背による姿勢異常が大きく関与している．
　③ 部分介助にしても，可能なかぎり自力摂取を維持したい．
指導内容：
　（1）逆流防止の対応
　咽頭・食道からの食物逆流に関して，反芻は胃からの食物逆流である．このケースは食物の送り込みと嚥下が弱いため，咽頭から食道にかけて貯留してしまう食物を意識的に逆流させているようだ．逆流物に胃酸が含まれていないので，逆流性咽頭食道炎は認められない．本来の反芻ではない．

亀背により口腔の位置が下がり逆流が生じやすい．加えて，この姿勢では座位保持が困難なので，食事中の疲労の要因となる．

① 逆流防止として食後30分は臥位にせず座位保持．

② 食間に，上体を起こした座位保持訓練を施行する．1週間単位で5分ずつ座位保持時間を延長していく．

③ 逆流が生じる時間帯を記録することで効果を評価する．

（2）食形態の調整

食物の送り込みと嚥下が若干弱いが，咀嚼が可能なので，現在の食形態（常食きざみ）で対応する．

（3）水分の気管内侵入に関する対応

① 増粘剤を利用して，水分を常温サラダ油程度に調整する．

② 大量に水分摂取する連続飲みは，誤嚥を考慮し中止する．一口飲みを介助・誘導し，1回摂取量50 ml程度に分割する．

摂食指導1年後の評価と今後の対応：

① 姿勢の保持の工夫により逆流は週2〜3回に減少した．

② 逆流減少により「食事中のむせ」も同様に改善した．

③ 食物逆流の防止のための食後30分間座位保持は，職員の提案で以下のように実施された．食後の歯磨きはいす座位で行う．引き続き，トイレ使用（便座座位）する．理由は，トイレ使用時間で20分間の座位が維持できる．デイルームにおいていす座位で過ごす．上記の誘導で，30分間は座位姿勢を保持できた．

④ 咀嚼回数は増えている．

⑤ 水分の一口飲みの介助訓練を継続施行していく．

⑥ 食形態に関しては，摂食機能として食塊形成障害があるので，軟飯2（簡単な咀嚼は可能）レベルが安全である．しかし，常食きざみ（寮で手元調理）で対応できているので，現在の食事形態を維持する．安全性を重視するあまり，むやみに食形態を変更しない．

⑦ 食事介助；自力摂取と部分介助の併存．誤嚥の危機管理から，部分介助による食事速度と水分摂取の調整は必要である．自力摂取を維持しながら，部分介助で本人に適正な食事速度を習慣づける．

症例2：49歳，男性

知的障害者の摂食に関する症状のなかで，食物の逆流は，介助者の目に衝撃的な現象である．鼻からの逆流は疼痛も強く，鼻・咽頭粘膜の炎症を生じることで，嚥下障害も誘発する．逆流から解放されることで，食事が苦痛から楽しみに変わる．

主　訴：

① 水分が鼻へ逆流する．

② 食事速度が速い．

診　断： 重度知的障害，てんかん，歩行障害，左眼球白内障．

身体的所見：

栄養・意識・呼吸（鼻呼吸）状態；異常なし．

言語によるコミュニケーション；困難．

運動機能；歩行は wide-based gait で不安定である．筋トーヌスは低下傾向が認められるが，下肢の病的反射を含め，左右差等の明らかな神経学的な異常所見はない．下肢変形・拘縮なし．

顔面・口腔内の過敏性・奇形；なし．

処方内容；てんかん治療薬・アレビアチン細粒100 mg/日．

歯科所見： 特記すべき異常なし．

食事状況：

食事形態；常食のきざみ（常食Ⅱ）．

食事所要時間；5分前後．

いすに座り，テーブルで自力摂取する．食物をかき込んで摂取し，丸呑みする．舌運動は前後上下運動のみである．咀嚼がないので回旋運動は認められない．ピチャピチャと音を立てて舌で送り込む．次々と口中にかき込み，頻回にむせて自分の喉に手を当てる．食事速度は速く，食事開始から終了まで5分前後である．水分摂取は自力でコップから流し込み，この際，口唇閉鎖や水面へ

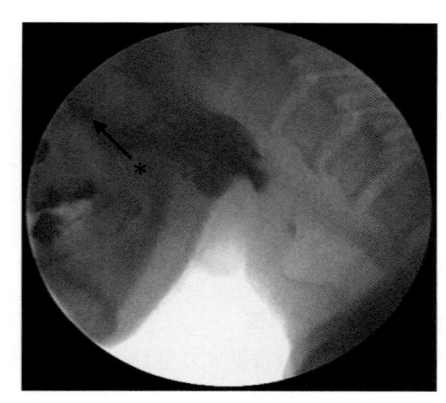

図 7-2-2　症例 2．鼻への逆流
＊：咽頭から後鼻腔に逆流する造影剤

の口唇下降は認められない．

嚥下造影検査における特徴的な所見（口腔期障害・喉頭期障害）（図 7-2-2）：
① 鼻咽腔の閉鎖不全により食物が鼻へ逆流する．
② 喉頭前庭閉鎖不全により水分の嚥下中顕性誤嚥が認められる．

喉頭内視鏡所見：
① 食物逆流が原因と思われる鼻咽頭炎が認められる．特に上咽頭に炎症が強い．
② 軟口蓋の筋肉層が薄く，動きが弱い．
③ 喉頭蓋の動きが弱い．
④ 声門閉鎖は正常．

問題点と指導ゴール：
① 摂食機能に関して，口腔期障害（食塊形成障害），咽頭期障害（鼻への食物逆流・水分の誤嚥）が重なっている．
② 鼻への逆流は呼吸・嚥下機能に影響する．早急に対応する．
③ 部分介助にしても，可能なかぎり自力摂取を維持したい．

指導内容：
鼻への逆流と誤嚥は食事の速度と食形態で調整する．
（1）食事介助
① 食事を全介助にして食事速度を調整する．
② 食事時間を 15〜20 分に調整する．
③ 嚥下を確認しながら介助する．
④ 大量の水分を一気に摂取する自力摂取の誤嚥防止策．一口の水分量を調整する．
（2）食形態調整
① 水分の逆流と誤嚥防止，増粘剤調整（あんかけ程度）．
② 咽頭の食物貯留に対して，ゼリーによる交互嚥下を試みる．このケースの場合，ゼラチンゼリーを長く口腔に含んでいるので溶けてしまう．これは誤嚥を招くので使用しない．代わりに，口腔内では不溶性であるが，食感がゼラチン類似のウルトラ寒天ゼリーを用いる．

摂食指導 6 カ月後の評価：
① 食事全介助による調整で逆流とむせは解消した．
② 耳鼻科所見；鼻咽頭炎の改善．
③ VF 所見の変化；
・舌挙上状態と嚥下運動が良好になった．
・喉頭前庭閉鎖不全による水分の嚥下中誤嚥は軽減した．
・鼻咽腔の閉鎖不全が軽減し，食物の鼻への逆流が消失した．

症例 3：49 歳，男性
調整の難しい自力摂取は，食事中の事故という危険を伴う．本症例は，自力摂取することで水分を誤嚥し，食物を喉に詰まらせてしまう．部分介助により食事速度と水分の一口量を調整することで，誤嚥と窒息を防止している．流速の問題で，水分摂取自体が誤嚥のリスクを高めている．特に，知的障害者が自力摂取でコップから連続飲みしている状態は注意を要する．

主　訴：
① 水分によるむせ．
② 食物を喉に詰まらせる．
③ 食事速度が速い（食事時間 5 分）．

診　断： 重度知的障害，慢性副鼻腔炎．

身体的所見：
栄養・意識・呼吸（鼻呼吸）状態；異常なし．慢性副鼻腔炎の加療中．
言語によるコミュニケーション；可能（二語文

程度).

　運動機能障害；なし.
　顔面・口腔内の過敏性；なし.
歯科的所見：
　歯牙の萌出状態；特記すべき異常なし.
　スケーリング時にむせが認められる.
食事状況：
　食事形態；常食きざみ（常食Ⅱ）.
　食事所要時間；5分前後.
　いすに座り，テーブル上の食器からスプーンでかき込み摂取する．食事中の大半は「丸呑み」で，咀嚼はほとんど認めない．パンのように咬み切れる軟らかい食物で，数回の咀嚼運動が認められる．舌運動は前後上下左右運動が認められ，ときに不完全な回旋運動が認められる．ピチャピチャと音を立てて舌で送り込む．食事の速度は速く，5分前後で終了する．おしゃべりが多く，食事に集中しない．口中に食物が入った状態で話し，上体を動かしてはむせ込む．水分摂取は続けて流し込むが，連続嚥下を伴う真の連続飲みではない．口唇閉鎖や水面への口唇下降は認められる．水分摂取後にむせが認められる．

　嚥下造影検査ビデオ所見（図7-2-3）：
　（1）検査中の姿勢
　背もたれいすによる座位（背もたれ角度80度前後）周囲に注意がそれやすく，頭部と頸部の動きが多い．この動きは摂食中にも認められる．
　（2）VF所見のまとめ
　口腔期障害・咽頭期障害.
　① 舌挙上低下と舌骨異常運動による，移送と嚥下の協調障害.
　② ①の代償としての咽頭分割嚥下と，逆嚥下様咽頭腔の拡大.
　③ 咽頭・喉頭の嚥下圧低下による咽頭・喉頭蓋谷・梨状窩の食物貯留.
　④ 喉頭前庭閉鎖不全による水分の嚥下中顕性誤嚥.
　喉頭内視鏡所見：
　① 喉頭蓋谷と梨状窩に貯留物が認められる.
　② 声門閉鎖は正常.

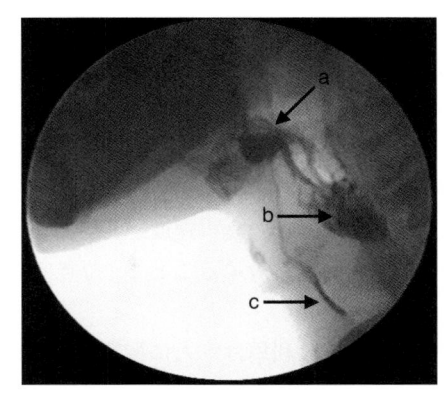

図7-2-3 症例3．自力水分摂取による誤嚥
a：喉頭蓋谷に貯留する造影剤，b：梨状窩に貯留する造影剤，c：気管内に流れ込む造影剤

　問題点と指導のゴール：
　① 摂食機能に関して，口腔期障害（食塊形成・移送障害），咽頭期障害（咽頭・喉頭の食物貯留，水分の誤嚥）が重複する．
　② 咽頭期障害の程度から，誤嚥の危険性が高い．
　③ 誤嚥の危機管理だけでなく摂食機能の向上を図りたい．
　④ 食事の集中度が低く，食事中の環境設定が必要である．
　指導内容：
　（1）食形態・食事介助の調整
　① 水分の増粘剤調整（常温のサラダ油程度のとろみ）.
　② 喉頭蓋谷，梨状窩の食物貯留の洗い流しにゼリーの交互嚥下を試みる．食物が口腔・咽頭に長く停滞するケースでは，溶けたゼリーで誤嚥を生じる．不溶性のウルトラ寒天ゼリー（食感がゼラチン類似）を用いる．
　③ 摂食機能レベルでは，食形態は嵐山郷段階食中の移行食・軟食Ⅱ（咀嚼は困難だが，舌や歯茎による押しつぶしは可能）適応である．
　④ 食事速度調整と水分誤嚥防止を図り，部分介助を施行する．
　・食事時間を15〜20分に調整する．
　・嚥下を確認しながら介助する．

・水分の一口飲みを習慣づけるため，スプーン介助にする．

(2) 環境設定

食事に集中できる食堂の環境設定を工夫する．

摂食指導1年後の評価：

① 食事介助で適正な食事速度が得られた．

② 嚥下の確認が定着することで，むせは明らかに減少した．

③ 嚥下ゼリーの利用は本人に習慣づけられた．

④ 水分一口飲みは介助で可能になったが，自力摂取では困難．

⑤ 頸部聴診所見（食事中）；水分，固形物嚥下後の呼吸音は清明であり，咽頭の食物残留は以前より改善したと推定される．

⑥ 1年後のVF所見；前回（1年前の指導前状態）との比較

・舌挙上状態と嚥下運動がやや良好になった．

・喉頭蓋谷・喉頭前庭・梨状窩の食物貯留はいまだに認められるが，嚥下による処理は良くなった．

・喉頭前庭閉鎖不全による水分嚥下中の誤嚥は軽減した．

症例4：40歳，男性

脳機能障害に起因する摂食・嚥下障害は，リハビリテーションにより症状を軽減させることは可能でも，治癒は望めない．しかし，それ以外にも改善すべき課題は多い．摂食障害を修飾する因子として，中枢性に作用する薬剤には常に留意すべきである．このケースは，向精神薬の副作用である舌ジスキネジアを有していた．計画的に投与量の調整を行った結果，ジスキネジアが消失することで摂食機能の向上が認められた．しかし，ここで大切なのは「治療とのバランス」である．断薬によりてんかんや精神障害が増強すれば，本人のQOLは確実に低下する．医療スタッフと十分な検討をすることで，チームの一致した見解を確立することが必須である．

主　訴：食事中のむせ

診　断：

① 周産期障害による重度知的障害・てんかん．

② 消化管運動機能障害（呑気，鼓腸，便秘）．

既往歴：誤嚥性肺炎の既往はない．

身体的所見：

軽度やせ（BMI 19.1）はあるが，栄養障害はない．

意識障害や呼吸障害は認めず，鼻呼吸；可能．

言語によるコミュニケーション困難．

運動機能；自力歩行可能だが寡動．腱反射・筋トーヌス弱い．

顔面，口唇，頬粘膜の過敏性；なし．

口腔内所見；常時半開口しており，口腔乾燥が認められる．舌圧子による刺激では軟口蓋の動きは不良である．口蓋垂の右方偏位があるが，軟口蓋の動きに左右差はなく，麻痺ではない．

胸部聴診所見；正常，腹部膨満とグル音亢進を認める．

腹部X線写真；ガスが充満した胃と結腸が認められる．

歯科的所見：てんかんによる転倒で3回受傷し，右側上顎中切歯・右側上顎側切歯・左側上顎中切歯を抜歯．

処方内容：

てんかん治療薬；アレビアチン240 mg，クロナゼパム8 mg，ニトラゼパム2 mg．

向精神薬；セレネース2 mg．

消化管運動改善薬；ガスコン240 mg．

整腸剤；フラクトオリゴ糖10 g．

食事状況：

食事形態；常食きざみ（常食Ⅱ）．

食事時間；10分．

いすに座り，テーブルで摂取する．自力で左手にスプーンを掴み，スプーンを反転させる形で口中に食物を入れる．口唇閉鎖はできない．機能的な咀嚼は乏しく，大半丸呑みである．

舌運動は前後上下中心だが，回旋運動も認められる．

水分摂取は，コップで自力摂取または部分介助を受ける．口角からの「こぼし」が認められる．

食事場面では，水分摂取時，固形物（パン等）の

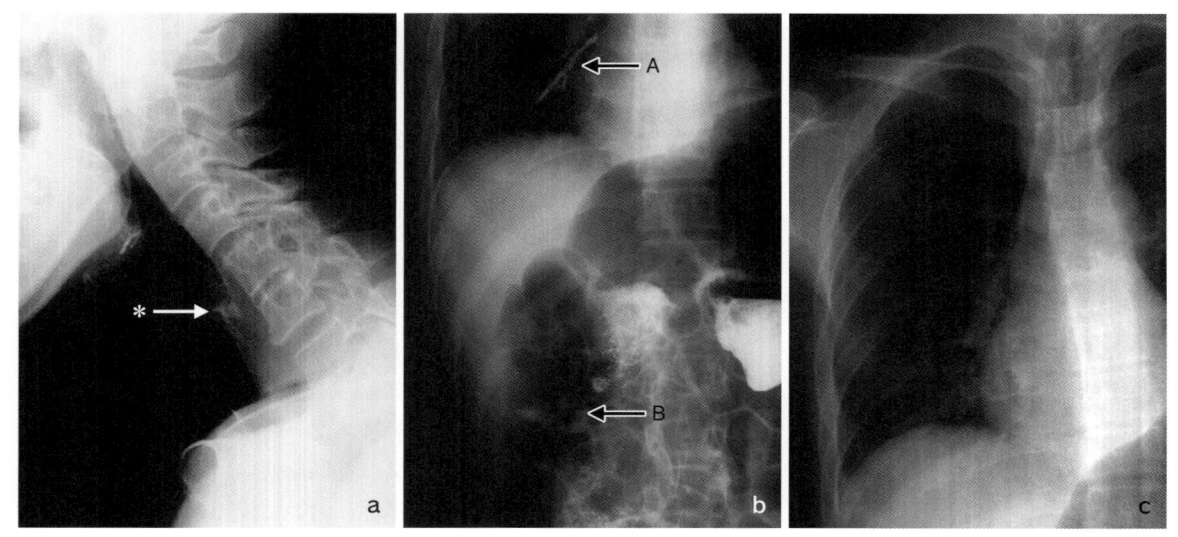

図 7-2-4 症例 4. 誤嚥による造影剤の経時的変化
a：誤嚥により気管壁に付着する造影剤（＊）．b：誤嚥直後，A；右下肺野の気管支に認められる造影剤，B；ガスの充満する結腸．c：誤嚥 4 時間後，バリウムはきれいに排出されている

嚥下時にむせが目立つ．

嚥下運動は，視診上，喉頭の動きに明らかな弱さを認めない．しかし，軟口蓋の動きの悪さ（上記の診察所見で認められた）を考慮すると，嚥下造影検査による検討が必要である．

頸部聴診所見：水分によるむせが認められた際，聴診に以下のパターンがある．

① 明瞭な湿性音が認められる．

② 湿性音はなく呼吸不整になる．

嚥下造影検査ビデオ所見：

1 回目造影検査（セレネース投与中）；舌運動が悪く，上下前後に小刻みに動く（舌のジスキネジア）．

機能性は乏しく，舌と硬口蓋の接触不全と舌の挙上低下が認められる．結果として，食塊の移送遅延と分割嚥下が認められる．咽頭，喉頭蓋谷の食物貯留も多い．交互嚥下として，お茶ウルトラ寒天で洗い流しは可能である．固形物に付着している 120%バリウム液が反復嚥下中に気管侵入する．

60%バリウム液 5 cc をコップで連続飲みすると，かなりの量が誤嚥されている（図 7-2-4a）．この際，誤嚥直後のむせはない（不顕性誤嚥）．この直後の胸部 X 線写真では，右気管支の一部が造影されている（図 7-2-4b）．4 時間後の再度の胸部 X 線写真では，右気管支のバリウムは排出され消失していた（図 7-2-4c）．

VF 所見のまとめ（口腔期障害・咽頭期障害）；

① 舌のジスキネジア．

② 移送と嚥下の協調障害による反復嚥下．

③ 嚥下圧の低下による咽頭・喉頭蓋谷の食物残留．

④ 水分の嚥下中の不顕性誤嚥．

⑤ 誤嚥による気管支のバリウムの排出状態を経時的に観察した．誤嚥 4 時間後の X 線写真上はきれいに排出された．

喉頭内視鏡所見：

① 反復する鼻咽頭炎症．

② 喉頭蓋の動きは悪いが，声門に異常な所見は認めない．

③ 右側の鼓膜に中耳炎による鼓膜穿孔瘢痕が認められる．

問題点：

① 口腔期障害（咀嚼・食塊形成・送り込み障害，嚥下協調障害） 咽頭期障害（水分の嚥下中不顕性の誤嚥）が認められる．

② 舌ジスキネジアがあり，向精神薬の副作用と推定される．
③ 頸部の聴診所見；水分の咽頭貯留による湿性音が生じる．
④ 呼吸は不整で弱いが，誤嚥による気管支のバリウムの排出状態から推測すると，肺の排出力（自浄作用）は悪くない．
⑤ 水分をよく摂取するので，制限は本人にストレスとなる．

治療方針と成果：
（1）ジスキネジアへの対応
向精神薬の副作用を疑い，精神科主治医と検討する．現在の精神状態は安定しており，セレネース中止が可能と判定された．急激な断薬により神経症状が出現しやすいことを考慮して，段階的減量と投与中止を図る．
セレネース投与中止1カ月後と投与中のVF所見の比較は次のとおりである．
① 舌のジスキネジアは明らかに軽減した．
② 投与中は不顕性誤嚥であったが，むせが出現（顕性誤嚥）するようになった．これは，咽頭・喉頭・気管支の防御反射の改善と推定される．
③ 誤嚥の回数と量が減少した．

（2）誤嚥防止の対応
① **食形態と食事介助の調整**
・誤嚥はあるが，誤嚥性肺炎の既往は認められていない．呼吸器の排出力は維持されている．
・水分の経口摂取を全面的に禁止しない．本人の好物であり，抗菌作用のあるお茶（液体）を経口摂取することは許容する．誤嚥時に重症肺炎を招く栄養価の高い液体は，増粘剤で固形状態（増粘剤として適正な使い方ではないが）に調整する．
・水分摂取時に一口飲みを徹底することで誤嚥を防止する．本人の首がのけぞらないように支えて，コップの角度を上口唇が水面に触れる状態に保ちながら，一口ずつ嚥下させてゆく．
・嗄声の出現は咽頭貯留の徴候なので，確実な嚥下を促す．貯留の改善で声が戻るので，そ

れまで食事摂取を待つ．
・自力摂取の際，一口量が多いので，部分介助で適正な一口量と食事速度に調整する．使用するスプーンを小さくする等．
② **口腔衛生（口腔底，歯間）の徹底**
③ **誤嚥早期発見**
定時検温・医療スタッフとの定期検討．

症例5：43歳，女性
知的障害者における自力摂取の危険性はすでに述べた．身体障害のケースでも同様である．特に片麻痺のケースは健側を使い自力で対応できるので，日常生活場面において能力以上の評価を受けてしまう．そのことが事故につながりやすい．
本症例は知的障害と片麻痺を認めるケースである．幼少時から食事は自力摂取をしていた．「丸呑み」で仰向いて食物を口に詰め込む状況だったが，幸いなことに，大きな事故はなかった．何とかバランスを維持してきた自力摂取も，加齢による機能低下が加わり誤嚥性肺炎罹患が現実になってしまった．その後，食形態の調整と食事の全介助により全身状態の改善と誤嚥の防止が得られた．ここで大切なのは，安全対策にとどまらず本人の機能の向上を図ることである．次段階の目標は，「指導後のQOLの向上」である．当ケースのゴールは，「少しでも咀嚼ができること，安全な自力摂取ができること」である．

診　断：
① 周産期障害による重度知的障害・左片麻痺・てんかん．
② 誤嚥性肺炎，左肺化膿症既往（40歳時）．

既往歴：
誤嚥性肺炎，肺化膿症罹患以前は「常食きざみ」を自力摂取していた．箸やスプーンがうまく操作できないとき，素手で摂取することもあった．第一段階のゴールとして，肺化膿症治癒後の誤嚥防止を目的とした摂食指導を施行した．
食形態調整；常食から軟飯食へ変更，水分は増粘剤調整する．
自力摂取の禁止；食事はスプーンを用いた全介

助で摂取する．
　コップ飲みと吸い飲みは禁止した．
　姿勢の維持；ベッドではギャッジアップ，食堂では背もたれいす70〜80°を使用する．
　一口量の調整；食事の速度調整，確実な嚥下の確認を施行した．
　上記の第一段階指導内容を施行3年後，以下の成果が得られた．
　① 現在まで誤嚥性肺炎には罹患していない．
　② 栄養状態が改善した（BMI 16.3 から 19.4 に改善）．
　次段階の目標は「指導後の QOL の向上」である．具体的なゴールは「咀嚼ができる，安全な自力摂取ができる」とした．以下は第2段階時点の所見である．

身体所見：
　意識障害；なし．
　栄養状態；やせ（BMI 18.5）はあるが，栄養障害はない．
　運動機能；左痙性片麻痺による軽度跛行，自力歩行可能．
　上肢に関して；食器の把握は可能だが，箸やスプーンは操作困難である．
　姿勢；軽度の側彎と亀背が認められる．座位で円背前屈位になる．
　呼吸；障害なし．平常から軽度の開口状態，鼻呼吸可能．
　顔面，軟口蓋の麻痺；認められない．
　過敏性；顔面，口唇，口腔粘膜ともになし．
　処　方：抗てんかん薬マイソリン 400 mg/日．

歯科的所見：
　37歳時に，てんかん発作による外傷性脱臼歯牙の抜歯施行．
　39歳時に，外出時に転倒して下口唇を裂傷．
　欠損歯；下顎右側第二大臼歯，左側第一および第二大臼歯．
　咬合状態；反対咬合．下口唇が反転，高口蓋．普段は開口状態，流涎は多い．

食事状況：
　食事形態；軟食Ⅱ，水分は増粘剤で調整．
　食事時間；20分．
　専用いすを70〜80°傾斜させ，背もたれの状態でテーブル越しの全介助で摂取する．
　口輪筋が弱く，捕食時の閉口は不完全である．
　咀嚼はない．舌運動は前後上下中心で回旋運動はない．
　嚥下運動は悪くない．水分摂取は増粘剤調整（クリーム状）してスプーン介助している．むせは認められない．

頸部聴診所見：呼吸音が清明で，食物の咽頭貯留はないと推定される．

嚥下造影検査ビデオ所見：
(1) 検査時所見
　① 舌運動障害による移送遅延があるが，嚥下速度は維持している．
　② 喉頭蓋谷の軽度貯留（きざみ野菜のとろみ）．
　③ 誤嚥はないが，軽いむせが出現する．これは喉頭蓋谷貯留が原因と推定している．お茶ウルトラ寒天の交互嚥下で除去された．
(2) VF 所見のまとめ
　口腔期障害（以下の項目番号①②③），咽頭期障害（④）．
　① 口唇閉鎖の筋力が弱く，捕食が不完全．
　② 舌運動の稚拙さより咀嚼・食塊形成障害．
　③ 食塊移送遅延．
　④ 喉頭蓋谷の食物貯留．

問題点：
　① 顔面を触られることに拒否はあるが，過敏はない．
　② 口輪筋力が弱く，捕食時の口唇閉鎖が不完全である．
　③ 軽度の食物貯留は増粘剤の適正な選択で解決できる．

指導のゴール：
　今回の指導の目的には，自力摂取も含まれている．適切な介助を徹底することで，本人の口唇閉鎖と舌運動を促し咀嚼に導いていく．達成できれば自力摂取の道が開ける．

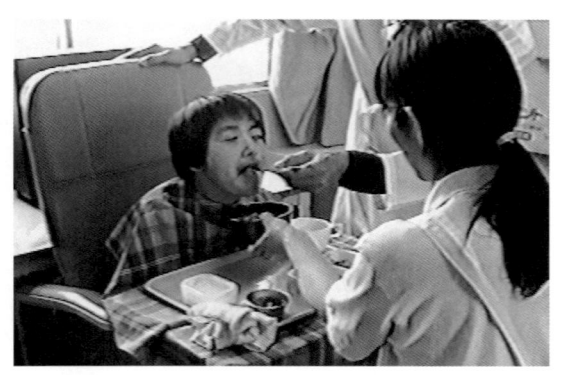

図 7-2-5 症例 5．食事風景（摂食指導中）

指導内容：
(1) 食形態の調整
① 咀嚼ができないので，摂食機能としては現時点の移行食・軟食Ⅱレベルより「軟食Ⅰ」が適している．しかし，実際の食事場面では段階食軟食Ⅱレベルで事故なく対応している．変更しないで経過観察する．
② 喉頭蓋谷の食物貯留に対して交互嚥下ゼリーを利用する．
③ 水分にとろみが必要だが，増粘剤濃度を適正にしないと咽頭に付着して貯留を生じる．
(2) 食事介助（図 7-2-5）
① 捕食時の口唇閉鎖を誘導していくことで舌運動を促進し，最終的に咀嚼を導く．
② スプーン介助を適切にすることで口唇閉鎖を誘導する．
・口を閉じてから，ゆっくり，真っ直ぐ引き抜く．
・舌前方にスプーンで押し気味に捕食させ，下顎運動を促す．
・舌の先に食物を置くようにする．
・スプーンは口中に入れすぎない．口中に収める範囲はスプーン長径半分以下にする．
・スプーンの大きさを適正にする（ティースプーン程度）．
(3) 口腔衛生保持；ブラッシング指導施行（嵐山郷歯科外来）．
① 適切な歯ブラシの選択．
② 歯磨き施行時の介助．頭部固定することで安全に確実に磨ける．
③ 歯磨き施行前の口腔内食物残渣の除去．誤嚥を防止して効率良くブラッシングできる．

摂食指導 1 年後の評価：
① 口唇閉鎖がうまくなり，食物が口からこぼれる量が減少した．
② 以前より口唇の動きはよいが，いまだに口唇の弛緩残存．
③ 口唇閉鎖を待つ分食事時間が延びたが，本人の疲労はない．
④ 頸部聴診所見；嚥下が良くなり嚥下後呼吸音は清明である．

症例 6：29 歳，女性

摂食障害のリスクは高くないが，食事介助に職員が苦労するケースは少なくない．食事中の不可解な行動や姿勢に関する難題に奮闘する毎日である．本人の行動の意味を正しく理解することは至難の業である．問題をひとつずつ検証するには，豊富な臨床経験と緻密な分析力が必要である．スーパーバイザーの的確な状況分析と問題提起を受けて，姿勢調整を中心にした介助で食事場面が改められた．

主　訴： 開口しない，水分摂取時に口から吹き出してしまう．
診　断： 周産期障害による知的障害，右下肢麻痺．
身体的所見：
栄養状態；正常範囲．
意識状態；異常なし．
会話は不可能だが，簡単な指示は理解する．
運動機能；軽度の右下肢麻痺あるが，自力歩行可能．
呼吸機能；鼻呼吸は可能．食事中は閉口しているので，鼻呼吸していると推定される．
顔面，口腔内，咽頭に麻痺なし．
顔面，口唇，頰粘膜の過敏性なし．
歯科的所見：
特記すべき異常所見なし．

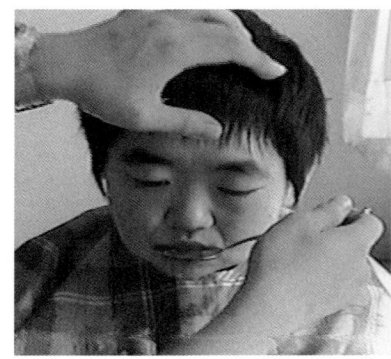

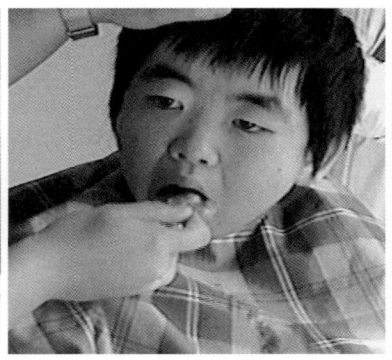

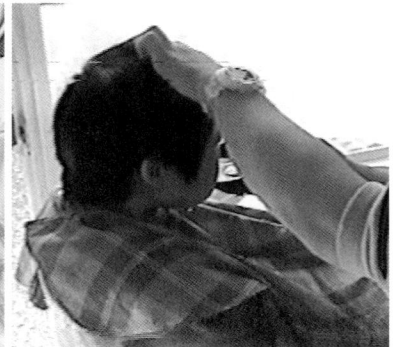

図 7-2-6a～c 症例6. 頭部介助

鼻呼吸：できる(20秒)が，普段はしていない．
食事状況：
食形態；常食のきざみ（常食Ⅱ）．
食事時間；30分．
　いすに座り，テーブルに向かう．上半身が前屈し，食器の上に頭部が被さるような姿勢になってしまう．スプーンによる全介助で摂取する．
　口唇閉鎖可能だが，開口が悪い．咀嚼は稚拙であり機能していない．舌運動は前後上下中心で，ときに左右・回旋運動が認められる．一見，送り込み，嚥下運動はさほど悪くない．
　水分は増粘剤を使用しクリーム状に調整してあり，スプーン介助で摂取する．
　頸部聴診による呼吸音は清明である．水分摂取時に口から吹き出してしまう．むせは出現しなかった．
　歯磨きは歯の前面のみ磨かせるが，内側は拒否する．
嚥下造影検査ビデオ所見：
（1）検査時所見
　軟飯，軟食Ⅱの副食（ポテト；粗いマッシュ状態）は喉頭蓋谷に貯留する．反復嚥下が認められる．交互嚥下用お茶ウルトラ寒天，バリウムゼリーで洗い流しが可能である．送り込みがやや遅いが，喉頭侵入，誤嚥は認められない．
　120%バリウム液5ccでは口腔底に溜まり，前後上下の舌運動で舌上に乗せて送り込む．この際も喉頭蓋谷貯留と反復嚥下が認められる．誤嚥は認められなかった．検査直後はむせもなく，頸部・胸部聴診所見は正常である．
（2）VF所見のまとめ
　① 口腔期障害が中心であり，咽頭期には著明な異常所見はない．
　② 口腔底の液体貯留・咀嚼困難・食塊形成障害・食塊移送遅延．
　③ 液体を一気に処理できないのは舌運動の稚拙さが起因している．
　④ 食物を舌前方の口底で保持する dipper type（口底保持型）．
頸部聴診所見：
　① 水分・固形物嚥下後呼吸は吸気であり，呼吸音は正常．
　② 嚥下後の「息こらえ」が認められる．
喉頭内視鏡所見：
　① 喉頭蓋，声門の動きは良く，喉頭蓋谷に分泌物は認めない．喉頭機能は良さそうだ．
　② 口腔内の分泌物が多く，吸引しながら検査を施行する．
　③ 指導の半年前に上気道炎を罹患し，毎週1回の耳鼻科の局所処置とクラリスロマイシン100mg/日4カ月間経口投与した．
問題点
　① 食事中の姿勢異常；上半身が前屈し頭部が食器に被さる．姿勢を維持する手段はあるか．
　② 摂食機能；口腔期障害，特に舌運動の稚拙さから，咀嚼・移送・食塊形成の障害が認められる．

主訴である「水を吹き出す」は，舌運動で口腔底の液体を処理できないこと，前屈の姿勢，口唇閉鎖していないこと，これらの所見が重なり「口から流れ出てしまう状態」である．

③ 口腔期障害に対して食形態変更は必要か．
④ 開口が悪い．開口困難の原因はなにか．

歯科医によるブラッシング時に大きな開口が認められた．機能的，器質的にも開口障害はなく，大きく開口する機会が少ないだけである．

指導内容：
(1) 食事介助
① 姿勢の補正と維持．
② 食事中の前屈姿勢を介助者の手で頭部固定し姿勢補正する（図 **7-2-6a～7-2-6c**）．
③ 口唇閉鎖介助，スプーン介助で「流れ出し」を防げる．
④ 食事中の姿勢の疲れに対して背もたれいすを試してみる．
⑤ 開口訓練として，頭部固定したブラッシングを励行する．

(2) 食形態
咀嚼のレベルは移行食「軟食Ⅱ」相応だが，咽頭期・食道期の機能は維持されている．「常食きざみ（常食Ⅱ）」で事故なく対応している．現状維持とする．

摂食指導2カ月後の評価：
飲み込み，移送速度，嚥下が速くなり，姿勢保持されている．この結果，口からの吹き出しが改善した．職員間で統一した頭部介助を継続した結果，適正な姿勢を本人自身が保持するようになってきた．

（髙木晶子）

引用文献

1) 渕上達夫，野口幸男，赤塚展子ほか：心因性嚥下障害の2男児例．小児保健研究，**57**(6)：773-776，1998．

和文索引

ア

アーテン 105
アイスマッサージ 228
アテトーゼ型 72, 130, 239
アテトーゼ主体型 241
アデノイド肥大 71
アフロクァロン 105
アモバルビタール 105
アロフト 105
亜鉛の欠乏 242
握力 204
顎の動き 149
顎のコントロール 149
新しい改訂モデル 19
圧縮 290
圧力センサー 204
泡立ち音 190
安静時全唾液 197
安静時全唾液流量 196
安静唾液平均流量 196
安定した座位 218

イ

イソミタール 105
インターディシプリナリー 253
いびき 67
易感染性 242
胃食道逆流 107, 202, 211
胃食道逆流症 50, 51, 107
胃瘻 54, 55
異常嚥下 167
異常嚥下癖 231
異常動作 40
異常パターン 39
異常パターン動作 42, 151, 250
異常パターン動作の抑制 278
異食症 128
移行食 220, 323
移行相 19
移動能力の自立 3
意識状態 319
息こらえ 329
1日の食事・注入時刻 133
一体動作 31
咽喉頭知覚 201
咽頭 201, 202
咽頭圧の低下 217

咽頭期 9
咽頭期嚥下の遅れによる咽頭流入 161, 175
咽頭期障害 319
咽頭期遅延時間 165
咽頭クリアランス 207
咽頭残留 202
咽頭残留量 207
咽頭食道接合部 202
咽頭喘鳴 67
咽頭通過時間 165, 207
咽頭内圧 208
咽頭の炎症 217
咽頭反射 11, 139
咽頭分割嚥下 210
咽頭マノメトリー 209

ウ

ウルトラ寒天ゼリー 323
運動機能 201, 319

エ

エクセグラン 58
エチゾラム 105
エビセンなどを追いかける動き 149
栄養管理の改善 233
栄養指導 227
栄養状態 215, 319
栄養所要量 240
栄養摂取量 239
栄養評価 140
鋭・鈍識別能 199
液体摂取機能 23
液体摂取訓練 285
液体摂取の介助 286
液体の評価 148
塩化レボカルニチン 257
塩酸エペリゾン 105
塩酸チザニジン 105
塩酸トリヘキシフェニジル 105
塩酸トルペリゾン 105
嚥下 149
嚥下3相 9
嚥下閾値 202
嚥下運動 273
嚥下音 189
嚥下回数 149

嚥下機能 203, 212
嚥下訓練食 264
嚥下後誤嚥 49, 161
嚥下後の息こらえ 216
嚥下困難 203
嚥下時口唇圧 204
嚥下食 220
嚥下造影 154, 202, 217
嚥下造影検査ビデオ所見 320
嚥下第1相 203, 217
嚥下中誤嚥 49, 161
嚥下と呼吸のバランス 216
嚥下に伴わない一過性の下部食道括約部の弛緩 107
嚥下の神経支配 6
嚥下反射 150
嚥下前誤嚥 161

オ

オープンバイト 142
オキサゾラム 105
オトガイ筋 292
おくび 107
お茶ウルトラ寒天 325
お茶ゼラチンゼリー 224
折りたたみナイフ現象 96
押しつぶし 33
押しつぶし嚥下 32, 35, 150
押しつぶし訓練 263
嘔気の亢進 139
嘔吐 112, 136
嘔吐反射 139, 201
嘔吐発作 118
横隔膜 64
横隔膜右脚 115
横隔膜活動促通手技 86
大島分類 211
温度覚 145
温度感覚 199

カ

カットアウトコップ 269
カフアシスト 92
カフマシン 92
カプノメータ 83
ガムラビング 296
下咽頭 201
下咽頭・喉頭部障害 73

下顎前突　142
下顎の前推　72
下気道　62
下気道狭窄　74
下側肺障害　52
下部食道括約部　107
加圧　290
加齢　212
加齢に伴う摂食・嚥下機能低下　100
加齢による機能低下　213
家庭環境　250
家庭・生活環境　136
家庭療育　249
過開口　42, 151, 152, 280
過開口の抑制　148
過緊張　39
過敏　128, 138
過敏性　320
過敏の除去　259
介助者との位置関係　226
介助ハフィング　87
回旋運動　217
開咬　142
解剖用語　155
外呼吸　62
外受容皮膚反射　10
咳反射　211
顎運動　149
顎下腺安静唾液　196
滑脱型食道裂孔ヘルニア　109
甘味　194
官能検査　220
陥没呼吸　68, 69
換気　62
換気障害　51
換気力学的検査　83
間欠的経管栄養法　53
間欠的経口経管胃栄養法　55
間接訓練　258
間接的訓練　232
感覚運動失調　202
感覚機能評価　144
環境設定　218, 323
環境の改善　233
環状の回転咀嚼　21

キ

きざみ食　262
気管　156
気管・気管支軟化　68
気管支造影　218
気管食道吻合術　59, 60
気管切開　58, 59
気管内出血　61
気管内侵入　321
気管内肉芽　76
気管軟化症　61, 76, 77
気管腕頭動脈瘻　61
気道　63
気道狭窄　68
気道上皮　52
気道閉塞性換気障害　67
奇異呼吸　69
奇形　143
基礎代謝量　239
亀背　319
器質的原因　127
機能異常　202
機能的狭窄　76
義歯装着　199
逆嚥下　16, 17, 152
逆呼吸　69
逆流　319, 321
逆流性咽頭食道炎　320
逆流性食道炎　107
逆流防止術　116
臼歯で臼磨　151
臼磨運動　149
吸引動作　38
吸啜機能　9
吸啜動作　150
吸啜動作の残存　287
吸啜パターン　174
吸啜反射　11, 12, 143, 144
求心性神経系　202
急性誤嚥　55
嗅覚　14, 194
拒食　127, 137, 309
拒食への対応　260
胸郭　64
胸郭軽打法　86
胸郭呼吸運動性呼吸障害　88
胸郭と呼吸運動　63
胸郭の扁平化　79
胸郭ゆすり法　85
胸椎の生理的後彎　110
胸部CT　52
胸腹部圧迫法　57
胸腹部理学的所見　320
胸腰椎左凸側彎　109
強剛　96
頬訓練　291, 292, 295
驚愕反射　11

仰臥位姿勢　271
筋緊張異常　96
筋緊張緩和剤　106
筋緊張緩和薬　257
筋緊張亢進　96
筋刺激訓練法　289
筋の協調運動障害　129
緊張亢進の加齢変化　102
緊張性頸反射　99
緊張性咬反射　13, 42, 151, 152, 268, 279
緊張性迷路反射　99

ク

クッションチェア　273
クロールジアゼポキシド　105
クロナゼパム　58, 257
クロバザム　58, 257
グル音亢進　324
くしゃみ反射　211
空気嚥下　107
空腸栄養　114
口すぼめ呼吸　296

ケ

げっぷ　107
外科的手術　138
形態異常　143
形態発育の不調和　129
経胃瘻空腸カテーテル栄養法　55
経管依存症　127, 138, 311
経管栄養　53
経管栄養開始時期　100
経管からの離脱　313
経口摂取　53
経口摂取訓練　277
経皮的酸素分圧　83
経皮的炭酸ガス分圧　81, 83
経鼻咽頭エアウェイ　68, 73, 74, 75
経鼻空腸カテーテル栄養法　54, 56
経鼻留置経管栄養法　54
痙縮　96
痙直　96
痙直型　130
痙直型四肢麻痺　242
痙直主体型　241
頸髄症　103
頸部器具　87
頸部聴診　189, 324
頸部聴診法　215
頸部の角度　271
健常児の発達過程　250

和文索引　333

検査食物　158
検査頻度　219
言語指示　250
言語理解能力　250
原始的動作　40
原始反射　9, 143

コ

コーティング　266
コップ　285
コップ飲み　327
コントール　105
コンベックス型のプローブ　185
呼気終末炭酸ガス濃度　81
呼気終末炭酸ガス分圧　83
呼気性喘鳴　67, 68
呼吸　62
呼吸音　189, 324
呼吸管理　232
呼吸器官　62
呼吸器疾患　2
呼吸機能　212, 320
呼吸困難　55
呼吸障害　66
呼吸相　216
呼吸理学療法　84
呼吸リハビリテーション　65, 80
固形食摂取機能　23
固形食摂取訓練　277
固形食の評価　148
固縮　96
股関節脱臼　103
個人線量計　219
誤嚥　2, 48, 51, 161, 177, 210
誤嚥性肺炎　211
誤嚥の早期発見　213
誤嚥の定義　161
誤嚥のリスク　217
誤嚥防止　225
誤嚥防止術　59
口蓋形態　142
口蓋垂　156
口角のくぼみ　149
口腔　202
口腔衛生　326
口腔乾燥　197, 324
口腔乾燥症　196
口腔期　9
口腔期機能障害　212
口腔期障害　319
口腔機能障害度　132
口腔残留量　207

口腔相　203
口腔知覚系　200
口腔通過時間　164, 207
口腔ネラトン法　53, 55
口腔の立体認知能　199
口呼吸　7, 215
口唇機能　203
口唇訓練　290, 291, 292
口唇反射　10
口唇閉鎖　148, 328
口唇閉鎖介助　281, 286
口唇閉鎖機能　147
口唇閉鎖機能訓練　280
口唇閉鎖能力　15
口輪筋　290
広義の口腔期　217
甲状軟骨　156
交互嚥下　323
交互嚥下ゼリー　224
向精神薬　214
向精神薬の副作用　324
行動障害　212
抗痙攣剤　214
抗てんかん薬　257
拘束性換気障害　67, 71, 78
後方介助　276
咬合状態　142
咬反射　11
高エネルギー消費群　241
高口蓋　327
高齢知的障害者　211
喉頭蓋　156
喉頭蓋谷　156
喉頭蓋軟骨　156
喉頭・気管支攣縮　53
喉頭気管分離術　59, 60
喉頭全摘術　59, 60
喉頭鏡　200
喉頭侵入　161, 177
喉頭前庭閉鎖不全　320, 322
喉頭前庭への侵入　210
喉頭前庭領域　201
喉頭全摘術　59, 60
喉頭内視鏡　201
喉頭内視鏡検査　217
喉頭内視鏡所見　320
喉頭内側壁　201
喉頭の位置　8
喉頭部前壁　201
喉頭流入　161
硬口蓋　156
構造の狭窄　76
骨格筋　207

骨性胸郭　64

サ

サイレントアスピレーション　2, 48, 49, 149, 161, 162
サッキング　15
サックリング　14
嗄声　326
座位保持　321
座位保持訓練　321
再診用診査用紙　132, 135
細菌転位　3
最大運動振幅　203
最大口唇圧　204
最大舌圧　204
最大等長性舌圧　205
最適期　128
三角マット　273
30°仰臥位　274
酸味　194
残留　163, 176

シ

シーソー呼吸　69
シリコーン製スプーン　268
シンチグラフィ　207
ジアゼパム　105, 257
ジスキネジア　324
しゃくり上げ嚥下　96
刺激時全唾液　197
刺激唾液　196
姿勢　49
姿勢および介助指導　258, 271
姿勢管理　78
姿勢の調整　225
姿勢保持装置　158
指示嚥下　203
指示による条件設定　218
指導時間　255
施設管理職　235
歯科所見　320
歯肉マッサージ　288, 296
耳下腺刺激唾液流量　196
耳鼻科領域所見　217
自己受容反射　10
自由嚥下　170
自力摂取　212, 225, 322, 326
持久力　204
持続陽圧呼吸　94
塩味　194
失調型　130
湿性音　190, 217

膝蓋腱反射　10
手掌頤反射　11
手掌でつかむ　26
受動的刺激法　290, 291
臭化カリウム　58, 257
臭化ナトリウム　58
重度知的障害者　211
準備期　9, 217
初診用診査用紙　132, 133, 134
除脂肪体重　240
上咽頭狭窄　70
上顎前突　142
上気道炎　217
上気道通過性呼吸障害　87
上気道閉塞　72
上気道閉塞性換気障害　51
上喉頭神経　200
上食道括約筋　208
上部消化管障害　90, 107
上部消化管造影検査　112, 153
常食　220
常食Ⅱ　330
常食きざみ　321
情報提供　228
食塊移送遅延　327
食塊形成　217
食塊形成障害　321
食塊形態　203
食塊侵入　202
食塊頭部　208
食塊内圧　209
食塊の移送効率　207
食塊の流れの音　190
食塊非推進性第3次蠕動波　209
食塊尾部　208
食形態　321
食形態・器具指導　258, 262
食形態の調整　220
食事介助　220, 225, 321
食事環境　226
食事恐怖症　127, 138, 312
食事形態　320
食事時間　226
食事習癖　220
食事状況チェック表　215
食事所要時間　321
食事速度　226, 321
食事に関する記録簿　228
食事に要する時間　141
食事の集中度　226, 323
食事場面の観察　214
触・振動識別能　199

食道　156
食道・胃腸系障害　211
食道期　9
食道期障害　320
食道狭窄　107
食道シンチグラム検査　114
食道蠕動波　208
食道内圧測定検査　113
食道入口部開大不全　202
食道入口部開大面積　209
食道の機能不全　202
食道裂孔　108
食品の物性　228
食物移送　217
食物形態　140, 141, 262, 263
食物残留　217
食物繊維の欠乏　244
食欲　133
食欲の低下，喪失　138
食欲のむら　134
食器固定用のゴムマット　226
食器の調整　226
触覚　144
心因性嚥下障害　312
心理・行動的原因　127
心理・行動評価　136
心理・行動面への指導　258
心理的拒否　137, 138, 260
伸展　290
身体計測　136
身体的所見　319
侵害刺激　10
神経学的原因　127
神経支配　5

ス

ストロー　286
ストロー訓練　282
ストローの使用　38
ストロー練習　287
スパウト　37, 270
スプーン　285
スプーン咬み　149
スプーンの大きさ　226
吸い飲み　150, 327
吸う訓練　296
水分摂取　141
睡眠時無呼吸症候群　68
睡眠のリズム　136
随意的吸啜　15

セ

セクター方式　184
セニラン　105
セルシン　105
セレナール　105
セレンの欠乏　243
ゼラチンゼリー　220
正常嚥下　167
正常動作　40
正常な咬反射　13, 21, 143, 144
正常パターン　39
正常発達　250
正常発達の促進　280
生活リズム　132
生活リズムの乱れ　129
生命予後　3
生理的老化　194
成熟嚥下　16, 19
成人嚥下　16, 17, 19, 29, 150
成人嚥下訓練　282
声帯　156
声帯靱帯　156
声帯麻痺　180
声門閉鎖術　59, 60
声門裂　201
制酸剤　114
静的2PD　198
脊柱側彎　53
摂取カロリー　239
摂取量　141
摂食機能　9
摂食機能発達　23
摂食機能評価　145
摂食姿勢　271
摂食指導報告書　229
摂食障害　212
摂食チーム　227
摂食の5期　8
摂食リハビリテーションチーム　227
摂食器具　267
舌圧　204
舌運動　148
舌運動の範囲　217
舌運動パターン　15
舌運動不良　174
舌機能　203
舌訓練　291, 292, 293, 296
舌後退　42
舌骨　156
舌骨総運動時間　203

舌根沈下防止　72
舌ジスキネジア　324
舌挺出　17, 42, 151
舌挺出反射　11
舌突出　16, 42, 43, 149, 151, 152, 278
舌突出嚥下　16
舌の動き　148
舌の送り込み不良　175
舌の固有感覚　199
舌の側方運動　283
舌の側方反射　11
舌の突出　22
先行期　9
線毛　63
線毛運動　52
線毛上皮　64
全口腔法　195
全身機能訓練　232
全身姿勢管理　65
全身状態の悪化　129
前咽頭期型誤嚥　100
前屈の姿勢　330
前歯で咬断　151
前歯の摩耗　143
前方介助　275
喘鳴　67

ソ

ソフトスプーン　143
ゾニサミド　58, 257
咀嚼　21, 22, 150
咀嚼音　190
咀嚼筋機能　203
咀嚼訓練　263, 282
咀嚼訓練食　265
咀嚼能力　202
咀嚼リズム　151
粗大運動　25
粗大運動発達　25
蘇生バック　91
早期咽頭流入　160, 161, 163, 168, 169, 175, 210
早期離乳　26
早期老化現象　211
早産低出生体重児　288
相反神経支配　99
相反神経支配障害　99
嗽音　190
造影剤　158
増粘剤　140, 215, 266
増粘剤調整　322

側彎　76, 103
側彎症　78

タ

タッピング　290
ダイアップ座薬　105
ダウン症　211
ダウン症候群　129
ダントリウム　105
ダントロレンナトリウム　105
唾液嚥下時の最大舌圧　205
唾液の貯留　180
唾液流量　196
平らなスプーン　267
体幹の角度　271
体脂肪率　239
対角の回転咀嚼　21
対称性緊張性頸反射　99
退薬症候　106
第 6 次栄養改定対応栄養剤　243
第 7 次栄養改定対応栄養剤　242
脱感作　139, 259
単純運動　149
単純気管切開　60
単純気管切開術　59
探索反射　11, 143, 144
痰　64
段階食　220
段階食設定　227
段階食メニュー　220

チ

チームアプローチ　251
チームコーディネーター　229, 234
チーム編成　227
チームメンバー　252
チームリーダー　251
チームワーク　234
チームワーク理念　234
治療とのバランス　324
治療のバランス　214
知覚の加齢変化　198
知的障害者　211, 212, 319
知的障害者の高齢化　211
知的障害の有無　3
遅延性のむせ　49
窒息　55
窒息エピソード　211
中咽頭狭窄　72
中枢性呼吸障害　66
中枢パターン形成器説　5
貯留　163, 176

長鎖不飽和脂肪酸の欠乏　244
超音波検査　183
超音波断層法　203
腸管粘膜　3
調理法　227
聴診音　217
直接訓練　258
直接的訓練　232

テ

テクスチャー検査　220
テクラフレクス　72
テルネリン　58, 105
デパケン　58
デパス　105
てんかん　324
手づかみ食べ　25, 30, 32
低エネルギー消費群　241
低緊張　39
低緊張型　72
低浸透圧非イオン性ヨード造影剤　158
定型的口腔運動能力の発達　39
定頸　215
抵抗法　290, 294
鉄欠乏　244

ト

トランスディシプリナリー　253
トレースアスピレーション　161, 162
とろみ　140, 215, 266
努力呼吸　62
透視時間　219
頭部介助　329
頭部後屈位　99
頭部の前屈　226
頭部反屈位　226
橈骨側でつかむ　32
動的 2PD　198
動脈血酸素飽和度　83
銅の過剰　246
銅の欠乏　243
銅の必要量　246

ナ

内呼吸　62
斜めコップ　270
軟固形食　35
軟口蓋　156
軟食 I　328
軟食 II　323

ニ

ニトラゼパム 257
24 時間食道内 pH モニタリング検査 113
2 点識別 199
2 点識別法 198
二相性の陽圧換気 94
苦味 194
肉芽形成 61
乳児嚥下 16, 17, 29, 150
認知期 9

ネ

ネックカラー 72, 88
年齢別体重あたり基礎代謝量 239
年齢別体重あたり総摂取量 239
粘度 50

ノ

能動的刺激法 290, 292
脳性麻痺 96, 129

ハ

ハイセレニン 58
ハイムリック法 57
ハサミ持ち 36
バイタルサイン 83
バウンシング 85
バギング 91
バクロフェン 105, 107
バランス 105
バルプロ酸ナトリウム 58
バンゲード法 289
バンゲード方式 I 289
バンゲード方式 II 295
パルスオキシメータ 83
パルプロ酸 257
パン粥 220
把握反射 11
歯ぎしり 143
歯の萌出状態 143
背景要因 211
背部叩打 57
肺炎 2
肺化膿症 326
肺内パーカッションベンチレータ 93
肺の CT 検査 52
肺理学療法 232
排出能力 218
8 段階評価 162

発達的原因 127
発達の順序性 250
反射的吸啜 15
反射連鎖説 5
反芻 128, 319
反復嚥下 325
反復性呼吸器感染症 319
半固形食 205
半能動的刺激法 290, 292

ヒ

ビオチン欠乏 244
ビタミン K の欠乏 243
ビデオ嚥下造影 154
ビデオ撮影 214
ビデオ内視鏡検査 178
皮下脂肪厚 239
披裂軟骨 156
非アテトーゼ型 239
非結核性呼吸器感染症 211
非侵襲的間欠的陽圧換気療法 94, 95
非侵襲的血液ガスモニター 83
非対称性緊張性頸反射 11, 99
非定型的な口腔運動能力の発達 39
被爆のリスク 217
被爆量 219
微細運動 25
微細運動発達 25
微量元素 242
鼻咽腔喉頭ファイバー 178
鼻咽腔閉鎖 180
鼻咽腔への逆流 176
鼻咽腔の閉鎖不全 322
鼻咽頭炎 322
鼻咽頭狭窄 70
鼻炎 71
鼻呼吸 7
鼻呼吸訓練 233
鼻翼呼吸 68
必要栄養量の確保 277
一口量 226
表情筋 290
病的老化 194

フ

ファイバースコープ 178
フェイスマスク 91
フェノバール 58, 105
フェノバルビタール 58, 105
ブロマゼパム 105
プディング 220

プロテクターの着用 219
プロトンポンプ阻害薬 114
不顕性誤嚥 162
不随意運動型 72
不適切な食事環境 129
付着度 50
吹く訓練 296
福山型筋ジストロフィー 117
腹臥位姿勢 274
腹部食道 115
腹部膨満 324
複数回嚥下 161, 163
噴門形成術 116
分割嚥下 161, 163, 175
分泌物貯溜 67

ヘ

ベンゾジアゼピン 58, 67, 257
ヘーリング・ブロイエル反射 87
閉塞性換気障害 67, 71
変動性筋緊張 39
扁桃肥大 72
扁平胸郭 76
偏食 138
便秘 134

ホ

ホリゾン 105
ボタン訓練 294
保護者の理解 234
捕食 9, 22
捕食機能 29, 268
捕食訓練 280
捕食・成人嚥下訓練 263
捕食動作 29
哺乳期 31
哺乳障害 287
補助的訓練 233

マ

マイクロアスピレーション 162
マイスタン 58
マルチディシプリナリー 253
マンガンの過剰 246
マンチング 21, 150
まとまり度 50
丸呑み 326
丸飲み込み 42, 151, 279, 308
慢性食道炎 107

ミ

ミオナール 105

味覚　14, 145, 194, 195
味覚閾値　195
味覚障害　195
味覚の閾値検査　195

ム

ムスカルム　105
むせ　149
むせのない誤嚥　162
無気肺　57, 76, 77, 91
無緊張型　72
無呼吸　68
無症候性誤嚥　162
無舌症　14, 317
無様式知覚　261

メ

命令嚥下　19, 167, 170
麺類の取り込み訓練　281

ヤ

薬剤　58
薬剤の影響　257

ユ

指交差法による開口法　57
指しゃぶり　25

ヨ

ヨード欠乏　244
予備能力　211
用手陽圧換気　91
陽圧換気療法　91

リ

リオレサール　105
リニア方式　184
リボトリール　58
梨状窩　201
離乳開始時期　27
離乳後期　23, 24, 36
離乳準備期　24
離乳初期　23, 24, 32
離乳食　24
離乳中期　23, 24, 32
離乳の基準　27
離乳の基本　27, 28

離乳の定義　27
流涎　131, 136, 203
流入　19
硫酸バリウム　158
療育環境　250
輪状軟骨　156
臨界期　128

ル

ルミナール　105

レ

レキソタン　105
連続飲み　36

ロ

濾紙ディスク法　195
老化度　211
老化分岐点　211
老年性食道　209

ワ

ワコビタール座薬　105

欧文索引

A

a new (revised) model　19
abnormal movements　40
active stimulation　290
adhesiveness　50
adult swallow　16
air puff stimulation　201
anticipatory stage　9
aspiration　161, 210
aspiration after the swallow　161
aspiration before the swallow　161
aspiration during the swallow　161
aspiration to trachea　177
asymmetrical tonic neck reflex　11
ATNR　99
atypical oral-motor skill development　39

B

Babkin reflex　11
Babkin 反射　11
bacterial translocation　3, 244
BiPAP　94
bite reflex　13
biting reflex　13
BMI　239, 327
BMR　239
bolus head　208
bolus tail　208
bolus transit sound　190
BT　3
bubbling sound　190

C

circular rotary chew　21
clasp knife phenomenon　96
cohesiveness　50
command swallow　19, 167
controlled active stimulation　290
CPAP　94
critical period　128

D

delay in the onset of the pharyngeal swallowing　161, 175
deviant swallow　16
DHA　244
diagonal rotary chew　21
dipper type　203, 329
dryness　197

E

8-Point Penetration-Aspiration Scale　162
EPA　244
esophageal stage　9
EtPCO$_2$　81, 83
exteroceptive skin reflex　10

F

FCMD　117
feedback system　204
fine motor development　25
fluctuating muscle tone　39
food phobia　127, 312
food refusal　127

G

gag reflex　11, 139
gastroesophageal reflux　107
gastroesophageal reflux disease　50, 107
GER　107
GERD　50, 51, 107
grasp reflex　11
gross motor development　25
gurgling sound　190

H

H$_2$受容体拮抗薬　114
His 角　109
honey-like　203

I

infantile swallow　16
interdisciplinary team model　253
IOPI　204
Iowa Oral Performance Instrument　204
IPV　93
ISMAR　302

J

jaw thrust　42

L

laryngeal penetration　161, 177
LES　107, 208
lingual stage　9
lip reflex　10
lower esophageal sphincter　107, 208

M

major aspiration　162
mature swallow　16
maximal lingual isometric pressures　205
mechanical In-Exsufflator　92
microaspiration　162
MI-E　92
minor aspiration　162
Moro reflex　11
Moro 反射　11
moving two-point discrimination　198
muco-ciliary elevator　64
multidisciplinary team model　252
multiple swallow　161, 163
multiple swallows　161
munching　21

N

n-3 系長鎖不飽和脂肪酸　244
nasopharyngeal reflux　176
nectar-like　203
Nissen の噴門形成術　115
NIV　94
NNS　20, 287
nociceptive　10
non-nutritive sucking　20, 287
nonpropulsive tertiary contraction　209
normal movements　40
NS　20
nursing home　202
nutritive-sucking　20

O

one step motion　19, 167, 170
open bite　142
oral stereognosis　199

oral transit time　164
OTT　164

P

palmar grasp　26
palmomental reflex　11
passive leakage　161
passive stimulation　290
PDT　165
peak pressure during swallowing　205
penetration　161, 210
PE segment　202
pharyngeal delay time　165
pharyngeal stage　9
pharyngeal transit time　165
pharynx　201
phasic bite reflex　11, 13, 21, 143, 144
piecemeal deglutition　161, 163, 175
pinch-cock 作用　108
pooling　163, 176
poor posterior tongue thrust　175
positioning　65, 78
post-swallow residue　176
PPI　114
premature bolus loss　161
premature leakage　161, 169
premature loss　19, 168
premature pharyngeal spillage　169
premature spillage　160, 161, 163, 175
preparatory stage　9
presbyesophagus　209
primary reflex　9
primitive movements　40
primitive reflex　9
problems with tongue action　174
proprioception　199
proprioceptive reflex　10
PTT　165

R

radial grasp　32
residue　163
resistance exercises　290
reverse swallow　16, 17
rigidity　96
ROM 訓練　232
rooting reflex　11
Roux-en-Y 手術　116

S

SAS　68
scissor grasp　36
scratch-and-sniff 法　194
semisolid bolus　205
sensitive period　128
sharp versus soft sensation　199
silent aspiration　48, 49, 149, 161, 162
single-ejection motion　19
sleep apnea syndrome　68
SLN　200
spasticity　96
split-ejection motion　19
SpO_2　52, 83
spoon-thick　203
standard flexible fiberoptic laryngoscope　201
startle reflex　11
static two-point discrimination　198
strain　108
stridor　67
sucking　15
sucking motion　38
sucking patterns　174
suckling　15
suckling reflex　11, 12
supper laryngeal nerve　200
supraglottic larynx　201
swallowed whole　42

T

$TcPCO_2$　81, 83
$TcPO_2$　83
the central pattern generator hypothesis　5
the reflex chain hypothesis　5
thermal sensation　199
thin juice-like　203
tipper type　203
TLESR　107
tongue protrusion　17, 42
tongue protrusion reflex　11
tongue retraction　42
tongue thrust　16, 42
tongue thrust swallow　16
tongue thrust syndrome　16
tonic bite reflex　13, 42
trace aspiration　161, 162
transdisciplinary team model　253

transient lower esophageal sphincter relaxation　107
transitional phase　19
transverse tongue reflex　11
tube dependence　127, 311
2PD　198
two-point discrimination　199
two-point discrimination test　198
two step motion　19, 167, 170
typical oral-motor skll development　39

U

UES　209
UES 部　208
UES 面積　209
UGI　153
University of Pennsylvania Smell Identification Test　194
UOS　209
upper esophageal sphincter　208
upper oesophageal sphincter　209
UPSIT　194

V

VE　178
VF　153, 154, 202, 217
VFG　153
VFSS　154
vibratory sensation　199
vibrotactile detection　199
videoendscope examination of swallowing　178
videofluorography　153
videofluoroscopic examination of swallowing　217
videofluoroscopy　153
visceral swallow　16
viscosity　50
vomiting reflex　139

W

wet sound　190
wheezing　67
withdrawal　106

X

X 線照射時間　155
X 線被爆　155

【編者略歴】

金子芳洋（かねこよしひろ）
- 1932 年　長崎市に生れる
- 1957 年　東京歯科大学卒業
- 1958 年　東京歯科大学助手（衛生学）
- 1973 年　東京歯科大学講師（衛生学）
- 1976 年　東京歯科大学助教授（衛生学）
- 1977 年　WHO フェローシップにより海外視察研究
- 1979 年　昭和大学歯学部教授（口腔衛生学）
- 1996 年　国際障害者歯科学会（IADH）理事
- 1997 年　昭和大学歯学部客員教授（口腔衛生学）
  - 日本摂食・嚥下リハビリテーション学会理事長
  - 日本口腔衛生学会名誉会員
- 1998 年　日本障害者歯科学会名誉会員
- 2000 年　日本歯科医学会会長賞（研究部門）受賞
- 2001 年　明海大学歯学部客員教授
- 2006 年　日本摂食・嚥下リハビリテーション学会名誉理事（元理事長）

尾本和彦（おもとかずひこ）
- 1953 年　東京都に生まれる
- 1981 年　東京歯科大学卒業
- 1981 年　昭和大学歯学部前期助手（小児歯科学）
- 1983 年　昭和大学歯学部助手（口腔衛生学）
- 1994 年　昭和大学歯学部講師（口腔衛生学）
- 1996 年　心身障害児総合医療療育センター歯科医長
- 2013 年　心身障害児総合医療療育センター定年退職
  - 心身障害児総合医療療育センター非常勤職員

障害児者の摂食・嚥下・呼吸リハビリテーション
その基礎と実践
ISBN978-4-263-21221-9

2005 年 9 月 5 日　第1版第1刷発行
2021 年 10 月 10 日　第1版第8刷発行

監修　金子芳洋
編集　尾本和彦
発行者　白石泰夫
発行所　医歯薬出版株式会社
〒113-8612　東京都文京区本駒込 1-7-10
TEL.（03）5395-7628（編集）・7616（販売）
FAX.（03）5395-7609（編集）・8563（販売）
https://www.ishiyaku.co.jp/
郵便振替番号　00190-5-13816

印刷・三報社印刷／製本・榎本製本

乱丁，落丁の際はお取り替えいたします

© Ishiyaku Publishers, Inc., 2005. Printed in Japan

本書の複製権・翻訳権・翻案権・上映権・譲渡権・貸与権・公衆送信権（送信可能化権を含む）・口述権は，医歯薬出版(株)が保有します．

本書を無断で複製する行為（コピー，スキャン，デジタルデータ化など）は，「私的使用のための複製」などの著作権法上の限られた例外を除き禁じられています．また私的使用に該当する場合であっても，請負業者等の第三者に依頼し上記の行為を行うことは違法となります．

JCOPY ＜出版者著作権管理機構　委託出版物＞

本書をコピーやスキャン等により複製される場合は，そのつど事前に出版社著作権管理機構（電話 03-5244-5088，FAX 03-5244-5089，e-mail:info@jcopy.or.jp）の許諾を得てください．